护理专业教辅系列丛书

新编
外科护理学
考题解析

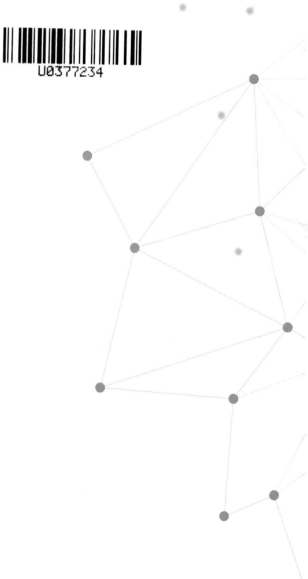

U0377234

主　编　蔡晶晶　周一峰　张　颖

副主编　夏凡林　顾丽华　尤春芳

主　审　吴景芳

编委会主任　陈淑英

编　者（以姓氏笔画为序）

王欣国　上海健康医学院

尤春芳　同济大学附属同济医院

庄惠人　同济大学附属东方医院

刘娟萍　上海思博职业技术学院

吴景芳　上海震旦职业学院

张　颖　复旦大学附属华东医院

周一峰　上海南湖职业技术学院

胡晓瑾　山西医科大学第一医院

顾丽华　上海立达学院

夏凡林　上海城建职业学院

韩慧慧　宁波卫生职业技术学院

蔡晶晶　上海城建职业学院

復旦大學出版社

总　序

    近年来,我国以高职率先改革来引领整个职业教育的发展取得了较大的成果,职业教育的认可度在不断提升;护理专业教学模式和课程体系改革呈现新的亮点;以"人"为中心的护理理念为依据,以知识、能力、素质综合发展和高等技术应用型护理人才的培养目标为导向,以高职高专护理职业技能的培养为根本的培养特色颇有彰显。为适应《高等职业教育创新发展行动计划(2015—2018年)》的精神;为更好地帮助考生全面、系统、准确地掌握护理学的教学内容和要求;让护生能较好地通过护士执业资格考试,严格地进行护士执业注册,帮助他们做好考前复习工作,由上海地区为主的护理高校教学骨干和临床护理一线的护理专家共同编写了"护理专业教辅系列丛书"。

    本套丛书主要包括《新编内科护理学考题解析》《新编外科护理学考题解析》《新编妇产科护理学考题解析》《新编儿科护理学考题解析》《新编急危重症护理学考题解析》和《新编基础护理学考题解析》。丛书内容涵盖了各科室、各岗位需具备的基础理论、专业知识、技能技巧和护理服务实践等知识要点,不仅能体现高职高专护理教育的特色,体现最新护士执业资格考试大纲的精神要求,也同时满足了护理学科需要、教学需要和社会需要。

    本套丛书在编写过程中得到了上海健康医学院、上海思博职业技术学院、上海立达学院、上海济光职业技术学院、上海中侨职业技术学院、上海震旦职业学院、上海城建职业学院、上海东海职业技术学院和邢台医学高等专科学校的教师,以及同济大学附属同济医院、复旦大学附属华东医院、上海交通大学医学院附属儿童医院、复旦大学附属儿科医院、国际妇婴保健院、同济大学附属上海市肺科医院的有关护理专家、学者的大力支持和帮助,在此一并表示衷心的感谢!

    希望我们的护士们能不断学习、更新知识、提升技能,为提高护士整体素质和护理专业服务水平作出自己的贡献。

张玉侠

复旦大学附属中山医院护理部主任

复旦大学护理学院副院长

美国护理科学院院士(FAAN)

2019 年 9 月 10 日

前　言

　　《新编外科护理学考题解析》主要针对《外科护理学》各章节试题和护士执业资格考试而设,可作为高职高专院校护理专业学生学习《外科护理学》的同步练习用书,又可作为护生提高实践能力、自学能力的学习用书。

　　本书以《外科护理学》各层次教学大纲和考试大纲的要求为编写依据,紧扣全国卫生专业技术资格考试指导——护理学(执业护士,含护士)最新的考试大纲,将相关知识和技能有效地融入其中。本着基本理论和基本知识以"必须、够用、能用"为原则,遵循科学、严谨、客观、规范的题目命题思路,注重基本技能、人文素质和工作态度的培养,帮助考生掌握和熟悉护理专业基础知识、专业相关知识、专业知识和专业实践,力求在定位和内容选择上完全符合当今护理学专业的培养目标。

　　全书共分为 16 章,每章后有答案,对部分题目附有解析。共有 4 种题型,包括选择题(A1、A2、A3 和 A4 型)、名词解释题、简述问答题和综合应用题,均为目前常见的考试题型。本书的命题范围广,涵盖考试大纲的所有知识点,是考生复习强化的必备用书,也是护士执业资格考试和护师、主管护师资格考试的参考书,可满足各层次护生和护士读者的需求。

　　由于时间仓促和水平有限,书中难免有疏漏之处,敬请有关专家和广大读者提出宝贵意见和建议。

蔡晶晶

2019 年 9 月

题型与解题说明

本书采用的题型共有选择题、名词解释题、简述问答题和综合应用题四大类。题目的内容侧重于认知领域,包括记忆、理解、应用、分析、综合和评价 6 个层次能力的训练。

一、选择题

1. A1 型单项选择题:即单句型最佳选择题,由 1 个题干和 5 个备选答案组成,答题时只能选择其中 1 个符合题意要求的最佳答案,其余 4 个为干扰选项。A1 型单项选择题可以考核对知识的记忆、理解、应用及初步分析、综合应用能力。

2. A2 型单项选择题:即病历摘要型最佳选择题,由 1 个叙述性题干(即 1 个小病例)和 5 个备选答案组成,经答题者运用所学的知识对题目进行分析、综合、判断后选择 1 个最佳答案。A2 型单项选择题主要考核对知识的分析、综合应用能力。

3. A3 型单项选择题:即病历组型最佳选择题。此种题型有共用题干,题干为 1 个病情案例,然后提出几个相关的问题。每个问题均与案例有关,但测试点不同,问题之间相互独立。每个问题有 5 个备选答案,要求选择出最佳答案。A3 型单项选择题主要考核判断能力和应用能力。

4. A4 型单项选择题:即病历串型最佳选择题。此种题型也有共用题干,与 A3 型相似,题干部分叙述一案例,然后提出 3 个以上问题。当病情展开时,可以增加新的信息,问题也随之变化。每个问题由 5 个备选答案组成,只有 1 个是最佳答案。A4 型单项选择题主要考核综合分析和综合应用能力。

二、名词解释题

名词解释题需简要答出定义、基本原理和临床意义,主要考核对知识的记忆和理解能力。

三、简述问答题

简述问答题要求答题围绕问题中心,扼要阐明,主要考核对知识的应用、分析和综合应用能力。

四、综合应用题

综合应用题的资料来自于临床真实病例,具有全面性、系统性,可供推理和综合分析,主要考核理论联系实际的逻辑思维能力、用书本知识解决复杂而抽象问题的能力,以及在新情况下提出独特见解(评价)的能力。

选择题中有"＊"号者附有解析。

目　录

第一章

体液失衡病人的护理

选择题(1-1~1-376)

A1 型单项选择题(1-1~1-180)

1-1 关于脱水下列哪项是错误的
A. 低渗性脱水,细胞内液不减少
B. 低渗性脱水,常有口渴
C. 高渗性脱水,尿少、比重高
D. 低渗性脱水,可发生直立性低血压
E. 等渗性脱水,细胞外液减少,最后累及细胞内液

1-2 代谢性酸中毒的特征性表现是
A. 呼吸深而快,伴有酮臭味
B. 呼吸浅而慢
C. 心率加快,血压降低
D. 疲乏无力
E. 尿量减少

1-3 高钾血症和低钾血症的共同临床表现为
A. 腹胀
B. 心电图出现 U 波
C. 恶心、呕吐
D. 软瘫
E. 肠鸣音减弱或消失

1-4 静脉补钾最高浓度,在 500 ml 液体中不应超过
A. 1 g
B. 1.5 g
C. 2 g
D. 2.5 g
E. 3 g

1-5 成人静脉补钾时,要求尿量每小时不得少于
A. 20 ml
B. 30 ml
C. 40 ml
D. 50 ml
E. 60 ml

1-6 碱中毒易发生手足抽搐是因为
A. 低钾
B. 高钠
C. 低氯
D. 低钙
E. 高镁

1-7 对高渗性脱水的病人应首先输入
A. 平衡盐溶液
B. 5%葡萄糖溶液
C. 林格液
D. 右旋糖酐
E. 3%~5%氯化钠溶液

1-8 将 15%氯化钾 20 ml 稀释于 5%葡萄糖溶液中,需要的溶液量至少是
A. 200 ml
B. 300 ml
C. 500 ml
D. 800 ml
E. 1 000 ml

1-9 静脉补钾的首要条件是
A. 心率>120 次/分
B. 尿量>40 ml/h
C. 嗜睡
D. 腹胀
E. 血钾浓度

1-10 较早出现周围循环衰竭的是
A. 低渗性脱水
B. 等渗性脱水
C. 高渗性脱水
D. 低钾血症
E. 水中毒

1-11 高钾血症的心电图表现为
A. T 波狭窄高耸,QT 间期缩短
B. T 波压低,QT 间期缩短
C. T 波压低,QT 间期延长
D. T 波狭窄高耸,QT 间期延长

E. T波压低双向,出现U波

1-12 代谢性碱中毒常伴发

　　A. 低钠血症　　　B. 高钠血症

　　C. 低钾血症　　　D. 高钾血症

　　E. 高镁血症

1-13 关于低渗性缺水下列哪项是错误的

　　A. 长期胃肠减压或慢性肠梗阻是主要
　　　 原因之一

　　B. 对循环血量影响不大

　　C. 尿比重常<1.010

　　D. 血清钠<135 mmol/L

　　E. 应静脉输注含盐溶液或高渗盐水

1-14 低钾血症是指血清钾浓度低于

　　A. 1.5 mmol/L　　B. 2.5 mmol/L

　　C. 3.5 mmol/L　　D. 4.5 mmol/L

　　E. 5.3 mmol/L

1-15 低渗性脱水早期的临床特征是

　　A. 表情淡漠

　　B. 尿量减少

　　C. 周围循环功能障碍

　　D. 皮肤弹性减退

　　E. 代谢性酸中毒

1-16 下列哪项是抢救高血钾病人时应采取
的首要措施

　　A. 腹膜透析

　　B. 静脉滴注林格液

　　C. 10%葡萄糖酸钙溶液静脉推注

　　D. 静脉滴注5%碳酸氢钠溶液

　　E. 10%葡萄糖溶液加胰岛素静脉滴注

1-17 治疗等渗性缺水比较理想的溶液是

　　A. 0.9%氯化钠溶液

　　B. 平衡盐溶液

　　C. 10%葡萄糖溶液

　　D. 5%碳酸氢钠溶液

　　E. 5%葡萄糖氯化钠溶液

1-18 关于代谢性酸中毒的治疗下列哪项是
错误的

　　A. 必须进行病因治疗

　　B. 对严重酸中毒病人应使用碱性药物

　　C. 在治疗过程中不需要补钾

　　D. 在纠正酸中毒后应适当补钙

　　E. 不应将补碱公式计算的碳酸氢根
　　　 （HCO_3^-）需要量一次输入

1-19 高渗性缺水早期主要表现是

　　A. 烦躁

　　B. 口渴

　　C. 皮肤弹性差

　　D. 眼窝明显凹陷

　　E. 幻觉

1-20 以下与低钾血症原因无关的是

　　A. 禁饮食

　　B. 急性肾衰竭少尿期

　　C. 长期应用利尿剂

　　D. 频繁呕吐

　　E. 静脉输入大量葡萄糖溶液和胰岛素

1-21 关于低钾血症下列说法哪项错误

　　A. 常发生碱中毒

　　B. 心跳停止于收缩期

　　C. 心电图示T波低平,出现U波

　　D. 血管收缩

　　E. 病人有肠麻痹、腹胀

1-22 关于高渗性脱水下列哪项是错误的

　　A. 早期主要症状为口渴

　　B. 抗利尿激素分泌增多

　　C. 引起细胞内脱水

　　D. 血清钠>150 mmol/L

　　E. 严重病人可经静脉补充高渗溶液

1-23 高钾血症比低钾血症更危险的原因是

　　A. 肌肉无力、软瘫

　　B. 尿闭

　　C. 呼吸肌无力影响呼吸

　　D. 心搏骤停

　　E. 酸中毒

1-24 出汗湿透一身衬衣裤,推测失水量约为

　　A. 500 ml　　　　B. 1 000 ml

　　C. 1 500 ml　　　D. 2 000 ml

　　E. 2 500 ml

1-25 代谢性酸中毒的临床表现中下列哪项

不正确

A. 呼吸浅而慢　　　B. 呼气中有酮臭味

C. 口唇樱红色　　　D. 尿呈酸性

E. 血液 pH 值和 HCO_3^- 明显下降

1-26 静脉补钾前,首先应观察病人的

A. 血压　　　　　　B. 呼吸

C. 神志　　　　　　D. 脉率

E. 尿量

1-27 高渗性缺水的补液原则下列不正确的是

A. 先糖后盐　　　　B. 液种交替

C. 先快后慢　　　　D. 先胶后晶

E. 尿畅补钾

1-28 高钾血症时发生心律失常,首选给予

A. 5%碳酸氢钠溶液

B. 25%葡萄糖溶液加胰岛素

C. 11.2%乳酸钠溶液

D. 10%葡萄糖酸钙溶液

E. 透析疗法

1-29* 高渗性脱水时体内变化为

A. 细胞内、外液均轻度减少

B. 细胞内液显著减少,细胞外液稍减少

C. 细胞外液减少,细胞内液正常

D. 细胞内、外液量均显著减少

E. 细胞外液显著减少,细胞内液稍减少

1-30* 下列哪种溶液成分与细胞外液最接近

A. 5%葡萄糖氯化钠溶液

B. 0.9%氯化钠溶液

C. 林格液

D. 平衡盐溶液

E. 低分子右旋糖酐

1-31 高渗性缺水又称为

A. 慢性缺水　　　　B. 急性缺水

C. 继发性缺水　　　D. 原发性缺水

E. 混合性缺水

1-32 中度高渗性脱水失水量为体重的

A. 1%~2%　　　　B. 2%~4%

C. 4%~6%　　　　D. 6%~8%

E. 8%~10%

1-33* 血清钠高于多少为高钠血症

A. 150 mmol/L　　B. 160 mmol/L

C. 145 mmol/L　　D. 155 mmol/L

E. 165 mmol/L

1-34 下列哪项可引起低渗性缺水

A. 尿崩症

B. 大量出汗

C. 急性肠梗阻

D. 应用排钠利尿剂

E. 弥漫性腹膜炎

1-35 关于静脉补钾错误的是

A. 尿量<40 ml/h

B. 补钾溶液浓度<0.3%

C. 严禁静脉推注

D. 滴速<60 滴/分

E. 总量每天少于 6 g

1-36 目前临床上常用的平衡盐溶液为

A. 复方氯化钠溶液

B. 乳酸林格液

C. 1.86%的乳酸钠溶液与复方氯化钠溶液之比为 2∶1

D. 1.86%的乳酸钠溶液与复方氯化钠溶液之比为 1∶2

E. 1.25%碳酸氢钠与等渗盐溶液之比为 2∶1

1-37 低渗性脱水时血清钠尚无明显变化前,尿内氯化钠的含量

A. 正常　　　　　　B. 升高

C. 减少　　　　　　D. 时高时低

E. 无明显变化

1-38* 等渗性脱水的常见原因

A. 急性肠梗阻

B. 感染性休克

C. 肺炎高热

D. 慢性十二指肠瘘

E. 挤压综合征

1-39 治疗低钾血症下列哪项是错误的

A. 尽可能口服补钾

B. 严重缺钾时直接静脉推注 10% 氯化钾溶液

C. 静脉补钾要求尿量 > 40 ml/h

D. 滴速控制在 30～60 滴/分

E. 每天补钾不超过 6～8 g

1-40 婴儿过度啼哭易引起

A. 呼吸性碱中毒　　B. 呼吸性酸中毒

C. 代谢性酸中毒　　D. 代谢性碱中毒

E. 代谢性酸中毒合并呼吸性碱中毒

1-41 呼吸性酸中毒应先处理的问题是

A. 控制感染　　　B. 促进咳痰

C. 单纯高浓度吸氧　D. 给予碱性液体

E. 解除呼吸道梗阻,改善换气

1-42 关于代谢性酸中毒下列哪项正确

A. 低钾血症引起

B. 大量利尿引起

C. 体内碳酸(H_2CO_3)增高引起

D. 大量呕吐胃内容物引起

E. 体内 HCO_3^- 减少引起

1-43 引起代谢性碱中毒最常见的外科疾病是

A. 幽门梗阻　　　B. 结肠梗阻

C. 高位小肠梗阻　D. 低位小肠梗阻

E. 肠系膜上动脉综合征

1-44 代谢性酸中毒时,下列哪项正确

A. $HCO_3^-\downarrow$,pH 值$\uparrow$,二氧化碳分压($PaCO_2$)$\downarrow$

B. HCO_3^- 正常,pH 值$\downarrow$,$PaCO_2\downarrow$

C. HCO_3^- 正常或$\uparrow$,pH 值$\uparrow$,$PaCO_2\downarrow$

D. $HCO_3^-\uparrow$,pH 值$\uparrow$,$PaCO_2$ 正常或$\uparrow$

E. $HCO_3^-\downarrow$,pH 值$\downarrow$,$PaCO_2$ 正常

1-45 不同类型脱水的分型依据是

A. 体液丢失的总量

B. 电解质丢失的总量

C. 细胞外液的总量

D. 细胞外液的渗透压

E. 细胞内液的渗透压

1-46 盛暑行军时,只大量饮水可发生

A. 等渗性脱水　　B. 低渗性脱水

C. 高渗性脱水　　D. 水中毒

E. 水肿

1-47 高钾血症最主要的原因是

A. 钾摄入过多

B. 酸中毒

C. 大量溶血

D. 大量应用胰岛素

E. 肾衰竭

1-48 等渗性脱水如未经处理可转变为

A. 低渗性脱水　　B. 高渗性脱水

C. 低钠血症　　　D. 低钾血症

E. 水中毒

1-49 给严重低渗性脱水病人输入大量水可引起

A. 高渗性脱水　　B. 等渗性脱水

C. 低钾血症　　　D. 水中毒

E. 水肿

1-50 高钾血症对机体危害最严重的是

A. 呼吸肌麻痹　　B. 骨骼肌麻痹

C. 房室传导阻滞　D. 反常性碱性尿

E. 心搏骤停

1-51 成人低钾血症的最重要原因是

A. 钾摄入不足

B. 经肾失钾过多

C. 经皮肤失钾过多

D. 经胃肠道大量丢失消化液而失钾过多

E. K^+ 跨膜向细胞内转移过多

1-52 低钾血症对心脏的影响不包括

A. 心肌兴奋性增高

B. 心肌自律性增高

C. 心肌收缩性增强

D. 心肌传导性增强

E. 心律失常

1-53 低钾血症病人可出现

A. 反常性酸性尿　B. 反常性碱性尿

C. 正常性酸性尿　D. 正常性碱性尿

E. 中性尿

1-54　低钾血症是指血清钾浓度低于

A. 2.5 mmol/L　　B. 3.5 mmol/L

C. 4.5 mmol/L　　D. 5.5 mmol/L

E. 6.5 mmol/L

1-55　血浆中含量最多的阴离子是

A. HCO_3^-　　　B. HPO_4^{2-}

C. SO_4^{2-}　　　D. Cl^-

E. NO_2

1-56　成年男性体液总量占体重的

A. 60%　　　B. 50%

C. 40%　　　D. 30%

E. 20%

1-57*　低渗性脱水病人体液丢失的特点是

A. 细胞内液无丢失,仅丢失细胞外液

B. 细胞内液无丢失,仅丢失血浆

C. 细胞内液无丢失,仅丢失组织间液

D. 细胞外液无丢失,仅丢失细胞内液

E. 细胞内液和外液均明显丢失

1-58*　短期内大量丢失小肠液常首先出现

A. 高渗性脱水

B. 低渗性脱水

C. 等渗性脱水

D. 低钠血症

E. 高钾血症

1-59*　下述有关高渗性、低渗性、等渗性三类脱水描述哪项是正确的

A. 临床上最常见的是高渗性脱水

B. 分别由不同的原因引起,其病理生理变化相同

C. 均有明显口渴、尿少症状

D. 细胞内、外液量都会减少

E. 严重时都可因血容量明显减少而导致循环障碍

1-60*　下述有关钾平衡的描述哪项是正确的

A. 体内的钾主要从食盐中摄入

B. 肠道不易吸收,故肠道中钾浓度高

C. 细胞外钾浓度明显高于细胞内钾浓度

D. 多吃多排,少吃少排,不吃不排

E. 主要靠远曲小管、集合管对钾的分泌和重吸收来调节

1-61　下列哪项不是低钾血症的原因

A. 长期使用呋塞米(速尿)

B. 代谢性酸中毒

C. 禁食

D. 肾上腺皮质功能亢进

E. 代谢性碱中毒

1-62　下述哪种情况可引起低镁血症

A. 肾衰竭少尿期

B. 甲状腺功能减退

C. 醛固酮分泌减少

D. 糖尿病酮症酸中毒

E. 严重脱水

1-63　不易由低镁血症引起的症状是

A. 四肢肌肉震颤

B. 癫痫发作

C. 血压降低

D. 心律失常

E. 低钙血症和低钾血症

1-64*　决定细胞外液渗透压的主要因素是

A. 白蛋白　　　B. 球蛋白

C. Na^+　　　D. K^+

E. 尿素

1-65　细胞内液中最主要的阳离子是

A. Na^+　　　B. K^+

C. Ca^{2+}　　　D. Mg^{2+}

E. Fe^{2+}

1-66　细胞内、外渗透压的平衡主要靠下列哪种物质的移动来维持

A. Na^+　　　B. K^+

C. 葡萄糖　　　D. 蛋白质

E. 水

1-67　一个术后禁食的成年病人无明显其他体液丢失,每天静脉补液总量至少为

A. 1 500 ml　　B. 3 500 ml

C. 2 500 ml　　D. 4 500 ml

E. 5 500 ml

1-68　正常机体内水及电解质的动态平衡主

要通过下列哪项的作用调节
- A. 神经系统
- B. 内分泌系统
- C. 神经-内分泌系统
- D. 肾、肺
- E. 胃肠道

1-69 正常细胞内、外的渗透压为
- A. 200～300 mmol/L
- B. 280～310 mmol/L
- C. 210～310 mmol/L
- D. 310～380 mmol/L
- E. 100～200 mmol/L

1-70 低钾血症时,心电图表现为
- A. T波低平,QT间期缩短
- B. T波高尖,QT间期缩短
- C. ST段压低,T波压低或双向,T波后出现U波
- D. T波高尖,QT间期延长
- E. ST段压低,T波高尖

1-71 幽门梗阻病人的持续性呕吐可造成
- A. 低氯高钾性碱中毒
- B. 低氯高钾性酸中毒
- C. 低氯低钾性酸毒
- D. 高氯低钾性碱中毒
- E. 低氯低钾性碱中毒

1-72 正常人体对酸碱平衡的调节机制中下列哪项作用最为迅速
- A. 血液缓冲系统
- B. 肺呼出 CO_2
- C. 肾排出 H^+
- D. 细胞内、外离子交换
- E. 以上调节速度均相近

1-73 高钾血症时静脉注射 10% 葡萄糖酸钙溶液的作用是
- A. 降低血钾
- B. 使 K^+ 从细胞外向细胞内转移
- C. 纠正酸中毒
- D. 降低神经-肌肉的应激性
- E. 对抗 K^+ 对心肌的抑制作用

1-74 下列哪项是高渗性缺水的病因
- A. 剧烈呕吐
- B. 糖尿病酮症酸中毒
- C. 肠梗阻
- D. 大面积烧伤
- E. 消化道瘘

1-75 呼吸性酸中毒的主要发病机制是
- A. H^+ 排出有障碍
- B. H^+ 产生过多
- C. CO_2 排出障碍
- D. HCO_3^- 排出过多
- E. 机体不能保留 Na^+

1-76 等渗性缺水时体液的主要改变为
- A. 细胞内液急剧减少
- B. 细胞外液急剧减少
- C. 细胞内液高渗
- D. 细胞内液低渗
- E. 细胞内、外液同时急剧减少

1-77 低渗性缺水时容易引起血压下降的原因是
- A. 低血钠导致血管张力降低
- B. 细胞内、外液同时大量丢失
- C. 细胞外液急剧减少导致循环血量降低
- D. 低钠和低钾导致心肌收缩力减弱
- E. 以上均不是

1-78 引起高镁血症最重要的原因是
- A. 口服镁盐过多
- B. 糖尿病酮症酸中毒昏迷病人未经治疗
- C. 严重烧伤
- D. 肾脏排镁减少
- E. 长期禁食

1-79 一般情况下正常成人每天出入液量为
- A. 3 000～4 000 ml
- B. 2 500～3 000 ml
- C. 2 000～2 500 ml
- D. 1 500～2 000 ml
- E. 1 000～1 500 ml

1-80 正常成人血清钠浓度范围为

A. 100～120 mmol/L

B. 120～130 mmol/L

C. 135～145 mmol/L

D. 150～170 mmol/L

E. 170～190 mmol/L

1-81 高渗性脱水病人的处理原则是

A. 补 0.5% 葡萄糖溶液

B. 补 0.9% 氯化钠溶液

C. 先补 3% 氯化钠溶液,后补 5% 葡萄糖溶液

D. 先补 5% 葡萄糖溶液,后补 0.9% 氯化钠溶液

E. 先补 50% 葡萄糖溶液,后补 0.9% 氯化钠溶液

1-82 外科病人最容易发生的体液失调是

A. 等渗性脱水　　B. 低渗性脱水

C. 高渗性脱水　　D. 急性水中毒

E. 慢性水中毒

1-83 体液酸碱平衡的调节依靠

A. 呼吸系统

B. 肺、肾、血液缓冲系统的共同作用

C. 泌尿系统

D. 血液缓冲系统

E. 抗利尿激素和醛固酮

1-84 脱水病人补液第 1 天,对已丧失液量的补充应是

A. 先补充 1/2　　B. 一次性补足

C. 先补充 2/3　　D. 先补充 1/3

E. 先补充 1/4

1-85 轻度高渗性缺水,缺水量占体重的

A. 1%　　　　B. 4%～6%

C. 2%～4%　　D. 7%～8%

E. >8%

1-86* 大量体液丢失后静脉滴注葡萄糖溶液会导致

A. 高渗性脱水　　B. 低渗性脱水

C. 等渗性脱水　　D. 慢性水中毒

E. 血清钾升高

1-87* 有关高钾血症的治疗原则下列哪项是错误的

A. 治疗原发病

B. 促进钾从肠道排出

C. 降低血清钠浓度

D. 注射葡萄糖溶液和胰岛素

E. 注射钙剂和钠盐

1-88 高位肠梗阻出现的剧烈呕吐易引起

A. 代谢性酸中毒　　B. 代谢性碱中毒

C. 呼吸性酸中毒　　D. 呼吸性碱中毒

E. 代谢性酸中毒合并呼吸性碱中毒

1-89 引起急性呼吸性酸中毒的原因是

A. 老年性肺气肿　　B. 气道异物堵塞

C. 胸廓畸形　　　　D. 严重低钾血症

E. 重症肌无力

1-90 癔症时出现的呼吸运动急促常引起

A. 呼吸性碱中毒　　B. 呼吸性酸中毒

C. 代谢性酸中毒　　D. 代谢性碱中毒

E. 代谢性酸中毒合并呼吸性碱中毒

1-91 血液中 pH 值主要取决于血浆中

A. CO_2CP

B. $PaCO_2$

C. HCO_3^-

D. HCO_3^-/H_2CO_3 的比值

E. H_2CO_3

1-92 碱性物质的来源有

A. 氨基酸脱氨基产生的氨

B. 肾小管细胞分泌的氨

C. 蔬菜中含有的有机酸盐

D. 水果中含有的有机酸盐

E. 以上均是

1-93 下列哪项不是呼吸性酸中毒的原因

A. 呼吸中枢抑制

B. 肺泡弥散功能障碍

C. 通风不良

D. 呼吸道阻塞

E. 胸廓病变

1-94 下列哪项不是呼吸性碱中毒的原因

A. 吸入气中 PaO_2 过低

B. 瘾症

C. 发热

D. 长期处在密闭小室内

E. 脑外伤刺激呼吸中枢

1-95 关于钾的代谢下列哪项是错误的

A. K^+ 是细胞内液的主要阳离子

B. 钾的排出主要通过肾脏

C. 钾的来源全靠食物摄入

D. 碱中毒时细胞外液低钾

E. 以上均错

1-96 下列哪种情况不引起高渗性脱水

A. 上消化道梗阻

B. 危重病人补水不足

C. 静脉输入大量等渗溶液

D. 高热大汗

E. 大面积烧伤早期

1-97 引起低钾血症的病因有

A. 摄入不足　　B. 排出过多

C. 体内钾转移　　D. 碱中毒

E. 以上均是

1-98 高钾血症的临床表现下列哪项是错误的

A. 肌肉无力,软瘫

B. 四肢有麻木和异常感

C. 可有呼吸困难

D. 有心动过速和心律不齐

E. 心电图出现 T 波高耸,QRS 波群异常增宽

1-99 重度缺钠的诊断标准为血清钠

A. 120~135 mmol/L

B. <120 mmol/L

C. 130~135 mmol/L

D. 120~130 mmol/L

E. 110~130 mmol/L

1-100 代谢性酸中毒的常见原因是

A. 肠梗阻　　B. 低血钾

C. 呼吸道梗阻　　D. 换气过度

E. 幽门梗阻

1-101 代谢性碱中毒的临床表现下列哪项是

正确的

A. 呼吸深而快

B. 可伴有高钾血症症状

C. 血钙降低而发生手足抽搐

D. 尿液早期呈酸性称反常性酸性尿

E. 血 pH 值↑、CO_2CP↓、碱剩余(BE)负值增大

1-102 下列哪项不是观察输液治疗反应的项目

A. 精神状态

B. 心、肺体征

C. 血容量是否恢复

D. 脱水征是否改善

E. 有无皮下出血

1-103 无形失水是指

A. 皮肤蒸发的水分

B. 呼吸蒸发的水分

C. 皮肤和呼吸蒸发的水分

D. 尿频时的尿量

E. 腹泻时的失水

1-104 低钾血症时静脉补钾,成人滴速以多少为宜

A. 每分钟 60 滴,每小时不超过 1 g

B. 每分钟 80 滴,每小时不超过 1.5 g

C. 每分钟 100 滴,每小时不超过 2 g

D. 每分钟 40 滴,每小时不超过 0.8 g

E. 每分钟 20 滴,每小时不超过 0.5 g

1-105 高钾血症致心律失常,可静脉注射

A. 等渗溶液

B. 平衡盐溶液

C. 10%葡萄糖溶液

D. 10%葡萄糖酸钙溶液

E. 5%碳酸氢钠溶液

1-106 代谢性酸中毒常因体内哪种物质减少所致

A. Na^+ 减少

B. Cl^- 减少

C. K^+ 减少

D. HCO_3^- 减少

E. 以上均不是

1-107 机体的正常代谢必须处于
A. 弱酸性的体液环境中
B. 弱碱性的体液环境中
C. 较强的酸性体液环境中
D. 较强的碱性体液环境中
E. 中性的体液环境中

1-108 血液中缓冲固定酸最强的缓冲对是
A. Pr^-/HPr
B. Hb^-/HHb
C. HCO_3^-/H_2CO_3
D. $HbO_2^-/HHbO_2$
E. $HPO_4^{2-}/H_2PO_4^-$

1-109 发生急性代谢性酸中毒时机体最主要的代偿方式是
A. 细胞外液缓冲   B. 细胞内液缓冲
C. 呼吸代偿   D. 肾脏代偿
E. 骨骼代偿

1-110 呼吸衰竭合并下列哪种酸碱失衡时易发生肺性脑病
A. 代谢性酸中毒   B. 代谢性碱中毒
C. 呼吸性酸中毒   D. 呼吸性碱中毒
E. 混合性碱中毒

1-111 严重失代偿性呼吸性酸中毒时,下列哪项治疗措施是错误的
A. 去除呼吸道梗阻
B. 应用呼吸中枢兴奋剂
C. 应用呼吸中枢抑制剂
D. 控制感染
E. 应用碱性药物

1-112 下列哪项不是代谢性碱中毒的原因
A. 严重腹泻
B. 剧烈呕吐
C. 应用利尿剂(呋塞米、噻嗪类)
D. 盐皮质激素过多
E. 低钾血症

1-113 如血气分析结果为$PaCO_2$升高,同时HCO_3^-降低,最可能的诊断是
A. 呼吸性酸中毒

B. 代谢性酸中毒
C. 呼吸性碱中毒
D. 代谢性碱中毒
E. 呼吸性碱中毒伴代谢性酸中毒

1-114 高钾血症指血清钾浓度高于
A. 3.5 mmol/L   B. 4.5 mmol/L
C. 5.5 mmol/L   D. 6.5 mmol/L
E. 7.5 mmol/L

1-115 酮症酸中毒时下列哪项不存在
A. 血K^+升高
B. 阴离子间隙(AG)升高
C. $PaCO_2$下降
D. BE负值增大
E. Cl^-增高

1-116 有关高渗性脱水的说法下列哪项不正确
A. 可有强烈渴感
B. 可致脑细胞脱水而至意识障碍
C. 易引起周围循环衰竭
D. 婴幼儿重症高渗性脱水可有脱水热
E. 尿少

1-117 尿崩症病人易出现
A. 低渗性脱水   B. 高渗性脱水
C. 等渗性脱水   D. 水中毒
E. 低钠血症

1-118 昏迷病人易发生
A. 低渗性脱水   B. 高渗性脱水
C. 等渗性脱水   D. 水中毒
E. 低钠血症

1-119 下列哪种水及电解质失衡在早期就出现神经、精神症状
A. 低渗性脱水   B. 高渗性脱水
C. 等渗性脱水   D. 急性水中毒
E. 慢性水中毒

1-120 低钾血症可引起
A. 血pH值↑,尿pH值↑
B. 血pH值正常,尿pH值正常
C. 血pH值↓,尿pH值↓

D. 血 pH 值↓,尿 pH 值↑

E. 血 pH 值↑,尿 pH 值↓

1－121 高钾血症可引起

A. 血 pH 值↑,尿 pH 值↑

B. 血 pH 值正常,尿 pH 值正常

C. 血 pH 值↓,尿 pH 值↓

D. 血 pH 值↓,尿 pH 值↑

E. 血 pH 值↑,尿 pH 值↓

1－122 甲状旁腺切除术后可引起

A. 低钾血症　　　　B. 高钾血症

C. 低镁血症　　　　D. 高镁血症

E. 以上均不是

1－123 构成人体内环境的是

A. 血液和细胞内液

B. 组织间液和跨细胞液

C. 细胞内液和细胞外液

D. 细胞外液

E. 细胞内液

1－124 水肿是指

A. 水在体内积聚过多

B. 细胞内液积聚过多

C. 血管内液积聚过多

D. 组织间液积聚过多

E. 淋巴管内液积聚过多

1－125 维持正常机体钠、水动态平衡最重要的器官是

A. 肺　　　　　　　B. 皮肤

C. 胃肠道　　　　　D. 肾

E. 肝

1－126 急性腹膜炎合并麻痹性肠梗阻所致的缺水为

A. 高渗性脱水　　　B. 低渗性脱水

C. 等渗性脱水　　　D. 原发性脱水

E. 继发性脱水

1－127 低渗性脱水的症状中下列哪项错误

A. 疲乏、头晕　　　B. 手、足麻木

C. 血压下降　　　　D. 直立性低血压

E. 常有口渴

1－128 关于脱水的叙述下列哪项错误

A. 高渗性脱水时细胞内缺水＜细胞外缺水

B. 低渗性脱水时细胞外缺水＞细胞内缺水

C. 等渗性脱水时水和钠成比例急剧丧失

D. 高渗性脱水时缺水＞缺钠

E. 低渗性脱水又称慢性缺水或继发性脱水

1－129 体液由下列哪些成分组成

A. 细胞外液＋血浆

B. 细胞内液＋血浆

C. 细胞内液＋细胞外液

D. 血浆＋细胞间液

E. 细胞间液＋血浆

1－130 细胞外液由下列哪些成分组成

A. 血浆＋细胞间液

B. 血浆＋脑脊液

C. 血浆＋关节液

D. 血浆＋消化液

E. 细胞间液＋关节液

1－131 成人血浆占细胞外液的比重为

A. 5％　　　　　　B. 15％

C. 20％　　　　　 D. 25％

E. 30％

1－132 机体正常的 pH 值为

A. 7.35～7.45　　 B. 7.30～7.40

C. 7.30～7.50　　 D. 6.90～7.10

E. 7.20～7.40

1－133 血液中 HCO_3^-/H_2CO_3 正常值为

A. 2∶1　　　　　　B. 10∶1

C. 20∶1　　　　　 D. 25∶1

E. 30∶1

1－134 中度缺钠的诊断标准为血清钠

A. 120～135 mmol/L

B. 110～120 mmol/L

C. 130～135 mmol/L

D. 120～130 mmol/L

E. 110～130 mmol/L

1-135 下列哪项是低钾血症最早的临床表现
A. 厌食、恶心　　B. 腹胀
C. 心脏受累　　D. 肌无力
E. 神经系统症状

1-136 诊断高钾血症最有力的证据是
A. 心电图出现 T 波高尖
B. 病人神志淡漠
C. 心电图出现病理性 U 波
D. 血清钾＞5.5 mmol/L
E. 肌无力

1-137 人体内钙主要以下列哪种形式储存
A. 碳酸钙和磷酸钙
B. 碳酸钙和氯化钙
C. 磷酸钙和氯化钙
D. 氯化钙和蛋白结合钙
E. 游离钙

1-138 下列哪种组织中含水量最为丰富
A. 脂肪　　　　B. 皮肤
C. 肌肉　　　　D. 骨骼
E. 内脏

1-139 水中毒时体液渗透压的改变,以下哪项描述正确
A. 细胞内液渗透压上升,细胞外液渗透压下降
B. 细胞内液渗透压正常,细胞外液渗透压降低
C. 细胞内液渗透压下降,细胞外液渗透压下降
D. 细胞内液渗透压上升,细胞外液渗透压上升
E. 细胞内液渗透压下降,细胞外液渗透压正常

1-140 长期应用盐皮质激素(如醛固酮)的病人易出现
A. 高钙血症　　B. 低钙血症
C. 高钾血症　　D. 低钾血症
E. 低镁血症

1-141 重度高渗性脱水,缺水量占体重的
A. 1%　　　　B. 2%～4%

C. 5%～6%　　D. 6%～8%
E. 8%以上

1-142 低钾血症及低钙血症纠正后,神经、肌肉及中枢神经系统功能亢进症状仍无好转,应考虑是
A. 低钾血症　　B. 低钙血症
C. 低镁血症　　D. 低钠血症
E. 低磷血症

1-143 轻度缺钠,病人每千克体重缺氯化钠
A. 0.25 g　　　B. 0.5 g
C. 0.75 g　　　D. 1.0 g
E. 1.25 g

1-144 重度缺钠补液时应首选的是
A. 5%葡萄糖氯化钠溶液
B. 10%葡萄糖溶液
C. 0.9%氯化钠溶液
D. 2/3 的 5%氯化钠溶液＋1/3 的 0.9%氯化钠溶液
E. 1/3 的 5%氯化钠溶液＋2/3 的 0.9%氯化钠溶液

1-145 治疗高钾血症,降低血清钾浓度的方法不包括应用
A. 10%葡萄糖酸钙溶液
B. 5%碳酸氢钠溶液
C. 阳离子交换树脂
D. 10%葡萄糖溶液加胰岛素
E. 透析疗法

1-146 低钙血症的病因不包括
A. 急性重症胰腺炎
B. 坏死性筋膜炎
C. 甲状旁腺功能亢进
D. 消化道瘘
E. 肾衰竭

1-147 用 5%碳酸氢钠溶液治疗代谢性酸中毒时不可能发生
A. 高钠血症　　B. 高钙血症
C. 低钾血症　　D. 手足抽搐
E. 代谢性碱中毒

1-148 关于正常体液含量的叙述下列哪项是

错误的

A. 成人男性体液总量占体重的 60%

B. 男性多于女性

C. 成人多于老年人

D. 婴儿多于成人

E. 肥胖者多于肌肉发达者

1-149 正常人每天无形失水约为

A. 200 ml   B. 300 ml

C. 450 ml   D. 650 ml

E. 850 ml

1-150 将体内每天的代谢产物经肾脏排出至少需要的尿量为

A. 100～200 ml   B. 300～400 ml

C. 500～600 ml   D. 800～1 000 ml

E. 1 000～1 500 ml

1-151 低渗性脱水的实验室检查结果是

A. 血清钠 <135 mmol/L

B. 血清钠 130～150 mmol/L

C. 血清钠 >150 mmol/L

D. 血清钾 <3.5 mmol/L

E. CO_2CP <18 mmol/L

1-152 胰瘘病人可发生

A. 代谢性酸中毒   B. 代谢性碱中毒

C. 呼吸性酸中毒   D. 呼吸性碱中毒

E. 高钾血症

1-153 酸碱平衡紊乱时,口唇呈樱红色常提示

A. 代谢性酸中毒   B. 呼吸性酸中毒

C. 代谢性碱中毒   D. 呼吸性碱中毒

E. 混合性酸、碱中毒

1-154 常用的碱性药物是

A. Na_2CO_3 B. $Al(OH)_3$

C. Na_2HPO_4 D. NaH_2PO_4

E. $NaHCO_3$

1-155 代谢性碱中毒一般采用补充等渗溶液治疗的理由是

A. 需要补充水分

B. 等渗溶液内钠较血清钠为低

C. 等渗溶液氯含量较血清氯含量高

D. 能增加尿中 HCO_3^- 排出

E. 能达到先补充血容量的目的

1-156 下面哪项是诊断酸碱平衡失调的检查依据

A. 血常规   B. 动脉血气分析

C. 肝、肾功能   D. 血电解质

E. 以上均是

1-157 下列叙述哪项是错误的

A. 年龄越小,体内液体成分占体重的比例越大

B. 与成人比较,新生儿体液组成中细胞外液所占比例相对较大

C. 细胞外液与细胞内液之比随年龄增加而减少

D. 液体需要量随年龄增加而增加

E. 按体重比例计算,小儿的体表面积大于成人

1-158 急性水中毒时,受影响最大、危害最严重的组织是

A. 肾上腺皮质   B. 肾上腺髓质

C. 中枢神经组织   D. 周围神经组织

E. 肾小管

1-159 补钾时液体的安全配制为

A. 10% 氯化钾溶液 15 ml+5% 葡萄糖溶液 500 ml

B. 15% 氯化钾溶液 20 ml+5% 葡萄糖溶液 500 ml

C. 15% 氯化钾溶液 30 ml+5% 葡萄糖溶液 1 000 ml

D. 10% 氯化钾溶液 30 ml+10% 葡萄糖溶液 500 ml

E. 10% 氯化钾溶液 15 ml+5% 葡萄糖溶液 250 ml

1-160 用 5% 碳酸氢钠溶液处理高钾血症不是因为

A. 增加血容量以稀释血钾浓度

B. 促使 K^+ 大量移入细胞内

C. 碱化尿液使 K^+ 从尿中排出增多

D. 有助于酸中毒的治疗

E. 可长期降低血钾浓度

1-161　治疗呼吸性碱中毒主要是

A. 输注 2% 氯化铵溶液

B. 输注 0.1 mol/L 盐酸溶液

C. 输注等渗溶液

D. 输注平衡盐溶液

E. 积极处理原发疾病

1-162　关于血气分析指标的描述,下列错误的是

A. 血 pH 值由代谢性成分和呼吸性成分的比值决定

B. 血 pH 值正常表示不存在酸碱代谢问题

C. PCO_2 反映酸碱代谢中呼吸成分

D. 直接 HCO_3^- 主要反映血液中的代谢成分

E. BE 不受呼吸成分影响

1-163　关于机体水、钠代谢失调,下列叙述正确的是

A. 缺水是指水分的减少

B. 低渗性脱水时尿中可以不含钠

C. 高渗性脱水的治疗应以补钠为主

D. 各种原因引起的缺水均使体重减轻

E. 重度等渗性脱水需大量补液时以 0.9% 氯化钠溶液为宜

1-164　诊断代谢性酸中毒的主要依据是

A. 呼吸浅而慢,血浆 CO_2CP 下降

B. 呼吸慢,心率慢,血压高,神志不清

C. 呼吸深而快,血浆 CO_2CP 上升

D. 呼吸深而快,血浆 HCO_3^- 下降

E. 呼吸困难,血浆 HCO_3^- 上升

1-165　关于水及电解质和酸碱平衡失调的治疗,下列描述正确的是

A. 5% 碳酸氢钠溶液是临床上最常用的等渗碱性溶液

B. 10% 葡萄糖酸钙溶液不能直接静脉注射

C. 纠正水及电解质紊乱与保持循环

状态稳定无关

D. 纠正缺氧状态较纠正低钙血症重要

E. 低钾血症的危害大于高钾血症,应争取在 1～2 天内纠正

1-166　水中毒的临床表现不正确的是

A. 头痛　　　　B. 躁动

C. 嗜睡　　　　D. 体重下降

E. 呕吐

1-167　丢失大量的胃液后可造成

A. 高钾血症　　B. 高钠血症

C. 碱中毒　　　D. 酸中毒

E. 高氯血症

1-168　下列叙述正确的是

A. 高渗性脱水常有细胞内水肿

B. 等渗性脱水主要是细胞脱水

C. 低渗性脱水易发生休克

D. 重度低渗性脱水口渴明显

E. 重度高渗性脱水易出现神经系统症状

1-169　下列关于失水量的估计错误的是

A. 轻度高渗性脱水,失水量为体重的 2%～3%

B. 中度等渗性脱水,失水量为体重的 7%～8%

C. 气管切开的每天失水量约 1 000 ml

D. 出汗湿透全身衣裤的失水量为 1 000 ml

E. 体温每升高 1℃每千克体重应补液 3～5 ml

1-170　严重低钾血症时人体排出的尿液呈

A. 碱性　　　　B. 酸性

C. 中性　　　　D. 不能确定

E. 中性偏碱

1-171　血容量基本补足的指标是

A. 神志清醒、安静

B. 收缩压 > 90 mmHg,脉压 > 30 mmHg

C. 心率<100 次/分

D. 尿量>30 ml/h

E. 以上均是

1-172 体液平衡是指

A. 机体水的摄入和排出平衡

B. 细胞内、外渗透压平衡

C. 血浆和组织间液平衡

D. 体液在含量、分布、组成方面相对平衡

E. 每天尿量>500 ml

1-173 纠正脱水时,首先使用哪种液体对微循环不利

A. 5%碳酸氢钠溶液

B. 0.9%氯化钠溶液

C. 平衡盐溶液

D. 全血

E. 5%葡萄糖等渗溶液

1-174 正在输液的病人出现呼吸急促、咳嗽、咳血性泡沫样痰,提示

A. 急性肾衰竭多尿期

B. 输液反应

C. 输液量不足

D. 左心衰竭或肺水肿

E. 严重缺水

1-175 水肿首先出现于身体低垂部位,可能是

A. 肾炎性水肿   B. 肾病性水肿

C. 肝源性水肿   D. 心源性水肿

E. 肺水肿

1-176 正常成人每天经皮肤蒸发的水约为

A. 200 ml   B. 400 ml

C. 500 ml   D. 800 ml

E. 1 000 ml

1-177 关于 Na^+ 在机体的生理作用以下哪项是错误的

A. 体内 Na^+ 过多可发生水肿

B. 细胞内液的渗透压主要由 Na^+ 维持

C. Na^+ 过少可致血容量不足

D. 一般细胞的动作电位由 Na^+ 大量内流引起

E. 摄入多时排出多,禁食时不能完全不排

1-178 动脉血气分析指标中,PaO_2 的正常值是

A. 5～8 kPa

B. 8～10 kPa

C. 10～13.3 kPa

D. 13.3～15.5 kPa

E. 15.5～18 kPa

1-179 下列关于渗透压的叙述不正确的是

A. 与溶质的颗粒数成正比

B. 溶质浓度越高,渗透压越大

C. 1摩尔无机盐产生的渗透压与1摩尔葡萄糖产生的渗透压相等

D. 渗透压与颗粒的电荷数无关

E. 渗透压与颗粒的大小无关

1-180 下列叙述错误的是

A. 渗透压>310 mmol/L 为高渗状态

B. 渗透压<280 mmol/L 为低渗状态

C. 人体最重要的缓冲对是 HCO_3^- / H_2CO_3

D. 肺对酸碱的调节速度较快

E. 肾主要调节机体挥发性和不挥发性酸

A2 型单项选择题(1-181～1-267)

1-181 病人,36 岁。因发热 2 天住院治疗。自述自发病起未进食,口渴,尿少。体格检查:皮肤干燥,眼窝凹陷。实验室检查:尿比重 1.030,血清钠 148 mmol/L。首选的输入液体为

A. 0.9%氯化钠溶液

B. 5%葡萄糖溶液

C. 3%碳酸氢钠溶液

D. 3%氯化钠溶液

E. 5%葡萄糖+0.9%氯化钠溶液

1-182 某病人因急性胃肠炎出现严重的呕

吐,精神尚可。实验室检查:血清钠
138 mmol/L,血清钾 3.0 mmol/L。该
病人属于

A. 低钾血症,低渗性脱水

B. 低钾血症,高渗性脱水

C. 低钾血症,等渗性脱水

D. 高钾血症,等渗性脱水

E. 血钾和血钠均正常

1-183 病人,女性,30 岁,体重 60 kg。因反复
腹泻入院。体格检查:BP 95/
60 mmHg,P 90 次/分,呼吸深快。最
佳补液种类为

A. 5%碳酸氢钠溶液

B. 10%氯化钙溶液

C. 10%氯化钾溶液

D. 5%氯化钠溶液

E. ATP

1-184 病人,男性,35 岁。支气管哮喘持续发
作 6 小时,呼吸困难,头痛。实验室检
查:pH 值 7.32,PaCO₂ 7.0 kPa。该
病人的酸碱失衡类型是

A. 代谢性酸中毒 B. 代谢性碱中毒

C. 呼吸性酸中毒 D. 呼吸性碱中毒

E. 混合性酸碱中毒

1-185 病人,女性,30 岁。体温(T)持续 39.5～
40℃,用退热药后,大汗淋漓渗湿一身
衬衣裤。其护理诊断是

A. 体液不足   B. 大汗淋漓

C. 高渗性脱水   D. 等渗性脱水

E. 低渗性脱水

1-186 病人,60 岁,体重 60 kg。T 40℃,每天
输液时需多补充多少液体

A. 500～800 ml

B. 1 000～1 500 ml

C. 1 500～2 000 ml

D. 2 000～2 500 ml

E. 3 000 ml

1-187 病人,女性,36 岁。腹痛伴频繁呕吐 2
天。体格检查:P 120 次/分,R 32 次/

分,BP 90/60 mmHg;呼吸深,似可闻
及烂苹果气味。最好应进行下列哪种
检查

A. 血清钙测定   B. 血清钾测定

C. 血气分析   D. 血清钠测定

E. 血 CO₂CP 测定

1-188 病人,男性,40 岁。因等渗性脱水、低
钾综合征经快速大量补液、补钾后,全
身感觉异常及心律不齐。体格检查:
BP 90/60 mmHg,P 50 次/分;神志淡
漠。心电图示 T 波高尖。其紧急治疗
措施不应包括

A. 停止所有钾盐的摄入

B. 静脉补充 5%碳酸氢钠溶液

C. 给予镁剂

D. 静脉推注 10%葡萄糖酸钙溶液

E. 静脉补充高渗葡萄糖溶液和胰
岛素

1-189 病人,男性,45 岁。晨起胃痛,呕吐数
次,腹胀,经药物治疗后缓解。第 2 天
腹胀逐渐加重,伴恶心。体格检查:腹
部膨隆,腹软,无压痛、反跳痛,肠鸣音
弱。心电图示 T 波降低。该病人首先
应考虑为

A. 低钾血症   B. 低钙血症

C. 低磷血症   D. 低钠血症

E. 低镁血症

1-190 病人,男性,38 岁,体重 60 kg。因恶心、
呕吐、腹胀、腹痛 7 天入院。动脉血气
分析:pH 值 7.25,PaCO₂ 38 mmHg,
BE -5 mmol/L。最可能的酸碱平衡
失调类型是

A. 呼吸性酸中毒 B. 代谢性酸中毒

C. 呼吸性碱中毒 D. 代谢性碱中毒

E. 混合型酸碱失衡

1-191 病人,男性,30 岁。因心搏骤停经抢救
后心搏恢复,而后出现呼吸困难,换气
无力。该病人不会出现的是

A. 血 pH 值>7.45

B. 血 pH 值＜7.35

C. 血 HCO_3^- 下降

D. 血 $PaCO_2$ 增高

E. 血 HCO_3^- 降低

1-192　病人,男性,47 岁。肠梗阻术后 3 天。实验室检查:血清钠 130 mmol/L,血清钾 3.0 mmol/L,血清氯 98 mmol/L,尿素氮(BUN)8 mmol/L。应考虑与下列哪项因素有关

A. 补充了大量等渗盐溶液

B. 电解质补充不足

C. 补充了大量等渗糖溶液

D. 补充了足量的钾盐

E. 肾功能不全

1-193　病人,男性,46 岁。因急性肠梗阻 3 天入院。诉口渴,全身乏力,不能坐起。体格检查:P 120 次/分,BP 75/60 mmHg;皮肤弹性差。实验室检查:尿比重 1.010,血清钠 132 mmol/L。最可能的诊断是

A. 高渗性脱水　　B. 等渗性脱水

C. 低渗性脱水　　D. 感染性休克

E. 继发性脱水

1-194　病人,男性,56 岁。因肠梗阻入院,出现严重脱水、代谢性酸中毒、低钾血症及中毒性休克。抢救病人首先应

A. 液体复苏纠正休克的同时,解除肠梗阻

B. 补充碱性液体,纠正代谢性酸中毒

C. 补钾纠正低钾血症

D. 纠正脱水

E. 尽快解除肠梗阻

1-195　某烧伤病人体重 50 kg,行暴露疗法后诉口渴。体格检查:唇、舌较干,皮肤弹性差,眼窝凹陷。当天至少需补给液体

A. 500 ml　　　B. 1 000 ml

C. 1 500 ml　　D. 2 000 ml

E. 2 500 ml

1-196　病人,男性,28 岁。外伤后发生急性肾衰

竭。实验室检查:血清钾＞5.5 mmol/L。可采用下列哪种方法降低血钾

A. 大量补充平衡盐溶液

B. 输入 5%葡萄糖溶液 500 ml

C. 应用 H_2 受体阻断剂

D. 输入 25%葡萄糖溶液 200 ml

E. 静脉注射 5%碳酸氢钠溶液 150 ml

1-197　病人,男性,46 岁。诊断为中度低渗性脱水,休克。抢救时一般先输入

A. 5%葡萄糖溶液 200～300 ml

B. 0.45%氯化钠溶液 200～300 ml

C. 10%葡萄糖溶液 200～300 ml

D. 5%氯化钠溶液 200～300 ml

E. 0.9%氯化钠溶液 200～300 ml

1-198　病人,男性,35 岁,体重 60 kg。因连续 2 周胃肠减压,发生低渗性脱水。体格检查:P 110 次/分,BP 90/60 mmHg。其血清钠 130 mmol/L,应补给的钠量计算公式为

A. (142－130)×60×0.3

B. (142－130)×60×0.4

C. (142－130)×60×0.5

D. (142－130)×60×0.6

E. (142－130)×60×0.7

1-199　病人,男性,29 岁。因肠梗阻术后出现腹胀、无力,怀疑低钾血症,行心电图检查。下列心电图表现有辅助诊断意义的是

A. QRS 增宽

B. PR 间期延长

C. 出现 U 波

D. T 波高尖

E. P 波异常

1-200　病人,男性,20 岁。急性阑尾炎术后第 1 天禁食。下列不应静脉补充的是

A. 水 2 000～2 500 ml

B. 5%碳酸氢钠溶液 1 000 ml

C. 氯化钾 3 g

D. 氯化钠 4 g

E. 葡萄糖 150 g

1-201 病人,女性,40 岁。因肠梗阻 3 天,尿少入院。体格检查:BP 100/60 mmHg,P 100 次/分。实验室检查:血清钾 4.0 mmol/L,血清钠 132 mmol/L,血清氯 96 mmol/L,HCO⁻ 14 mmol/L。补液应首选下列哪种液体

A. 10%葡萄糖溶液 500 ml

B. 5%葡萄糖氯化钠溶液 500 ml

C. 乳酸林格液 500 ml+10%氯化钾溶液 10 ml

D. 11.2%乳酸钠溶液 250 ml

E. 5%碳酸氢钠溶液 250 ml

1-202 病人,男性,26 岁。十二指肠残端瘘 15 天。进食少,乏力,起立时容易晕倒。实验室检查:血清钾 3.0 mmol/L,血清钠 125 mmol/L。其体液代谢失调应为

A. 低钾血症,高渗性缺水

B. 低钾血症,重度低渗性缺水

C. 低钾血症,等渗性缺水

D. 低钾血症,中度低渗性缺水

E. 低钾血症,轻度低渗性缺水

1-203 某慢性肠梗阻病人 10 天来每天呕吐大量胃肠液,每天给其补液:10%葡萄糖溶液 3 000 ml,5%葡萄糖氯化钠溶液 500 ml。病人出现精神错乱,共济失调,躁动,昏迷。应考虑出现

A. 高渗性非酮性昏迷

B. 肺水肿

C. 水中毒

D. 低钾血症

E. 低钙血症

1-204 病人,女性,体重 60 kg。因幽门梗阻入院。实验室检查:血清钠 130 mmol/L。其第 1 天补氯化钠的量应是

A. 6 g   B. 10.5 g

C. 15 g   D. 21 g

E. 25.5 g

1-205 病人,男性,46 岁。因急性肠梗阻 3 天入院。诉口干、乏力,不能起坐。体格检查:P 120 次/分,BP 70/60 mmHg;眼窝凹陷,皮肤干燥、松弛。实验室检查:尿比重 1.025;血清钠 134 mmol/L。最可能存在

A. 高渗性脱水   B. 等渗性脱水

C. 低渗性脱水   D. 缺钠性休克

E. 继发性脱水

1-206 某肠梗阻术后病人血清钠 130 mmol/L,血清钾 3 mmol/L,血清氯 98 mmol/L,BUN 8 mmol/L。应考虑与下列哪项因素有关

A. 补充了大量等渗盐溶液

B. 水分补充不足

C. 补充了大量葡萄糖溶液

D. 补充了足量的钾盐

E. 肾功能不全

1-207 病人,男性,56 岁。因食管癌进食困难 20 余天入院,口渴严重。实验室检查:血清钠 157 mmol/L。补液宜选用

A. 0.45%氯化钠溶液

B. 0.9%氯化钠溶液

C. 5%氯化钠溶液

D. 平衡盐溶液

E. 血浆

1-208 病人,男性,33 岁。反复大量呕吐伴少尿,恶心,乏力。体格检查:P 110 次/分,BP 86/60 mmHg;皮肤弹性差,舌干燥,眼窝凹陷,四肢厥冷。实验室检查:血清钠 135 mmol/L。应考虑存在

A. 低渗性脱水   B. 高渗性脱水

C. 等渗性脱水   D. 水中毒

E. 继发性脱水

1-209 病人,女性,49 岁。肠梗阻 4 天入院。BP 62/45 mmHg。实验室检查:血清钠 122 mmol/L,血清钾 3.0 mmol/L,HCO₃⁻ 18 mmol/L。处理时首先考虑

A. 纠正酸中毒   B. 补充钾盐

C. 急诊手术　　　D. 补充血容量

E. 给予升压药

1-210　病人,女性,53 岁。肠梗阻 1 天入院。体格检查:BP 106/68 mmHg, P 96 次/分;面部潮红;呼吸深快。血 HCO_3^- 19.2 mmol/L。宜先补充

A. 全血

B. 等渗盐溶液

C. 5%葡萄糖溶液

D. 5%碳酸氢钠溶液

E. 碳酸氢钠等渗盐溶液

1-211　病人,男性,66 岁,体重 60 kg。反复呕吐。实验室检查:血清钠 123 mmol/L,血清钾 3.2 mmol/L。初步诊断为

A. 低钾血症,高渗性脱水

B. 高钾血症,重度缺钠

C. 低钾血症,轻度缺钠

D. 低钾血症,中度缺钠

E. 血钾正常,等渗性脱水

1-212　病人,女性,60 岁。因反复呕吐 5 天入院。体格检查:P 120 次/分,BP 70/50 mmHg。实验室检查:血清钠 118 mmol/L。应诊断为

A. 轻度缺钠　　　B. 中度缺钠

C. 重度缺钠　　　D. 中度缺水

E. 重度缺水

1-213　病人,男性,50 岁。因阻塞性黄疸入院。实验室检查:血清钾 3.0 mmol/L,血清钠 128 mmol/L,血清氯 75 mmol/L,动脉血 pH 值 7.4。应诊断为

A. 低钾血症

B. 低钠血症

C. 低氯血症

D. 低钾、低钠、低氯血症

E. 低钾、低钠性碱中毒

1-214　病人,女性,40 岁。患小肠瘘。BP 60/45 mmHg。实验室检查:血清钾 2.0mmol/L,血清钠 140 mmol/L,血清氯 80 mmol/L,血浆渗透压 300 mmol/

L;尿量 25 ml/h。首选治疗措施是

A. 立即静脉推注氯化钾溶液

B. 静脉滴注晶体或胶体溶液,补足血容量

C. 口服钾盐

D. 立即静脉滴注 5%碳酸氢钠溶液

E. 应用阳离子交换树脂

1-215　病人,男性,40 岁。因粘连性肠梗阻 5 天入院。病人出现呼吸深快,血浆 pH 值 7.0,予以 5%碳酸氢钠溶液纠正酸中毒后,病人出现手足抽搐。应立即给予

A. 5%碳酸氢钠溶液

B. 10%氯化钾溶液

C. 盐酸溶液

D. 醋酸钾溶液

E. 10%葡萄糖酸钙溶液

1-216　患儿腹泻 2 天,每天水样便 8 次左右,口渴明显。该患儿可能发生下列哪项水及电解质紊乱

A. 低钾血症、低渗性脱水

B. 高钾血症、低渗性脱水

C. 低钾血症、高渗性脱水

D. 高钾血症、高渗性脱水

E. 以上均不对

1-217　某严重腹泻病人脉搏快,BP 88/69 mmHg;皮肤弹性差,眼窝凹陷。血清钠<130 mmol/L。其水及电解质平衡紊乱的类型是

A. 休克　　　　　B. 水中毒

C. 高渗性脱水　　D. 等渗性脱水

E. 低渗性脱水

1-218　某肺炎病人高热,口渴明显,少尿,尿钠浓度高,血清钠>150 mmol/L。该病人发生下列哪种水及电解质平衡紊乱

A. 休克　　　　　B. 水中毒

C. 高渗性脱水　　D. 等渗性脱水

E. 低渗性脱水

1-219　病人,男性,55 岁。腹部手术后第 1
天,禁食。以下哪项成分不宜经静脉
补充
A. 水分 2 000～2 500 ml
B. 5%碳酸氢钠溶液 1 000 ml
C. 氯化钾溶液 3～4 g
D. 氯化钠溶液 4～5 g
E. 葡萄糖 150 g

1-220　病人,女性,43 岁。因腹痛伴呕吐 1 天
急诊收住入院。诉乏力、口渴、口干,
尿量减少且尿色黄。体格检查:眼窝
凹陷,脉细速。实验室检查:尿比重
1.028,血清钠 156 mmol/L。根据上
述情况最不宜补充的成分是
A. 0.9%氯化钠溶液
B. 5%葡萄糖溶液
C. 0.45%氯化钠溶液
D. 5%氯化钠溶液
E. 复方氯化钠溶液

1-221　病人,女性,40 岁。因急性肠梗阻频繁
呕吐,出现口渴、尿少、脱水征、血压偏
低。拟进行液体疗法,静脉滴注应选
用的液体是
A. 5%葡萄糖溶液
B. 右旋糖酐
C. 5%葡萄糖氯化钠溶液
D. 复方氯化钠溶液
E. 0.3%氯化钾溶液

1-222　病人,女性,50 岁。因反复呕吐 5 天入
院。体格检查:P 120 次/分,BP 70/
50 mmHg。实验室检查:血清钠
118 mmol/L。应诊断为
A. 轻度缺钠　　　B. 中度缺钠
C. 重度缺钠　　　D. 中度缺水
E. 重度缺水

1-223　某肠梗阻病人血清钾 2.9 mmol/L。
临床上一般不表现为
A. 四肢无力　　　B. ST 段降低
C. 皮肤苍白　　　D. 反常性酸性尿

E. 口苦

1-224　病人,女性,45 岁。幽门梗阻行持续胃
肠减压半月余,每天补充 10%葡萄糖
溶液 2 500 ml,5%葡萄糖氯化钠溶液
1 000 ml,10%氯化钾溶液 30 ml。2 天
前开始出现全腹膨胀,无压痛、反跳痛,
肠鸣音消失,每天尿量 1 500 ml 左右。
最可能的原因是
A. 低钾血症　　　B. 低钠血症
C. 高钾血症　　　D. 高钠血症
E. 低钙血症

1-225　某病人结肠破裂修补术后 5 天。实验
室检查:血清钠 136.0 mmol/L,血清钾
6.8 mmol/L,pH 值 7.3。近 24 小时尿
量 520 ml。应诊断为
A. 低渗性脱水　　B. 高渗性脱水
C. 低钾血症　　　D. 高钾血症
E. 低钾合并等渗性脱水

1-226　病人,男性,45 岁。腹胀呕吐已半年,
多于午后发作,吐出隔夜宿食,量较
大,呕吐后舒服。由于长期呕吐,除脱
水外还会造成
A. 低氯、高钾性碱中毒
B. 低氯、低钾性碱中毒
C. 低氯、高钾性酸中毒
D. 低氯、低钾性酸中毒
E. 低钾性酸中毒

1-227　病人,女性,20 岁。因十二指肠溃疡所
致幽门梗阻引起反复呕吐 15 天入院。
实验室检查:血清钾 3.0 mmol/L,pH
值 7.5。首选补液种类应为
A. 乳酸、氯化钾溶液
B. 氯化钾溶液
C. 等渗盐溶液
D. 葡萄糖氯化钠溶液
E. 葡萄糖氯化钠溶液、氯化钾溶液

1-228　病人,男性,35 岁。因急性肾衰竭导致
高钾血症。其心电图检查结果中不符
合该诊断的是

A. 出现 U 波 B. T 波高尖

C. PR 间期延长 D. P 波消失

E. ST 段抬高

1-229 某女性病人高热数日。实验室检查：血清钠 150 mmol/L；血红蛋白（Hb）160 g/L；尿比重 1.030。该病人正确的诊断是

A. 低渗性脱水 B. 等渗性脱水

C. 高渗性脱水 D. 水中毒

E. 水肿

1-230 某男性病人因肌肉乏力、心动过缓、心律失常收入院。心电图示：T 波高尖，PR 间期延长，P 波下降，QRS 波增宽，ST 段升高。怀疑该病人有

A. 低钾血症 B. 高钾血症

C. 高镁血症 D. 低镁血症

E. 高钙血症

1-231 某男性病人腹部手术后胃肠减压 5 天，每天输 10% 葡萄糖溶液 2 000 ml，5% 葡萄糖氯化钠溶液 1 000 ml，尿量每天 2 000 ml。病人诉乏力、嗜睡、腹胀、恶心，HR 110 次/分。应补充下列哪种液体

A. 5% 碳酸氢钠溶液

B. 10% 氯化钙溶液

C. 10% 氯化钾溶液

D. 5% 氯化钠溶液

E. ATP

1-232 某溺水窒息病人经抢救后其血气分析结果为：pH 值 7.15，$PaCO_2$ 10.64 kPa，HCO_3^- 27 mmol/L。应诊断为

A. 代谢性酸中毒

B. 代谢性碱中毒

C. 急性呼吸性酸中毒

D. 慢性呼吸性酸中毒

E. 呼吸性碱中毒

1-233 某溃疡病并发幽门梗阻病人因反复呕吐入院。血气分析示：pH 值 >7.48，$PaCO_2$ 6.4 kPa，HCO_3^- 36 mmol/L。

该病人酸碱失衡的类型是

A. 代谢性酸中毒 B. 代谢性碱中毒

C. 呼吸性酸中毒 D. 呼吸性碱中毒

E. 混合性酸碱中毒

1-234 某肾衰竭病人的血气分析示：pH 值 7.28，$PaCO_2$ 3.7 kPa，HCO_3^- 17 mmol/L。最可能的酸碱平衡紊乱类型是

A. 代谢性酸中毒 B. 呼吸性酸中毒

C. 代谢性碱中毒 D. 呼吸性碱中毒

E. 以上均不是

1-235 某肝性脑病病人血气分析示：pH 值 7.48，$PaCO_2$ 3.4 kPa，HCO_3^- 19 mmol/L。最可能的酸碱平衡紊乱类型是

A. 代谢性酸中毒 B. 呼吸性酸中毒

C. 代谢性碱中毒 D. 呼吸性碱中毒

E. 混合性碱中毒

1-236 某男性病人高热使用退热药后出一身大汗，衬衣裤全湿，又因呼吸道阻塞而做气管切开，24 小时此二项失水约

A. 500 ml B. 1 000 ml

C. 2 000 ml D. 3 000 ml

E. 4 000 ml

1-237 病人，男性，50 岁。患十二指肠溃疡近 18 年，胃镜检查诊断有幽门梗阻，近 10 天来持续性呕吐。可造成

A. 低氯、高钾性碱中毒

B. 低钾性酸中毒

C. 低氯、低钾性酸中毒

D. 低氯、高钠性碱中毒

E. 低氯、低钾性碱中毒

1-238 病人，女性，30 岁。哮喘持续状态 2 天。动脉血气分析示：pH 值 7.35，$PaCO_2$ 9.3 kPa，PaO_2 6.6 kPa，BE + 2 mmol/L，HCO_3^- 25 mmol/L。其酸碱失衡的类型是

A. 呼吸性酸中毒

B. 代谢性酸中毒

C. 代谢性碱中毒

D. 呼吸性酸中毒代偿期

E. 呼吸性碱中毒合并代谢性碱中毒

1-239 病人,女性,60岁。因呕吐不能进食3天,今天觉软弱无力,腹胀难忍,心慌。体格检查:BP 100/60 mmHg,腱反射减弱。心电图检查发现病理性U波。该病人发生了

A. 低钾血症　　B. 高钾血症

C. 代谢性酸中毒　D. 代谢性碱中毒

E. 高渗性脱水

1-240 某男性病人因肠梗阻频繁呕吐引起低钾血症,医嘱开出静脉补钾。用于稀释10%氯化钾30 ml需要的溶液量至少为

A. 2 500 ml　　B. 2 000 ml

C. 1 500 ml　　D. 1 000 ml

E. 500 ml

1-241 某男性病人因高热、大汗而口渴、唇干,尿比重高。符合

A. 轻度高渗性脱水

B. 中度高渗性脱水

C. 轻度等渗性脱水

D. 中度等渗性脱水

E. 重度等渗性脱水

1-242* 某病人消化道手术后禁食3天,仅静脉输入大量5%葡萄糖溶液。该病人最容易发生的电解质紊乱是

A. 低钠血症　　B. 低钙血症

C. 低镁血症　　D. 低磷血症

E. 低钾血症

1-243 某病人因急性胃肠炎反复呕吐伴高热1天而入院。该病人可能发生哪种类型水及电解质紊乱

A. 等渗性脱水

B. 高渗性脱水

C. 低渗性脱水

D. 细胞外液增多的高钠血症

E. 细胞外液减少的低钠血症

1-244 病人,男性,50岁。因胰头癌行胰十二指肠切除术,术后并发肠瘘,每天从腹腔引流管中丢失大量胰液。该病人最可能存在

A. 钾代谢紊乱　　B. 代谢性酸中毒

C. 代谢性碱中毒　D. 呼吸性酸中毒

E. 呼吸性碱中毒

1-245 某幽门梗阻病人入院后查血:血清氯96 mmol/L,血清钠132 mmol/L,pH值7.5。心电图示T波倒置,ST段下降。应诊断

A. 高钠血症、低钾血症、高氯血症、代谢性碱中毒

B. 低钠血症、高钾血症、低氯血症、代谢性酸中毒

C. 低钠血症、低钾血症、低氯血症、代谢性碱中毒

D. 低钠血症、低钾血症、低氯血症、代谢性酸中毒

E. 高钠血症、低钾血症.低氯血症、代谢性酸中毒

1-246 某成年男性发生急性化脓性胆管炎,高热、头晕。体格检查:P 120次/分,血压偏低,呼吸深而快。实验室检查:pH值7.30,PCO₂ 5.33 kPa,BE低于正常。提示该病人发生

A. 代谢性酸中毒　B. 代谢性碱中毒

C. 呼吸性酸中毒　D. 呼吸性碱中毒

E. 低钾血症

1-247* 某女性病人因粘连性肠梗阻腹痛伴呕吐2天入院。血清钾3.0 mmol/L,给予静脉补钾。其护理下列哪项是错误的

A. 尿量20 ml/h开始补钾

B. 液体中氯化钾浓度为0.25%

C. 滴速60滴/分

D. 当天补氯化钾3 g

E. 禁忌静脉推注

1-248* 病人,男性,38岁。进食困难1个月,乏力,极度口渴,尿少,色深。体格检

查:体温、血压正常,唇干、舌燥,皮肤弹性差。诊断为食管癌。该病人存在

A. 轻度高渗性脱水

B. 中度高渗性脱水

C. 重度高渗性脱水

D. 轻度低渗性脱水

E. 中度低渗性脱水

1-249* 病人,女性。诊断为小肠瘘,主诉尿少,厌食、恶心、软弱无力、脉细速。实验室检查:Hb 16 g/L,血清钠 132 mmol/L,CO_2CP 27 mmol/L。应考虑病人出现

A. 高渗性脱水　　B. 等渗性脱水

C. 低渗性脱水　　D. 代谢性酸中毒

E. 代谢性碱中毒

1-250 某病人因高热 2 天未能进食,自述口渴、口干、尿少及色黄。体格检查:有脱水征。实验室检查:尿比重 1.028;血清钠 156 mmol/L。治疗首先应给

A. 平衡盐溶液

B. 葡萄糖氯化钠溶液

C. 5%碳酸氢钠溶液

D. 5%葡萄糖溶液

E. 3%～5%高张盐溶液

1-251 某女性病人体重 40 kg,因幽门梗阻入院,查血清钠 112 mmol/L。其第 1 天补盐量应是

A. 8 g　　　　　B. 12 g

C. 18 g　　　　D. 24 g

E. 30 g

1-252 某男性糖尿病病人因应用胰岛素过量而出现四肢肌肉无力、疼痛、恶心、呕吐及腹胀、血压下降,心律失常。该病人可能发生了

A. 低钾血症　　B. 高钾血症

C. 低钠血症　　D. 高钠血症

E. 低钙血症

1-253 某男性病人因暴饮暴食而腹泻 3 天,每天腹泻 10 余次,在卫生院静脉输入葡萄糖溶液后症状加重入院。体格检

查:BP 72/50 mmHg,脉细速 120 次/分;眼窝凹陷,皮肤弹性差。实验室检查:血清钠 120 mmol/L,尿钠 8 mmol/L。该病人可能发生

A. 低渗性脱水　　B. 高渗性脱水

C. 等渗性脱水　　D. 水中毒

E. 钠中毒

1-254 某肺心病病人的血气分析及电解质测定结果如下:pH 值 7.26,$PaCO_2$ 11.4 kPa,HCO_3^- 37.8 mmol/L,血清氯 90 mmol/L,血清钠 140 mmol/L。下列诊断最有可能的是

A. 呼吸性酸中毒

B. 代谢性酸中毒

C. 呼吸性酸中毒合并代谢性酸中毒

D. 呼吸性酸中毒合并代谢性碱中毒

E. 呼吸性碱中毒

1-255 病人,男性,40 岁。急性肠梗阻入院。口渴,尿少。体格检查:BP 90/60 mmHg;眼球下陷,脉速。其脱水性质和程度是

A. 中度等渗性脱水

B. 中度高渗性脱水

C. 中度低渗性脱水

D. 重度高渗性脱水

E. 重度低渗性脱水

1-256 某病人体重 60 kg,诊断为中度等渗性脱水。第 1 个 24 小时应补给液体量(包括日需量)

A. 3 000 ml　　　B. 4 000 ml

C. 5 000 ml　　　D. 5 500 ml

E. 6 000 ml

1-257 病人,女性,50 岁。因胆道感染而呕吐多次,目前生命体征平稳,尚无明显缺水征象。此时主要的护理问题是

A. 体液不足

B. 组织灌注量改变

C. 有体液不足的危险

D. 焦虑

E. 心输出量减少

1-258　病人,女性,40岁。因急性肠梗阻频繁呕吐,出现口渴、尿少、血压偏低。进行液体疗法,应首先静脉滴注下列哪种液体

A. 5%葡萄糖溶液

B. 右旋糖酐

C. 5%葡萄糖氯化钠溶液

D. 复方氯化钠溶液

E. 0.3%氯化钾溶液

1-259　某女性病人体重50 kg,等渗性脱水伴低钾血症,BP 90/70 mmHg,中心静脉压(CVP)5 cmH₂O,尿量18 ml/h。拟静脉输液并补钾,下列哪项恰当

A. 缓慢滴入0.3%氯化钾溶液

B. 先静脉推注少量10%氯化钾溶液,再快速输液

C. 先快速输液,待尿量增加后,再滴入0.3%氯化钾溶液

D. 加速输液暂不补钾

E. 将氯化钾加入右旋糖酐滴注

1-260　某男性病人急性肾衰竭。血清钾6.5 mmol/L,出现心律不齐。应首先采取的措施是

A. 乳酸钠溶液静脉滴注

B. 苯丙酸诺龙肌内注射

C. 高渗葡萄糖溶液及胰岛素静脉滴注

D. 碳酸氢钠溶液静脉滴注

E. 10%葡萄糖酸钙溶液静脉滴注

1-261　某男性病人术后禁食,胃肠减压5天,每天输入10%葡萄糖溶液2 000 ml,5%葡萄糖氯化钠溶液1 000 ml,尿量2 000 ml/d。病人诉乏力、嗜睡、腹胀、恶心。P 110次/分,应补充

A. 脂肪乳

B. 10%氯化钙溶液

C. 10%氯化钾溶液

D. 5%氯化钠溶液

E. ATP

1-262　某男性病人因下肢挤压伤致血清钾升高,出现心动过缓,心律不齐。应选用的药物是

A. 毛花苷C(西地兰)

B. 普萘洛尔(心得安)

C. 利多卡因

D. 5%碳酸氢钠溶液

E. 10%葡萄糖酸钙溶液

1-263　某男性病人肠梗阻手术后出现神志淡漠、肌肉软弱无力、腹胀、心律不齐、心动过速。其主要原因是发生

A. 高血钾　　　　B. 低血钾

C. 低氯性碱中毒　D. 代谢性酸中毒

E. 代谢性碱中毒

1-264　某病人大量快速输液时,突然心慌、气促、咳嗽,咳血性泡沫样痰,肺底部可闻及啰音。初诊为

A. 输液反应　　　B. 补液不足

C. 并发中毒性肺炎 D. 急性右心衰竭

E. 急性左心衰竭

1-265　病人,男性,30岁。诉口渴、尿少、乏力。体格检查:表情淡漠、呼吸深快、唇及干舌燥,皮肤弹性差,膝反射消失。其体液失衡类型为

A. 高渗性脱水、高钾血症、代谢性碱中毒

B. 低渗性脱水、低钾血症、呼吸性酸中毒

C. 等渗性脱水、低钾血症、代谢性酸中毒

D. 水中毒、镁中毒、酸中毒

E. 稀释性低钠血症、低钙血症、混合性酸中毒

1-266　某大面积烧伤并失液性休克病人扩容治疗。通常每输入晶体液3 000 ml,宜同时输入多少胶体液

A. 250 ml　　　　B. 500 ml

C. 750 ml　　　　D. 1000 ml

E. 1 500 ml

1-267 某女性病人左肺叶切除术后第1天,胸闷,呼吸短促。血气分析示:pH 值 7.21,PaCO₂ 6.9 kPa,CO₂CP 32 mmol/L。护理中应特别注意

A. 吸氧　　　　B. 补充血容量

C. 补碱性溶液　D. 应用抗生素

E. 保持呼吸道通畅

A3 型单项选择题(1-268～1-329)

(1-268～1-269 共用题干)

病人,男性,53 岁,体重 65 kg。平素身体健康。因反复呕吐 3 天入院。实验室检查:血清钠 129 mmol/L,血清钾 3.2 mmol/L。

1-268 该病人体液失衡类型是

A. 低钾血症,高渗性脱水

B. 高钾血症,重度缺钠

C. 低钾血症,轻度缺钠

D. 低钾血症,中度缺钠

E. 低钾血症,高度缺钠

1-269 影响该病人体液失衡类型最重要的因素是

A. 呕吐间歇时间

B. 呕吐使液体总量减少

C. 本病发病以来个人饮水及是否治疗的情况

D. 血钾高低

E. 心脏功能状况及心电图表现

(1-270～1-272 共用题干)

病人,女性,33 岁。因急性肠梗阻 3 天入院。自诉恶心,呕吐,口唇干燥,轻度口渴,3 天不曾进食,乏力,尿少而黄。体格检查:P 120 次/分,BP 85/60 mmHg;眼窝凹陷,皮肤弹性差。实验室检查:尿比重 1.027;血清钠 138 mmol/L。

1-270 该病人最可能的诊断是

A. 高渗性脱水　B. 低渗性脱水

C. 等渗性脱水　D. 低钠性休克

E. 水中毒

1-271 对该病人进行补液治疗时,较合理和安全的液体种类是

A. 5%葡萄糖溶液

B. 0.9%氯化钠溶液

C. 碳酸氢钠平衡盐溶液

D. 5%葡萄糖氯化钠溶液

E. 5%氯化钠溶液

1-272 补液纠正后,要注意防止继发

A. 高钾血症　　B. 低钾血症

C. 高钠血症　　D. 低钠血症

E. 低氯血症

(1-273～1-274 共用题干)

病人,女性,36 岁。肠瘘 7 天。体格检查:P 120 次/分,BP 95/60 mmHg;颜面潮红,呼吸深快;腱反射减弱。血气分析示:pH 值 7.25,血浆 HCO₃⁻ 16 mmol/L。

1-273 该病人属于

A. 代谢性酸中毒　B. 代谢性碱中毒

C. 呼吸性酸中毒　D. 呼吸性碱中毒

E. 混合性酸碱中毒

1-274 补液治疗最主要的措施是

A. 静脉滴注 5%碳酸氢钠溶液

B. 辅助呼吸

C. 静脉滴注 10%氯化钾溶液

D. 静脉滴注 0.9%氯化钠溶液

E. 快速静脉滴注高渗葡萄糖溶液

(1-275～1-277 共用题干)

病人,男性,40 岁。长期应用利尿剂呋塞米导致呼吸浅慢,血压降低。实验室检查:血清钾 3.3 mmol/L,血清钠 130 mmol/L,pH 值 7.50,HCO₃⁻ 35 mmol/L。

1-275 该病人属于何种类型电解质失衡

A. 低钾血症、低钠血症

B. 高钾血症、高钠血症

C. 低钾血症、高钠血症

D. 高钾血症、低钠血症

E. 高钠血症

1-276 该病人属何种类型酸碱失衡

A. 代谢性酸中毒　B. 呼吸性酸中毒

C. 代谢性碱中毒　D. 呼吸性碱中毒

E. 混合性酸碱中毒

1-277　当病人每小时尿量少于 30 ml 时,不宜补给

　　A. 10％葡萄糖溶液

　　B. 10％氯化钾溶液

　　C. 0.9％氯化钠溶液

　　D. 5％葡萄糖溶液

　　E. 5％葡萄糖溶液＋0.9％氯化钠溶液

(1-278～1-279 共用题干)

病人,男性,20 岁。因肠梗阻 3 天入院。体格检查:R 28 次/分,BP 75/60 mmHg。实验室检查:血清钠 130 mmol/L,血清钾 3.0 mmol/L,CO_2CP 19 mmol/L。

1-278　目前诊断中不应包括

　　A. 休克　　　　B. 低钠血症

　　C. 低钾血症　　D. 代谢性碱中毒

　　E. 呼吸性碱中毒

1-279　治疗应首先

　　A. 输全血

　　B. 纠正酸中毒

　　C. 补钾

　　D. 急诊手术,解除肠梗阻

　　E. 抗休克,补充血容量

(1-280～1-282 共用题干)

病人,男性,56 岁。幽门梗阻 7 天,行胃肠减压和输液治疗后,出现全身乏力,脉搏细数(120 次/分)。实验室检查:血清钠 125 mmol/L,血清氯 88 mmol/L,血清钾 2.8 mmol/L,CO_2CP 32 mmol/L。

1-280　其体液代谢失调应为

　　A. 低钾血症,高渗性脱水

　　B. 高钾血症,重度低渗性脱水

　　C. 低钾血症,等渗性脱水

　　D. 低钾血症,中度低渗性脱水

　　E. 低钾血症,重度低渗性缺水

1-281　最可能同时存在哪种酸碱失衡

　　A. 呼吸性酸中毒　B. 呼吸性碱中毒

　　C. 代谢性酸中毒　D. 代谢性碱中毒

E. 以上均不可能

1-282　病人可能发生下列哪种与上述诊断相关的表现

　　A. 肺水肿　　　　B. 脑水肿

　　C. 贫血　　　　　D. 直立性低血压

　　E. 心电图上 T 波高尖

(1-283～1-284 共用题干)

病人,男性,32 岁。肠梗阻已半月,近日来恶心、呕吐加重,视物模糊,双下肢肌肉抽搐频繁。体格检查:P 125 次/分,BP 75/52 mmHg;神志欠清,脉细。实验室检查:血清钠 117 mmol/L,血清钾 4.2 mmol/L;尿钠未检到,尿比重 1.010。

1-283　该病人拟诊断为

　　A. 中度等渗性脱水

　　B. 重度等渗性脱水

　　C. 重度低渗性脱水

　　D. 重度高渗性脱水

　　E. 低血钾

1-284　应快速给予

　　A. 胶体溶液和晶体溶液

　　B. 1.25％碳酸氢钠溶液

　　C. 10％葡萄糖溶液

　　D. 升压药

　　E. 5％葡萄糖氯化钠溶液加升压药

(1-285～1-287 共用题干)

病人,女性,30 岁,体重 60 kg。疲乏、头晕、手足麻木,口渴不明显。体格检查:BP 90/70 mmHg, P 111 次/分。实验室检查:血清钠 130 mmol/L,血清钾 3.8 mmol/L,pH 值 7.4。

1-285　该病人水及电解质失衡类型为:

　　A. 轻度低渗性脱水

　　B. 中度低渗性脱水

　　C. 重度低渗性脱水

　　D. 低钾血症

　　E. 碱中毒

1-286　该病人缺氯化钠

　　A. 21 g　　　　　B. 25 g

　　C. 31 g　　　　　D. 35 g

　　E. 40 g

1-287 加生理需要量,当天需补氯化钠

　　A. 10 g　　　　B. 15 g

　　C. 20 g　　　　D. 25 g

　　E. 30 g

(1-288~1-289 共用题干)

　　病人,女性,40 岁。反复呕吐 20 天就诊,全身乏力,腹部隐痛。体格检查:P 110 次/分,BP 90/60 mmHg;浅静脉萎陷;心肺无异常。实验室检查:Hb 180 g/L,红细胞计数(RBC)6×10^{12}/L,BUN 7.0 mmol/L。

1-288 对缺水类型鉴别价值最小的检查项目为

　　A. 尿比重测定　　B. BUN 测定

　　C. 血清钠测定　　D. 血气分析

　　E. 尿钠测定

1-289 在补充血容量和钠盐后,补充碱性液体应依据

　　A. 呼吸快慢　　　B. 血清钠水平

　　C. 血气分析结果　D. BUN 水平

　　E. 尿量多少

(1-290~1-294 共用题干)

　　病人,男性,35 岁,体重 50 kg。反复大量呕吐 3 天,尿少、色深,伴恶心、乏力、四肢厥冷。体格检查:P 110 次/分,BP 80/50 mmHg;唇干燥,眼窝凹陷,皮肤弹性差。实验室检查:尿比重 1.013,血清钠 135 mmol/L。

1-290 应考虑为

　　A. 高渗性脱水　　B. 等渗性脱水

　　C. 低渗性脱水　　D. 原发性缺水

　　E. 水中毒

1-291 补液时应最先输注

　　A. 平衡盐溶液

　　B. 5%葡萄糖溶液

　　C. 葡萄糖氯化钠溶液

　　D. 0.9%氯化钠溶液

　　E. 右旋糖酐

1-292 该病人补液安排中,第 1 个 8 小时的输液量应为总量的

　　A. 全部　　　　　B. 1/2

　　C. 1/3　　　　　D. 1/4

　　E. 1/5

1-293 估计该病人的体液丧失量达体重的

　　A. 3%　　　　　B. 4%

　　C. 5%　　　　　D. 6%

　　E. 7%

1-294 该病人目前主要的护理诊断为

　　A. 体液过多

　　B. 体液不足

　　C. 皮肤完整性受损

　　D. 个人应对无效

　　E. 活动无耐力

(1-295~1-297 共用题干)

　　病人,女性,55 岁。幽门梗阻,腹痛、腹胀和频繁呕吐。体格检查:P 120 次/分,BP 80/60 mmHg;神志清,虚弱,脉细速;呼吸深而快;反应迟钝,腱反射减弱,肢端湿冷。

1-295 该病人可能伴有哪种代谢紊乱

　　A. 高氯、低钾性酸中毒

　　B. 高氯、高钾性酸中毒

　　C. 低氯、高钾性碱中毒

　　D. 低氯、低钾性碱中毒

　　E. 低氯、高钾性酸中毒

1-296 该病人血气分析的结果可能为:

　　A. 血 $PaCO_2 \downarrow$,$CO_2CP \downarrow$,pH 值 $\downarrow$

　　B. 血 $PaCO_2 \uparrow$,$CO_2CP \uparrow$,pH 值 $\downarrow$

　　C. 血 $PaCO_2 \downarrow$,$CO_2CP \downarrow$,pH 值 $\uparrow$

　　D. 血 $PaCO_2 \uparrow$,$CO_2CP \uparrow$,pH 值 $\uparrow$

　　E. 以上均不正确

1-297 对该病人术前纠正体液代谢和酸碱平衡失调时,宜选用的液体为

　　A. 1.25%碳酸氢钠溶液+复方氯化钠溶液

　　B. 1.25%碳酸氢钠溶液+5%葡萄糖溶液

　　C. 5%葡萄糖溶液+1/6 张乳酸钠溶液

　　D. 葡萄糖氯化钠溶液+氯化钾溶液

　　E. 1/6 张乳酸钠溶液

(1-298~1-300 共用题干)

某男性病人肠梗阻术后第 2 天,出现乏力、呼吸困难、心律不齐、心动过速、腹胀及恶心、呕吐。实验室检查:血清钾 3.0 mmol/L。

1-298 其引起问题的主要原因是

    A. 高钾血症　　B. 低钾血症

    C. 低钠血症　　D. 代谢性酸中毒

    E. 代谢性碱中毒

1-299 该病人心电图可表现为

    A. T 波高而尖,QRS 波群增宽

    B. T 波倒置,ST 段抬高

    C. T 波低平,QRS 波群增宽

    D. T 波低平,QT 间期缩短,ST 段下降

    E. T 波低平,QT 间期延长,ST 段下降

1-300 该病人的主要护理措施是

    A. 禁食,胃肠减压

    B. 通便灌肠,减轻腹胀

    C. 尽早下床活动,促进肠蠕动

    D. 遵医嘱静脉补钾

    E. 给半卧位并吸氧

(1-301~1-302 共用题干)

某成年男性病人,体重 60 kg。因频繁呕吐、腹泻出现头晕、乏力、口渴、尿少而入院。体格检查:BP 90/60 mmHg,P 105 次/分;神志淡漠,口唇干燥,眼窝凹陷,皮肤弹性差;呼吸深快。实验室及其他检查:血清钠 140 mmol/L,血清钾 3.4 mmol/L,CO_2CP 14 mmol/L;心电图示 T 波低平,出现 U 波。

1-301 该病人应为下列哪种体液失衡

    A. 等渗性脱水＋代谢性碱中毒＋低钾血症

    B. 低钾血症＋高渗性脱水＋代谢性酸中毒

    C. 低渗性脱水＋低钾血症＋呼吸性酸中毒

    D. 代谢性酸中毒＋低渗性脱水＋低钾血症

    E. 低钾血症＋等渗性脱水＋代谢性酸中毒

1-302 该病人的护理措施应是

    A. 补给 10% 葡萄糖溶液

    B. 补给 0.9% 氯化钠溶液

    C. 先纠正脱水并给予碱性液体及钾盐

    D. 给予 0.9% 氯化钠溶液、碱性液体和氯化钾溶液

    E. 给予 10% 葡萄糖溶液、碱性液体和氯化钾溶液

(1-303~1-304 共用题干)

病人,男性,40 岁,体重 60 kg。因食管癌进食困难 1 月余,乏力、极度口渴、尿少而色深。体格检查:血压、体温均正常;眼窝凹陷,唇、舌干燥,皮肤弹性差。

1-303 该病人当天补充液量约为(不包括当天生理需要量)

    A. 500 ml　　　　B. 1 000 ml

    C. 3 000 ml　　　D. 4 000 ml

    E. 4 500 ml

1-304 经补液后病人口渴减轻,尿量增多,测血清钾浓度为 3.1 mmol/L。应在尿量达下列哪项指标时补给钾盐

    A. 20 ml/h　　　B. 25 ml/h

    C. 30 ml/h　　　D. 35 ml/h

    E. 40 ml/h

(1-305~1-308 共用题干)

病人,女性,30 岁。因急性肠梗阻频繁呕吐,出现头晕、乏力、尿少、血压偏低。实验室检查:血清钠 125 mmol/L。

1-305 初步判断该病人出现了

    A. 高渗性脱水　　B. 原发性脱水

    C. 低渗性脱水　　D. 继发性脱水

    E. 等渗性脱水

1-306 为该病人进行液体疗法,应首先选用的液体为

    A. 5% 葡萄糖溶液

    B. 0.9% 氯化钠溶液

C. 10％葡萄糖溶液

D. 复方氯化钠溶液

E. 5％葡萄糖氯化钠溶液

1－307 在纠正病人脱水的过程中，尤其应注意避免出现

A. 高钙血症　　B. 低钾血症

C. 高钠血症　　D. 高氯血症

E. 低镁血症

1－308 医嘱为病人每天补充10％氯化钾溶液30 ml，在配置好的溶液中，氯化钾浓度不可大于

A. 0.2％　　B. 0.3％

C. 0.5％　　D. 1％

E. 3％

（1－309～1－310 共用题干）

病人，男性，35 岁。心搏骤停后经抢救恢复心搏，而后出现呼吸困难、换气无力。

1－309 下列哪项症状该病人不会出现

A. 肺换气功能不足

B. 血 HCO_3^- 下降

C. 血 pH 值低于 7.35

D. 血 $PaCO_2$ 增高

E. 血 HCO_3^- 正常

1－310 对该病人目前最需要解决的护理问题为

A. 意识障碍

B. 体液不足

C. 无效/低效型呼吸形态

D. 恐惧

E. 体液过多

（1－311～1－313 共用题干）

病人，女性，32 岁。因幽门梗阻致反复呕吐15 天入院。体格检查：BP 90/70 mmHg；呼吸浅慢。实验室检查：血清钾 3.0 mmol/L，血清钠130 mmol/L，pH 值 7.5，HCO_3^- 35 mmol/L。

1－311 该病人酸碱失衡诊断是

A. 呼吸性酸中毒　B. 代谢性酸中毒

C. 呼吸性碱中毒　D. 代谢性碱中毒

E. 呼吸性酸中毒合并代谢性酸中毒

1－312 该病人水及电解质失衡诊断是

A. 低钾血症、低钠血症

B. 高钾血症、低钠血症

C. 高钾血症、高钠血症

D. 高钠血症

E. 高钾血症

1－313 该病人典型心电图表现为

A. QT 间期延长

B. 出现 U 波

C. QRS 波增宽

D. PR 间期延长

E. T 波降低，低平或倒置

（1－314～1－317 共用题干）

病人，男性，58 岁。因进食即呕吐8 天而入院。近 20 天尿少色深，明显消瘦，卧床不起。体格检查：T 38.5℃，R 17 次/分，BP 110/70 mmHg；发育正常，营养差；精神恍惚，嗜睡；皮肤干燥、松弛，眼窝深陷，呈重度脱水征。实验室检查：血清钠 158 mmol/L，血清氯 90 mmol/L。诊断为幽门梗阻。

1－314 根据上述病情，病人出现水及电解质代谢紊乱的类型为

A. 低渗性脱水

B. 高渗性脱水

C. 等渗性脱水

D. 低血容量性低钠血症

E. 高血容量性低钠血症

1－315 该类型的水及电解质代谢紊乱失水的部位主要是

A. 细胞内液　　B. 细胞外液

C. 组织间液　　D. 血容量

E. 体腔液

1－316 该病人出现体温升高是由于

A. 产热增多

B. 体温调节中枢障碍

C. 体温调节中枢调定点上移

D. 散热减少

E. 以上均错

1－317 下列对该病人处理原则正确的一项是

A. 静脉滴注 0.9% 氯化钠溶液

B. 一次性、快速补充缺失的水分

C. 先补充葡萄糖溶液, 待缺水情况得到一定程度纠正后, 适当补钠

D. 一开始就补钾

E. 以上均错

(1-318～1-321 共用题干)

病人, 男性, 55 岁。在酷暑下作业, 没有饮水, 大量出汗, 2 小时后突然出现幻觉、尿少、烦躁不安等表现, 未做任何处理而急诊入院。体格检查: T 38.5℃, R 24 次/分, P 110 次/分, BP 80/50 mmHg; 急性病容, 口唇干燥; 肺部听诊未闻及啰音; 心律齐, 未闻及杂音。急查血示: 血清钠 157 mmol/L。根据上述病情, 病人可能发生了高渗性脱水。

1-318　该病人出现幻觉、烦躁不安的病理生理学基础是

　　　A. 细胞内液增多

　　　B. 细胞外液减少

　　　C. 细胞外液增多

　　　D. 中枢神经细胞脱水

　　　E. 中枢神经细胞水肿

1-319　该病人尿少的机制是

　　　A. 血浆渗透压增高, ADH 分泌增多

　　　B. 血浆渗透压增高, ADH 分泌减少

　　　C. 细胞外液增多, ADH 分泌减少

　　　D. 细胞外液减少, ADH 分泌减少

　　　E. 以上均错

1-320　该病人除了上述表现之外还可能会出现

　　　A. 无口渴感

　　　B. 口渴感

　　　C. 早期出现多尿

　　　D. 早期出现明显的脱水体征

　　　E. 以上均错

1-321　下列对该病人的处理原则正确的一项是

　　　A. 先补 5% 葡萄糖溶液, 后补 0.9% 氯化钠溶液

B. 补 0.9% 氯化钠溶液

C. 先补 3% 氯化钠溶液, 后补 5% 葡萄糖溶液

D. 补 0.5% 葡萄糖溶液

E. 以上均错

(1-322～1-325 共用题干)

病人, 男性, 60 岁。腹痛, 呕吐, 停止排气、排便 2 天。体格检查: 腹胀, 肠鸣音亢进。实验室检查: 白细胞计数(WBC)12×10⁹/L, 血清钾 3.2 mmol/L, 血清钠 136 mmol/L, 血清氯 99 mmol/L。

1-322　病人电解质紊乱类型为

　　　A. 低钾血症　　　B. 高钾血症

　　　C. 低钠血症　　　D. 高钠血症

　　　E. 低氯血症

1-323　病人心电图检查可能出现的异常是

　　　A. T 波高尖　　　B. QT 间期缩短

　　　C. 出现 U 波　　　D. P 波下降

　　　E. ST 段抬高

1-324　对该病人电解质紊乱的治疗方法是

　　　A. 补钾　　　　　B. 利尿

　　　C. 给予高渗盐溶液

　　　D. 给予低渗盐溶液

　　　E. 给予等渗盐溶液

1-325　在纠正该病人电解质紊乱时要保证

　　　A. 尿量<5 ml/h

　　　B. 尿量>5 ml/h

　　　C. 尿量>10 ml/h

　　　D. 尿量>20 ml/h

　　　E. 尿量>40 ml/h

(1-326～1-327 共用题干)

病人, 女性, 50 岁。腹痛, 呕吐, 停止排气、排便 7 天, 尿量 400 ml/d。体格检查: 皮肤干燥, 眼窝凹陷, 腹胀。实验室检查: 血 WBC 12×10⁹/L, 血清钾 3.2 mmol/L, 血清钠 136 mmol/L, 血清氯 100 mmol/L。

1-326　除治疗肠梗阻外, 还应给予哪种治疗

　　　A. 纠正低钾血症　　B. 纠正高钾血症

　　　C. 纠正低钠血症　　D. 纠正高钠血症

E. 纠正高氯血症

1-327 在纠正电解质紊乱的同时还要治疗
A. 低渗性缺水 B. 等渗性缺水
C. 高渗性缺水 D. 水过多
E. 以上均错

(1-328~1-329 共用题干)

病人,女性,24岁,体重50 kg。反复大量呕吐胃肠液3天,伴尿少、恶心、乏力、四肢发冷。体格检查:P 120 次/分,BP 75/60 mmHg;唇干燥,眼窝凹陷,皮肤弹性差。实验室检查:尿比重 1.013;血清钠 135 mmol/L,血细胞比容55%。

1-328 该病人目前存在的水及电解质失衡是
A. 中度高渗性脱水
B. 中度低渗性脱水
C. 重度等渗性脱水
D. 轻度等渗性脱水
E. 不存在脱水

1-329 当天补液总量中,已经丢失量部分应给
A. 5%葡萄糖溶液 3 000 ml
B. 0.9%氯化钠溶液 3 000 ml
C. 10%葡萄糖溶液 3 000 ml
D. 平衡盐溶液 3 000 ml
E. 10%葡萄糖溶液和 0.9%氯化钠溶液各 1 500 ml

A4 型单项选择题(1-330~1-376)

(1-330~1-331 共用题干)

病人,男性,46岁,体重60 kg。因急性肠梗阻3天入院,诉口渴,全身乏力,不能起坐。体格检查:P 100 次/分,BP 100/60 mmHg;眼窝凹陷,皮肤弹性差。发病后未进食,24 小时尿量 1 000 ml。

1-330 最可能的体液代谢失调是
A. 高渗性脱水 B. 等渗性脱水
C. 低渗性脱水 D. 继发性脱水
E. 缺钠性休克

1-331 入院后实验室检查:Hb 170 g/L,血细

胞比容 53%,血清钠 136 mmol/L,血清钾 3.6 mmol/L,pH 值 7.166,$PaCO_2$ 3.33 kPa,HCO_3^- 8.7 mmol/L;尿比重 1.025。当日液体治疗宜用
A. 平衡盐溶液 1 500 ml,5%葡萄糖溶液 2 000 ml,10%氯化钾溶液 40 ml,5%碳酸氢钠溶液 150 ml
B. 平衡盐溶液 1 500 ml,5%葡萄糖溶液 2 000 ml,10%氯化钾溶液 30 ml,5%碳酸氢钠溶液 1 000 ml
C. 平衡盐溶液 2 000 ml,5%葡萄糖溶液 2 000 ml,10%氯化钾溶液 40 ml
D. 平衡盐溶液 1 000 ml,5%葡萄糖溶液 3 000 ml,5%糖盐水 500 ml,5%碳酸氢钠溶液 150 ml
E. 0.9%氯化钠溶液 1 500 ml,5%葡萄糖溶液 2 000 ml,5%碳酸氢钠溶液 150 ml

(1-332~1-334 共用题干)

病人,女性,39岁,体重60 kg。因急性肠梗阻入院,多汗口渴、软弱无力,尿少,昨日呕吐8次,量约 2 000 ml。体格检查:P 95 次/分,BP 90/60 mmHg;皮肤弹性差,眼窝凹陷。实验室检查:尿液检查呈酸性;血清钾 3.5 mmol/L,CO_2CP 13.3 mmol/L。

1-332 该病人水及电解质代谢失衡的类型及程度为
A. 轻度高渗性脱水
B. 中度高渗性脱水
C. 中度等渗性脱水
D. 轻度等渗性脱水
E. 重度高渗性脱水

1-333 该病人的酸碱失衡类型为
A. 代谢性酸中毒 B. 呼吸性酸中毒
C. 呼吸性碱中毒 D. 代谢性碱中毒
E. 代谢性酸中毒合并代谢性碱中毒

1-334 需要禁食,当天经胃肠减压引出液体 500 ml。该病人当天的液体补充量

(不包括日需要量)为
A. 1 500 ml B. 2 000 ml
C. 2 500 ml D. 3 000 ml
E. 3 500 ml

(1-335~1-337 共用题干)

病人,女性,28 岁。因肠梗阻反复呕吐,并自觉口渴、乏力、厌食、头晕。体格检查:皮肤弹性减退。实验室检查:血清钠在正常范围;尿少且比重升高。考虑为等渗性脱水,脱水程度为中度。

1-335 等渗性脱水早期,体液变化的特点是
A. 细胞内液减少,细胞外液减少
B. 细胞内液减少,细胞外液增多
C. 细胞内液变化不大,细胞外液增多
D. 细胞内液增多,细胞外液变化不大
E. 细胞内液变化不大,细胞外液减少

1-336 该病人的失水量为体重的
A. 2%~4% B. 4%~6%
C. 6%~8% D. >8%
E. <2%

1-337 该病人若不及时采取治疗措施将转变为
A. 高渗性脱水 B. 低渗性脱水
C. 低钠血症 D. 低钾血症
E. 水中毒

(1-338~1-340 共用题干)

病人,男性,30 岁,体重 60 kg。因高温下劳动过久,大汗,未及时饮水,出现极度口渴,口唇黏膜干燥,眼窝凹陷,尿少。

1-338 考虑该病人可能出现的代谢紊乱是
A. 等渗性脱水
B. 轻度高渗性脱水
C. 中度高渗性脱水
D. 轻度低渗性脱水
E. 中度低渗性脱水

1-339 估计该病人的水分丢失量为
A. 600~1 000 ml
B. 1 200~1 800 ml
C. 1 800~2 000 ml
D. 2 400~3 600 ml

E. 3 600~4 000 ml

1-340 目前采取的护理措施最恰当的是
A. 尽量饮水,不能饮水者静脉滴注 5%葡萄糖溶液
B. 静脉输入等渗盐水补充血容量
C. 静脉补充碱性液体
D. 吸氧,改善肺通气
E. 应用利尿剂,维持尿量

(1-341~1-344 共用题干)

病人,女性,50 岁。因腹痛,呕吐,停止排气、排便 2 天就诊,尿量 600 ml/d。体格检查:BP 100/70 mmHg;皮肤干燥,眼窝凹陷,腹胀,肠鸣音亢进。实验室检查:血 WBC 12×10⁹/L,血清钾 3.7 mmol/L,血清钠 128 mmol/L,血清氯 101 mmol/L。

1-341 病人存在下列哪种体液代谢失调
A. 等渗性脱水 B. 低渗性脱水
C. 高渗性脱水 D. 水中毒
E. 以上均不是

1-342 诊断的主要依据是
A. 腹痛,呕吐
B. 停止排气、排便
C. 尿量 600 ml/d
D. 血清氯 101 mmol/L
E. 血清钠 128 mmol/L

1-343 纠正的正确方法是
A. 给予甘露醇
B. 补充 5%氯化钠溶液
C. 补充 0.45%氯化钠溶液
D. 给予呋塞米
E. 给予高渗葡萄糖溶液

1-344 病人经治疗后症状、体征改善,观察尿量及复查血生化,下列指标尚不正常的是
A. 血清氯 115 mmol/L
B. 尿量 50 ml/h
C. 血 WBC 9.8×10⁹/L
D. 血清钠 138 mmol/L
E. 血清钾 3.6 mmol/L

（1－345～1－351 共用题干）

病人，男性，65 岁。食管癌术后 1 年，近来出现消瘦，进食困难，四肢软弱无力，恶心，腹胀，来院检查。

1－345 血生化检查发现血清钾 3.0 mmol/L，血清钠 129 mmol/L，病人存在下列哪种电解质紊乱
- A. 低钾血症
- B. 高钾血症
- C. 低钠血症
- D. 高钠血症
- E. 低钾血症和低钠血症

1－346 应采取的治疗措施是
- A. 进行补钾治疗
- B. 进行血液透析治疗
- C. 进行补钠治疗
- D. 在补钠的同时进行补钾治疗
- E. 进行输血治疗

1－347 进行补钾治疗时，下列方法错误的是
- A. 常需 3～5 天的治疗
- B. 输入钾量应控制在 20 mmol/h 以下
- C. 氯化钾溶液浓度≤3 g/L
- D. 尿量＞40 ml/h，再静脉补钾
- E. 严重缺钾，应快速、高浓度补钾

1－348 该病人的心电图不会出现下列哪种变化
- A. ST 段降低
- B. QT 间期延长
- C. 出现病理性 U 波
- D. T 波高尖
- E. ST 段降低和 QT 间期延长

1－349 下列不符合该病人临床表现的是
- A. 肌无力
- B. 肠鸣音活跃
- C. 腱反射减退
- D. 尿量少
- E. 心率过快

1－350 补钾过程中，下列方法错误的是
- A. 动态监测血钾水平
- B. 动态心电图检查
- C. 尿量＞20 ml/h 可补钾
- D. 必要时每天补钾 150 mmol/L
- E. 首选 10%氯化钾溶液

1－351 该病人补钾过程中出现高钾血症，发生心律失常，治疗时应首先
- A. 5%碳酸氢钠溶液 100 ml 静脉滴注
- B. 输注 25%葡萄糖溶液
- C. 10%葡萄糖酸钙溶液 20 ml 静脉注射
- D. 11.2%乳酸钠溶液 50 ml 静脉滴注
- E. 阳离子交换树脂

（1－352～1－356 共用题干）

病人，女性，40 岁。幽门梗阻致反复呕吐 15 天入院。体格检查：BP 90/70 mmHg；呼吸浅慢。实验室检查：血清钾 3 mmol/L，血清钠 130 mmol/L，pH 值 7.5，HCO_3^- 35 mmol/L。

1－352 该病人酸碱失衡类型为
- A. 呼吸性酸中毒
- B. 代谢性酸中毒
- C. 呼吸性碱中毒
- D. 代谢性碱中毒
- E. 代谢性酸中毒合并呼吸性酸中毒

1－353 该病人水及电解质失衡类型为
- A. 低钾血症、低钠血症
- B. 低钠血症、高钾血症
- C. 高钾血症、高钠血症
- D. 高钾血症
- E. 高钠血症

1－354* 该病人典型心电图早期改变是
- A. T 波降低，QT 间期延长
- B. QRS 波群增宽
- C. PR 间期延长
- D. U 波
- E. T 波降低、变平或倒置

1－355* 如病人体重 60 kg，第 1 天应补给氯化钠
- A. 4.5 g
- B. 15 g
- C. 2lg
- D. 25.5 g
- E. 36 g

1－356 补液时若尿量＜30 ml/h，不应补给
- A. 10%葡萄糖溶液
- B. 10%氯化钾溶液

C. 0.9%氯化钠溶液

D. 5%葡萄糖溶液

E. 5%葡萄糖氯化钠溶液

（1-357～1-359 共用题干）

病人，女性，40 岁。因急性肠梗阻频繁呕吐，出现口渴、尿少、脱水征、血压偏低。

1-357 该病人的脱水类型是

A. 高渗性脱水　　B. 原发性脱水

C. 低渗性脱水　　D. 继发性脱水

E. 等渗性脱水

1-358 为该病人进行液体疗法，静脉滴注应选用的液体是

A. 5%葡萄糖溶液

B. 右旋糖酐

C. 5%葡萄糖氯化钠溶液

D. 复方氯化钠溶液

E. 0.3%氯化钠溶液

1-359 在纠正该病人脱水的过程中，应特别注意避免发生

A. 低钙血症　　B. 低钾血症

C. 低钠血症　　D. 低氯血症

E. 低镁血症

（1-360～1-363 共用题干）

病人，女性，45 岁。高热大汗，未补充水分已有 3 天，现明显口渴、尿少、口干舌燥。体格检查：皮肤弹性下降。实验室检查：尿比重 1.040。

1-360 当前该病人发生了

A. 低渗性脱水　　B. 等渗性脱水

C. 高渗性脱水　　D. 高钾血症

E. 低钙血症

1-361 目前的表现是中度脱水，失水量约占体重的

A. 1%　B. 3%　　C. 5%

D. 7%　　E. 10%

1-362 病人体重 60 kg，实际丢失的水量是

A. 2 000 ml　　B. 3 000 ml

C. 4 000 ml　　D. 5 000 ml

E. 6 000 ml

1-363 具体在补液时，这部分液体第 1 天应补多少

A. 800 ml　　B. 1 000 ml

C. 1 500 ml　　D. 2 500 ml

E. 4 000 ml

（1-364～1-366 共用题干）

病人，男性，25 岁。因绞窄性肠梗阻行小肠切除术，术后 4 天仍恶心、呕吐，无明显腹痛。体格检查：倦怠、乏力；BP 110/90 mmHg，P 100 次/分，T 38℃，全腹膨胀，无肠型、压痛和肠鸣音。血 WBC 8.5×10^9/L，血清钠 140 mmol/L，血清钾 3.0 mmol/L，pH 值 7.30，腹部透视 4～6 个气液平面。临床诊断为术后肠麻痹。

1-364 诱因可能是

A. 腹膜炎

B. 手术创伤反应

C. 代谢性酸中毒低钾血症

D. 低钾血症

E. 肠粘连

1-365 该病人的心电图检查可能会有下述哪项改变

A. T 波低宽、ST 段降低

B. QRS 波增宽

C. PR 间期延长

D. T 波高而尖

E. QT 间期延长

1-366 其治疗重点是

A. 胃肠减压

B. 大量应用抗生素

C. 手术解除肠粘连

D. 纠正碱中毒，静脉滴注氯化钾溶液

E. 纠正酸中毒，静脉滴注氯化钾溶液

（1-367～1-373 共用题干）

病人，男性，70 岁。吸烟 55 年，患慢性阻塞性肺气肿 10 年。入院主诉胸闷、气促伴胸痛。体格检查：BP 165/90 mmHg，双肺有哮鸣音，踝部有指压性凹陷。动脉血气示：pH 值 7.32，$PaCO_2$ 70 mmHg，HCO_3^- 34 mmol/L。心电图示心室纤维颤动。

1-367 该病人属于哪种酸碱代谢失衡

A. 呼吸性碱中毒　　B. 呼吸性酸中毒

C. 代谢性酸中毒　　D. 代谢性碱中毒

E. 混合性酸碱失衡

1-368 引起该病人心室颤动(简称室颤)最可能的原因为

A. 高钾血症　　　　B. 低钾血症

C. 高钙血症　　　　D. 低钙血症

E. 低钠血症

1-369 对该病人的处理原则中最重要的是

A. 应用碳酸氢钠纠正酸中毒

B. 注射呼吸中枢兴奋剂

C. 保证有充分的氧气吸入

D. 应用抗生素控制呼吸道感染

E. 解除呼吸道梗阻,改善气体交换功能

1-370 下述有关高钾血症的治疗措施哪项不妥

A. 透析疗法

B. 静脉注射 5% 碳酸氢钠溶液

C. 25% 葡萄糖溶液＋RI 静脉滴注

D. 10% 葡萄糖酸钙溶液静脉注射

E. 静脉滴注 0.9% 氯化钠溶液

1-371 血清钾过低时可引起

A. 神经肌肉应激性减退

B. 末梢血管痉挛

C. 心电图出现 ST 段抬高

D. 肌腱反射不变

E. 呼吸急促

1-372 经治疗后,该病人代谢紊乱纠正,室颤消失,但心电图检查仍有病理性 Q 波,其可能存有的既往史为

A. 心绞痛　　　　B. 心包填塞

C. 低钾血症　　　D. 心肌梗死

E. 高钾血症

1-373 针对该病人的护理措施下列哪项不正确

A. 解除呼吸道梗阻,改善气体交换功能

B. 半卧位

C. 静脉快速、大量补液,以纠正代谢

紊乱

D. 机械除颤

E. 加强对动脉血气分析结果的动态观察

(1-374~1-376 共用题干)

病人,男性,48 岁,体重 60 kg。因腹部损伤引起肠瘘,病人出现头晕、乏力、视物模糊。体格检查:脉搏细速(120 次/分),BP 90/70 mmHg;四肢发冷,尿少。实验室检查:血清钠 129 mmol/L。

1-374 该病人出现循环障碍最直接的原因为

A. 大剂量应用利尿剂

B. 腹部损伤所致疼痛

C. 大面积创面的慢性渗液

D. 长时间液体摄入不足

E. 肠瘘所致的消化液持续丢失

1-375 若该病人长期大量应用下列哪种药物,会致低渗性脱水

A. 呋塞米

B. 30% 山梨醇溶液

C. 50% 葡萄糖溶液

D. 20% 甘露醇溶液

E. 复方甘油

1-376 该病人经治疗后,血清钠恢复至 135 mmol/L,但病人主诉四肢无力,心电图监护出现 ST 段降低和 U 波。此时应检测

A. 体重　　　　　B. 血清镁

C. 血清钾　　　　D. 血清钙

E. CO_2CP

名词解释题(1-377~1-388)

1-377 低渗性脱水

1-378 高渗性脱水

1-379 等渗性脱水

1-380 低钾血症

1-381 高钾血症

1-382 反常性酸性尿

1-383 反常性碱性尿

1-384　代谢性酸中毒

1-385　代谢性碱中毒

1-386　呼吸性酸中毒

1-387　呼吸性碱中毒

1-388　水肿

✿ 简述问答题(1-389~1-407)

1-389　简述静脉补钾的原则/注意事项。

1-390　急性低钾血症时为什么会出现反常性酸性尿?

1-391　简述代谢性酸中毒的临床表现。

1-392　简述等渗性脱水的临床表现。

1-393　外科病人最常见哪种类型脱水?病因有哪些?

1-394　何谓低钾血症?其产生的原因是什么?

1-395　简述低钾血症的临床表现。

1-396　何谓高钾血症?高钾血症的心电图特征是什么?

1-397　哪些原因会导致高钾血症?

1-398　简述高钾血症的处理原则。

1-399　简述液体疗法的定量原则。

1-400　简述液体疗法的定性原则。

1-401　简述液体疗法的定时原则。

1-402　机体对体液及渗透压的稳定是如何进行调节的?

1-403　简述低渗性脱水时机体的代偿机制。

1-404　简述低渗性脱水的分度和临床表现。

1-405　如何维持禁食病人每天的水及电解质的生理需要量?

1-406　为什么说平衡盐溶液比 0.9%氯化钠溶液更符合生理要求?

1-407　为什么低渗性脱水病人容易休克?

✿ 综合应用题(1-408~1-417)

1-408　病人,男性,40 岁。呕吐、腹泻,伴发热、口渴、尿少 4 天入院。体格检查:T 38.2℃,BP 110/80 mmHg;汗少,皮肤、黏膜干燥。实验室检查:血清钠 155 mmol/L,血浆渗透压 320 mmol/L,尿比重>1.020,其余检查结果基本正常。立即给予静脉滴注 5%葡萄糖溶液 2 500 ml/d 和抗生素等。2 天后除体温、尿量恢复正常和口不渴外,反而出现眼窝凹陷、皮肤弹性明显降低、头晕、厌食、肌肉软弱无力,肠鸣音减弱,腹壁反射消失,浅表静脉萎陷等表现。P 110 次/分,BP 72/50 mmHg,血清钠 120 mmol/L,血清钾 3.0 mmol/L,血浆渗透压 255 mmol/L,尿比重<1.010,尿钠 8 mmol/L。

请解答:

(1) 该病人在治疗前后发生了哪种水及电解质代谢紊乱? 为什么?

(2) 解释该病人临床表现的病理生理学基础。

1-409　病人,女性,30 岁。10 天前因胆管结石行手术治疗,术后 3 天发生胆汁瘘,每天漏出胆汁约 800 ml,病人自觉全身乏力、恶心、厌食等。体格检查:P 100 次/分,BP 90/60 mmHg;呼吸深快;皮肤弹性差;腹平软,无压痛及反跳痛,肠鸣音减弱。

请解答:目前该病人可能的体液代谢紊乱有哪些,需做哪些检查?

1-410　病人,男性,66 岁,体重 45 kg。因进行性吞咽困难 1 个月入院。自觉极度口渴,唇干舌燥,乏力,尿少。体格检查:P 100 次/分,R 22 次/分,BP 90/60 mmHg;皮肤弹性差,眼窝凹陷;心律不齐;腹平软,肠鸣音减弱。

请解答:目前该病人可能的体液代谢紊乱有哪些,需做哪些检查,当天需补液多少毫升?

1-411　病人,女性,35 岁。肠切除吻合术后出现小肠瘘。测得血清钾 2.0 mmol/L,血清钠 140 mmol/L,血清氯 80 mmol/L,血浆渗透压 300 mmol/L,尿量 20 ml/h,BP 70/50 mmHg。

请解答:目前该病人的诊断及下一步的治疗措施?

1-412　患儿,男性,7 岁。双下肢被车碾伤后 8 小时,出现神志模糊,四肢无力。心电图示 T 波高尖。

请解答:目前患儿除外伤外还有什么并发症,说明理由,下一步该如何处理?

1-413 病人,男性,30 岁,体重 50 kg。因腹痛、呕吐 3 天,诊断为急性机械性肠梗阻入院。体格检查:精神萎靡,眼窝轻度凹陷,口唇干燥,皮肤弹性稍差,双颊潮红,呼吸深快。实验室检查:RBC $5.5×10^{12}$/L,HCO_3^- 12 mmol/L,尿呈酸性。入院后胃肠减压抽出消化液 1 000 ml。

请解答:该病人第 1 天补液总量是多少?液体种类是什么?

1-414 病人,男性,38 岁,体重 60 kg。阵发性腹痛 2 天,伴频繁呕吐。起病后未排大便,口渴、尿少、乏力,以急性机械性肠梗阻入院。体格检查:T 38.2℃,P 100 次/分,BP 96/60 mmHg;精神萎靡;眼窝轻度凹陷,口唇干燥,皮肤弹性稍差,双颊潮红,呼吸深快;腹部见肠型,脐周有广泛压痛,肠鸣音亢进,膝反射减弱。实验室检查:血清钠 145 mmol/L,血清钾 3.5 mmol/L,HCO_3^- 14 mmol/L。在门诊呕吐 1 次约 500 ml。

请解答:

(1) 该病人体液失衡主要表现在哪些方面?

(2) 目前主要护理诊断有哪些?

(3) 拟定当天补液计划。

1-415 病人,男性,48 岁。因绞窄性肠梗阻行坏死肠段切除术,术后第 6 天病人出现恶心、呕吐,明显腹胀,无腹痛,肛门停止排便、排气。体格检查:P 108 次/分,BP 112/88 mmHg,体温波动于 37.0～37.5℃;全腹膨隆,未见肠型,压痛不明显,未闻及肠鸣音。实验室检查:WBC $28×10^9$/L,中性粒细胞百分比(N)0.7,血清钠 140 mmol/L,血清钾 3.0 mmol/L。心电图示 T

波平坦,ST 段降低。腹部 X 线平片示肠段广泛扩张,未见气液平面。临床诊断:肠麻痹。

请解答:

(1) 导致肠麻痹的主要原因是什么?

(2) 针对该病人应采取哪些针对性护理措施?

(3) 通过对该病人的护理,希望达到哪些预期目标?

1-416 病人,女性,40 岁,体重 50 kg。因急性胰腺炎入院,原有风湿性心脏病、二尖瓣狭窄、心功能代偿不全史,入院后除腹痛、呕吐外,还有心悸、气急。测血 CO_2CP 30 mmol/L,$PaCO_2$ 28 mmHg,pH 值 7.30,血清钙 1.9 mmol/L。

请解答:

(1) 该病人存在哪些代谢紊乱?

(2) 请针对该病人目前情况提出 2 个主要护理诊断。

(3) 请制订相应的护理措施。

1-417 病人,男性,48 岁。因急性粘连性肠梗阻入院 3 天,入院后禁食,胃肠减压,每天静脉滴注 5% 葡萄糖氯化钠溶液 1 000 ml,10% 葡萄糖溶液 2 000 ml,每天尿量为 1 500 ml 左右。体格检查:表情淡漠;四肢软弱无力,腹胀,肠鸣音减弱;腱反射减弱。实验室检查:血清钠 145 mmol/L,血清钾 3.0 mmol/L,HCO_3^- 28 mmol/L,尿呈酸性。

请解答:

(1) 该病人发生了何种代谢紊乱?

(2) 请分析发生的原因。

(3) 目前病人的主要护理诊断是什么?

(4) 处理原则是什么?

答案与解析

选择题

A1 型单项选择题

1-1	B	1-2	A	1-3	D	1-4	B
1-5	C	1-6	D	1-7	B	1-8	E
1-9	B	1-10	A	1-11	D	1-12	C
1-13	B	1-14	C	1-15	C	1-16	C
1-17	B	1-18	C	1-19	B	1-20	B

1-21	D	1-22	E	1-23	D	1-24	B
1-25	A	1-26	E	1-27	D	1-28	D
1-29	B	1-30	D	1-31	D	1-32	C
1-33	A	1-34	D	1-35	A	1-36	D
1-37	C	1-38	A	1-39	B	1-40	A
1-41	E	1-42	E	1-43	A	1-44	E
1-45	D	1-46	B	1-47	E	1-48	B
1-49	D	1-50	E	1-51	B	1-52	D
1-53	A	1-54	B	1-55	D	1-56	A
1-57	A	1-58	C	1-59	E	1-60	E
1-61	B	1-62	D	1-63	C	1-64	C
1-65	B	1-66	E	1-67	C	1-68	C
1-69	B	1-70	C	1-71	E	1-72	A
1-73	E	1-74	B	1-75	C	1-76	B
1-77	C	1-78	D	1-79	C	1-80	C
1-81	D	1-82	A	1-83	B	1-84	A
1-85	C	1-86	B	1-87	C	1-88	B
1-89	B	1-90	A	1-91	D	1-92	E
1-93	C	1-94	D	1-95	E	1-96	E
1-97	E	1-98	D	1-99	B	1-100	A
1-101	C	1-102	E	1-103	C	1-104	A
1-105	D	1-106	D	1-107	B	1-108	C
1-109	C	1-110	C	1-111	C	1-112	A
1-113	E	1-114	C	1-115	E	1-116	C
1-117	B	1-118	B	1-119	D	1-120	E
1-121	D	1-122	C	1-123	D	1-124	D
1-125	D	1-126	C	1-127	E	1-128	A
1-129	C	1-130	A	1-131	A	1-132	A
1-133	C	1-134	D	1-135	D	1-136	D
1-137	A	1-138	C	1-139	C	1-140	D
1-141	D	1-142	C	1-143	B	1-144	D
1-145	A	1-146	C	1-147	B	1-148	E
1-149	E	1-150	C	1-151	A	1-152	A
1-153	A	1-154	E	1-155	C	1-156	E
1-157	D	1-158	C	1-159	A	1-160	E
1-161	E	1-162	B	1-163	B	1-164	D
1-165	D	1-166	D	1-167	C	1-168	E
1-169	B	1-170	B	1-171	E	1-172	D
1-173	D	1-174	D	1-175	D	1-176	C

1-177	B	1-178	C	1-179	C	1-180	E

A2 型单项选择题

1-181	B	1-182	C	1-183	A	1-184	C
1-185	A	1-186	A	1-187	C	1-188	C
1-189	A	1-190	B	1-191	A	1-192	B
1-193	C	1-194	A	1-195	E	1-196	E
1-197	D	1-198	D	1-199	C	1-200	B
1-201	B	1-202	C	1-203	C	1-204	C
1-205	B	1-206	C	1-207	A	1-208	C
1-209	C	1-210	E	1-211	D	1-212	C
1-213	D	1-214	B	1-215	E	1-216	C
1-217	E	1-218	C	1-219	C	1-220	D
1-221	B	1-222	C	1-223	C	1-224	A
1-225	C	1-226	B	1-227	E	1-228	A
1-229	C	1-230	B	1-231	C	1-232	C
1-233	B	1-234	A	1-235	D	1-236	C
1-237	E	1-238	D	1-239	A	1-240	D
1-241	B	1-242	E	1-243	B	1-244	B
1-245	C	1-246	A	1-247	A	1-248	B
1-249	C	1-250	D	1-251	D	1-252	A
1-253	A	1-254	A	1-255	A	1-256	D
1-257	C	1-258	C	1-259	C	1-260	E
1-261	C	1-262	E	1-263	B	1-264	E
1-265	A	1-266	E	1-267	C		

A3 型单项选择题

1-268	D	1-269	B	1-270	C	1-271	C
1-272	B	1-273	A	1-274	A	1-275	A
1-276	C	1-277	B	1-278	D	1-279	E
1-280	D	1-281	D	1-282	D	1-283	C
1-284	E	1-285	C	1-286	A	1-287	B
1-288	B	1-289	C	1-290	B	1-291	A
1-292	B	1-293	C	1-294	B	1-295	D
1-296	D	1-297	D	1-298	B	1-299	E
1-300	D	1-301	E	1-302	C	1-303	C
1-304	E	1-305	C	1-306	E	1-307	B
1-308	B	1-309	B	1-310	C	1-311	D
1-312	A	1-313	E	1-314	B	1-315	A

1-316 D   1-317 C   1-318 D   1-319 A
1-320 B   1-321 A   1-322 A   1-323 C
1-324 A   1-325 E   1-326 A   1-327 B
1-328 C   1-329 D

A4 型单项选择题

1-330 B   1-331 A   1-332 E   1-333 D
1-334 D   1-335 E   1-336 B   1-337 D
1-338 C   1-339 D   1-340 A   1-341 B
1-342 E   1-343 B   1-344 A   1-345 E
1-346 D   1-347 A   1-348 D   1-349 B
1-350 C   1-351 B   1-352 D   1-353 A
1-354 A   1-355 B   1-356 B   1-357 E
1-358 C   1-359 B   1-360 C   1-361 C
1-362 B   1-363 C   1-364 C   1-365 A
1-366 E   1-367 B   1-368 A   1-369 E
1-370 E   1-371 A   1-372 D   1-373 C
1-374 E   1-375 A   1-376 C

部分选择题解析

1-29 解析: 高渗性缺水是由于失水量大于失钠量,细胞外液渗透压高于细胞内液,细胞内液向细胞外液转移,导致以细胞内液减少为主的体液量变化。

1-30 解析: 平衡盐溶液内电解质含量与血浆相似,用于治疗等渗性缺水更为合理和安全,常用的有乳酸钠溶液和复方氯化钠溶液。

1-33 解析: 正常值为 $135\sim145$ mmol/L,>150 mmol/L 为高渗性脱水,<130 mmol/L 为低渗性脱水。

1-38 解析: 等渗性脱水的常见原因有:①消化液急性丧失,如大量呕吐和肠瘘等;②体液丧失于第三腔隙,如肠梗阻、急性腹膜炎、腹腔内或腹膜后感染、大面积烧伤等。

1-57 解析: 低渗性脱水时,细胞外液呈低渗,水分向渗透压相对较高的细胞内转移,故细胞内液并无丢失甚至可超过正常,而仅仅细胞外液量显著减少。

1-58 解析: 一般情况下,小肠液、胆汁和胰液的 Na^+ 浓度都在 $120\sim140$ mmol/L。因此,小肠液在短期内大量丢失,首先常出现等渗性脱水,但若长期发生,常因机体继续丢失,而出现高渗性脱水。

1-59 解析: 高渗性、低渗性与等渗性 3 种不同类型脱水,有不同的病因和发病条件,其病理生理改变是不相同的。低渗性脱水主要是细胞外液明显减少,细胞内液不但不减少反而可比正常略增多。由于细胞外液渗透压降低,早期病人无口渴、尿少症状。临床上常见的是等渗性脱水。不管是哪一类脱水,当发展到严重阶段均可出现细胞外液明显减少、血容量明显减少而导致循环衰竭。

1-60 解析: 体内的钾主要靠食物提供,肠道中 K^+ 很容易被吸收。体内 K^+ 90% 在细胞内,其浓度为 $140\sim160$ mmol/L,而细胞外液 K^+ 浓度为 4.2 ± 0.3 mmol/L。钾多吃多排,不吃也排。K^+ 可自由通过肾小球滤过膜,不论机体缺钾或钾过多,在近曲小管和髓袢保持滤过 K^+ 的 $90\%\sim95\%$ 被重吸收,因此机体主要依靠远曲小管和集合管对 K^+ 的分泌和重吸收来调节,从而维持体内钾的平衡。

1-64 解析: 细胞外液中 Na^+ 最多,占阳离子总量的 90% 以上,是细胞外液产生晶体渗透压的主要成分,而蛋白质产生的胶体渗透压与晶体渗透压数值相比,小到几乎可以忽略不计。所以细胞外液 Na^+ 的浓度是决定细胞外液渗透压的主要因素。

1-86 解析: 各种原因所致的体液丢失,其丧失的液体中 Na^+ 浓度都不会显著地高于血浆的 Na^+ 浓度,因此体液丢失本身并不会导致低渗性脱水,只有大量体液丢失后仅补充水分或滴注葡萄糖溶液,才会导致低渗性脱水。

1-87 解析: 治疗高钾血症可采用治疗原发病、促进钾从肠道排出、注射葡萄糖溶液和胰岛素等方法。在严重高钾血症时可采用静脉注射钙剂和钠盐来拮抗 K^+ 对心肌毒性作用。注射钠盐能提高细胞外液 Na^+ 的浓度,能使 0 相除极 Na^+ 内流增多,使 0 相除极幅度增大,速度加快,能改善心肌的传导性,所以降低血清 Na^+ 浓度是错误的。

1-242 解析: 手术后禁食病人没有钾摄入,而肾脏仍排钾,加上输入大量葡萄糖溶液,在合成糖原时,细胞外 K^+ 进入细胞内,故病人最容易发生低钾血症。

1-247 解析: 补钾的原则之一是尿畅补钾,一般以尿量>40 ml/h 或 500 ml/d 方可补钾。

1-248 解析: 中度高渗性脱水,缺水量占体重的 $4\% \sim 6\%$,除极度口渴外,还伴乏力、尿少和尿比重增高、皮肤弹性差、眼窝凹陷,常伴有烦躁。该病人符合中度脱水症状,故选 B。

1-249 解析: 根据病人表现及血清 Na^+ 低于正常值($135 \sim 145$ mmol/L)应考虑病人是低渗性脱水。

1-354 解析: 低血钾典型心电图改变为早期出现 T 波降低、变平或倒置,随后出现 ST 段降低、QT 间期延长和 U 波。

1-355 解析: 补钠量=$(142-130) \times 60 \times 0.5=360$ mmol,17 mmol Na^+ 相当于 1 g 钠盐,补 $NaCl$ 约 21 g。当天先补 1/2 量,即 10.5 g,加每天正常需要量 4.5 g,第 1 天共计 15 g。

名词解释题

1-377 低渗性脱水是指失钠多于失水,血浆渗透压<280 mmol/L,血清钠浓度<130 mmol/L 伴有细胞外液量减少。

1-378 高渗性脱水是指失水大于失钠,血浆渗透压>310 mmol/L,血清钠浓度>150 mmol/L,细胞外液量和细胞内液量均减少。

1-379 等渗性脱水又称急性缺水或混合性缺水,水和钠成比例的丢失,血清钠和细胞外液的渗透压仍在正常范围。

1-380 低钾血症是指血清钾浓度<3.5 mmol/L。

1-381 高钾血症是指血清钾浓度>5.5 mmol/L。

1-382 反常性酸性尿是指一般碱中毒时尿液呈碱性,但低钾性碱中毒时,由于肾小管上皮细胞内 K^+ 浓度降低,使排钾减少而排 H^+ 增多,尿液呈酸性。

1-383 反常性碱性尿是指一般酸中毒时尿液呈酸性,但高钾血症时,细胞外液中 K^+ 移入细胞内,细胞内 H^+ 移出细胞外,导致代谢性酸中毒,但由于细胞内 H^+ 降低,使肾远曲小管细胞 H^+ 的排泌减少,尿液呈碱性。

1-384 代谢性酸中毒是指细胞外液 H^+ 增加或碳酸氢根(HCO_3^-)丢失而引起的 pH 值下降,以血 HCO_3^- 原发性减少为特征。

1-385 代谢性碱中毒是指体内 H^+ 的丢失或碱性物质产生过多以及低钾等原因,造成体内 HCO_3^- 原发性增多。

1-386 呼吸性酸中毒是指肺泡通气及换气功能减弱,不能充分排出体内生成的 CO_2,致血液中的 $PaCO_2$ 增高而引起的高碳酸血症。

1-387 呼吸性碱中毒是指以二氧化碳排出障碍或吸入过多引起的 pH 值下降,以血浆 HCO_3^- 浓度原发性升高为特征。

1-388 水肿是指过多的液体在组织间隙或体腔内积聚。

简述问答题

1-389 静脉补钾的原则/注意事项:①尿畅补钾,一般以尿量超过 40 ml/h 或 500 ml/d 方可补钾;②浓度不宜过高,一般不超过 0.3%(40 mmol/L);③总量不能过多,每天补钾 $60 \sim 80$ mmol($3 \sim 6$ g/d);④补钾速度不超过 $20 \sim 40$ mmol/h(60 滴/分);⑤禁止直接静脉推注。

1-390 反常性酸性尿是指碱中毒的病人排酸性尿。急性低钾血症时,细胞内液 K^+ 转移到胞外液而细胞外液 H^+ 则移入细胞内,使细胞外液 H^+ 浓度降低,导致代谢性碱中毒。此时,由于肾小管上皮细胞内 K^+ 浓度降低,使 H^+-Na^+ 交换多于 K^+-Na^+ 交换,故而排 H^+ 增加,尿液呈酸性。

1-391 代谢性酸中毒的临床表现:①最突出的症状是呼吸深而快,呼吸频率可达 $40 \sim 50$ 次/分,呼气有酮臭味;②伴有脸面潮红、心率加快、血压下降;③重者可出现神志不清、昏迷、腱反射减弱或消失。

1-392 等渗性脱水的临床表现:恶心,呕吐,厌食,口唇干燥,眼窝凹陷,皮肤弹性降低和少尿等,但不口渴。当短期内体液丧失达体重的5%时,可表现为心率加快、脉搏减弱、血压不稳定或降低、肢端湿冷和组织灌流不足等血容量不足的症状。当体液丧失达体重的6%~7%时,休克表现明显,常伴代谢性酸中毒。若因大量胃液丧失导致等渗性缺水,可并发代谢性碱中毒。

1-393 外科病人最常见的是等渗性脱水,常见原因有:①消化液迅速大量丢失,如大量呕吐和肠瘘等;②体液丧失于第三腔隙,如急性肠梗阻、急性腹膜炎、大面积烧伤、腹腔内或腹膜后感染等。

1-394 血清钾<3.5 mmol/L 时称为低钾血症。其产生的原因:①摄入不足,如禁食、少食或静脉补钾不足等;②排泄增加,如频繁呕吐、腹泻、长期应用利尿剂等;③K^+向细胞内转移,如合成代谢增加或代谢性碱中毒等。

1-395 低血钾症的临床表现:①肌无力,为最早的临床表现,一般先出现四肢软弱无力,进一步发展可致躯干、呼吸肌无力,出现吞咽困难、呛咳等症状,最严重时可因呼吸肌完全麻痹而致呼吸骤停;②胃肠道功能紊乱,胃肠道蠕动缓慢,有恶心、呕吐、腹胀或肠麻痹等症状;③心脏功能异常,主要为传导阻滞和节律异常;④代谢性碱中毒,表现为头昏、躁动、昏迷、面部及四肢抽动、口周及手足麻木,有时可伴有软瘫。

1-396 血清钾>5.5 mmol/L 称为高血钾症。高血钾的心电图变化:早期 T 波高尖,QT 间期延长,随后出现 QRS 波增宽和 PR 间期延长。

1-397 导致高钾血症的原因:①肾功能减退,如急性肾衰竭、间质性肾炎;或应用抑制排 K^+ 的利尿剂,如螺内酯、氨苯蝶啶等。②分解代谢增强,如严重挤压伤、大面积烧伤所致的大量细胞内 K^+ 转移至细胞外、输入大量库存血及代谢性酸中毒、洋地黄中毒等。③静脉补钾过量、过快,此类虽罕见,但往往在人体尚未发挥代偿机制时已产生严重后果,应高度警惕。④慢性肾

上腺皮质功能减退,因肾上腺皮质激素分泌减少,肾远曲小管排钾功能降低,导致钾潴留。

1-398 高钾血症的处理原则:①立即停止输注或口服含钾药物,避免进食含钾高的食物。②对抗心律失常,用 10%葡萄糖酸钙溶液加入等量 25%葡萄糖溶液静脉推注,但其作用持续时间不足 1 小时,必要时可重复推注。③降低血清钾浓度,如输注 5%碳酸氢钠溶液和(或) 25%葡萄糖溶液 100~200 ml(以每 5 g 葡萄糖加入胰岛素 1 u),促使 K^+ 转入细胞内;促使 K^+ 排泄,如呋塞米 40 mg 静脉注射、阳离子交换树脂口服或暴露灌肠、腹膜透析或血液透析。

1-399 液体疗法的定量原则:①生理需要量。每天正常需水量 2 000~2 500 ml。简易计算方法:体重的第 1 个 10 kg×100 ml/(kg·d)+第 2 个 10 kg×50 ml/(kg·d)+其余体重×20 ml/(kg·d)。65 岁以上或心脏病病人的实际补液量应小于上述计算量,婴儿及儿童的体液量与体重之比高于成人。②已丧失量。按脱水程度计算,轻度脱水需补充的液体量为体重的 2%~4%,中度为体重的 4%~6%,重度为体重的 6%以上。③继续丧失量。又称额外丧失量,包括胃肠道额外丧失量、内在性失液(胸腔积液、腹水等)和发热、出汗,气管切开病人还应增加补液量。

1-400 液体疗法的定性原则:①补液的性质取决于水、电解质及酸碱失衡的类型。高渗性脱水以补充水分为主;低渗性脱水以补充钠盐为主,严重者可补充高渗盐溶液;等渗性脱水补充等渗盐溶液。②严重的代谢性酸碱失衡,需用碱性或酸性液体纠正。电解质失衡应根据其丧失程度适量补充。

1-401 液体疗法的定时原则:每天及单位时间内的补液量及速度取决于体液丧失的量、速度及各脏器,尤其心、肺、肝、肾的功能状态。若代偿功能良好,应按先快后慢的原则进行分配,即第 1 个 8 小时补充总量的 1/2,剩余 1/2 总量在后 16 小时内均匀输入。

1-402 体液及渗透压的稳定是由神经-内分泌系统调节的,主要通过肾脏来维持体液的平衡,

保持内环境稳定。一般先通过下丘脑-垂体后叶-抗利尿激素（ADH）系统来维持和恢复体液的正常渗透压，然后通过肾素-血管紧张素-醛固酮系统维持血容量。主要调节机制：①体内水分丧失时，细胞外液渗透压升高，刺激下丘脑-垂体后叶-ADH系统，产生口渴，增加饮水，ADH分泌增加，远曲小管对水分的重吸收加强，尿量减少，水分留在体内，细胞外液渗透压恢复。②体内水分增多时，其调节机制正好与上述相反，ADH分泌减少，尿量增加。③血容量减少和血压下降时，可刺激肾素分泌增加，进而刺激肾上腺分泌醛固酮增加，钠和水的重吸收增加，从而使细胞外液量增加。

1-403 低渗性缺水时机体的代偿机制：①细胞外液呈低渗状态，通过下丘脑-垂体后叶-ADH系统，ADH分泌减少，使水在肾小管内的重吸收减少，尿量排出增多，提高细胞外液的渗透压。②细胞外液总量减少，细胞间液进入血液循环，部分补偿血容量。③机体为避免循环血量再减少，将不再顾及渗透压的维持，肾素-醛固酮系统发生兴奋，使肾减少排钠，增加氯和水的重吸收；而血容量的下降又会刺激垂体后叶，使ADH分泌增多，水重吸收增加，出现少尿。④如血容量继续减少，上述代偿功能无法维持血容量时，机体出现休克。

1-404 低渗性脱水的分度和临床表现。根据缺钠程度，低渗性脱水分为3度：①轻度，血清钠130～150 mmol/L，病人有疲乏、头晕、手足麻木等症状，尿钠减少，每千克体重缺钠0.5 g。②中度，血清钠120～130 mmol/L，除上述症状外，尚有恶心、呕吐、脉搏细速、血压下降、站立性晕倒等症状，尿少，每千克体重缺钠0.5～0.7 g。③重度，血清钠在120 mmol/L以下，病人神志不清，肌痉挛性抽搐，腱反射减弱或消失，出现木僵，甚至昏迷，常发生休克，每千克体重缺钠0.75～1.25 g。

1-405 禁食病人每天的水和电解质的生理需要量：成人每天需要水2 000～2 500 ml，氯化钠4～5 g，氯化钾3～4 g，葡萄糖100～150 g。一般可每天输入5%～10%的葡萄糖溶液1 500～2 000 ml，5%葡萄糖氯化钠溶液500 ml，10%氯化钾3～4 g。

1-406 0.9%氯化钠溶液中含 Na^+ 154 mmol/L，含 Cl^- 154 mmol/L，要比体液中 Cl^- 含量高出约50 mmol/L，大量输入可发生高氯性酸中毒，而平衡盐溶液与人体细胞外液中 Na^+ 和 Cl^- 含量更相近，所以平衡盐溶液比0.9%氯化钠溶液更符合生理需要。

1-407 低渗性脱水时体液总量下降，同时由于细胞外液呈低渗状态，水从细胞外进入细胞内进一步导致细胞外液量下降，因为液体的转移，血容量进一步下降，所以容易发生低血容量性休克。

综合应用题

1-408 （1）该病人治疗前发生了高渗性脱水，因为呕吐、腹泻引起丢失等渗液，发热引起水分丢失。

（2）该病人治疗后只补5%葡萄糖溶液而未补盐溶液，因此转化为低渗性脱水。

1-409 可能的体液代谢紊乱：低渗性脱水（中度）、低钾血症、代谢性酸中毒。需做检查：血电解质、动脉血气分析、心电图等。

1-410 可能的体液代谢紊乱：高渗性脱水（中度）、低钾血症。需做检查：血电解质、心电图。每丧失体重的1%，需补液400～500 ml，病人为中度缺水，缺水量为体重的4%～6%，故缺水1 600～3 000 ml，当天先予1/2～2/3，再加上生理需要量2 000 ml，故当天所需量为2 800～4 000 ml，视情况而定。

1-411 目前诊断：等渗性脱水（重度）、低钾血症（重度）、代谢性碱中毒。治疗措施：首先恢复血容量，纠正休克，可用平衡盐溶液；待尿量＞40 ml/h后再予静脉补钾（由于是小肠瘘病人，口服补钾不可能）；及时复查各项指标，边治疗边观察。

1-412 并发症是高钾血症，理由：①车碾伤下肢可使细胞内 K^+ 移出；②有神志模糊，四肢无力的临床表现;③心电图 T 波高尖。

下一步处理:①禁用一切含钾药物。②降低血清钾浓度:静脉推注 5% 碳酸氢钠 60～100 ml 后静脉滴注 100～200 ml;静脉滴注 GI 溶液(25% 葡萄糖 100～200 ml,每 5 g 葡萄糖加入胰岛素 1 u);排钾利尿剂的应用;口服阳离子交换树脂;必要时透析疗法。③对抗心律失常,静脉输注 10% 葡萄糖酸钙溶液 20 ml,可重复使用。

1-413 病人补液量计算:①生理需要量,为 2 000 ml,其中 5% 葡萄糖氯化钠溶液 500 ml,5%～10% 葡萄糖溶液 1 500 ml。②已失量,病人呈中度脱水,根据病史及临床表现,该病人系等渗性脱水,故已失量约占体重 4%,即 2 000 ml。用等渗盐溶液或平衡盐溶液补充。脱水宜逐渐纠正,当天先输一半,即等渗盐溶液 1 000 ml。③日失量,病人入院后,胃肠减压抽出消化液 1 000 ml,可用 5% 葡萄糖氯化钠溶液 1 000 ml 补充。因此,该病人入院后第 1 天补液总量为①+②+③=4 000 ml,其中等渗盐溶液约为 1 500 ml,5%～10% 葡萄糖溶液约 1 500 ml。第 2 天总量 3 000 ml,盐溶液 1 500 ml,糖溶液 1 500 ml。病人有酸中毒存在,需 5% 碳酸氢钠,量为(24－12)×50×0.4÷0.6=400(ml),第 1 天先补给一半,约 200 ml。碳酸氢钠系含钠溶液,输入时应相应减去等渗盐溶液的用量。上述液体全部在 24 小时内输完,应先输含钠溶液 1 000 ml,随后间隔输以葡萄糖溶液,开始 6～8 小时可输入总量的1/2,其余以均匀速度在 16 小时内输完。待尿量在每小时 40 ml 以上时,可补给 10% 氯化钾溶液 30 ml,加入静脉输液中,缓慢滴入。

1-414 (1) 该病人体液失衡主要有三方面:中度等渗性脱水(血清钠 145 mmol/L),代谢性酸中毒(HCO_3^- 14 mmol/L),潜在低钾血症(酸中毒暂时未表现出低钾血症)。

(2) 当前主要护理诊断。①体液不足:与频繁呕吐及肠梗阻致内在性失液有关。②营养失调(低于机体需要):与呕吐、禁食有关。③心输出量减少:与循环血量不足,H^+ 增高抑制心肌收

缩力有关。④潜在并发症:低钾血症。

(3) 当天补液计划:①生理需要量,2 000 ml,其中 5% 葡萄糖氯化钠溶液 500 ml(或 0.9% 氯化钠溶液 500 ml),5%～10% 葡萄糖溶液 1 500 ml,10% 氯化钾溶液 30 ml。②已失量,中度等渗性脱水 60×5%＝3(kg),当天补 3 000×1/2＝1 500(ml)平衡盐溶液,或 0.9% 氯化钠溶液 750 ml、5%～10% 葡萄糖溶液 750 ml。③继续丧失量,呕吐 500 ml,可用 0.9% 氯化钠溶液 500 ml(或 5% 葡萄糖氯化钠溶液 500 ml);发热,60×5＝300(ml),5%～10% 葡萄糖溶液 300 ml;纠正酸中毒,5% 碳酸氢钠溶液(ml)＝(24－14)×60×0.4÷0.6＝400(ml),当天先补 1/2,即 200 ml,碳酸氢钠系含钠溶液,输入时应相应减去等渗盐溶液的用量;纠正(预防)低血钾,10% 氯化钾溶液 30～60 ml,加入静脉输液中,缓慢滴入。

入院当天输液总量＝2 000＋1 500＋800＝4 300(ml)。其中 0.9% 氯化钠溶液(或 5% 葡萄糖氯化钠溶液):500＋750＋500－200＝1 550(ml);5%～10% 葡萄糖溶液为 1 500＋750＋300＝2 550(ml);5% 碳酸氢钠溶液 200 ml;10% 氯化钾溶液 40 ml。掌握输液速度,上述液体全部在 24 小时内输完,先输含钠溶液 1 000 ml,随后间隔输葡萄糖溶液,开始 6～8 小时可输入总量的 1/2,其余以均匀速度在 16 小时内输完。待尿量在每小时 40 ml 以上时,将 10% 氯化钾溶液 40 ml 加入静脉输液中,缓慢滴入。补碳酸氢钠时宜缓慢。

1-415 (1) 导致该病人肠麻痹的主要原因是低钾血症。依据:①血清钾低于正常值,心电图变化符合低钾血症;②术后体温不高,说明无感染存在;③腹部无腹膜炎体征,可排除穿孔、梗阻所导致的肠麻痹等因素。

(2) 针对低钾血症,主要的护理措施包括:①加强对血清钾浓度和心电图变化的动态监测。②加强对病人腹部体征的观察和评估。③根据医嘱正确补钾。补钾原则:尽量口服补钾;静脉滴注补钾;尿畅补钾(一般以尿量超过

40 ml/h 或 500 ml/d 方可补钾）。补钾量：依血清钾水平，每天补钾 60～80 mmol。补液中钾浓度不宜超过 40 mmol/L（氯化钾 3 g/L），补钾速度不宜超过 20～40 mmol/h。

（3）预期护理目标：①血清钾水平维持在正常范围；②病人腹部体征缓解，腹胀消失、肠鸣音恢复、肛门有排便和（或）排气。

1‑416（1）该病人目前存在的代谢紊乱有酸中毒和低钙血症。

（2）该病人目前存在的 2 个主要护理诊断：①有受伤的危险，与低钙血症有关；②潜在并发症：心力衰竭。

（3）相应的护理措施：①提高血清钙水平，降低受伤的危险。监测血清钙的动态变化，一旦发现异常及时通知医生，并遵医嘱给予及时补充；加强观察呼吸频率和节律，并做好气管切开的术前准备、术中配合和术后护理；建立安全的活动模式和防护措施，以防意外发生。②采取有效措施，防治心力衰竭。加强对动脉血气分析结果的动态监测；遵医嘱及时纠正酸中毒；加强心电监护；准确记录和控制 24 小时出入液量；严格控制补液速度和量；半卧位；遵医嘱正确落实强心、利尿和扩血管的治疗和护理。

1‑417（1）该病人发生了低钾血症。

（2）原因：①禁食 3 天，静脉补液没有补钾，钾摄入不足；②肠梗阻导致大量消化液积聚于肠腔和胃肠减压抽出消化液，造成钾大量丢失；③每天尿量 1 500 ml，钾经肾脏丢失；④每天补充葡萄糖 250 g，糖原合成，K^+ 转入细胞内。

（3）护理诊断。①活动无耐力：与低钾血症、胃肠道平滑肌兴奋性下降有关；②营养失调（低于机体需要量）：与长期禁食有关；③有受伤的危险：与软弱无力和肌无力有关；④潜在并发症：心律失常。

（4）处理原则：尽快解除肠梗阻，静脉补钾。注意事项：①尿畅补钾，尿量>40 ml/h 才能补钾；②浓度：不易过浓，不能超过 0.3%；③速度：不宜过快，滴速<60 滴/分；④总量：严重缺钾时每天补钾总量不宜超过 6～8 g，任何情况下均不能静脉推注。

（韩慧慧）

第二章

外科休克病人的护理

选择题(2-1~2-128)

A1型单项选择题(2-1~2-75)

2-1 各种休克的共同病理生理变化是
 A. 心脏射血减少
 B. 血管张力降低
 C. 血容量减少
 D. 肺换气功能不足
 E. 有效循环血量锐减

2-2 有效循环血量通常是指
 A. 全身总血量
 B. 动脉内的总血量
 C. 微循环内的总血量
 D. 静脉内的总血量
 E. 单位时间内心血管系统进行循环的血量

2-3* 下列哪项不是休克期的微循环变化
 A. 乳酸、组胺等使毛细血管前括约肌扩张
 B. 血液淤滞于毛细血管床内
 C. 血浆向毛细血管外渗出
 D. 血液浓缩血流缓慢
 E. 产生广泛的微血栓

2-4 注射青霉素引起的休克属于
 A. 失血性休克　　B. 过敏性休克
 C. 创伤性休克　　D. 心源性休克
 E. 感染性休克

2-5 脾破裂引起的休克属于
 A. 低血容量性休克　B. 创伤性休克
 C. 过敏性休克　　D. 心源性休克
 E. 感染性休克

2-6 蛛网膜下隙麻醉引起的休克属于
 A. 低血容量性休克　B. 过敏性休克
 C. 心源性休克　　D. 神经源性休克
 E. 创伤性休克

2-7* 休克发生后持续多久易继发内脏器官的损害
 A. >4小时　　　B. >8小时
 C. >10小时　　D. >14小时
 E. >24小时

2-8 休克早期的临床表现是
 A. 神志淡漠
 B. 发绀、四肢厥冷
 C. 血压下降
 D. 脉压减小、尿量减少
 E. 血液黏稠易凝固

2-9 休克病人微循环衰竭期的典型表现是
 A. 表情淡漠　　　B. 皮肤苍白
 C. 血压下降　　　D. 尿量减少
 E. 皮肤出现淤点、淤斑

2-10* 抗休克治疗时,下列哪种药物对改善肾缺血有利
 A. 去甲肾上腺素
 B. 肾上腺素
 C. 多巴胺
 D. 麻黄碱(麻黄素)
 E. 去氧肾上腺素(新福林)

2-11 纠正休克并发酸中毒首选的药物是
 A. 乳酸钠
 B. 氢氧化钠

C. 三羟甲基氨基甲烷

D. 碳酸氢钠

E. 降血钾树脂(聚苯乙烯磺酸钠)

2-12 抗休克最基本的措施是

A. 扩充血容量　　B. 休克卧位

C. 纠正酸中毒　　D. 防止肾衰竭

E. 纠正电解质紊乱

2-13* 休克病人扩容首选的溶液是

A. 平衡盐溶液

B. 低分子右旋糖酐

C. 全血

D. 血浆

E. 0.9%氯化钠溶液

2-14* 急性失血超过下列哪项指标就会发生休克

A. 超过总血量的1/5

B. 超过总血量的1/4

C. 超过总血量的2/5

D. 超过总血量的1/2

E. 超过总血量的2/3

2-15 中心静脉压(CVP)是指

A. 左心室压力

B. 右心房及上、下腔静脉压力

C. 锁骨下静脉压力

D. 肘正中静脉压力

E. 右心房及右心室压力

2-16* 测CVP时,玻璃管的零点应与哪处在同一水平面

A. 锁骨中点　　B. 右心房中点

C. 右心室中点　　D. 剑突水平

E. 胸骨柄中点

2-17* 休克时CVP为5 cmH$_2$O,血压为80/60 mmHg,有效的措施是

A. 应用血管扩张药

B. 应用血管收缩药

C. 充分补充液体

D. 应用糖皮质激素

E. 应用强心剂

2-18* 下列哪种情况适宜尽早应用血管收缩药物

A. 低血容量性休克 B. 感染性休克

C. 过敏性休克　　D. 心源性休克

E. 创伤性休克

2-19 休克病人神志的变化可反映

A. 血容量的变化

B. 心输出量的变化

C. 脑部灌流的变化

D. 周围血管阻力的变化

E. 肾脏灌流的变化

2-20* 观察休克病人时,能反映组织灌流量最简单而有效的指标是

A. 血压　　　　B. 脉搏

C. 神志　　　　D. 尿量

E. 肢端温度

2-21 休克病人的体位应保持

A. 中凹位　　　　B. 头低足高位

C. 侧卧位　　　　D. 半坐卧位

E. 头高足低位

2-22* 休克时应用血管扩张药必须

A. 与血管收缩药交替使用

B. 舒张压不低于60 mmHg

C. 心功能正常

D. 血容量补足

E. 收缩压低于90 mmHg

2-23 休克病人护理措施中下列不正确的是

A. 给予平卧位

B. 保持呼吸道通畅和吸氧

C. 开放两条静脉

D. 四肢冰冷时用热水袋保暖

E. 准确记录出入液量

2-24* 观察休克病人血管痉挛严重程度的主要依据是

A. 肢端温度　　B. 意识情况

C. 脉压大小　　D. 脉搏快慢

E. 呼吸深浅

2-25 关于休克病人病情监测,下列哪项认识是不正确的

A. 精神由兴奋转入抑制提示病情恶化

B. 皮肤、黏膜由苍白转为发绀提示病情严重

C. 脉压越小表示微血管收缩越严重

D. 严重呼吸困难提示肺水肿或心力衰竭可能

E. 如尿量<30 ml/h,比重高,表示血容量已纠正

2-26 外科最少见的休克类型是

A. 心源性休克

B. 低血容量性休克

C. 感染性休克

D. 过敏性休克

E. 神经源性休克

2-27* 低阻力型休克可见于哪种休克

A. 失血性休克　　B. 创伤性休克

C. 感染性休克　　D. 心源性休克

E. 失液性休克

2-28 休克早期表现的特点是

A. 意识淡漠

B. 尿量 20 ml/h

C. 血压 96/80 mmHg

D. 皮肤发绀

E. 全身皮肤淤点

2-29 休克抑制期的微循环改变主要是

A. 直接通道关闭

B. 微循环收缩

C. 微循环扩张

D. 动静脉短路关闭

E. 毛细血管前括约肌痉挛

2-30 提示存在休克的表现是

A. 血压逐渐下降,收缩压<100mmHg,脉压<20 mmHg

B. 收缩压<95 mmHg,脉压<40 mmHg

C. 血压逐渐下降,收缩压<90 mmHg,脉压<20 mmHg

D. 收缩压<100 mmHg,脉压<30 mmHg

E. 收缩压<95 mmHg,脉压<30 mmHg

2-31 休克时应用血管活性药物的主要目的是

A. 提高心脏前负荷

B. 减少心脏后负荷

C. 增加心肌收缩力

D. 提高组织的血液灌流量

E. 降低组织代谢

2-32* 中度失血性休克补充血容量的最佳原则是

A. 等量补液

B. 超量补液

C. 等量补血

D. 超量补液＋适量补血

E. 超量补血

2-33* 纠正休克并发酸中毒的治疗关键是

A. 及时应用大量碱性药物

B. 呼气末正压通气

C. 改善组织灌注

D. 利尿排酸

E. 提高血压

2-34 休克的治疗原则应除外

A. 积极控制原发病

B. 尽快恢复有效循环血量

C. 纠正酸中毒

D. 增进心肺功能

E. 及时应用血管收缩剂

2-35* 在创伤性休克早期不宜进行的处理是应用

A. 大量抗生素　　B. 碱性药物

C. 强心剂　　　　D. 激素

E. 止血剂

2-36 补液试验为取等渗盐溶液 250 ml,一般要求在多少分钟内经静脉注入

A. <5 分钟　　　B. 5~10 分钟

C. 20 分钟　　　D. 30 分钟

E. 45 分钟

2-37 改善微循环的最佳处理是

A. 纠正酸中毒

B. 大量激素

C. 扩容和应用扩血管剂

D. 控制输液量和应用缩血管剂

E. 强心利尿

2-38* 休克病人尿量大于多少时提示休克好转

A. 10 ml/h 　　 B. 20 ml/h

C. 30 ml/h 　　 D. 50 ml/h

E. 100 ml/h

2-39* 反映组织灌流最有价值的检测指标是

A. 动脉血氧测定

B. 动脉血气分析

C. 动脉血乳酸盐测定

D. 二氧化碳结合力

E. 血细胞比容

2-40 各类休克共有的临床表现不包括

A. 意识改变 　　 B. 脉压增大

C. 脉搏细速 　　 D. 尿量减少

E. 皮肤、黏膜苍白或发绀

2-41 造成休克病人死亡最主要的原因是

A. 多系统器官功能障碍

B. 代谢性酸中毒

C. 高血钾

D. 心输出量不足

E. 窒息

2-42 关于 CVP,下列说法哪项有错

A. 代表右心房压力

B. 代表胸腔段静脉内的压力

C. 反映左心功能状态

D. 正常值为 5～10 cmH$_2$O

E. 反映血容量的变化

2-43* 当 CVP 高于下述哪项数值提示充血性心力衰竭

A. 15 cmH$_2$O 　　 B. 18 cmH$_2$O

C. 20 cmH$_2$O 　　 D. 25 cmH$_2$O

E. 28 cmH$_2$O

2-44* 当肺毛细血管楔压(PCWP)高于下述哪项数值提示肺水肿

A. 10 mmHg 　　 B. 15 mmHg

C. 20 mmHg 　　 D. 25 mmHg

E. 30 mmHg

2-45* 以迅速扩充血容量为目的时应选用下列哪种液体

A. 中分子右旋糖酐

B. 低分子右旋糖酐

C. 平衡盐溶液

D. 10%葡萄糖溶液

E. 新鲜血浆

2-46 给予休克病人吸氧,适宜的氧流量为

A. 2～4 L/min 　　 B. 4～6 L/min

C. 6～8 L/min 　　 D. 8～10 L/min

E. 10～12 L/min

2-47 给休克病人快速输液时,应警惕

A. 局部胀痛

B. 液体渗出血管外

C. 血液过度稀释

D. 肺水肿及心力衰竭

E. 血压升高

2-48 休克指数是指

A. 脉率+脉压-111

B. 脉率/舒张压

C. 脉率/收缩压

D. 舒张压/脉率

E. 收缩压/脉率

2-49* 严重休克时,休克指数应是

A. 0.1 　　 B. 0.5

C. 1.0 　　 D. 1.5

E. 2.0

2-50 应根据下列哪项来合理选择血管活性药物

A. 血压的高低

B. 心率的快慢

C. 休克的类型和阶段

D. 病人的神志情况

E. 尿量的多少

2-51 急性呼吸窘迫综合征(ARDS)常发生在

A. 休克稳定后 8 小时内

B. 休克稳定后 12 小时内

C. 休克稳定后 24 小时内

D. 休克稳定后 36 小时内

E. 休克期内或稳定后 48～72 小时内

2-52 休克病人经治疗后测 CVP 3.0 cmH₂O，BP 80/60 mmHg，提示
A. 心功能不全
B. 血容量相对过多
C. 血容量严重不足
D. 容量血管过度收缩
E. 肺循环不足

2-53 感染性休克最根本的治疗措施是
A. 补充血容量
B. 血管活性药物的应用
C. 酸碱失衡的治疗
D. 处理感染性病灶
E. 应用皮质类固醇激素

2-54 休克代偿期脉搏和血压的变化是
A. 血压低，脉细速，脉压显著减小
B. 血压低，脉细速，脉压轻度减小
C. 血压正常，脉细速，脉压无变化
D. 血压正常或稍高，脉稍快，脉压减小
E. 血压轻度下降，脉细速，脉压无变化

2-55 休克病人经抗休克治疗后尿量超过多少表示治疗措施有效
A. 25 ml/h   B. 10 ml/h
C. 30 ml/h   D. 20 ml/h
E. 5 ml/h

2-56 下列对休克描述，正确的是
A. 休克病人失代偿期均可出现肤色苍白，手足湿冷
B. 休克病人应取头低足高位
C. 感染性休克体温下降，说明休克已基本纠正
D. 当病人经积极补液，血压偏低，CVP 升高时应用利尿剂
E. 当血容量丢失在 20% 以下时，病人属于休克前期，血压正常

2-57 治疗与抢救休克首要的中心环节为
A. 应用血管活性药物
B. 应用纠酸药物
C. 消除病因、补充血容量

D. 应用肾上腺皮质激素
E. 应用肝素

2-58 有效循环血量取决于多种因素，其中影响最小的是
A. 心功能
B. 血容量
C. 小动脉血管阻力
D. 小静脉的血管容量
E. 血红蛋白值

2-59 诊断休克的主要依据为
A. 临床表现
B. 脉率变快
C. 血压下降
D. 动脉氧分压＜60 mmHg
E. 尿少

2-60* 造成肾前性少尿的病因，不正确的是
A. 失血性休克   B. 大出血
C. 心功能不全   D. 脱水
E. 严重挤压伤

2-61 休克病人大剂量应用类固醇激素的作用是
A. 提高抗感染力
B. 增加心输出量
C. 降低外周阻力
D. 保持溶酶体膜的稳定性
E. 拮抗应激

2-62 急性肾衰竭的原因
A. 大出血
B. 严重脱水
C. 某些毒性物质所致
D. 盆腔手术误扎双侧输尿管
E. 以上均是

2-63 血压下降是
A. 诊断休克的唯一依据
B. 休克最常见的临床表现
C. 估计休克程度的最重要指标
D. 反映组织细胞缺氧的重要指标
E. 以上均是

2-64 低血容量性休克时应用血管收缩剂的

不良反应是

A. 血压骤升,可引起脑血管意外

B. 诱发心律不齐及心室颤动

C. 进一步减少组织器官的灌注

D. 减少心脏组织血液灌注量

E. 使有效循环血量减少

2-65 治疗休克时血管收缩剂可应用于以下何种情况

A. 输液量足够,CVP 高于正常,血压、脉搏未改变

B. 血容量充足,用血管扩张剂而血压降低

C. 血容量不充足早期即应用

D. 各种药物治疗无效且心功能不全时

E. 外周阻力高的心衰病人

2-66 下列关于病因与休克类型描述正确的是

A. 烧伤后导致低血容量性休克

B. 蛛网膜下隙麻醉后导致损伤性休克

C. 严重腹胀呕吐导致心源性休克

D. 长骨骨折导致神经源性休克

E. 严重感染导致低血容量性休克

2-67 休克失代偿期的微循环变化主要为

A. 微循环收缩期　　B. 微循环扩张期

C. 微循环衰竭期　　D. 直接通道开放

E. 动静脉短路开放

2-68 常见的可引起暖休克(高排低阻型休克)的疾病是

A. 急性梗阻性胆管炎

B. 绞窄性肠梗阻

C. 弥漫性腹膜炎

D. 脓毒血症(革兰阳性球菌所致)

E. 大面积烧伤

2-69 休克时的重要代谢障碍为

A. 酸中毒,高血钾

B. 碱中毒,高血钾

C. 酸中毒,低血钾

D. 碱中毒,低血钾

E. 低钙,低血糖

2-70 对休克的认识,下列各项中不正确的是

A. 休克的共同特点为有效循环血量锐减,组织灌注不足

B. 休克的病理过程是代谢障碍和细胞受损

C. 通常在迅速失血超过全身总血量的30%时,即出现休克

D. 心、肺、肾衰竭是造成休克死亡的三大因素

E. 血压<90/60 mmHg 是休克的依据

2-71 严重烧伤病人常见的早期休克是

A. 创伤毒素所致

B. 细菌感染中毒性休克

C. 强烈疼痛刺激所致

D. 大量红细胞破坏所致

E. 大量液体渗出引起低血容量所致

2-72 休克病人血容量基本补足后,尿量仍<20 ml/h,且比重低时,应考虑

A. 心功能不全　　B. 呼吸衰竭

C. 肾功能不全　　D. 血容量不足

E. ADH 分泌过多

2-73 休克的实质是

A. 血压下降

B. CVP 下降

C. 脉压下降

D. 心输出量下降

E. 组织灌注不足合并细胞缺氧

2-74 经大量输液后,休克病人应用强心剂的指征是

A. CVP 低,动脉压低

B. CVP 低,动脉压正常

C. CVP 高,动脉压低

D. CVP 高,动脉压正常

E. CVP 正常,动脉压低

2-75 上消化道出血病人对失血性休克最敏感的观察指标是

A. 神志　　　　B. 瞳孔

C. 呼吸　　　　D. 面色

E. 脉搏

A2 型单项选择题(2-76~2-107)

2-76* 病人,女性,48 岁。患胃十二指肠溃疡,突然大量呕血 600 ml 左右,并出现烦躁不安、面色苍白、四肢湿冷。体格检查:P 108 次/分,BP 105/90 mmHg。考虑病人已发生

A. 虚脱　　　　B. 轻度休克

C. 中度休克　　D. 重度休克

E. 尚未休克

2-77* 病人,男性,45 岁。因车祸左下胸受挤压,急送入院。体格检查:P 120 次/分,BP 80/60 mmHg,面色苍白、四肢湿冷。诊断:左胸第 8、9、10 肋骨骨折,脾破裂。正确的处理原则是

A. 一旦确诊立即手术

B. 大量快速输液,待血压正常后手术

C. 积极抗休克,如病情无好转再手术

D. 积极抗休克的同时迅速手术

E. 积极抗休克治疗,不予手术

2-78* 病人,女性,28 岁。产后 4 个月,因急性乳腺炎并发败血症,急送入院。入院诊断为早期感染性休克。在下列护理中不正确的措施是

A. 尿量观察　　　B. 补充血容量

C. 取半卧位　　　D. 应用抗生素

E. 必要时输血浆或全血

2-79* 病人,男性,30 岁。因突发腹部剧烈疼痛 4 小时伴呕吐急诊入院,询问病史,2 年前因外伤性脾破裂行手术治疗。体格检查:T 38.4℃,P 130 次/分,R 26 次/分,BP 60/40 mmHg;口唇发绀;呼吸急促;左上腹见陈旧性手术瘢痕,局部膨隆,有明显压痛、反跳痛、肌紧张,移动性浊音(+),肠鸣音消失。诊断为绞窄性肠梗阻。正确的处理是

A. 血管收缩剂应用

B. 加快输液,补充血容量

C. 应用强心药物

D. 立即手术切除坏死肠管

E. 输液、输血的同时手术治疗

2-80* 病人,男性,44 岁。因急性化脓性梗阻性胆管炎急诊入院,入院后病人出现寒战。体格检查:T 41℃,P 112 次/分,BP 80/60 mmHg。休克类型为

A. 感染性休克

B. 低血容量性休克

C. 心源性休克

D. 神经源性休克

E. 过敏性休克

2-81 病人,男性,33 岁。因失血性休克急诊入院,入院后予以补液治疗,现测得其 CVP 4 cmH$_2$O,BP 85/60 mmHg。应采取的措施是

A. 加快输液速度　　B. 减慢输液速度

C. 纠正酸中毒　　　D. 应用强心药物

E. 做补液试验

2-82 病人,男性,22 岁。因车祸致外伤性脾破裂急诊入院。体格检查:BP 70/50 mmHg,P 120 次/分。尿量 20 ml/h。抢救时应首先输入的液体为

A. 0.9%氯化钠溶液

B. 5%葡萄糖氯化钠溶液

C. 平衡盐溶液

D. 全血

E. 血浆

2-83 病人,女性,28 岁。因绞窄性肠梗阻急诊入院。体格检查:BP 80/50 mmHg,P 120 次/分;皮肤发绀。正确的处理原则是

A. 用升压药

B. 纠正酸中毒

C. 用强心药

D. 先抗休克,待休克纠正后再手术

E. 边抗休克,边做好术前准备

2-84* 病人,男性,40 岁。因感染性休克正行抗休克治疗。现测得 CVP 18 cm H$_2$O,BP 80/60 mmHg,尿量 20 ml/h。应如何处理

A. 用利尿药

B. 减慢输液

C. 加快输液

D. 减慢输液,给予强心剂

E. 维持原状

2-85　病人,男性,54 岁。严重烧伤后第 2 天,面色发绀,四肢湿冷,表情淡漠,反应迟钝。体格检查:P 114 次/分,R 36 次/分,BP 70/50 mmHg。实验室检查:尿量 10 ml/h,HCO_3^- 18 mmol/L。护理措施不包括

A. 补充血容量

B. 止痛

C. 应用肝素

D. 应用血管活性药物

E. 纠正酸中毒

2-86　病人,男性,24 岁。患支气管扩张,突然咯血 700 ml,继而出现烦躁、面色苍白、皮肤湿冷。测 BP 110/94 mmHg,P 98 次/分。应判断为

A. 尚未发生休克　　B. 休克失代偿期

C. 轻度休克　　　　D. 中度休克

E. 重度休克

2-87　病人,男性,20 岁。因车祸受伤由救护车送治入院,至急诊室时 BP 70/40 mmHg,P 140 次/分,初步诊断为重度出血性休克。应首先输

A. 葡萄糖氯化钠溶液

B. 葡萄糖溶液

C. 平衡盐溶液

D. 全血

E. 血浆

2-88　病人,女性,74 岁。因急性心梗入院。测 BP 83/60 mmHg,CVP 20 cmH₂O。应首先采取哪项措施

A. 速尿(呋塞米)　　B. 毛花苷 C

C. 激素　　　　　　D. 适当补液

E. 继续观察

2-89*　病人,男性,54 岁。因患食管胃底静脉曲张,突然出现呕血,约为 700 ml,随即出现烦躁、面色苍白、皮肤湿冷。测 BP 110/94 mmHg,P 98 次/分。应判断为

A. 尚未发生休克　　B. 休克失代偿期

C. 休克代偿期　　　D. 中度休克

E. 重度休克

2-90*　病人,男性,68 岁。因右下腹痛 8 天伴呕吐急诊入院。体格检查:T 35.0℃,P 120 次/分,BP 80/50 mmHg;神志不清,烦躁不安;全腹压痛、反跳痛;四肢冰冷、青紫,呈花斑样发绀。尿量 <25 ml/h。3 年前有心肌梗死病史。考虑该病人是

A. 心源性休克

B. 低血容量性休克(中度)

C. 低血容量性休克(重度)

D. 感染中毒性休克(冷休克)

E. 感染中毒性休克(暖休克)

2-91　病人,男性,46 岁。意外发生高空坠落伤,入院后烦躁,诉骨盆区疼痛。体格检查:P 100 次/分,BP 100/80 mmHg;骨盆挤压征(+)。考虑骨盆骨折。应判断该病人

A. 无休克　　　　　B. 轻度休克

C. 中度休克　　　　D. 重度休克

E. 以上均不是

2-92　病人,男性,40 岁。因右上腹钝器伤急诊入院。体格检查:P 140 次/分,BP 70/50 mmHg;呼吸加快,神志不清;腹膨隆,移动性浊音(+)。考虑外伤性肝脏破裂。紧急处理方法是

A. 立即输血

B. 立即手术治疗

C. 纠正休克,血压正常后手术治疗

D. 边治疗休克,边手术治疗

E. 内科保守治疗

2-93　病人,男性,23 岁,60 kg。当急性失血致病人休克时,提示失血量大于

A. 200 ml　　　　　B. 600 ml

C. 800 ml　　　　D. 1 200 ml

E. 2 000 ml

2-94　病人,男性,58 岁。有胃溃疡病史 10
年,因饮酒后突然剧烈腹痛来院就诊。
诊断为胃溃疡穿孔。病人现处于中毒
性休克状态,最佳处理措施是

A. 纠正休克的同时及早行穿孔修补术

B. 纠正休克的同时及早行胃大部切
除术

C. 立即行胃大部切除术

D. 静脉滴注碳酸氢钠,静脉应用抗
生素

E. 静脉补充血容量

2-95　病人,男性,55 岁。因车祸急诊入院。
诊断为肝脏破裂。肝脏破裂会引起

A. 低血容量性休克　B. 创伤性休克

C. 心源性休克　　　D. 感染性休克

E. 过敏性休克

2-96　病人,女性,54 岁。因在高温环境下持
续工作出现头痛、头晕、乏力、多汗等症
状,不久体温迅速升高到 41℃,伴皮肤
干热无汗,并出现颜面潮红、昏迷、休
克。此时最佳的降温措施应为

A. 冰盐水灌肠

B. 物理降温＋药物降温

C. 冬眠合剂

D. 静脉滴注葡萄糖氯化钠溶液

E. 冰帽

2-97　患儿,6 岁。全身大面积烧伤后 30 小时
死亡。导致患儿死亡的主要原因是

A. 呼吸衰竭　　　B. 心力衰竭

C. 肾衰竭　　　　D. 感染

E. 休克

2-98　病人,男性,26 岁。车祸后出现右上臂
开放性骨折、窒息、休克等表现。现场
急救时应首先紧急处理的是

A. 疼痛　　　　　B. 窒息

C. 伤口流血　　　D. 骨折

E. 休克

2-99　病人,男性,25 岁。因背部刀伤、流血
2 小时入院,诉口渴。体格检查:P 110
次/分,BP 90/70 mmHg;神志清楚;皮
肤苍白,稍冷,表浅静脉塌陷;尿少。
此病人的休克程度是

A. 轻度　　　　　B. 中度

C. 重度　　　　　D. 极重度

E. 不能确切判断

2-100　病人,男性,68 岁。因急性绞窄性肠梗
阻死亡。导致其死亡的最可能的原因是

A. 水和电解质失调

B. 肠道内出血

C. 急性肾功能障碍

D. 腹膜炎,感染性休克

E. 代谢性酸中毒

2-101　病人,男性,45 岁。有胆石症病史,突
发中上腹持续性腹痛,频繁呕吐。查血
淀粉酶 2 500 u/L,血钙 1.6 mmol/L。
入院诊断为急性坏死性胰腺炎。其最
常见的并发症是

A. 胃溃疡

B. 急性肾衰竭

C. 多器官功能衰竭

D. 休克

E. 低血钠

2-102　病人,男性,57 岁。因不明原因上腹剧
烈疼痛,伴恶心、呕吐急诊入院。体格
检查:腹肌紧张,出冷汗,休克。此时
病人最重要的护理措施是

A. 加快补液速度

B. 保持胃肠减压通畅

C. 禁食,禁饮

D. 加强病情观察和记录病情变化

E. 维持水、电解质与酸碱平衡

2-103　病人,男性,58 岁。常于餐后 3～4 小
时上腹部胀痛,进食后缓解,最近 1 周
来中上腹部持续性胀痛,较以往严重,
伴恶心、呕吐,2 小时前突然出现呕
血,病人十分紧张,气促明显。测 BP

103/72 mmHg。该病人潜在的护理问题是

A. 疼痛　　　　B. 体液不足

C. 活动无耐力　D. 焦虑

E. 休克

2-104　病人,男性,56岁。肝硬化腹水15年,经常并发上消化道出血,已住院治疗4次。本次因呕出鲜红色液体约1 200 ml,急诊入院。病人此时最可能出现的护理问题是

A. 潜在并发症:出血性休克

B. 营养失调

C. 组织灌注量改变

D. 体温升高

E. 皮肤破损

2-105　病人,男性,35岁。1个月来周期性发作上腹痛,疼痛多在餐后2～3小时及夜间出现,进食后可缓解。2天来解柏油样便。今早自觉心慌,家人发觉病人面色苍白,四肢湿冷。测BP 80/50 mmHg,P 120次/分。应诊断为

A. 急性胰腺炎

B. 急性胃溃疡

C. 十二指肠溃疡并发上消化道出血休克

D. 急性胃穿孔

E. 急性腹膜炎

2-106　病人,男性,42岁。因急性化脓性梗阻性胆管炎急诊入院。体格检查:寒战,体温骤然升至41℃,P 112次/分,BP 85/65 mmHg。其休克类型为

A. 感染性休克

B. 低血容量性休克

C. 心源性休克

D. 神经性休克

E. 过敏性休克

2-107　病人,男性,30岁。因十二指肠溃疡穿孔后弥漫性腹膜炎12小时入院。入院后病人处于中毒性休克状态。下列处理不正确的是

A. 补充血容量

B. 应用抗生素

C. 纠正酸中毒

D. 立即行胃大部切除术

E. 纠正休克同时及早手术

A3型单项选择题(2-108～2-121)

(2-108～2-109共用题干)

病人,女性,45岁。因创伤性休克收治入院。今早护士抽血时不易抽出,易凝固,全身皮肤有淤点和发绀,伤口及注射部位出血。

2-108* 应考虑为

A. 呼吸窘迫综合征

B. 急性肾衰竭

C. 肝功能衰竭

D. 心力衰竭

E. 弥散性血管内凝血(DIC)

2-109* 现在对症治疗的药物是

A. 鱼精蛋白

B. 肝素

C. 维生素K

D. 酚磺乙胺(止血敏)

E. 肾上腺皮质激素

(2-110～2-112共用题干)

病人,男性,59岁。车祸3小时后急诊来院。体格检查:BP 75/45 mmHg,P 104次/分;面色苍白,出冷汗;骨盆骨折、左股骨干骨折。

2-110　观察中首先考虑的并发症是

A. 休克　　　　B. 内脏损伤

C. 感染　　　　D. 脂肪栓塞

E. 创伤性关节炎

2-111* 急诊接诊后首要的护理是

A. 协助固定骨折

B. 通知化验室检查

C. 建立静脉通道、输液

D. 联系床位住院

E. 找家属办理手续

2-112　首先的治疗措施是

A. 抗休克

B. 骨盆牵引

C. 手术复位内固定

D. 手法复位石膏固定

E. 应用止痛剂

（2－113～2－115 共用题干）

病人，男性，28 岁。被人用刀刺伤背部，伤口少量流血，2 小时后抬送来院。意识不清，诉口渴，皮肤苍白，稍冷。尿少。体格检查：P 110 次/分，收缩压 60～70 mmHg，脉压减小；浅表静脉塌陷。

2－113* 病人休克的程度是

A. 中度　　　　B. 轻度

C. 重度　　　　D. 晚期

E. 晚期

2－114 根据临床表现估计该病人失血量占全身血容量的

A. ＜20%　　　B. 20%左右

C. 20%～40%　D. 40%左右

E. 50%左右

2－115 目前最合理的处理是

A. 门诊观察

B. 胸部 X 线检查

C. 测全血细胞计数

D. 收入院手术治疗

E. 输血

（2－116～2－118 共用题干）

病人，男性，33 岁。因胸、腹、背部大面积烧伤 8 小时急诊入院。体格检查：BP 69/50 mmHg，P 122 次/分。测 CVP 2.5 cmH$_2$O，尿量 15 ml/h。诊断为烧伤并发休克。

2－116* 该病人的休克属于

A. 感染性休克　B. 失血性休克

C. 创伤性休克　D. 失液性休克

E. 心源性休克

2－117 应立即采取的治疗措施是

A. 扩充血容量

B. 应用强心药物

C. 纠正酸中毒

D. 给予糖皮质激素

E. 应用血管活性药物

2－118 下列对该病人的护理措施不正确的是

A. 快速补液　　B. 安置半卧位

C. 观察生命体征　D. 记录尿量

E. 适当保暖

（2－119～2－121 共用题干）

病人，男性，35 岁。因车祸撞伤腹部，来院就诊。体格检查：BP 75/60 mmHg，P 100 次/分；烦躁不安；皮肤、黏膜发绀，多处出现淤点和淤斑，四肢发冷。腹腔穿刺抽出不凝固的血液。

2－119* 该病人的抢救应首先

A. 迅速补充血容量

B. 应用血管活性药物

C. 吸氧，应用抗生素

D. 及时纠正酸中毒

E. 应用强心药物

2－120 治疗失血性休克的关键措施是

A. 取中凹卧位

B. 补充血容量

C. 小血管过度扩张

D. 容量血管过度收缩

E. 应用血管活性药物

2－121 若该病人经补液后血压仍低，CVP 低于正常。30 分钟内经静脉滴入等渗盐溶液 500 ml 后，若 CVP 不变，血压升高提示

A. 血容量不足

B. 心功能不全

C. 血容量相对过多

D. 维护重要器官功能

E. 心功能正常

A4 型单项选择题（2－122～2－128）

（2－122～2－125 共用题干）

病人，女性，32 岁。因车祸后休克，来院就诊。测得 CVP 6 cmH$_2$O，BP 80/60 mmHg。为了进一步明确诊断，取等渗盐溶液 250 ml，在 5～10 分钟内快速经静脉滴入。

2-122 若血压不变而 CVP 升高,提示
   A. 血容量不足   B. 肾功能不全
   C. 呼吸衰竭   D. 心功能不全
   E. 血容量过多

2-123* 此时正确的处理措施是
   A. 充分补液
   B. 适当补液
   C. 给予强心药,减慢输液速度
   D. 应用血管扩张剂
   E. 给予血管收缩剂

2-124 若血压升高而 CVP 正常,则提示
   A. 血容量不足   B. 肾功能不全
   C. 呼吸衰竭   D. 心功能不全
   E. 血容量过多

2-125* 此时应采用的处理措施是
   A. 充分补液
   B. 适当补液
   C. 给予强心药,减慢输液
   D. 应用血管扩张剂
   E. 给予血管收缩剂

(2-126~2-128 共用题干)

病人,男性,64 岁。因腹痛伴发热和黄疸 3 天就诊。体格检查:烦躁,有上腹压痛、反跳痛,肌紧张不明显。实验室检查:血 WBC 3.5×10^9/L,N 0.85;血、尿淀粉酶正常。若经抗菌治疗后,第 2 天症状不缓解,病人神志淡漠,BP 75/60 mmHg,尿量减少。

2-126* 考虑此时病人合并有
   A. 低血容量性休克
   B. 心源性休克
   C. 过敏性休克
   D. 神经源性休克
   E. 感染性休克

2-127 若病人血小板计数复查 2 次均在 50×10^9/L 左右,但无皮肤淤点及消化道出血。血小板低的原因是
   A. 脾功能亢进
   B. 血小板消耗过多
   C. 肝功能障碍

   D. 骨髓抑制
   E. 药物反应

2-128* 首先考虑的诊断是
   A. 慢性胆囊炎
   B. 急性胰腺炎
   C. 急性化脓性胆管炎
   D. 十二指肠溃疡穿孔
   E. 右下肺炎

❊ 名词解释题(2-129~2-135)

2-129 休克

2-130 有效循环血量

2-131 休克指数

2-132 多系统器官功能衰竭

2-133 血管活性药物

2-134 容量血管

2-135 中心静脉压(CVP)

❊ 简述问答题(2-136~2-149)

2-136 简述休克的治疗原则。

2-137 为什么说扩容是休克治疗的基本措施?

2-138 休克病人扩容时,为何首选平衡盐溶液?

2-139 休克治疗中,低分子右旋糖酐用量过大的不良反应有哪些?

2-140 失血性休克时,为何不宜用升压药作为抗休克的主要手段?

2-141 简述低血容量性休克病人四肢皮肤冰冷、潮湿、苍白的原因。

2-142 哪些征象说明休克情况好转?

2-143 休克病人治疗时一般不采用皮下或肌内注射药物,为什么?

2-144 休克病人应取何种体位?为什么?

2-145 护理休克病人时,为何慎防病人受寒?

2-146 休克病人如何保暖?为什么不可给予任何形式的体表加温?

2－147 简述休克病人微循环变化各期的临床
　　　　特点。

2－148 简述中心静脉压与血压监测的临床
　　　　意义。

2－149 简述如何测量中心静脉压。

综合应用题(2－150～2－151)

2－150 病人,女性,34 岁。回家途中骑自行车
不慎发生车祸致左上腹闭合性损伤急诊入院。
体格检查:P 124 次/分,BP 80/60 mmHg,R 18
次/分;神志淡漠;面色苍白、四肢厥冷;上腹部
有明显压痛及反跳痛。腹腔穿刺抽得不凝固血
液。RBC $2.4×10^{12}$/L, Hb 70 g/L。

　　请解答:

　　(1) 该病人的诊断可能是什么?

　　(2) 请为该病人制订 3～4 个相关护理诊
断及预期目标。

　　(3) 应采取哪些护理措施?

2－151 病人,男性,38 岁。2 小时前因车祸撞
伤腹部送入医院。入院后自述口渴、头晕、心
悸、腹痛。体格检查:BP 70/50 mmHg, P 140
次/分;意识淡漠;面色苍白,四肢厥冷;左上腹
见皮肤擦痕,左上腹及下腹部有压痛、轻度反跳
痛,肌紧张不明显,移动性浊音(＋),肠鸣音正
常,其他检查未见明显异常。

　　请解答:

　　(1) 该病人的诊断可能是什么?

　　(2) 目前该病人的主要护理措施有哪些?

答案与解析

选择题

A1 型单项选择题

2－1	E	2－2	E	2－3	E	2－4	B
2－5	A	2－6	D	2－7	C	2－8	D
2－9	E	2－10	C	2－11	D	2－12	A
2－13	A	2－14	A	2－15	B	2－16	B
2－17	C	2－18	C	2－19	C	2－20	D
2－21	A	2－22	D	2－23	D	2－24	C
2－25	E	2－26	D	2－27	C	2－28	C
2－29	A	2－30	A	2－31	D	2－32	D
2－33	A	2－34	E	2－35	B	2－36	B
2－37	A	2－38	C	2－39	D	2－40	B
2－41	A	2－42	C	2－43	C	2－44	E
2－45	A	2－46	C	2－47	D	2－48	C
2－49	E	2－50	C	2－51	E	2－52	C
2－53	D	2－54	A	2－55	C	2－56	E
2－57	C	2－58	E	2－59	A	2－60	E
2－61	D	2－62	E	2－63	B	2－64	C
2－65	B	2－66	A	2－67	C	2－68	D
2－69	A	2－70	C	2－71	E	2－72	C
2－73	E	2－74	C	2－75	E		

A2 型单项选择题

2－76	B	2－77	D	2－78	C	2－79	E
2－80	A	2－81	A	2－82	C	2－83	E
2－84	D	2－85	C	2－86	C	2－87	C
2－88	D	2－89	C	2－90	D	2－91	B
2－92	A	2－93	C	2－94	A	2－95	A
2－96	C	2－97	E	2－98	B	2－99	B
2－100	D	2－101	D	2－102	D	2－103	E
2－104	A	2－105	C	2－106	A	2－107	D

A3 型单项选择题

2－108	E	2－109	B	2－110	A	2－111	C
2－112	A	2－113	A	2－114	C	2－115	D
2－116	D	2－117	A	2－118	B	2－119	A
2－120	B	2－121	A					

A4 型单项选择题

2－122　D　　2－123　C　　2－124　A　　2－125　B

2－126　E　　2－127　D　　2－128　C

部分选择题解析

2－3 解析: 休克病人进入到休克晚期时才会产生广泛的微血栓。休克各期特点及表现见表 2－1。

表 2－1　休克各期特点及表现

分期	休克早期	休克期	休克晚期
各期特点	小血管痉挛、收缩;前阻力大于后阻力;组织缺血,少灌少流	小血管扩张,微静脉端淤血前阻力小于后阻力;灌多流少,灌大于流	微血管麻痹性扩张;微血栓形成;血流停止,不灌不流
发病机制	交感-肾上腺髓质系统兴奋;缩血管体液因子(血管紧张素、加压素、血栓素 A₂、内皮素、白三烯等)释放	酸性代谢产物堆积;局部扩血管物质增多;内毒素作用而扩血管;白细胞嵌塞、血小板、红细胞聚集	血管反应丧失;血液浓缩;DIC 形成;血液流变性质恶化
对机体的影响	维持动脉血压;血流重分布,保证心脑供应;组织缺血、缺氧	失代偿;回心血量减少;血压进行性下降;血液浓缩	比休克期的影响更严重;休克转入不可逆;器官功能衰竭、死亡
临床表现	过度兴奋、烦躁不安、意识清楚、面色及皮肤苍白湿冷、口唇和甲床轻度发绀、脉搏快而有力、血压正常或偏高、舒张压稍升高、脉压减小	除早期表现外,病人神志尚清楚,表情淡漠,全身乏力,反应迟钝,意识模糊,脉搏细速,收缩压为 70～80 mmHg,脉压＜20 mmHg,浅静脉萎陷,口渴,尿量减少至 20 ml/h 以下。经过充分代偿后不能维持血压,器官出现功能障碍,代谢紊乱,微循环淤血	除休克期表现继续加重外,病人呼吸急促,极度发绀,意识障碍甚至昏迷,收缩压＜60 mmHg,甚至测不出,无尿。此外,病人皮肤、黏膜出现大片淤斑,上消化道出血,肾脏出血(表现为血尿),肺出血,肾上腺出血后导致急性肾上腺功能衰竭。发生多系统器官衰竭后,病人出现急性心功能不全、急性呼吸衰竭、急性肾衰竭、急性肝功能衰竭和脑功能障碍等

2－7 解析: 当休克持续时间超过 10 小时,容易继发内脏器官的损害。休克进展到失代偿期,组织细胞因严重缺血、缺氧,细胞内溶酶体破坏,释放出水解酶,造成细胞自溶、死亡,并引起各种器官功能障碍和严重出血倾向。易受累及的器官为肾、肝、胃肠道、肺、脑、心、肾上腺和胰腺等。心、肺、肾的功能衰竭是造成休克死亡的三大原因。

2－10 解析: 目前抗休克治疗主张应用血管扩张剂,以改善微循环,增加组织灌流和回心血量。多巴胺能直接兴奋 β 受体,加强心肌收缩力和增加心排出量;通过兴奋多巴胺受体,选择性扩张肾动脉和肠系膜动脉,常用于严重休克的治疗。

2－13 解析: 休克病人抗休克扩容首选平衡盐溶液,它能起到扩充血容量、降低血液黏稠度及缓解酸中毒的作用。但休克期不宜用乳酸钠林格溶液,宜用碳酸氢钠等渗氯化钠溶液。

平衡盐溶液主要是由无机盐、葡萄糖组成,作用是维持细胞渗透压平衡,保持 pH 值稳定及提供简单的营养。平衡盐溶液的电解质含量和血浆内含量相仿,用来治疗等渗性脱水比较理想。目前常用的平衡盐溶液有两种:一种为乳酸钠和复方氯化钠溶液(1.86％乳酸钠溶液和复方氯化钠溶液之比为 1∶2),即乳酸钠林格溶液;另一种为碳酸氢钠和等渗盐溶液(1.25％碳酸氢钠溶液和等渗盐溶液之比为 1∶2),即碳酸氢钠等渗氯化钠溶液。

2－14 解析: 失血性休克多见于大血管破裂,腹部损伤引起的肝、脾破裂,消化性溃疡出血,门静脉高压所致食管、胃底曲张静脉破裂出血及宫外孕出血等。当出血量超过总血量的 20％(即 1/5)时,可发生休克。

2－16 解析: 测压管计数时必须使玻璃管的零点与病人右心房中点在同一平面,一般以病人平卧时右侧第 4 肋间与腋中线交点为右心房的中点水平(图 2－1)。

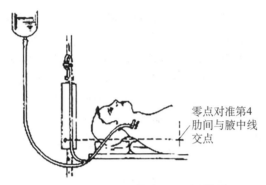

零点对准第4肋间与腋中线交点

图 2-1 测量中心静脉压(CVP)装置

2-17 解析:1 kPa＝7.5 mmHg,1 mmHg＝1.36 cmH₂O,即 0.49 kPa＝0.49×7.5×1.36＝4.998 cmH₂O。中心静脉压为 0.49 kPa(4.998 cmH₂O)时低于正常值,血压为 80/60 mmHg 时低于正常值。两者皆低,提示血容量不足,应予充分补液。

2-18 解析:血管收缩剂可使小动脉普遍处于收缩状态,虽可暂时升高血压,但可使组织缺氧更加严重,应慎重选用。如休克的病因是血管源性(即过敏性或神经性)时,由于血管床过分扩大而造成血容量不足,首要的措施是使用血管收缩剂,使血管收缩恢复正常。

2-20 解析:尿量是反映肾血流灌注情况的指标,也可反映生命器官血液灌流的情况。尿量每小时<25 ml,比重增加,提示肾血管收缩或灌注不足;血压正常、尿量仍少、尿比重降低则有可能发生急性肾衰竭;尿量稳定在每小时 30 ml 以上,提示休克已经纠正。

2-22 解析:血管扩张药物可以解除小动脉痉挛,关闭动静脉短路,改善微循环,但可使血管容量相对增加而使血压有不同程度的下降,从而影响重要脏器的血液供应;故只有当血容量已基本补足而病人发绀、四肢厥冷、毛细血管充盈不良等循环状态未见好转表现时,才可考虑应用。

2-24 解析:血压降低是休克的主要表现之一。注意脉压,脉压越小,说明血管痉挛程度越严重;脉压逐步恢复正常,说明血管痉挛开始解除。

2-27 解析:一般休克由于有效循环血量不足,可导致外周血管收缩,引起外周阻力升高(即高阻型休克),而感染性休克由于毒素的不同作用机制,可分为高阻力型和低阻力型休克两种。

2-32 解析:通常迅速失血量超过全身总血量的 20% 时即出现失血性休克。中度失血性休克时,失血量超过全身总血量的 20%～40%,此时主要治疗原则是补充血容量,虽然丢失的主要是血液,但并不需要全部补充血液,应及时增加静脉回流,首先需要静脉快速滴注平衡盐溶液和人工胶体液。

2-33 解析:在休克合并酸中毒时,大量应用碱性药物可造成血红蛋白氧离曲线左移,使血红蛋白与氧的亲和力增高,氧不易从血红蛋白释放,导致组织缺氧加重,对纠正休克不利,故不主张早期应用碱性药物。只有纠正有效循环不足,改善组织灌注,才能彻底纠正休克合并酸中毒。

2-35 解析:创伤性休克多见于遭受严重创伤的病人,如骨折、挤压伤、大手术等。创伤后早期常出现碱中毒,这是由于人体储钠排钾作用造成的代谢性碱中毒,及病人过度换气后低碳酸血症所引起的呼吸性碱中毒,合并成为混合性碱中毒。因此,在创伤性休克早期不宜应用碱性药物。

2-38 解析:休克时应动态监测尿量、尿比重、血肌酐、血尿素氮、血电解质等。尿量是反映肾和其他器官灌注情况的指标,也是反映临床补液及应用利尿脱水药物是否有效的重要指标。休克时应留置导尿管动态观察每小时尿量,抗休克时尿量应>20 ml/h,尿量稳定在 30 ml/h 以上表明肾已有足够的灌注,休克已纠正。尿比重主要反映肾血流与肾小管功能,抗休克后血压正常但尿量少且比重增加,表示仍存在肾血管收缩或血容量不足。

2-39 解析:乳酸浓度可反映组织血液灌流衰竭的严重程度,可作为组织缺氧的定量指标。正常人动脉血乳酸浓度为 0.1～1 mmol/L,此浓度反映乳酸产生速率与移除速率间的平衡。由于机体乳酸的产生增加，或由于机体移除乳酸减少，或由于这两种情况同时存在，均会出现乳酸浓度的升高，当乳酸浓度超过 $2.0\ mmol/L$ 应当考虑组织氧合不足。葡萄糖无论在有氧还是缺氧状态，均先氧化成丙酮酸，如细胞内 PaO_2 高于临界水平，则丙酮酸可完全氧化成水和 CO_2；反之，如 PaO_2 低于临界水平或细胞呼吸被 CO、CN 等毒性物质所抑制的情况下，线粒体不再能把组织代谢中所产生的还原型辅酶 I(NADH)脱氢为氧化型辅酶 I(NAD^+)。代谢过程中所必需的 NAD^+，只有通过在胞质中由堆积的丙酮酸从 NADH 接受氢，被不定期还原成乳酸而再生出来，这就导致了乳酸的大量生成和 ATP 形成减少。与此同时 NAD^+ 的缺乏和 ATP 减少一方面抑制乳酸转化成糖(糖异生代谢)，另一方面刺激糖酵解以补充机体对 ATP 的需要，加速了乳酸过多生成的恶性循环。

2-43 解析：若中心静脉压 $> 1.96\ kPa$ $(20\ cmH_2O)$时，表示存在充血性心力衰竭；若中心静脉压 $< 0.49\ kPa(5\ cmH_2O)$，为右心房充盈不足或血容量不足；中心静脉压 $> 1.47\ kPa$ $(15\ cmH_2O)$时，提示心功能不全、静脉血管过度收缩或肺循环阻力增高。

2-44 解析：肺动脉楔压(PAWP)，也称肺毛细血管楔压(PCWP)，是临床上进行血流动力学监测时最常用、也是最重要的一项监测指标。

PAWP测量方法：通常是应用 Swan-Ganz 气囊漂浮导管经血流漂浮并楔嵌到肺小动脉部位，阻断该处的前向血流，此时导管头端所测得的压力即 PAWP。当肺小动脉被楔嵌堵塞后，堵塞的肺小动脉段及与其相对应的肺小静脉段内的血液即停滞，成为静态血流柱，其内压力相等。由于大的肺静脉血流阻力可以忽略不计，故 PAWP 等于肺静脉压即左房压。PAWP能反映左房充盈压，可用作判断左心房功能。

失血性休克的病人如果 PAWP 降低，则提示应补充血容量。心源性休克的病人如果 PAWP 升高，提示左心衰竭或肺水肿。

PAWP 或 PCWP 是反映左心功能及其前负荷的可靠指标。正常值为 $1.60 \sim 2.40\ kPa$ $(12 \sim 18\ mmHg)$。当其值 $> 2.67\ kPa$ $(20\ mmHg)$时，说明左心功能轻度减退，但应限液治疗；当其值 $> 3.33 \sim 4.0\ kPa(25 \sim 30\ mmHg)$时，提示左心功能严重不全，有肺水肿发生的可能；其值 $< 1.07\ kPa(8\ mmHg)$时，心输出量降低，周围循环障碍，说明血容量不足。

2-45 解析：右旋糖酐是一种高分子葡萄糖聚合物，被用作血浆代用品，还可以阻止红细胞、血小板的聚集并降低血液黏滞性，根据葡萄糖单体聚合量大小分为高分子右旋糖酐、中分子右旋糖酐(右旋糖酐 70)、低分子右旋糖酐(右旋糖酐 40)和小分子右旋糖酐。低分子右旋糖酐与中分子右旋糖酐的主要区别：①相对分子质量不同，低分子右旋糖酐平均为 2 万～4 万，中分子右旋糖酐平均为 6 万～8 万。②排出体外速度不同，1 小时内低分子右旋糖酐排出约 50%，中分子右旋糖酐排出约 30%；24 小时内低分子右旋糖酐排出约 70%，中分子右旋糖酐排出约 60%。③临床主要用途不同，低分子右旋糖酐主要用于改善微循环、预防或消除血管内红细胞聚集和血栓形成等，中分子右旋糖酐主要用作血浆代用品以防止或缓解出血性休克、创伤性休克及烧伤性休克等。

2-49 解析：休克指数 = 脉率/收缩压，0.58 表示血容量正常。①如果休克指数 = 1，约损失 1 000 ml 血(轻度休克，失血量 < 800 ml)，损失血量 23%；②如果休克指数 = 1.5，约损失 1 500 ml 血(中度休克，失血量 800～1 600 ml)，损失量 33%；③如果休克指数 = 2，约损失 2 000 ml 血(重度休克，失血量 > 1 600 ml)，损失量 43%。

2-60 解析：肾前性少尿或无尿常见的原因。①有效循环血量绝对不足：外伤、手术、消化道出血导致大出血；胃肠道丢失(呕吐、腹泻、引流);皮肤丢失(严重烧伤、大量出汗);经肾丢失(过度利尿、尿崩、肾上腺皮质功能不全)。②血容量相对不足:充血性心力衰竭、肺循环异常、败血症、肝功能衰竭、休克、心肺复苏或肾移植后及扩血管药物过量等。③肾血管阻力增加或闭塞:肾动脉栓塞、肾静脉血栓形成、药物性肾血流动力学异常。

肾前性少尿或无尿的临床特点:①病人有引起肾灌注不足的疾病或诱因,常有明确病因及各自特征性临床表现,若疾病发展可进展为肾性少尿。②尿常规大致正常。③肾小管功能良好,尿浓缩功能正常,一般尿比重>1.020,尿渗透压>500 mOsm/kg·H_2O,一般不会出现完全无尿。④在及时纠正原发病后,肾功能迅速恢复正常。

2-76 解析:血压 105/90 mmHg,脉压为 15 mmHg。脉压是指收缩压和舒张压之间的差值,正常范围是 30～50 mmHg。轻度休克病人表现为过度兴奋、烦躁不安、意识清楚、面色及皮肤苍白湿冷、口唇和甲床轻度发绀、脉搏快而有力、血压正常或偏高、舒张压稍升高、脉压减小,估计失血量<800 ml。虽然该病人脉搏为 108 次/分,已超过了轻度休克 100 次/分的标准,但从其他指标上看,尚未达到中度休克的标准,所以,综合判断为轻度休克。

2-77 解析:该病人的病情属于创伤性休克。创伤性休克是临床常见急危重症,也是创伤性死亡的常见原因之一,而且病人病情复杂、危重,并发症多,致残率、病死率高。因此,必须掌握创伤性休克病人处理原则,早期正确判断与科学救治是病人抢救成功的关键。创伤性休克最重要的原因是活动性的大出血和重要脏器伤所致的生理功能紊乱,有时只有紧急手术才能使休克向好的方向转化。手术对伤员固然是沉重的打击和负担,甚至可使休克加重,但不除去病因,休克将继续恶化,故应果断采取手术治疗。如活动性大出血,只有迅速止血,休克才能得到救治;内出血一经确诊,应在输血补液的同时,选择有利的手术时机;如果内出血不严重,

原则上应在血容量基本补足、血压上升到 80～90 mmHg、休克初步纠正后进行手术;如出血速度快,伤情波动明显,估计不除去病因休克无法纠正时,则应在积极补充血容量的同时,紧急手术。紧急情况下的手术治疗,常只能根据有限体征和检查数据做出决定。

2-78 解析:休克病人最好采取中凹卧位,即休克卧位,或者去枕平卧位也是可以的。中凹卧位是上身抬高 20°～30°,下肢抬高 15°～20°,这样可以保证胸腔腹腔内重要脏器的血液供应,促进血液回流。

2-79 解析:病人已进入明显休克状态,故应给予积极的扩容等抗休克治疗,但由于绞窄性肠梗阻可引起肠壁坏死、穿孔,加重休克,所以正确的处理是边抗休克边手术治疗。

2-80 解析:急性梗阻性化脓性胆管炎(AOSC)又名急性化脓性胆管炎(APC),泛指由阻塞引起的急性化脓性胆道感染,是胆道外科病人死亡的最重要、最直接的原因,多数继发于胆管结石和胆道蛔虫症。

2-84 解析:中心静脉压高、血压低,原因是心功能不全或血容量相对过多,处理原则是给予强心药物,纠正酸中毒,舒张血管。

2-89 解析:该病人处于休克代偿期,亦可称为缺血性缺氧期、休克早期、微循环收缩期。病人主要表现为过度兴奋、烦躁不安、意识清楚、面色及皮肤苍白湿冷、口唇和甲床轻度发绀、脉搏快而有力、血压正常或偏高、舒张压稍升高及脉压减小。

2-90 解析:该病人因右下腹痛继发全腹压痛、反跳痛,根据此临床特征可以判断为该病人出现了急性化脓性腹膜炎,因细菌感染而诱发了感染性休克。暖休克可表现为意识改变、尿量减少或代谢性酸中毒等,但颜面潮红,四肢温暖,脉搏无明显减弱。暖休克可很快转为冷休克,表现为心率快,血压低,皮肤苍白、花纹、四肢凉,脉搏快、细弱。血压降低是两者的共同表现,外在的明显差别在于肢体的冷暖(表 2-2)。

表 2-2　冷休克与暖休克的鉴别要点

鉴别要点	冷休克 （低动力型、 低排高阻型）	暖休克 （高动力型、 高排低阻型）
神志	躁动、淡漠或嗜睡	清醒
皮肤色泽	苍白、发绀或花斑 样发绀	淡红或潮红
皮肤温度	湿冷或冷汗	温暖、干燥
毛细血管 充盈时间	延长	1～2 秒
脉搏	细速	慢、有力
脉压 （mmHg）	<30	>30
尿量（/h）	<25 ml	>30 ml

2-108 解析: 休克病人如发现有全身出血倾向,或血液呈高凝状态,应考虑 DIC 可能。针对病情应及早结合有关化验做出综合分析。DIC 的发生是由于在各种致病因素的作用下,血循环内出现了促动和激活凝血的因素,产生过量的凝血酶。血液的凝固性过高,破坏了体内凝血与抗凝的平衡。DIC 的生理特点和发展过程可分为 3 期:①高凝期,各种病因导致凝血系统被激活,凝血酶生成增多,微血栓大量形成,血液处于高凝状态。②消耗性低凝期,凝血酶和微血栓的形成使凝血因子和血小板因大量消耗而减少,同时因继发性纤溶系统功能增强,血液处于低凝状态,有出血表现。③继发性纤溶亢进期,凝血酶及Ⅻa 等激活了纤溶系统,使大量的纤溶酶原变成纤溶酶,加上 FDP 形成,使纤溶和抗凝作用大大增强,故此期出血十分明显。

2-109 解析: 肝素是一种抗凝剂,是由 2 种多糖交替连接而成的多聚体,在体内外都有抗凝作用。肝素应用的指征:①DIC 诊断明确,包括原发病或病因不能控制或去除时对症治疗;②如已证实发生 DIC 而准备去除病因时,为防止术中或术后促凝物质进入血循环而加重 DIC,也可短期适当应用;③当准备应用纤维蛋白溶解抑制剂或补充凝血物质时,如有促凝物质已在血液中发挥作用,也应先用肝素,后给纤溶抑制剂、输血及纤维蛋白原等。对急性 DIC,特别是伴有新鲜创口、创面等病情较复杂的病例,肝素的应用要谨慎,如果应用不当,有加重出血的危险;对慢性或亚急性 DIC,没有血管损伤及新鲜创面,应用比较安全。

2-111 解析: 休克的治疗原则是:①迅速恢复有效循环血量。采取扩容疗法,并注意强心和调节血管张力;②消除休克的致病因素。这是抗休克的根本措施。

2-113 解析: 该病人脉搏 110 次/分,收缩压 60～70 mmHg,脉压减小浅表静脉萎陷,口渴,判断该病人为中度休克。

2-116 解析: 烧伤后,无论烧伤的深浅或面积的大小,伤后迅速发生的变化均为体液渗出。导致体液渗出的主要病理生理变化为烧伤区及其周围或深层组织内皮细胞损伤以致毛细血管扩张和通透性增加,大量血浆样液体自血液循环渗入组织间隙形成水肿或自创面渗出。当烧伤面积较大(一般指二、三度烧伤创面面积,成人在 15%、小儿在 5% 以上),渗出液体量增多。此外,由于皮肤屏障的破坏,从二、三度烧伤创面蒸发丢失的水分量甚大。当人体不足以代偿迅速发生的体液丧失时,则循环血量明显下降,导致血流动力学方面的改变,进而发生(失液性)休克。失血性休克与失液性休克都属于低血容量性休克,前者主要是血液丢失过多,后者主要是体液丢失过多。

2-119 解析: 考虑该病人为休克病人,救治休克病人首要的是补充血容量。

2-123 解析: 用 0.9% 氯化钠溶液 250 ml,5～10 分钟内静脉输入。如血压升高而中心静脉压不变,提示血容量不足。如血压不变而中心静脉压增高,则提示心功能不全。

2-125 解析: 中心静脉压或血压两者之一恢复正常,就不可充分补液,以免造成心肺负担。可适当补液。

2-126 解析: 感染性休克亦称脓毒性休克,是指由微生物及其毒素等引起的脓毒症伴休克。

感染灶中的微生物及其毒素、胞壁产物等侵入血液循环，激活宿主的各种细胞和体液系统，产生细胞因子和内源性介质，作用于机体各种器官、系统，影响其灌注，导致组织和细胞缺血、缺氧、代谢紊乱、功能障碍，甚至多系统器官功能衰竭。

该病人有发热表现，且白细胞计数为 $3.5 \times 10^9/L$，中性粒细胞百分比 0.85。血常规示中性粒细胞百分比偏高，多是细菌感染的表现，如同时伴有白细胞总数也增高，则可确定有细菌感染存在。但是，该病人伴有发热，白细胞计数却低于正常值，这是因为当严重感染时，白细胞黏附能力增强，白细胞上的选择素与内皮细胞上的黏附分子结合，介导白细胞在内皮细胞上的滚动接触，然后通过整合素促使其紧密黏附在内皮细胞上，并介导白细胞向内皮外游出。白细胞数减少正是由于白细胞大量黏附在血管内皮上所致；同时，白细胞释放炎症因子，造成毛细血管的严重损伤和渗漏，血容量减少，血压和心输出量降低，进一步促进休克的发生。

2-128 解析： 急性梗阻性化脓性胆管炎一般起病急骤，突然发作剑突下和(或)右上腹部持续性疼痛，伴恶心及呕吐，继而出现寒战和发热，半数以上的病人有黄疸。典型的病人均有腹痛、寒战及发热、黄疸等 Charcot 三联征。发热是最常见的症状。除少数病人因病情危重，出现感染中毒性休克，体温可以不升外，一般病人均有发热，体温可高达 40℃ 以上，持续高热。黄疸是该病另一个常见症状，其发生率约占 80%。因此，根据该病人的临床表现综合考虑为急性化脓性胆管炎。

名词解释题

2-129 休克是指机体在各种有害因素侵袭下引起有效循环血容量锐减，导致组织灌注不足，细胞代谢紊乱、受损，以微循环障碍为特点的病理状态。

2-130 有效循环血量是指心血管系统中运行的血液量，占全身血容量的 80%～90%。

2-131 临床常用脉率/收缩压(mmHg)计算休克指数。

2-132 多系统器官功能衰竭是指 2 个或 2 个以上的重要器官或系统同时或序贯发生功能障碍或衰竭。

2-133 血管活性药物是指通过调节血管舒缩状态，改变血管功能和改善微循环血流灌注而达到抗休克目的的药物，包括血管收缩药和血管扩张药。

血管收缩药：收缩皮肤、黏膜血管和内脏血管，增加外围阻力，使血压回升，从而保证重要生命器官的微循环血流灌注。其中肾上腺素能受体兴奋药占有重要地位。血管收缩药的适应证包括：①休克早期。②高排低阻型休克。③应用血管扩张药，并配合积极补充血容量、纠正酸中毒、强心等综合措施后，休克无好转甚至恶化者；或应用血管扩张药及扩容治疗后，症状有改善，但动脉压仍低者，可用少量血管收缩药。注意事项：抗休克应立足于综合治疗，血管收缩药仅应急用，尽量低浓度、小剂量、短时间，以维持收缩压为 90 mmHg 左右即可。停药时，要逐渐减量，不宜骤停。血管收缩药在微血管痉挛期不宜应用，原有高血压、动脉硬化、无尿的病人应慎用。

血管扩张药：包括 α 肾上腺素能受体阻滞药、M 胆碱能受体阻滞药及其他直接作用于血管的血管扩张药，能解除血管痉挛，使微循环灌注增加，从而改善组织器官缺血、缺氧及功能衰竭状态。以酚妥拉明为代表。适应证包括：①低排高阻型休克。②有交感神经系统功能亢进的表现，如面色苍白、四肢冰冷、出冷汗、发绀、脉细、低脉压、毛细血管充盈减少、无尿等。③眼底动脉痉挛、中心静脉压正常或较高者。④用去甲肾上腺素后血压不见回升，且无其他血压不升的病因者。注意事项：有低血容量所致严重低血压者，必须充分输液后再考虑应用血管扩张药，高排低阻型休克及有血管扩张者忌用。

2-134 与相应的动脉比较，静脉数量较多，口径较粗，管壁较薄，容量较大，而且可扩张性较大。

在安静状态下,循环血量的 60%～70% 容纳在静脉中,静脉的口径发生较小变化时,静脉内容纳的血量就可发生很大的变化,而压力的变化较小,静脉在血管系统中起着血液贮存库的作用,因此,在生理学中将静脉称为容量血管。

2-135 中心静脉压(CVP)是上、下腔静脉进入右心房处的压力,通过上、下腔静脉或右心房内置管测得,它反映右心房压力,是临床观察血流动力学的主要指标之一,受心功能、循环血容量及血管张力 3 个因素影响。通常将右心房和胸腔内大静脉的血压称为 CVP。测定 CVP 对了解有效循环血容量和心功能有重要意义,正常值为 $0.05 \sim 0.12$ kPa($5 \sim 12$ cmH$_2$O)或 $0.49 \sim 1.18$ kPa($50 \sim 120$ mmH$_2$O)。

简述问答题

2-136 休克的治疗原则:迅速解除病因,尽快恢复有效循环血量,纠正微循环障碍,增进心脏功能和恢复正常代谢。

2-137 因为有效循环血量锐减是各种休克发生的共同病理生理改变,必须迅速开放输液通道,快速而足量地扩充循环血量,改善组织灌注,阻断休克病理的恶性循环。

2-138 因为平衡盐溶液具有与细胞外液近似的电解质成分及渗透压,可起到扩充血容量,降低血液黏稠度,缓解酸中毒,并有利于氧气运送的作用,为抗休克较为理想的晶体溶液。

2-139 低分子右旋糖酐如用量过大、应用频繁会引起凝血机制障碍、渗出性出血、轻度过敏反应和干扰交叉配血的准确性。

2-140 因休克时小动脉已收缩,升压药将使动脉持续收缩,组织的血液灌流更不足,若作为主要手段持续应用,将使器官缺血、坏死,故升压药仅作为应急措施,给小剂量短效血管收缩剂,使血压暂时提高。血压一旦回升应即停药。

2-141 在休克早期,机体反射性出现交感-肾上腺髓质系统兴奋和心血管运动中枢兴奋,使末梢小血管和微血管持续痉挛,少灌少流,故病人四肢皮肤冰冷、苍白,也因交感神经兴奋性增高而

出汗潮湿。待到休克抑制期时,微循环淤滞,真毛细血管大量开放,血液淤滞、黏稠甚至血流停止,故而四肢皮肤冰冷更甚。

2-142 休克好转的征象:神志从抑制恢复清醒,从烦躁恢复安静;血压回升,脉压增大,脉率减慢,脉搏有力;皮肤转为红润、四肢温暖;尿量增多,稳定在每小时 30 ml 以上;CVP 恢复正常。

2-143 休克病人因循环不良,可使药液吸收缓慢,难以获得预期的药效;一旦休克缓解,血流改善,则多次注射在局部的药物将在短时间内大量吸收,有造成药物吸收过量的危险。

2-144 休克病人一般采取平卧位或将头和躯干抬高 20°～30°,下肢抬高 15°～20°,可防止膈肌及腹腔脏器上移而影响心肺功能,并可增加回心血量及改善脑血流。

2-145 因低温影响血流速度,增加血液黏滞度,对微循环不利,使休克加重。

2-146 可采用盖棉被、毛毯等措施,也可通过调节室温提高体温,一般室温维持在 20°左右。休克病人忌用热水袋、电热毯等进行体表加温,以防灼伤及皮肤血管扩张,后者使心、肺、脑、肾等重要脏器的血流灌注进一步减少。此外,加温可提高局部新陈代谢,细胞需氧量增加,加重缺氧,不利于休克的纠正。

2-147 休克病人的微循环变化分微循环收缩期、微循环扩张期和微循环衰竭期。①微循环收缩期,即休克早期。失血量在循环血量的 20% 以下。由于机体的代偿作用,交感-肾上腺髓质系统兴奋,病人意识清楚,精神紧张,兴奋或烦躁不安,口渴,面色苍白,手足湿冷,心率和呼吸增快,每小时尿量少于 30 ml,收缩压正常或稍增高,舒张压可升高,脉压减少。②微循环扩张期,即休克期。失血量达到循环血量的 20%～40%,病人意识淡漠,意识模糊,皮肤、黏膜由苍白转青紫,四肢厥冷,脉搏细速,血压下降,尿量更少或无尿。③微循环衰竭期,即休克晚期。病人意识不清,脉搏微弱或无脉,无血压、无尿、全身出血倾向,皮肤、黏膜淤点、淤斑,甚至可继发多系统器官功能衰竭。

2-148 当病人的中心静脉压和血压都低时,多由血容量不足引起,此时应加速补液;当中心静脉压高而血压低时,多由心功能不全引起,应减慢或停止输液并用强心剂;当中心静脉压高而血压正常时,多由容量血管过度收缩引起,此时应舒张血管;当中心静脉压正常而血压低时,病人可能存在血容量不足或心功能不全,可进行补液试验。

2-149 测量中心静脉压前应首先选择零点,病人平卧时,测压管的零点位置应定位在病人右侧第4肋与腋中线交点的水平;病人侧卧位时,测压管的零点位置应定位在病人胸骨右缘第3~4肋间水平。然后将测压管充满液体,再夹闭三通管,使测压管与中心静脉相通,待液柱徐徐降至稳定位置时,其水柱的厘米数即为中心静脉压数值。测量后将测压管夹闭,开放三通管与输液器,以保持静脉通畅。

综合应用题

2-150 (1) 该病人的诊断可能是创伤性、失血性休克。

(2) 该病人相关的护理诊断及预期目标。①疼痛:与损伤有关,应减轻疼痛;②体液不足:与创伤、失血有关,应调整心态、顺应治疗;③组织灌注量改变:与肾、脑、心、肺、胃肠及外周血管灌注减少有关,应改善组织灌流,维持各器官系统的功能;④有感染的危险:与失血及免疫力低下有关,应控制出血、纠正贫血。

(3) 应采取以下护理措施:①给予心理支持;②取平卧位;③保暖;④开放2~3条静脉通路,做好扩容护理;⑤常规吸氧;⑥做好防治感染的护理;⑦密切观察病情变化,并做好记录。

2-151 (1) 该病人的诊断可能是腹部闭合性损伤(脾破裂)、失血性休克。

(2) 目前该病人的主要护理措施:①安置病人适当卧位;②注意保暖;③稳定病人情绪,做好心理护理;④遵医嘱采取输液、应用抗生素等措施;⑤配血与输血;⑥吸氧;⑦严密观察病情变化,监测生命体征并记录每小时尿量;⑧积极做好术前有关准备工作。

(顾丽华)

第三章

麻醉病人的护理

选择题(3-1~3-94)

A1 型单项选择题(3-1~3-69)

3-1* 下列麻醉前用药目的的描述中不正确的是
A. 消除紧张和恐惧
B. 使病人镇静
C. 提高痛阈,增强止痛效果
D. 预防和对抗麻醉药的中毒及不良反应
E. 提高基础代谢率和神经反射应激性

3-2* 下列哪项不是麻醉前应用巴比妥类药物的理由
A. 减轻恐惧
B. 减少麻醉药用量
C. 减轻麻醉药物毒性反应
D. 预防变态反应
E. 增强对局部麻醉(简称局麻)药的耐受性

3-3* 病人术前禁饮、禁食的最主要目的是
A. 防止术中排便
B. 防止术后腹胀
C. 方便手术操作
D. 防止脏器吻合口感染
E. 防止发生吸入性肺炎

3-4 一般肌内注射给药在麻醉前
B. 15 分钟
B. 30 分钟
C. 45 分钟
D. 1 小时
E. 3 小时

3-5 手术病人麻醉前需禁食的时间为
A. 4 小时
B. 6 小时
C. 8 小时
D. 12 小时
E. 34 小时

3-6* 适合于各种麻醉前应用的药物是
A. 巴比妥类
B. 丙嗪类
C. 阿托品
D. 安定类
E. 抗胆碱类

3-7* 下列情况中,麻醉前可应用吗啡的是
A. 呼吸衰竭
B. 颅内压增高
C. 临产妇
D. 心脏病
E. 吸入性烧伤

3-8* 下列哪种药物是不适合用于椎管内麻醉前使用
A. 巴比妥类
B. 氯丙嗪
C. 阿托品
D. 安定类
E. 哌替啶

3-9* 下列哪种药物具有减少呼吸道分泌物和抑制副交感神经兴奋的作用
A. 巴比妥类
B. 氯丙嗪
C. 阿托品
D. 吗啡
E. 哌替啶

3-10* 术前可以不必用阿托品的麻醉是
A. 吸入麻醉
B. 蛛网膜下隙麻醉
C. 静脉麻醉
D. 硬膜外麻醉
E. 臂丛神经阻滞麻醉

3-11 局麻时,在 100 ml 普鲁卡因中加入 0.1%肾上腺素的剂量为
A. 0.1 ml
B. 0.2 ml
C. 0.3 ml
D. 0.4 ml
E. 0.5 ml

3-12* 0.5%的普鲁卡因一次最多使用

A. 50 ml   B. 100 ml

C. 150 ml   D. 200 ml

E. 250 ml

3-13* 下列哪种局麻药毒性最强

A. 普鲁卡因   B. 利多卡因

C. 丁哌卡因   D. 丁卡因

E. 可待因

3-14* 局麻药毒性反应发生惊厥时宜选用下列哪种药物救治

A. 苯巴比妥

B. 硫喷妥钠

C. 肾上腺素

D. 氯丙嗪

E. 机械人工呼吸

3-15 如局麻药用量过大或误入血管可引起

A. 发热反应   B. 中毒反应

C. 变态反应   D. 血压升高

E. 自身免疫反应

3-16* 下列描述中与预防局麻药中毒反应无关的是

A. 麻醉药限量应用

B. 麻醉前应用地西泮(安定)

C. 麻醉药物内加少量肾上腺素

D. 麻醉前做过敏试验即可避免

E. 老年人应减量使用

3-17* 下列属于局麻药中毒反应的是

A. 血压升高   B. 惊厥

C. 咳嗽   D. 全脊髓麻醉

E. 支气管痉挛

3-18* 病人实施硬膜外阻滞麻醉过程中最危险的并发症是

A. 血压下降   B. 硬膜外血肿

C. 呼吸抑制   D. 全脊髓麻醉

E. 心动过速

3-19* 股骨干开放性骨折手术清创、复位、内固定时宜选择

A. 局部浸润麻醉

B. 蛛网膜下隙阻滞麻醉

C. 复合麻醉

D. 神经干阻滞麻醉

E. 静脉麻醉

3-20* 全身麻醉(简称全麻)过程中,闻及病人喉头发出高亢鸡鸣音应考虑为

A. 呕吐物反流   B. 舌后坠

C. 分泌物过多   D. 麻醉过深

E. 喉痉挛

3-21* 蛛网膜下隙阻滞麻醉后去枕平卧6小时是为了防止

A. 呕吐反流   B. 血压下降

C. 呼吸抑制   D. 头痛

E. 尿潴留

3-22* 下列哪项不是蛛网膜下隙麻醉后并发症

A. 呕吐反流   B. 血压下降

C. 幻视、幻听   D. 头痛

E. 尿潴留

3-23 蛛网膜下隙麻醉后最常见的并发症是

A. 下肢瘫痪   B. 血压下降

C. 马尾神经损伤 D. 头痛

E. 尿潴留

3-24* 硬膜外麻醉中出现全脊髓麻醉的原因是

A. 麻醉药过量

B. 麻醉药进入蛛网膜下隙

C. 麻醉药注入过快

D. 穿刺针损伤脊髓

E. 麻醉药变态反应

3-25* 病人蛛网膜下隙麻醉后出现血压下降时应选用下列哪种药物

A. 多巴胺

B. 间羟胺(阿拉明)

C. 肾上腺素

D. 异丙肾上腺素

E. 麻黄碱

3-26 气管内麻醉的优点是

A. 能持续保持呼吸道通畅

B. 有利于控制麻醉平面

C. 适用于各种手术

D. 有利于手术的操作

E. 能避免术后并发症

3-27* 全麻完全清醒的标志是

 A. 能准确回答问题 B. 眼球转动

 C. 睫毛反射恢复 D. 呼吸加快

 E. 呻吟

3-28 术前为预防全麻后误吸最重要的措施是

 A. 术前禁食、禁水

 B. 术前放置胃管

 C. 选择静脉麻醉

 D. 术前用药选择氯丙嗪

 E. 术前戒烟3周

3-29* 护士在护理全麻病人清醒前最重要的措施是

 A. 定时测量生命体征

 B. 输血、输液

 C. 防止意外损伤

 D. 保持呼吸道通畅

 E. 注意保暖

3-30* 全麻病人清醒前应安置的体位是

 A. 半坐卧位

 B. 俯卧位

 C. 头高卧位

 D. 半卧位,头偏一侧

 E. 去枕平卧,头偏一侧

3-31* 下列哪项描述不符合全麻病人将要清醒的表现

 A. 呼吸加快

 B. 躯体转动

 C. 呼吸有鼾声或哮鸣音

 D. 睫毛反射恢复

 E. 眼球转动

3-32* 全麻病人突然出现呼吸道梗阻时,下列处理方法中不正确的是

 A. 牵拉内脏引起呕吐时应暂停牵拉

 B. 喉头分泌物过多应给予吸除

 C. 舌后坠应托起下颌

 D. 胃内容物反流应放低头部,并转向一侧

E. 出现喉痉挛应立即行人工呼吸

3-33* 全麻病人喉头发出高亢鸡鸣音,应考虑为

 A. 呕吐物误吸入气管

 B. 呼吸道分泌物堵塞

 C. 喉痉挛

 D. 舌后坠

 E. 胃内容物反流

3-34 术前给予全麻病人阿托品的作用是

 A. 镇静

 B. 镇痛

 C. 减少麻醉剂量

 D. 对抗麻醉剂毒性反应

 E. 减少呼吸道分泌物

3-35* 将全麻病人下颌托起是为了防止

 A. 张口呼吸引起口唇干燥

 B. 舌后坠

 C. 喉痉挛

 D. 呕吐物误吸

 E. 呼吸道分泌物增多

3-36 手术过程中病人突发呕吐的紧急处理是

 A. 立即进行气管插管

 B. 头低平卧位

 C. 立即给予镇吐药物

 D. 将病人上身放低,头偏一侧,立即吸引

 E. 暂停手术,人工呼吸

3-37* 全麻后引起肺不张的主要原因是

 A. 切口疼痛

 B. 术后腹胀

 C. 应用吗啡

 D. 分泌物阻塞支气管

 E. 肌肉松弛药残留作用

3-38* 下列属于全麻过程中并发症的是

 A. 喉痉挛   B. 恶心、呕吐

 C. 肢体感觉障碍 D. 高血压

 E. 下肢运动障碍

3-39* 麻醉前准备工作中,下列哪项措施不

妥当
A. 高血压病人应先降压处理
B. 贫血病人应先少量多次输血
C. 术前纠正体液平衡紊乱
D. 有活动性出血病人须等血容量补足后才行手术
E. 心力衰竭病人先行抗心衰治疗

3-40 全麻未清醒病人护理过程中,一般定时监测生命体征的间隔时间为
A. 10分钟1次   B. 15分钟1次
C. 30分钟1次   D. 45分钟1次
E. 1小时1次

3-41 椎管内麻醉时通常采用的体位是
A. 侧卧位,低头弓腰抱膝
B. 侧卧位,双手抱头
C. 侧卧位,上肢抱胸,下肢伸直
D. 侧卧位,上肢抱头,右下肢伸直,左下肢屈曲
E. 侧卧位,上肢抱胸,右下肢伸直,左下肢屈曲

3-42 普鲁卡因一次用量的极量为
A. 0.1 g   B. 0.4 g
C. 0.8 g   D. 1 g
E. 1.5 g

3-43 利多卡因一次用量的极量为
A. 0.1 g   B. 0.4 g
C. 0.8 g   D. 1 g
E. 1.5 g

3-44* 术后预防全麻病人发生呼吸困难,最重要的措施是
A. 保留气管插管   B. 加压给氧
C. 侧卧位   D. 应用激素
E. 注射阿托品

3-45 不宜用于局麻麻醉前的药物是
A. 吗啡   B. 地西泮
C. 哌替啶   D. 苯巴比妥钠
E. 阿托品

3-46* 麻醉前用药中,应用吗啡的主要目的是
A. 降低耗氧量   B. 镇静

C. 抑制肠蠕动   D. 稳定血压
E. 止呕

3-47* 锁骨上臂丛神经阻滞麻醉时最常见的并发症是
A. 膈神经麻痹   B. 感染
C. 脊髓阻滞   D. 喉返神经阻滞
E. 气胸

3-48* 当出现全脊髓麻醉时的处理要点是
A. 静脉注射呼吸兴奋剂
B. 静脉注射镇痛、镇静剂
C. 立即通知家属
D. 快速补充血容量
E. 立即人工呼吸和支持循环

3-49 手术后早期恶心、呕吐的常见原因是
A. 术后腹胀   B. 麻醉反应
C. 颅内压升高   D. 肠梗阻
E. 低血钾

3-50* 因为麻醉的刺激造成迷走神经兴奋性增高,主要的表现是
A. 心动过缓、血压升高
B. 心动过速、血压升高
C. 心动过速、血压下降
D. 心动过缓、血压下降
E. 心动过缓、舒张压升高

3-51* 下列不属于蛛网膜下隙麻醉并发症的是
A. 呼吸抑制   B. 低血压
C. 心动过缓   D. 恶心、呕吐
E. 谵妄等精神症状

3-52* 下列不属于吸入性麻醉药的是
A. 异氟烷   B. 氧化亚氮
C. 氮气   D. 恩氟烷
E. 氟烷

3-53* 脊髓麻醉时,最后被阻断的神经功能是
A. 自主神经功能
B. 随意运动
C. 深部感觉(本体感觉)
D. 温度觉
E. 痛觉

3-54* 下列关于骶管麻醉的描述中正确的是

A. 属于硬膜外麻醉

B. 又名鞍区阻滞

C. 睾丸切除术可用这种麻醉方法

D. 不易引起局麻药物中毒

E. 容易引起马尾综合征

3-55 锁骨上神经阻滞是阻滞了臂丛神经的

　　A. 根　　B. 束　　C. 支　　D. 干

　　E. 股

3-56 硬膜外麻醉时,下列哪项因素对麻醉平面的影响最不重要

A. 穿刺间隙　　　　B. 病人体位

C. 药物容积　　　　D. 导管方向

E. 注药方式

3-57 丁卡因一次用量的极量为

A. 0.1 g　　　　　B. 0.2 g

C. 0.4 g　　　　　D. 0.6 g

E. 0.8 g

3-58 硬膜外麻醉时能加速局麻药起效和延长作用持续时间,并提供最大的感觉和运动阻滞深度的做法是

A. 加入肾上腺素

B. 病人头低位

C. 增加局麻药的容量

D. 增加局麻药的浓度

E. 增加局麻药的剂量

3-59 麻醉前需禁饮的时间为

A. 4 小时　　　　　B. 6 小时

C. 8 小时　　　　　D. 10 小时

E. 12 小时

3-60* 局麻药的麻醉效能主要决定于

A. 相对分子质量　　B. 蛋白结合

C. 离散常数　　　　D. 浓度

E. 脂溶性

3-61* 下列关于硬膜外麻醉的描述中不正确的是

A. 硬脊膜囊终止于第 5 腰椎水平

B. 老年人比青年人麻药用量少

C. 孕妇使用时麻药可转移给胎儿

D. 麻醉药可进入蛛网膜下隙

E. 比蛛网膜下隙麻醉引起的血压下降程度轻

3-62* 椎管内麻醉前应用阿托品的目的是

A. 抑制腺体分泌

B. 抑制迷走神经兴奋

C. 增强对局麻药的耐受性

D. 镇静、催眠作用

E. 减轻麻醉药物毒性反应

3-63* 下列护理诊断中不属于椎管内麻醉后的常见诊断的是

A. 低效性呼吸状态

B. 有椎管内感染的危险

C. 心输出量减少

D. 有窒息的危险

E. 排尿异常

3-64 注射麻醉药物以阻滞进入手术区周围的神经干和神经末梢的麻醉的是

A. 区域阻滞麻醉

B. 表面麻醉

C. 局部浸润麻醉

D. 神经干阻滞麻醉

E. 椎管内麻醉

3-65* 下列哪种疾病病人麻醉前禁用吗啡或哌替啶

A. 肾功能不全　　　B. 原发性高血压

C. 心功能不全

D. 甲状腺功能亢进征(简称甲亢)

E. 颅内压升高

3-66 全麻最基本的特征是

A. 反射抑制

B. 呼吸功能消退

C. 疼痛消失

D. 中枢神经系统受抑制

E. 肌肉松弛

3-67 麻醉前用药剂量不必增加的病人是

A. 肥胖病人　　　　B. 年轻病人

C. 体壮病人　　　　D. 甲亢病人

E. 情绪焦虑、激动的病人

3-68* 下列有关高血压病病人的麻醉手术前

准备的描述中不正确的是

A. 降压药物可能干扰体内儿茶酚胺的代谢和交感活性,影响血管反应性收缩能力,容易在麻醉后发生心动过缓或低血压

B. 应考虑降压药物与麻醉药物的协同作用

C. 重度高血压病病人术前可服用少量药物

D. 术日晨应停用降压药物

E. 术前血压降至适当水平

3-69 测眼压可选用

A. 表面麻醉　　　　B. 神经阻滞麻醉

C. 区域阻滞麻醉　　D. 局部浸润麻醉

E. 全麻

✐ A2 型单项选择题(3-70~3-87)

3-70* 病人,男性,48 岁。今拟行阑尾切除术,在蛛网膜下隙麻醉 10 分钟后,病人面色苍白、出冷汗,P 122 次/分,BP 60/30 mmHg,有恶心、呕吐。首先给予的处理是

A. 头低位　　　　　B. 吸氧

C. 应用麻黄碱　　　D. 气管内插管

E. 输血

3-71* 病人,男性,36 岁。患有甲亢,经内科药物治疗无效后,拟在颈丛麻醉下行甲状腺大部切除术,术前不宜选用

A. 阿托品　　　　　B. 巴比妥类

C. 哌替啶　　　　　D. 地西泮

E. 氟哌利多

3-72* 病人,女性,54 岁。拟在蛛网膜下隙麻醉下行子宫切除术,在注入普鲁卡因后,随即感觉胸闷,继而心慌、烦躁、恶心、呕吐、血压下降,随后呼吸困难。首先考虑为

A. 中毒反应　　　　B. 麻醉平面太高

C. 注药速度过快　　D. 变态反应

E. 麻醉药剂量过大

3-73 病人,女性,38 岁。局麻下行乳房纤维瘤摘除术,术中用 1% 普鲁卡因 150 ml

后出现嗜睡、心律失常、血压下降。首先考虑是

A. 兴奋性中毒反应

B. 抑制性中毒反应

C. 癔症发作

D. 中毒性休克

E. 变态反应

3-74* 病人,女性,34 岁。在普鲁卡因局部浸润麻醉下行左乳纤维瘤切除术,术中病人突然大叫、谵妄、惊厥、发绀,P 120 次/分。应给予下列哪项处理

A. 静脉输液

B. 吸氧

C. 静脉注射硫喷妥钠

D. 静脉注射肾上腺素

E. 静脉注射间羟胺

3-75 病人,男性,58 岁。遵医嘱明日拟在局麻下行背部脂肪瘤切除术,现术前饮食管理的要求是

A. 禁食 4 小时　　　B. 禁食 6 小时

C. 禁食 8 小时　　　D. 禁食 12 小时

E. 不必禁食

3-76 病人,女性,20 岁。急诊入院行阑尾切除术,在蛛网膜下隙麻醉注药后,即感胸闷,并出现烦躁、恶心、呕吐及血压下降,随后呼吸困难。首先考虑为

A. 麻醉平面过高

B. 麻醉药过敏反应

C. 麻醉药中毒反应

D. 注药速度过快

E. 麻醉药剂量过大

3-77* 病人,男性,54 岁。拟在指神经阻滞麻醉下行左手食指脓性指头炎切开引流术。护理中错误的措施是

A. 常规麻醉前用药

B. 局麻药限量使用

C. 防止局麻药注入血管

D. 局麻药中加入适量肾上腺素

E. 局麻药浓度不能过高

3-78 病人,女性,45 岁。今在蛛网膜下隙麻醉下行肠息肉切除术,术后 4 小时,病人出现烦躁不安,测血压、脉搏、呼吸均正常。体格检查:下腹部膨隆,叩诊浊音。首先考虑

    A. 肠梗阻   B. 急性胃扩张

    C. 腹腔内出血   D. 急性腹膜炎

    E. 尿潴留

3-79 病人,男性,55 岁。今在全麻下行胃大部切除术,术后安返,现病人未清醒,突然出现鼾声。可能的原因是

    A. 呼吸道被痰堵塞   B. 舌后坠

    C. 喉痉挛   D. 即将醒来

    E. 以上均不是

3-80 病人,男性,77 岁。因左肺癌行左肺切除术,麻醉方式应采取

    A. 硬膜外麻醉

    B. 基础麻醉加局麻

    C. 静脉给药的全麻

    D. 特制面罩给药的吸入性全麻

    E. 气管内插管给药的吸入性全麻

3-81 病人,男性,33 岁。今拟在硬脊膜外麻醉下行右下肢股骨骨折复位术,注入麻醉药后 2 分钟,出现心悸、恶心、呕吐、晕眩,继而呼吸困难,血压迅速下降,下肢感觉消失。最可能的原因是

    A. 麻醉药过敏

    B. 局麻药毒性反应

    C. 全脊髓麻醉

    D. 脑脊液流失过多

    E. 脊膜外间隙出血

3-82* 病人,女性,36 岁。在局麻下行乳房纤维瘤摘除术,用 1% 普鲁卡因行局部浸润麻醉后,出现烦躁不安、呼吸和心率增快、血压升高、肌肉震颤。预防此种情况的正确措施是

    A. 将药物直接注入血管

    B. 一次性给足量麻醉药

    C. 在普鲁卡因中加少量肾上腺素

    D. 发生毒性反应时应减少用药量

    E. 体弱病人应增加药量

3-83* 病人,男性,60 岁。无吸烟史和肺部疾病史。今晨在全麻下行肠道手术。术后麻醉未清醒,呼吸时出现鼾声。此时应采取的措施是

    A. 观察病情   B. 气管插管

    C. 环甲膜穿刺   D. 托起病人下颌

    E. 吸痰,注射阿托品

3-84 病人,女性,18 岁。因急性化脓性阑尾炎急诊入院,入院后拟在全麻下行剖腹探查＋阑尾切除术,术前刚进食了大量饮食。手术行全麻时最易发生的并发症是

    A. 肺不张   B. 呼吸暂停

    C. 喉痉挛   D. 二便失禁

    E. 呕吐物误吸

3-85 病人,男性,45 岁。拟在全麻下行胆总管切开取石＋T 管引流术,术后 2 小时,已拔除气管插管,病人意识模糊,生命体征稳定。目前最重要的护理措施是

    A. 监测生命体征   B. 肢体保暖

    C. 保持呼吸道通畅 D. 防止病人坠床

    E. 保持输液管通畅

3-86 病人,男性,52 岁。今在全麻下行胃大部切除术。术后回病房麻醉未清醒,血压、脉搏正常,吸气困难,呼吸时喉头有啰音。应考虑

    A. 舌后坠

    B. 呼吸道分泌物过多

    C. 喉痉挛

    D. 呕吐物窒息

    E. 呼吸节律紊乱

3-87 病人,男性,36 岁,今行臂丛麻醉,局部注入利多卡因 0.49 g 后,呼吸急促、心率增快、血压升高、谵妄、肌肉震颤。应考虑

    A. 精神高度紧张

B. 过敏反应

C. 局麻药毒性反应

D. 局麻药用量不足

E. 局麻药用量过多

A3 型单项选择题(3-88~3-89)

(3-88~3-89 共用题干)

病人,男性,36 岁。今局部浸润麻醉行双侧腋臭切除术,采用普鲁卡因局部浸润麻醉。术中病人出现烦躁、惊厥、发绀,HR 126 次/分。

3-88* 应首先考虑为

A. 兴奋型毒性反应

B. 抑制型毒性反应

C. 过敏反应

D. 中毒性休克

E. 癔症发作

3-89 抗惊厥的主要措施是

A. 停用局麻药

B. 静脉输液

C. 给予吸氧

D. 肌内注射苯巴比妥钠

E. 静脉注射硫喷妥钠

A4 型单项选择题(3-90~3-94)

(3-90~3-94 共用题干)

病人,女性,48 岁。因饱食后突然出现剧烈腹痛,来院后诊断为肠梗阻。因疑肠管绞窄需行急诊手术。

3-90* 首选的麻醉方式是

A. 全麻

B. 硬膜外麻醉

C. 蛛网膜下隙阻滞麻醉

D. 颈丛神经阻滞

E. 臂丛神经阻滞

3-91 该病人麻醉后完全清醒的标志是

A. 眼球活动   B. 呼吸加快

C. 呻吟、转动   D. 睫毛反射恢复

E. 能正确回答问题

3-92 麻醉后最常发生的并发症是

A. 呕吐误吸   B. 肺脂肪栓塞

C. 低血压   D. 苏醒延迟

E. 急性支气管痉挛

3-93 可能发生的最严重循环系统并发症是

A. 高血压   B. 低血压

C. 心搏骤停   D. 心房颤动

E. 室性心律失常

3-94 全麻苏醒期的护理不包括

A. 仰卧位   B. 保持体温

C. 防止舌后坠

D. 定时测血压、脉搏、呼吸

E. 清醒之前只能少量饮水

❋ 名词解释题(3-95~3-103)

3-95 表面麻醉

3-96 复合麻醉

3-97 毒性反应

3-98 分离麻醉

3-99 全脊髓麻醉

3-100 局部浸润麻醉

3-101 全身麻醉

3-102 神经阻滞麻醉

3-103 椎管内麻醉

❋ 简述问答题(3-104~3-112)

3-104 全脊髓麻醉的急救措施是什么?

3-105 蛛网膜下隙麻醉后发生头痛的原因是什么?如何防治?

3-106 全麻后可发生哪些肺部并发症?如何防治?

3-107 全麻、蛛网膜下隙麻醉、硬膜外麻醉后应安置哪种体位?为什么?

3-108 简述蛛网膜下隙麻醉后头痛发生的时间、最常见的部位和特点。

3-109 何谓局麻药毒性反应?简述引起局麻药毒性反应的主要原因。

3-110 简述局麻药毒性反应的预防措施。

3-111 麻醉前常用药有哪些?简述其作用。

3-112 麻醉苏醒期呼吸道应进行哪些护理?

❋ 综合应用题(3-113)

3-113 病人,男性,70岁。背部脂肪瘤 10 cm× 12 cm,在局部浸润麻醉下,行脂肪瘤切除术。

术时给予 0.5% 普鲁卡因 200 ml,因瘤体较大, 又追加一些剂量,病人出现烦躁、惊厥。测 P 120 次/分,R 24 次/分,BP 225/150 mmHg。

请解答:

(1) 该病人发生了什么情况?

(2) 可能的原因有哪些?

(3) 如何急救处理?

答案与解析

选择题

A1 型单项选择题

3-1	E	3-2	D	3-3	E	3-4	B
3-5	D	3-6	A	3-7	D	3-8	B
3-9	C	3-10	E	3-11	C	3-12	D
3-13	D	3-14	B	3-15	B	3-16	D
3-17	B	3-18	D	3-19	D	3-20	E
3-21	D	3-22	C	3-23	D	3-24	B
3-25	E	3-26	A	3-27	A	3-28	A
3-29	D	3-30	E	3-31	C	3-32	E
3-33	C	3-34	E	3-35	B	3-36	D
3-37	D	3-38	A	3-39	D	3-40	B
3-41	A	3-42	D	3-43	B	3-44	C
3-45	E	3-46	B	3-47	B	3-48	E
3-49	B	3-50	B	3-51	B	3-52	C
3-53	C	3-54	A	3-55	B	3-56	B
3-57	A	3-58	B	3-59	A	3-60	E
3-61	A	3-62	B	3-63	D	3-64	A
3-65	E	3-66	D	3-67	A		
3-68	D	3-69	A				

A2 型单项选择题

3-70	C	3-71	A	3-72	B	3-73	B
3-74	C	3-75	E	3-76	A	3-77	D
3-78	E	3-79	B	3-80	E	3-81	C
3-82	C	3-83	D	3-84	E	3-85	C
3-86	B	3-87	C				

A3 型单项选择题

3-88	A	3-89	E

A4 型单项选择题

3-90	A	3-91	E	3-92	A	3-93	C
3-94	E						

部分选择题解析

3-1 解析: 麻醉前用药可以降低基础代谢率和神经反射应激性。

3-2 解析: 巴比妥类药物能对抗麻醉引起的毒性反应,但不能预防变态反应。

3-3 解析: 主要目的是为了保证麻醉诱导时空腹,避免发生反流、误吸;另外,麻醉会减弱喉部的保护性反射,增加吸入性肺炎的危险性。胃肠道手术时对禁食的要求还会更高,同时还要进行严格的肠道准备,进行术前灌肠等措施清理消化道。对于全麻病人来说,在进行气管插管和拔管时,有些病人会因为气管导管刺激咽部,而反射性地引起呛咳。如果病人没有禁食或禁食时间不够,很有可能使呕吐物进入支气管,引起窒息,甚至危及生命。如果这些反流的胃内容物得不到及时地清除,还可以进入肺部,引起肺部感染、肺不张等并发症。在临床上因禁食、禁饮不完全引起上述并发症,甚至死亡的病例并不罕见。对于硬膜外麻醉或蛛网膜下隙麻醉的病人来说,麻醉所阻滞的范围是局限的,但如果麻醉平面过高,可引起血压下降,脑供血不足时也可出现恶心、呕吐。手术中,胃肠道的牵引反射也会引起病人的恶心、呕吐,给病人带来麻醉风险。对于臂丛等神经阻滞麻醉的病人,由于术中应用麻醉药物及病人的年龄、性别、手术时间及胃肠道反应等因素,也可以造成病人恶心、呕吐,进而导致误吸,所以也要求严格禁食、禁饮。而对于局麻的手术,病人是始终保持清醒的状态,手术也相对不大,故在术前禁食方面并没有严格的要求,但实际工作中,也会偶见病人术中出现恶心、呕吐的现象。一般病人咳嗽反射良好,无需进行气道保护,只需注意病人的体位便于清理口咽内分泌物或异物即可,多采取头偏一侧或俯卧位。

3-6 解析: 巴比妥类是普遍性中枢抑制药。随剂量由小到大,相继出现镇静、催眠、抗惊厥和麻醉作用。抑制中枢神经系统的深度,一般与剂量成正比。小剂量起镇静作用,中等剂量起催眠作用,大剂量起麻醉作用。服用过量可引起昏迷,严重的可能致死;长期连用则可成瘾。

3-7 解析: 吗啡抑制呼吸,因此临产产妇和呼吸衰竭、吸入性烧伤或颅内压增高者不能应用。

3-8 解析: 氯丙嗪可引起体位性低血压,不宜作为麻醉前常规用药,对椎管内麻醉更应禁用。

3-9 解析: 阿托品属于抗胆碱类药物,能减少呼吸道分泌物,抑制副交感神经兴奋。

3-10 解析: 阿托品能减少呼吸道分泌物,可用于全麻(吸入麻醉、静脉麻醉);也能抑制副交感神经兴奋,可用于椎管内麻醉(硬膜外麻醉、蛛网膜下隙麻醉)。臂丛神经阻滞麻醉属于局麻,所以不需使用阿托品。

3-12 解析: 普鲁卡因的极量为1g,0.5%的普鲁卡因即为100 ml液体中含普鲁卡因0.5g,因此0.5%的普鲁卡因最多使用200 ml。

3-13 解析: 丁卡因的药理作用主要是通过阻断电压依赖性钠通道,使传导阻滞,产生麻醉作用。它的局麻作用比普鲁卡因强,约比普鲁卡因大10倍。毒性亦较大,比普鲁卡因大10~12倍。能透过黏膜,主要用于黏膜麻醉。作用迅

速,1~3分钟即生效,维持2~3小时。眼科用0.5%~1%溶液,无角膜损伤等严重不良反应。耳鼻喉科用1%~2%溶液,总量不超过20 ml。应用时应于每3 ml中加入0.1%盐酸肾上腺素溶液1滴。浸润麻醉用0.025%~0.03%溶液,神经传导阻滞用0.1%~0.3%溶液。蛛网膜下隙麻醉时用10~15 mg与脑脊液混合后注入。硬膜外麻醉用0.15%~0.3%溶液,与利多卡因合用时最高浓度为0.3%。因毒性较大,一般不做浸润麻醉。(极量:浸润麻醉、神经传导阻滞1次用0.1g。)

3-14 解析: 局麻药毒性反应发生惊厥时可用止痉药物,如安定、硫喷妥钠。

3-16 解析: 过敏试验预防的是过敏反应,而非中毒反应。

3-17 解析: 局麻药包括普鲁卡因(procaine)、可卡因(cocaine)、利多卡因(lidocaine)、麻卡因(marcaine)、卡波卡因(carbocaine)、丙胺卡因(prilocaine)等,主要对中枢神经系统起抑制作用,但中毒时可引起中枢神经兴奋、心脏抑制、血管扩张等,从而出现有关症状。常见症状:舌或唇麻木、头痛、头晕、耳鸣、视物模糊、言语不清、肌肉震颤、意识不清、惊厥等。

3-18 解析: 全脊髓麻醉是硬膜外麻醉的最严重的并发症,主要是由于硬膜外穿刺时穿刺针误入了蛛网膜下隙而并未发现,因硬膜外阻滞所需的局麻药量远大于蛛网膜下隙麻醉的药量,所以注射大量局麻药进入蛛网膜下隙而导致全脊髓麻醉。病人可在数分钟内出现呼吸停止、血压下降,甚至意识丧失。若发现不及时或处理不当可导致病人心搏骤停。一旦发生全脊髓麻醉应立即施行人工呼吸,加快输液并静注血管收缩药以维持血压正常,若发生心搏骤停,应立即进行心肺复苏。

3-19 解析: 蛛网膜下隙阻滞麻醉是临床常用的一种麻醉方法,将局麻药注入蛛网膜下隙,作用于脊神经根而使相应部位产生麻醉作用,简称腰麻、脊麻。目前仍是下肢及下腹部手术中最常用的麻醉方式。

3-20 解析:呕吐物反流可致误吸,分泌物过多可致啰音,喉痉挛可致高亢鸡鸣音,麻醉过深可致呼吸抑制。

3-21 解析:蛛网膜下隙麻醉后因脑脊液外流造成颅内压下降,导致血管源性头痛。去枕平卧 6 小时可预防并减轻头痛。

3-22 解析:蛛网膜下隙麻醉后并发症有呕吐反流、血压下降、头痛、尿潴留,无幻视、幻听。

3-24 解析:硬膜外麻醉时,如推进力较大,进针速度较快,穿刺针在穿透黄韧带的同时将硬脊膜穿破,而进入蛛网膜下隙。如麻醉药液错误进入蛛网膜下隙,可导致严重的全脊髓麻醉。

3-25 解析:麻黄碱为拟肾上腺素药,可直接激动肾上腺素受体,也可通过促进肾上腺素能神经末梢释放去甲肾上腺素而间接激动肾上腺素受体,对 α 和 β 受体均有激动作用。一般药理作用与肾上腺素相似。与肾上腺素比较,麻黄碱的特点是性质稳定,口服有效,作用弱而持久,中枢兴奋作用较显著。具有松弛支气管平滑肌、兴奋心脏、收缩血管、升高血压等作用。适用于肌内注射或皮下注射。作为脊椎麻醉和硬脊膜外麻醉的辅助用药,用以预防低血压。局麻药中毒已出现低血压时,可用该品 10～30 mg 静脉注射。

3-27 解析:全麻病人将要清醒的表现是呼吸加快、睫毛反射恢复、躯体转动、眼球转动;全麻完全清醒的标志是能准确答问。

3-29 解析:全麻病人清醒前容易恶心、呕吐,呕吐物反流可造成误吸,因此清醒前最重要的护理是保持呼吸道通畅。

3-30 解析:全麻病人清醒前容易恶心、呕吐,呕吐物反流可造成误吸,去枕平卧、头偏一侧可预防误吸引起的呼吸道不畅。

3-31 解析:全麻病人将要清醒的表现是呼吸加快、睫毛反射恢复、躯体转动、眼球转动,呼吸有鼾声或哮鸣音提示呼吸道不畅。

3-32 解析:全麻病人出现呼吸道梗阻的原因有喉痉挛、分泌物过多、舌后坠、胃内容物反流等,一旦出现,应采取合适的处理方式。如出现

喉头分泌物过多时应给予吸除,舌后坠时应托起下颌,胃内容物反流时应放低头部并转向一侧,牵拉内脏引起呕吐时应暂停牵拉,喉痉挛时应立即行环甲膜穿刺。

3-33 解析:呼吸道分泌物堵塞、呕吐物误吸入气管者可听到肺部啰音,舌后坠可引起鼾声,全麻病人喉痉挛时喉头可发出高亢鸡鸣音。

3-35 解析:全麻病人出现呼吸道分泌物过多应给予吸除,舌后坠应托起下颌,喉痉挛应立即行环甲膜穿刺。

3-37 解析:手术后病人,尤其是老年病人,发生肺不张的原因:①手术后疼痛,呼吸运动受限,咳嗽受到抑制,因而咳痰困难,痰液可堵塞支气管;②麻醉后支气管黏膜上皮功能低下,分泌物输送发生障碍;③由于麻醉使分泌物增加。总之分泌物堵塞是常见的原因。

3-38 解析:支气管痉挛在麻醉过程和手术后均可发生,表现为支气管平滑肌痉挛性收缩,气道变窄,气道阻力骤然增加,呼气性呼吸困难,引起严重缺氧和二氧化碳储积。若不及时解除,病人因不能进行有效通气,不仅发生血流动力学的变化,甚至发生心律失常和心搏骤停。发生支气管痉挛的原因:气道高反应性,与麻醉手术有关的神经反射,气管插管等局部刺激,应用了兴奋迷走神经和增加气道分泌物促使组胺释放的麻醉药或其他药物等。其中,气管插管等局部刺激是麻醉诱导期间发生气道痉挛最常见的原因。

3-39 解析:活动性出血病人应在血容量补足同时进行手术。请参考休克章节。

3-44 解析:全麻病人术后发生呼吸困难的主要原因是呕吐物反流,预防方法是侧卧位或去枕平卧,头偏向一侧。

3-46 解析:盐酸吗啡是临床上常用的麻醉剂,有极强的镇痛作用,多用于创伤、手术、烧伤等引起的剧痛。同时,吗啡也可作为麻醉和手术前给药,可使病人安静并进入嗜睡状态。

3-47 解析:锁骨上臂丛神经阻滞麻醉的方法是:病人取仰卧位,患侧肩下垫一薄枕,头转向

对侧,在锁骨中点上约 1 cm 处用局麻药做皮丘,用注射针头向内、后、下方向进针寻找第一肋骨,进针 1～3 cm 可刺中该肋,沿肋骨找到异感。无异感出现可沿肋骨扇形注药。此种方法阻滞后病人可出现胸闷,有发生气胸可能。阻滞前、后应进行两肺听诊对比,如患侧呼吸音明显减弱伴呼吸困难即可确定发生气胸。

3-48 解析: 出现全脊髓麻醉时的处理要点是争分夺秒地进行有效人工呼吸和循环复苏、输液,并给予适量升压药。

3-50 解析: 因为麻醉的刺激造成迷走神经兴奋性增高,阻滞区血管扩张,常见的临床表现是心动过缓、血压下降。

3-51 解析: 蛛网膜下隙麻醉术中并发症有呼吸抑制、恶心、呕吐、血压下降、心动过缓,但并无谵妄等精神症状。

3-52 解析: 氮气不属于吸入性麻醉药物。

3-53 解析: 深部感觉又称本体感觉,由来自身体内部的肌、腱、关节等处的刺激引起的感觉,包括位置觉、运动觉和震动觉。按传导通路的行程与功能的不同,分为意识性本体感觉和非意识性本体感觉。

3-54 解析: 因硬膜囊终止于第 2 骶椎(S2)水平,故骶管是硬膜外腔的一部分。骶管麻醉是适用于直肠、会阴部手术的一种硬膜外麻醉方法。阴囊由第 1 腰椎(L1)神经支配,因此,骶管麻醉不能用于睾丸切除术。

3-60 解析: 局麻药的 pKa(离解常数)、脂溶性(分配系数)和它们与血浆的结合率都对其麻醉效能产生一定影响,但其麻醉效能主要取决于脂溶性,脂溶性越高,组织弥散性和穿透性越好,麻醉效能就越高。

3-61 解析: 硬脊膜由致密结缔组织构成,厚而坚韧,形成一长筒状的硬脊膜囊,起固定作用。上方附于枕骨大孔边缘,与硬脑膜相续,向下在平第 2 骶椎高度形成一盲端,并借终丝附于尾骨。

3-62 解析: 阿托品用于麻醉前用药的主要目的是使气道黏膜及唾液腺分泌减少及加快心率,防止迷走神经的不良反射。阿托品作为椎管内神经阻滞麻醉前用药,主要是为了对抗迷走神经对心脏的作用,使心率加快。

3-63 解析: 有窒息的危险是全麻后的护理诊断,而不属于椎管内麻醉后的护理诊断。

3-65 解析: 颅内压增高病人应用这两种药物可能会导致呼吸抑制甚至呼吸停止。

3-68 解析: 高血压病病人麻醉前应根据病情术前进行必要的内科治疗,所用降压药和其他治疗药如属必须可继续应用,不强求术前停药,但麻醉中应注意其不良反应和药物的相互作用。

3-70 解析: 该病人出现的蛛网膜下隙麻醉异常情况是血压下降,故应使用升压药(麻黄碱)。

3-71 解析: 阿托品提高基础代谢率,故甲亢病人应禁用。

3-72 解析: 麻醉平面过高是蛛网膜下隙阻滞麻醉操作中出现的一种情况,一般是指麻醉平面达到第 4 胸椎(T4)平面以上时,病人常会出现呼吸困难,胸闷不适,心率、血压下降,恶心、呕吐等现象。这些症状与以下因素有关:胸段脊神经阻滞,肋间肌麻痹;脊神经被阻滞后,麻醉区域的血管扩张,回心血量减少,心排出量降低;低血压和呼吸抑制继发脑缺血、缺氧而兴奋呕吐中枢等。

3-74 解析: 该病人出现的是局麻的中毒反应,应该用止痉药物,如硫喷妥钠,其为超短时作用的巴比妥类药物,常用于静脉麻醉、诱导麻醉、基础麻醉、抗惊厥及复合麻醉等。

3-77 解析: 局麻药中加入少量肾上腺素可使局部血管收缩,延缓药物吸收,以延长作用时间并有止血作用。但是肾上腺素可兴奋心脏,使心肌收缩力加强、心率加快;收缩皮肤、黏膜和内脏血管,使血压升高;扩张冠状动脉,改善心脏的血液供应。因此,高血压病、发热和心脏病病人行局麻时,麻醉药中不宜加入肾上腺素。为防止血管收缩导致肢体末端缺血坏死,指或趾末端手术时不宜应用肾上腺素。

3-82 解析: 普鲁卡因中加少量肾上腺素可延

缓局麻药的吸收,延长作用时间,减轻毒性。

3-83 解析:全麻下行肠道手术。术后麻醉未清醒,呼吸时出现鼾声,由于肌肉松弛舌后坠,阻碍呼吸道通气,产生鼾声,托起病人下颌可保持呼吸道通畅。

3-88 解析:局麻药物的不良反应主要涉及局麻药过敏、组织及神经毒性、心脏及中枢神经系统毒性反应。其中,局麻药的中枢神经系统毒性表现为初期的兴奋相和终末的抑制相,最初表现为病人不安、焦虑、感觉异常、耳鸣和口周麻木,进而出现面肌痉挛和全身抽搐,最终发展为严重的中枢神经系统抑制、昏迷和呼吸、心跳停止。

3-90 解析:手术前 12 小时禁食、4 小时禁饮,目的是防止呕吐物反流误吸引起窒息。由于急诊不能做术前准备,该病人应选择全麻。全麻状态下可保持呼吸道通畅。

名词解释题

3-95 表面麻醉是指利用局麻药的渗透作用,使其透过黏膜阻滞浅表的神经末梢。

3-96 复合麻醉是指同时或先后应用多种麻醉药或麻醉方法,相互配合,取长补短,使药量和不良反应减少,而麻醉效果提高。

3-97 毒性反应是指单位时间内,血中局麻药浓度超过机体的耐受力而出现的一系列中毒表现。

3-98 分离麻醉是指氯胺酮能抑制丘脑及皮质的联络通路,因而镇痛作用明显,但对脑干网状结构作用小。

3-99 全脊髓麻醉是硬膜外麻醉中大量局麻药误入蛛网膜下隙所致,表现为呼吸困难、血压剧降,甚至呼吸、心跳停止。

3-100 局部浸润麻醉是将麻醉药沿手术切口由浅入深分层注入组织内阻滞神经末梢,从而达到麻醉作用。

3-101 麻醉药经呼吸道吸入、静脉或肌内注射进入体内,产生中枢神经系统的抑制,临床表现为神志丧失、全身痛觉丧失、遗忘、反射抑制和

骨骼肌松弛,称为全身麻醉。

3-102 神经阻滞麻醉是指将局麻药注射到外周神经干附近,通过阻断神经冲动的传导,使该神经所支配的区域麻醉。

3-103 将麻醉药物注入椎管的蛛网膜下隙或硬膜外腔,脊神经根受到阻滞使该神经根支配的相应区域产生麻醉作用,统称为椎管内麻醉。根据注入位置不同,可分为蛛网膜下隙麻醉(又称脊麻或腰麻)、硬膜外阻滞、腰硬联合麻醉、骶管阻滞麻醉。

简述问答题

3-104 全脊髓麻醉的急救措施是争分夺秒进行有效人工呼吸和循环复苏、输液,并给予适量升压药。

3-105 蛛网膜下隙麻醉后发生头痛的原因多因穿刺针太粗,脊膜留有较大针孔,使脑脊液流失,颅内压降低所致。防治方法:①选用细针穿刺;②术中、术后给予足量补液;③术后去枕平卧 6～8 小时;④头痛发生后以平卧休息为主,必要时用针灸或止痛剂,重者可用右旋糖酐70 注入硬膜外隙。

3-106 全麻后可发生支气管炎、肺不张、肺脓肿等肺部并发症。防治方法:①鼓励病人进行有效深呼吸、咳嗽、咳痰;②协助病人进行翻身、拍背;③痰液黏稠者应予以雾化吸入及吸除气管内分泌物;④有效应用抗生素;⑤必要时予以气管切开等。

3-107 ①全麻术后应去枕平卧,头偏一侧,可预防呕吐物反流误吸;②蛛网膜下隙麻醉术后应去枕平卧 6～8 小时,可预防头痛;③硬膜外腔麻醉术后应不去枕平卧 4～6 小时,可预防血压下降。

3-108 蛛网膜下隙麻醉后头痛多发生在术后1～2 天,可持续 10～14 天;最常见的部位是枕部;头痛特点是坐起时加剧,平卧后减轻。

3-109 局麻药毒性反应是指局麻药吸收入血,当血药浓度达到一定阈值时出现的全身毒性反应。引起局麻药毒性反应的常见原因:①药物

浓度过高;②剂量过大;③误将药液注入血管;④局部组织血运丰富,局麻药物吸收过快;⑤病人体质差,肝、肾功能不良,对正常用量的局麻药耐受力降低;⑥药物间相互影响导致毒性增高。

3-110 局麻药毒性反应的预防措施:①麻醉前用巴比妥类、地西泮、抗组胺类药物,可预防或减轻毒性反应;②限量应用,一次用量普鲁卡因不超过 1 g,利多卡因不超过 0.4 g,丁卡因不超过 0.1 g;③注药前均须回抽,以防注入血管;④每 100 ml 麻药中加入 0.1% 肾上腺素 0.3 ml,可减慢麻药的吸收,但指(趾)及阴茎神经阻滞、高血压病病人、心脏病病人及老人忌用;⑤根据病人具体情况或用药部位,如面部血管丰富,可酌情减少用量。

3-111 麻醉前常用药:①抗胆碱药,可抑制呼吸道黏液和口腔唾液分泌,抑制迷走神经反射。常用阿托品 0.5 mg 于麻醉前 30 分钟肌内注射。禁忌证:心率过快、甲亢、高热。②催眠药,主要是巴比妥类,有镇静、催眠和抗惊厥作用,并能预防局麻药毒性反应,用于局麻、椎管内麻醉。③安定、镇静药,有镇静、催眠、抗焦虑、抗惊厥及中枢性肌肉松弛作用,还有一定的预防

局麻药毒性反应的作用,包括地西泮(安定)、氟哌利多(氟哌啶)、异丙嗪等。另外还有抗呕吐、抗心律失常和抗组胺作用。④镇痛药,能与全麻药起协同作用,增强麻醉效果,常用药有吗啡、哌替啶。

3-112 在麻醉苏醒期间,护士应仔细观察病人的呼吸运动、频率、幅度,以及黏膜、皮肤颜色,必要时查血气分析,了解呼吸功能恢复情况。保持呼吸道通畅,对有上呼吸道梗阻者,及时清除分泌物、呕吐物,解除梗阻。

综合应用题

3-113 (1) 该病人发生了局麻药中毒(兴奋型)的情况。

(2) 可能的原因:①剂量过大(超过了限量),该病人为老年人,局麻药未适当减量;②可能在术前未用巴比妥类药物;③局麻药可能误入血管(注药前未回抽)。

(3) 当发现病人发生了局麻药中毒的情况时,护士应立即停药,给予止痉(用地西泮或硫喷妥钠)、吸氧、保持呼吸道通畅、输液等处理。

(顾丽华)

第四章

手术前后病人的护理

选择题(4-1~4-96)

A1 型单项选择题(4-1~4-31)

4-1 下列应早期离床活动的情况是

    A. 疝修补术后

    B. 肾部分切除术后

    C. 门静脉高压分流术后

    D. 胃穿孔修补术后

    E. 颅脑术后

4-2* 术后早期离床活动的目的不包括

    A. 减少肺部并发症

    B. 促进伤口愈合

    C. 促进胃肠功能恢复

    D. 促进排尿功能恢复

    E. 减轻切口疼痛

4-3 阑尾切除术后早期下床活动的目的是预防

    A. 肠粘连   B. 膈下脓肿

    C. 切口感染   D. 盆腔脓肿

    E. 内出血

4-4* 术后病人内出血的最早表现是

    A. 血压下降

    B. 面色苍白

    C. 呼吸急促

    D. 四肢湿冷、脉细速

    E. 胸闷、口渴、脉快

4-5* 手术后早期恶心、呕吐常见的原因是

    A. 低血钾   B. 麻醉反应

    C. 术后腹胀、便秘   D. 颅内压增高

    E. 机械性肠梗阻

4-6 胃肠道手术前禁食的主要目的是

    A. 方便手术操作

    B. 防止麻醉中呕吐造成窒息

    C. 避免术后腹痛、腹胀

    D. 防止术后吻合口瘘

    E. 有利肠蠕动恢复

4-7 手术后早期,病人腹胀的主要原因是

    A. 胃肠功能受抑制

    B. 血液内气体弥散到肠腔内

    C. 麻痹性肠梗阻

    D. 组织代谢产生气体

    E. 细菌代谢产生气体

4-8 对减轻病人术后腹胀不利的操作是

    A. 肛管排气

    B. 鼓励进食,促进肠蠕动

    C. 胃肠减压

    D. 腹部热敷

    E. 新斯的明肌内注射

4-9 解除术后腹胀简单有效的方法是

    A. 纠正水及电解质平衡紊乱

    B. 补充钾盐

    C. 给予肾上腺皮质激素

    D. 置鼻胃管行胃肠减压

    E. 给予新斯的明

4-10* 胃肠道手术前的准备工作不包括

    A. 术前12小时禁食,4小时禁饮

    B. 手术前日晚8点灌肠

    C. 直肠手术前2~3天口服肠道不吸收的抗生素

    D. 直肠手术前晚和术晨行结肠灌肠

E. 急症手术必须禁食12小时以上，且需要清洁灌肠

4-11 术前准备的最根本目的是
A. 防止术后感染
B. 促进切口良好愈合
C. 让病人尽可能接近于生理状态，提高对手术的耐受力
D. 防止术中发生各种并发症
E. 促进术后早日康复

4-12 以下手术前一般准备中不正确的一项是
A. 术前2周停止吸烟
B. 大中型手术前需配血
C. 手术区备皮
D. 处理已发现的感染灶
E. 手术前禁用镇静剂

4-13* 下列术前准备中错误的是
A. 糖尿病病人，控制血糖至正常范围
B. 纠正水及电解质紊乱
C. 肝功能损害者，加强护肝治疗
D. 血压过高的病人术前应选用合适的降压药物
E. 纠正贫血和低蛋白血症

4-14 下列对病人术前健康指导中不妥的是
A. 详细介绍手术的必要性和危险性
B. 介绍手术后不适的处理方法
C. 介绍术前辅助检查的注意事项
D. 指导练习深呼吸和咳痰方法
E. 说明饮食管理和保持口腔清洁的意义

4-15 术前提高病人手术耐受力的措施不包括
A. 指导病人饮食
B. 保护病人重要脏器功能
C. 纠正营养不良及代谢失调
D. 保证睡眠和休息
E. 做好病人手术区皮肤准备

4-16 手术前病人最常见的护理诊断是
A. 营养失调　　B. 体温过高
C. 体液不足　　D. 焦虑与恐惧
E. 潜在并发症

4-17* 下列肺功能障碍病人的术前准备中不正确的一项是
A. 停止吸烟2周
B. 痰液黏稠者，给予雾化吸入
C. 急性呼吸系统感染时，若为择期手术应推迟1~2周
D. 若为急症手术，宜选择吸入麻醉
E. 开胸手术者术前应做血气分析和肺功能检查

4-18* 心肌梗死病人，择期手术的合适时机是在发病后
A. 2~3个月，无心绞痛发作
B. 3~4个月，无心绞痛发作
C. 4~5个月，无心绞痛发作
D. 5~6个月，无心绞痛发作
E. 6个月以上，无心绞痛发作

4-19 下列急症手术前护理错误的是
A. 禁食、禁饮　　B. 备皮、配血
C. 灌肠通便　　D. 静脉输液
E. 术前用药

4-20 下列疾病中应行急症手术的是
A. 胆囊结石
B. 胰头癌致梗阻性黄疸
C. 胃癌
D. 直肠癌
E. 乙状结肠癌伴肠梗阻

4-21 下列哪种疾病病人手术时可考虑加用全层腹壁减张缝线
A. 血友病　　B. 糖尿病
C. 心肌梗死　　D. 上呼吸道感染
E. 高血压病

4-22 不符合手术后病人评估内容的是
A. 详细了解术中液体和用药情况
B. 详细了解麻醉方式
C. 引流管固定情况
D. 安置体位
E. 监测生命体征

4-23 下列有关术后病人不适的原因和处理，叙述不正确的是
A. 应有效解除术后疼痛
B. 顽固性呃逆时应用镇静剂控制
C. 如发热持续不退可能为并发症所致
D. 严重腹胀需及时处理
E. 术后尿潴留可引起泌尿系感染

4-24* 下列术后病人的护理措施中不正确的是
A. 术后24小时内，每6小时测体温1次
B. 中、小手术后每小时测血压1次，直至平稳
C. 高热者，可采用乙醇擦浴或冰袋物理降温
D. 胃大部切除术后3天，肛门排气后可进流质饮食
E. 急性阑尾炎穿孔术后一般2~3天拔除硅胶引流管

4-25* 关于手术后各种引流管的护理，错误的是
A. 护士应注意引流管体外部位的固定
B. 如有阻塞，必要时可适当冲洗
C. 必须记录引流物的量和性质变化
D. 胃肠减压管，待引流量少后即可拔除
E. 一般要每天更换1次引流接管及引流瓶

4-26 与术后尿潴留无关的原因是
A. 麻醉后排尿反射受抑制
B. 切口疼痛引起膀胱和尿道括约肌痉挛
C. 止痛、镇静药剂量过大影响尿意
D. 不习惯卧床排尿
E. 术前应用哌替啶

4-27* 手术后并发尿路感染最基本的原因是
A. 尿潴留   B. 肾盂肾炎
C. 前列腺炎   D. 尿道炎
E. 膀胱炎

4-28* 腹部手术病人术后切口全层裂开、小肠脱出时不应
A. 立即检查切口情况
B. 安慰病人不要惊慌
C. 立即还纳腹腔，加压包扎
D. 立即用无菌等渗盐溶液纱布覆盖，腹带包扎
E. 与医生联系决定下一步处理

4-29* 下列不是预防手术后切口裂开方法的是
A. 用减张缝线   B. 腹部包扎
C. 及时处理腹胀   D. 应用抗生素
E. 延迟拆线

4-30 下列关于烟卷引流的护理错误的是
A. 妥善固定，防止脱落
B. 敷料渗湿及时更换
C. 观察引流量和性质
D. 引流条接无菌引流瓶
E. 注意无菌操作

4-31* 下列胃肠手术后病人的饮食和补液处理错误的是
A. 麻醉反应过后即进食
B. 肛门排气后即可进食
C. 禁食期间成人补液2 500 ml/d
D. 开始进食后可减少输液量
E. 进食时应先进流质饮食

A2 型单项选择题(4-32~4-55)

4-32 病人告诉护士，他害怕自己会在术中死亡。此时，护士最恰当的做法是
A. 坐在病人床旁，表示很想更多地了解他的感受
B. 向病人解释，使他觉得恐惧毫无必要
C. 向病人保证将他的问题记在病历里，医生将和他讨论这个问题
D. 认为病人的感觉不可思议，告诉他害怕是不应该的
E. 不予理睬，转身离开

4-33* 某护士毕业后刚参加工作,在手术后监护室工作,她为手术后病人安置的哪项卧位不妥
A. 全麻手术后未清醒病人侧卧位
B. 颈部手术后病人半坐卧位
C. 腹部手术后病人斜坡卧位
D. 脊柱手术后病人仰卧位
E. 开颅手术后病人高半坐卧位

4-34* 病人,男性,58岁。拟行左侧结肠癌根治术。应术前几天开始服用缓泻药
A. 1天   B. 4天
C. 3天   D. 6天
E. 5天

4-35* 病人,女性,68岁。腹部手术后出现咳嗽、呼吸急促、右肺呼吸音减弱。首先考虑
A. 气胸
B. 肺不张和肺部感染
C. 切口感染
D. 血胸
E. 支气管炎

4-36 病人,女性,38岁。慢性结石性胆囊炎,拟行胆囊切除术。近日感冒后心悸、胸闷,端坐呼吸,诊断为心力衰竭。以下方案正确的是
A. 放弃手术,药物治疗为主
B. 本周内可手术,做好心肺监护
C. 心力衰竭控制后1~2周,再考虑施行手术
D. 心力衰竭控制后3~4周,再考虑施行手术
E. 心力衰竭控制后6个月,再考虑施行手术

4-37* 某男性病人因胆石症准备行胆囊切除术。下列术前准备错误的是
A. 勤翻身拍背
B. 嘱病人定时深呼吸
C. 手术前戒烟2天
D. 取适当体位,避免呕吐物吸入

E. 必要时给适当药物镇痛

4-38* 某男性直肠癌病人拟行手术治疗。下列术前准备中错误的是
A. 术前练习并掌握深呼吸运动
B. 补充热量和膳食纤维
C. 术前指导病人床上活动的方法
D. 预防性应用抗生素
E. 术前2天备皮

4-39* 病人,男性,54岁。外伤性肠穿孔修补术后2天,肠蠕动未恢复,腹胀明显。其最重要的护理是
A. 半卧位   B. 禁食、输液
C. 胃肠减压   D. 肛管排气
E. 针刺穴位

4-40 病人,女性,58岁。急性阑尾炎,准备行急症手术。病人恐惧手术,焦虑不安。应首先考虑给予
A. 生活护理
B. 心理护理
C. 严密观察病情变化
D. 术前常规护理
E. 做好床位准备

4-41 病人,女性,34岁。右下腹肿块拟行剖腹探查术。护士为其备皮应
A. 自乳头至耻骨联合平面,两侧至腋后线
B. 自剑突至大腿上1/3前、内侧及外阴部,两侧至腋后线
C. 自脐至大腿上1/3前、内侧及外阴部,两侧至腋后线
D. 自乳头连线至耻骨联合,前后均过正中线
E. 乳头至大腿上1/3前、内侧及外阴部

4-42 甲状腺腺瘤切除术的手术备皮范围是
A. 上唇至锁骨,两侧至斜方肌前缘
B. 上唇至乳头连线,两侧至斜方肌前缘
C. 下唇至剑突,两侧至斜方肌前缘

D. 下唇至胸骨角,两侧至斜方肌前缘

E. 下唇至乳头连线,两侧至斜方肌前缘

4-43　病人,男性,45 岁。因右侧肾结石准备手术。其备皮范围为

A. 自乳头至耻骨联合平面,两侧至腋后线

B. 自剑突至大腿上 1/3 前、内侧及外阴部,两侧至腋后线

C. 自脐至大腿上 1/3 前、内侧及外阴部,两侧至腋后线

D. 自乳头连线至耻骨联合,前后均过正中线

E. 自唇下至乳头连线,两侧至斜方肌前缘

4-44* 病人,男性,71 岁。腹部手术后 7 天,用力排便后突然出现腹痛,伤口敷料被血性渗液浸透。护士应考虑到的原因是

A. 切口感染　　　B. 切口裂开

C. 肠破裂　　　　D. 腹腔内出血

E. 切口血肿

4-45　某男性病人行胆道手术后 14 小时,T 37.3℃,P 108 次/分,R 22 次/分,BP 90/70 mmHg,神志淡漠,伤口敷料有少量渗血。可能的原因是

A. 切口出血

B. 切口感染

C. 麻醉后低血压未完全恢复

D. 腹腔内出血

E. 切口裂开

4-46* 病人,女性,22 岁。术后 24 小时突然出现面色苍白、心悸、气短、血压下降,伤口引流管流出大量血性液体。考虑病人可能出现

A. 内出血　　　　B. 切口裂开

C. 切口血肿　　　D. 急性腹膜炎

E. 切口感染

4-47* 病人,男性,55 岁。欲择期行腹股沟斜疝

修补术,一般情况尚好,BP 145/95 mmHg。针对这一情况应采取的处理是

A. 用降压药使血压下降至正常水平

B. 可以不用降压药物

C. 用降压药使血压稍有下降

D. 用降压药使血压显著下降

E. 用降压药使血压下降至略高于正常水平

4-48* 病人,男性,50 岁。因绞窄性肠梗阻入院,行坏死小肠切除术,手术顺利。生命体征平稳后,采取半卧位,其目的不包括

A. 利于引流,防止膈下脓肿

B. 利于排尿

C. 利于呼吸,增加肺通气量

D. 利于血液循环

E. 减轻腹壁切口张力

4-49* 病人,男性,30 岁。行疝修补术后 2 天,T 38℃,无其他主诉。应考虑

A. 手术切口感染

B. 上呼吸道感染

C. 并发肺部感染

D. 基础代谢率增高

E. 外科热

4-50* 病人,男性,70 岁。脊柱手术后卧床 2 周,出现右小腿疼痛、紧束感,并逐渐出现水肿。应考虑到病人出现的术后并发症是

A. 肌肉萎缩

B. 水及电解质平衡紊乱

C. 关节炎

D. 切口感染

E. 下肢静脉血栓形成

4-51* 病人,男性,70 岁。胃癌术后 5 天,出现左下肢胀痛。考虑为下肢深静脉血栓形成。其护理措施中禁忌的一项是

A. 患肢抬高并制动

B. 局部按摩

C. 局部湿热敷

D. 理疗

E. 抗凝及抗感染治疗

4-52* 病人,女性,41岁。行蛛网膜下隙麻醉术后8小时,烦躁不安,血压、脉搏、呼吸均正常。体格检查:下腹膨隆,叩诊浊音(+)。首先考虑

A. 肠梗阻　　　B. 急性腹膜炎

C. 急性内出血　D. 急性胃扩张

E. 尿潴留

4-53* 病人,男性。因胃癌行胃大部切除术,术后第2天诉排尿困难。对该病人的处理首先是

A. 注射卡巴胆碱

B. 鼓励和诱导病人自行排尿

C. 耻骨上区热敷

D. 导尿

E. 针刺疗法

4-54* 病人,男性。因肠梗阻行剖腹探查。下列术后病人饮食管理中错误的是

A. 早期可给予牛奶

B. 近期不给薯类食物

C. 一般术后第7~9天可进软质普食

D. 一般术后第5~6天可进半流质

E. 手术后肠蠕动恢复前禁饮食

4-55* 某老年胃癌病人胃切除术后第7天,因咳嗽而自觉腹部有崩裂声和有水流出。检查发现伤口裂开,有约0.5 cm小肠脱出。首先应采取

A. 立即将脱出肠管送回腹腔

B. 立即报告医生,并协助医生消毒肠管后送回腹腔

C. 安慰病人,立即用无菌盐水纱布覆盖,加腹带包扎,送手术室处理

D. 立即用无菌盐水纱布覆盖,送换药室处理

E. 防止肠管坏死,应立即消毒并还纳肠管,缝合切口

A3型单项选择题(4-56~4-77)

(4-56~4-58共用题干)

病人,男性,55岁。半年来排便次数增多,时有便意,便形变细,粪便表面附有暗红色血液,体重明显减轻,食欲差,诊断直肠癌,准备手术治疗。

4-56* 病人拟施行的手术属于

A. 急症手术　　　B. 限期手术

C. 择期手术　　　D. 紧急手术

E. 普通手术

4-57* 下列术前准备中不恰当的一项是

A. 术前练习并掌握深呼吸运动

B. 补充热量和膳食纤维

C. 术前指导病人床上活动的方法

D. 预防性应用抗生素

E. 术前1天做好肠道准备

4-58 该病人术日晨的护理内容不包括

A. 留置导尿管

B. 放置胃管

C. 用温盐水洗胃

D. 遵医嘱术前给药

E. 取下活动的义齿和发夹等

(4-59~4-61共用题干)

男性,35岁,汽车司机。发生车祸6小时后就诊,诊断为脾破裂,行脾切除术。现术后第1天,自觉腹胀明显。

4-59* 导致腹胀的可能原因是

A. 肠梗阻

B. 腹痛

C. 胃肠道蠕动受抑制

D. 禁食

E. 低钾血症

4-60* 下列护理措施中正确的一项是

A. 绝对卧床休息　　B. 平卧位

C. 吸氧　　　　　　D. 持续胃肠减压

E. 早期进食

4-61* 预计拆线时间是

A. 术后4~5天　　B. 术后5~7天

C. 术后 7～9 天　　D. 术后 10 天

E. 术后 12 天

(4-62～4-64 共用题干)

病人,男性,28 岁。因急性阑尾炎行阑尾切除术,术后第 4 天,病人感伤口疼痛加重,T 39.3℃,检查伤口红、肿、有波动感,无明显咳嗽、咳痰等其他不适。

4-62* 应首先考虑

A. 胸腔感染　　B. 伤口感染

C. 伤口血肿　　D. 伤口裂开

E. 腹腔感染

4-63 为明确病情应首先采取的措施是

A. 检查伤口　　B. 胸部 X 线检查

C. 尿常规检查　　D. 腹腔 B 超检查

E. 血常规检查

4-64* 首先的处理应是

A. 局部理疗

B. 半卧位

C. 立即拆除缝线并引流

D. 禁食、卧床休息

E. 静脉滴注抗生素

(4-65～4-66 共用题干)

病人,男性,28 岁。因急性阑尾炎行阑尾切除术,术后第 6 天,T 38.9℃,排便次数增多,有里急后重感,无其他主诉。

4-65 对该病人应首先考虑的是

A. 切口感染　　B. 盆腔脓肿

C. 膈下脓肿　　D. 肺部感染

E. 尿路感染

4-66 下列对该病人的护理措施中不正确的是

A. 给予抗生素　　B. 加强营养

C. 温盐水灌肠　　D. 给予止泻药

E. 局部理疗

(4-67～4-69 共用题干)

病人,男性,22 岁。因转移性右下腹痛 8 小时急诊行阑尾切除术,术中证实为坏疽性阑尾炎穿孔。术后 6 小时,病人仍感腹痛,躁动不安,未解小便。体格检查:T 38.5℃,BP 80/60 mmHg,P 110 次/分;面色苍白,皮肤湿冷;脉搏较弱;腹部稍胀,脐周及下腹压痛,轻度肌紧张,肠鸣音减弱。

4-67* 该病人目前最可能的情况是

A. 急性尿潴留　　B. 阑尾残端瘘

C. 腹腔内出血　　D. 腹腔内感染

E. 肠蠕动减弱

4-68 预防该并发症的最主要措施是

A. 术前检查凝血功能

B. 术前抗生素防感染

C. 术前输注新鲜全血

D. 术中严格止血

E. 术后腹带包扎

4-69* 护理该病人时,应注意以下内容哪项不正确

A. 密切观察生命体征

B. 迅速建立静脉通道

C. 及时通知医生

D. 嘱病人大量饮水

E. 完善术前准备

(4-70～4-72 共用题干)

病人,女性,32 岁。因患阑尾炎住院治疗,今天上午 9 点在硬膜外麻醉下行阑尾切除术,下午 2 点诉伤口疼痛难忍。

4-70* 以下术后镇痛的并发症哪项不正确

A. 恶心、呕吐　　B. 呼吸频率加快

C. 皮肤瘙痒　　D. 尿潴留

E. 消化道排气延迟

4-71 该病人属于哪类疼痛

A. 神经痛

B. 手术创伤性疼痛

C. 内脏性疼痛

D. 神经血管性疼痛

E. 神经麻痹痉挛性痛

4-72 按口述描绘评分法,该病人的疼痛属于哪级

A. 1 级　　B. 2 级

C. 3 级　　D. 4 级

E. 5 级

(4-73~4-75 共用题干)

病人,男性,40 岁。硬膜外麻醉下行急诊阑尾切除术,术后用平车护送入病室。

4-73 病室内适宜的温度、相对湿度是
- A. 温度 10~17℃,相对湿度 30%~40%
- B. 温度 14~15℃,相对湿度 15%~25%
- C. 温度 15~16℃,相对湿度 60%~70%
- D. 温度 20~22℃,相对湿度 40%~50%
- E. 温度 18~22℃,相对湿度 50%~60%

4-74* 术后第 2 天,病人主诉伤口疼痛,应采取的体位是
- A. 半坐卧位　　　B. 头高脚低位
- C. 端坐位　　　　D. 仰卧屈膝位
- E. 左侧卧位

4-75* 病人回病室后应采取的体位是
- A. 中凹位 6 小时　B. 侧卧位 2 小时
- C. 仰卧位 2 小时　D. 仰卧位 6 小时
- E. 仰卧位 4 小时

(4-76~4-77 共用题干)

病人,男性,50 岁。患十二指肠溃疡 30 年,上腹部隐痛 1 年,近 1 个月又出现呕吐并逐渐加剧,呕吐隔夜宿食,精神状态差,消瘦明显,皮肤弹性差,贫血貌。经胃镜检查确诊为十二指肠溃疡并发幽门梗阻,将于近日择期行胃大部切除术。

4-76 从提高病人对手术的耐受力考虑,首要的护理诊断是
- A. 焦虑
- B. 知识缺乏
- C. 有感染的危险
- D. 活动无耐力
- E. 营养失调:低于机体需要量

4-77* 特殊的术前准备是
- A. 术前禁食、禁水
- B. 术前 1~2 天进流质
- C. 术前 2~3 天起每晚温盐水洗胃
- D. 术前晚肥皂水灌肠

- E. 术日晨插胃管

✎ **A4 型单项选择题(4-78~4-96)**

(4-78~4-80 共用题干)

病人,女性,55 岁。因发现右上肺占位性病变入院,准备手术治疗。病人咳嗽、咳痰,晨起多痰,黄绿色,自诉咳不净,有慢性支气管炎病史 5 年,身高 157 cm,体重 70 kg。体格检查:T 37.9℃,P 80 次/分,R 20 次/分,BP 150/85 mmHg;呼吸音粗。

4-78 病人目前最主要的护理问题是
- A. 营养失调,高于机体需要量:与摄入量多消耗少有关
- B. 清理呼吸道无效:与呼吸道炎症有关
- C. 体温过高:与呼吸道炎症有关
- D. 知识缺乏:缺乏手术前准备和配合的知识
- E. 潜在并发症:切口感染

4-79 该病人目前最重要的护理措施是
- A. 加强饮食指导,控制体重在正常范围
- B. 充分备皮,预防切口感染
- C. 学会床上翻身,活动的方法
- D. 指导病人进行腹式呼吸训练
- E. 控制感染,保持呼吸道通畅

4-80 下列该病人的术前准备内容中不正确的是
- A. 教会病人深呼吸和有效咳嗽的方法
- B. 行肺功能检查,评估肺功能情况
- C. 采取解痉、祛痰治疗
- D. 服用降压药物,控制血压
- E. 合理应用抗生素控制感染

(4-81~4-85 共用题干)

病人,男性,32 岁。突发上腹部刀割样疼痛 10 小时,腹肌强直,反跳痛。做好术前准备,剖腹探查,行十二指肠球部溃疡穿孔修补术。现术后 8 小时,已排尿 3 次,但每次尿量少,约数毫升。

4-81 该病人可能出现了
A. 尿频 B. 尿潴留
C. 尿失禁 D. 尿路感染
E. 肾积水

4-82* 引起该病人现有问题的可能原因不包括
A. 麻醉的影响
B. 排尿反射抑制
C. 切口疼痛
D. 不适应卧床体位
E. 输液量过多

4-83* 首选的护理措施是
A. 诱导排尿 B. 减慢输液滴速
C. 控制液体入量 D. 导尿
E. 肌内注射氨甲酰胆碱

4-84* 若该病人术后第6天出现顽固性呃逆,应警惕的是
A. 切口感染 B. 肺不张
C. 膈下感染 D. 急性胃扩张
E. 肠梗阻

4-85 术后拔除胃肠减压管最重要的指征是
A. 无明显腹胀 B. 无恶心、呕吐
C. 腹痛减轻 D. 肛门排气
E. 病人食欲恢复

(4-86~4-91共用题干)

病人,女性,52岁。上腹部不适3年,加重半年,伴黑便1周入院。明确诊断后行胃癌根治术,留置胃管和腹腔引流管。现术后第3天,病人一直卧床,自述"没有力气下床",肛门尚未排气,腹胀明显,尚未进食。给予静脉输液等治疗。

4-86 目前病人最主要的护理诊断是
A. 潜在并发症:腹腔感染
B. 低于机体需要量:与术后禁食有关
C. 营养失调活动无耐力:与手术创伤有关
D. 腹胀:与肠蠕动尚未恢复有关
E. 体液不足:与禁食、引流有关

4-87 针对该病人目前状况,下列措施中正确

的是
A. 鼓励床旁活动
B. 平卧位、吸氧、雾化吸入
C. 镇静、解痉
D. 夹闭胃管,促进肠蠕动
E. 鼓励进食

4-88 鼓励病人术后早期活动有许多好处,除外
A. 能增加肺活量,减少肺部并发症
B. 改善全身血液循环,促进伤口愈合
C. 防止心力衰竭
D. 防止静脉血栓形成
E. 有利于肠功能的恢复

4-89 下列关于该病人术后引流管的观察护理中错误的一项是
A. 仔细观察引流物的量和颜色变化
B. 保持引流管通畅,防止阻塞
C. 换药时应注意引流管体外部分的固定
D. 有多根引流管时,应区分各引流管的引流部位
E. 胃肠减压管,待引流液体减少即可拔除

4-90 若病人出现发热、呼吸和心率增快,胸部听诊有局限性湿啰音,考虑病人可能存在
A. 膈下感染 B. 肺部感染
C. 胸膜炎 D. 外科手术热
E. 腹膜炎

4-91 若该病人出现咳嗽、咳痰,痰液黏稠不能咳出,此时主要的护理措施是
A. 给予镇咳药物 B. 鼓励翻身
C. 戒烟 D. 给予抗生素
E. 雾化吸入

(4-92~4-96共用题干)

病人,女性,45岁,转移性右下腹痛14小时,检查确诊为阑尾炎。术中发现阑尾充血肿胀明显,局部已穿孔,有较多脓性分泌物。术后第4天,T 38.4℃,病人自述切口疼痛加重,局

部出现红肿、压痛,有黄色分泌物流出。

4-92 考虑该病人可能存在
A. 切口裂开　　B. 切口疼痛
C. 腹腔脓肿　　D. 切口感染
E. 肺炎

4-93 目前较为合适的处理方法是
A. 拆除局部缝线,敞开伤口
B. 应用大剂量抗生素
C. 局部热敷
D. 用碘伏消毒伤口
E. 加强营养支持,促进愈合

4-94* 经处理后切口愈合,该类切口的愈合属于
A. Ⅰ类甲级　　B. Ⅱ类乙级
C. Ⅲ类丙级　　D. Ⅰ类乙级
E. Ⅱ类丙级

4-95* 下列哪项不属于引起术后切口感染的原因
A. 脓肿切开引流　　B. 全身抵抗力差
C. 切口血肿　　D. 细菌污染
E. 异物

4-96* 下列哪项不属于术后切口感染的预防措施
A. 合理应用抗生素
B. 保证足够的营养
C. 术前处理使腹压突然升高的疾病
D. 术中严格无菌操作
E. 术中彻底止血

名词解释题(4-97~4-102)

4-97 围手术期
4-98 外科手术热
4-99 急症手术
4-100 手术前期
4-101 手术中期
4-102 手术后期

简述问答题(4-103~4-111)

4-103 简述手术前护理的重点内容。
4-104 简述手术类型的分类。
4-105 简述预防性应用抗生素的一般适用范围。
4-106 肺不张与肺部感染的预防措施是什么?
4-107 简述术日晨进入手术室前的准备和护理工作。
4-108 简述手术切口分类及愈合分级。
4-109 急症病人手术前护理有哪些措施?
4-110 简述手术前病人的胃肠道准备要点。
4-111 简述手术后病人早期活动的优点和注意事项。

综合应用题(4-112~4-114)

4-112 病人,女性,44岁。蛛网膜下隙麻醉下行会阴部手术,术后下腹部膨胀、疼痛,不能自主排出尿液。
请解答:该病人的护理诊断/问题是什么?作为值班护士应采取什么护理措施?

4-113 病人,男性,52岁。因直肠癌住院准备行直肠癌根治术,术前准备期间诉心悸、失眠,担忧麻醉和手术效果。
请解答:其护理诊断/问题是什么?应重点采取的护理措施是什么?

4-114 病人,男性,65岁。患胃病10余年,近3个月胃痛加重,门诊胃镜及病理检查已确诊胃癌,住院准备行胃癌根治术。3年前因胆石症行胆囊切除术,术中心律不齐,手术过程欠顺利;患高血压病10余年,平日常服复方降压片等药物;住院查血糖、尿糖较高,诊断为糖尿病。消瘦,少言寡语,苦恼表情。
请解答:请就此情况提出主要的几条护理诊断/问题,并列出相关的依据;为提高手术耐受力,术前应做的一般准备和特殊准备是什么?

答案与解析

选择题

A1 型单项选择题

4-1	D	4-2	E	4-3	A	4-4	E
4-5	B	4-6	B	4-7	A	4-8	B
4-9	D	4-10	E	4-11	C	4-12	E
4-13	A	4-14	A	4-15	E	4-16	D
4-17	D	4-18	E	4-19	C	4-20	E
4-21	B	4-22	D	4-23	B	4-24	A
4-25	D	4-26	E	4-27	A	4-28	C
4-29	D	4-30	D	4-31	A		

A2 型单项选择题

4-32	A	4-33	A	4-34	C	4-35	B
4-36	D	4-37	C	4-38	E	4-39	C
4-40	B	4-41	B	4-42	D	4-43	E
4-44	B	4-45	A	4-46	A	4-47	E
4-48	B	4-49	E	4-50	F	4-51	B
4-52	E	4-53	B	4-54	A	4-55	B

A3 型单项选择题

4-56	B	4-57	E	4-58	C	4-59	C
4-60	D	4-61	C	4-62	B	4-63	A
4-64	C	4-65	B	4-66	D	4-67	D
4-68	D	4-69	D	4-70	D	4-71	B
4-72	D	4-73	E	4-74	A	4-75	D
4-76	E	4-77	C				

A4 型单项选择题

4-78	B	4-79	E	4-80	D	4-81	B
4-82	E	4-83	E	4-84	C	4-85	D
4-86	D	4-87	A	4-88	C	4-89	E
4-90	B	4-91	E	4-92	D	4-93	A
4-94	C	4-95	A	4-96	C		

部分选择题解析

4-2 解析: 术后早期活动促进肠功能恢复,减少尿潴留发生,预防下肢静脉血栓发生,增加肺活量,改善全身血液循环。

4-4 解析: 术后病人内出血,早期会有机体的代偿,病人往往表现为胸闷、口渴、脉快,后期才会出现血压下降等表现。

4-5 解析: 术后的恶心、呕吐常常是麻醉反应所致,待麻醉作用消失后,可自然停止。若腹部手术数日后反复呕吐,可能是急性胃扩张或肠梗阻。

4-10 解析: 急症手术不用禁食 12 小时,只需做灌肠处理。一般病人手术前 8～12 小时禁食,4 小时禁饮,以免术中、术后呕吐,导致误吸、窒息。

4-13 解析: 通过饮食或药物治疗使血糖控制在正常或轻度升高状态,尿糖为＋～＋＋。

4-17 解析: 若为急症手术,需应用抗菌药并避免吸入麻醉。

4-18 解析: 心力衰竭病人应在病情控制 3～4 周后再考虑手术。急性心梗病人发病后 6 个月内不宜施行择期手术,6 个月以上无心绞痛发作者可在严格监护下手术。

4-24 解析: 对中、小手术者,当天每小时测脉搏、呼吸、血压,监测 6～8 小时或至生命体征平稳。对大手术或可能发生出血者,必须密切观察,每 15～30 分钟监测生命体征,直到病情平稳后改为每 1～2 小时 1 次。

4-25 解析: 胃肠减压管在肠道功能恢复、肛门排气后拔除。

4-27 解析: 感染常起自膀胱炎,上行感染可引起肾盂肾炎。长期留置导尿管或反复多次导尿亦可引起尿路感染。

4-28 解析: 切口裂开后如果将内脏直接还纳容易造成腹腔感染,正确的处理方法是先安慰病人,让病人平卧,用无菌盐水纱布覆盖伤口,并用腹带包扎,通知医生,送往手术室缝合。

4-29 解析:对于年老体弱、营养状况差、估计切口愈合差的病人,术前加强营养支持;腹部手术者,加用全层腹壁减张缝线,术后用腹带适当加压包扎伤口,减轻局部张力,延迟拆线时间。如有慢性腹内压增高的因素及时处理和消除。

4-31 解析:腹部手术尤其是胃肠道手术后需禁食 1～3 天,待肠道功能恢复、肛门排气后,开始进少量流食,逐步递增至全量流食。第 5～6 天进半流食,第 7～9 天过渡到软食,术后 10～12 天开始普食。非腹部手术后,局麻和无任何不适者术后可按需进食;蛛网膜下隙和硬膜外腔麻醉者术后 6 小时可按需进食;全麻者应待完全清醒,无恶心、呕吐后方可进食。

4-33 解析:胆囊手术病人麻醉清醒后应采取半卧位;颅脑手术病人麻醉清醒后应采取头高足低斜坡卧位;硬膜外麻醉手术病人回病室后应取平卧,可去枕;颈胸术后应采取高半坐位;骨科手术后应采取卧硬板床;脊柱手术后应采取俯卧或仰卧位;蛛网膜下隙麻醉术后应采取去枕平卧位;腹部手术后血压平稳者,首选的是低半坐卧位或斜坡卧位;全麻术后未清醒者,宜采用去枕平卧位,头偏向一侧,避免误吸;休克病人应采取中凹卧位。

4-34 解析:肠道手术病人术前 3 天开始做好充分的肠道准备后手术。

4-35 解析:肺炎、肺不张病人术后早期有发热、呼吸和心率增快现象,颈部气管可能向患侧偏移。胸部体检有局限性湿啰音和呼吸音减弱。

4-37 解析:有吸烟习惯者,术前 2 周停止吸烟。

4-38 解析:备皮时间以术前 2 小时为宜,如超过 24 小时,应重新备皮。

4-39 解析:肠穿孔术后并发症,主要为腹腔脓肿和肠瘘,而手术及时正确处理及术后适当治疗是预防并发症的关键。肠瘘发生主要是因缝合伤口部位血运差,张力高所致,影响愈合疗效,因此术后病人都给予胃肠减压,如十二指肠损伤。胃管则放置在十二指肠损伤周围,以减低肠腔内压力,便于伤口愈合。

4-44 解析:切口裂开常发生于术后 1 周左右或拆除皮肤缝线后 24 小时内,病人突然腹部用力或有切口的关节伸屈幅度较大时,常自觉切口疼痛和突然松开,随即有淡红色液体自切口溢出,浸湿敷料。

4-46 解析:病人面色苍白、心悸、气短、血压下降,为低血容量性休克早期表现,且伤口引流管流出大量鲜红色血性液体,说明是体腔内出血。

4-47 解析:血压在 160/100 mmHg 以下者不必特殊处理。血压过高的病人术前应选用合适的降压药物使血压平稳在一定水平,但并不要求降至正常后才做手术。

4-48 解析:腹部手术后多取半坐卧位,以减少腹壁张力;并可使腹腔渗血、渗液流入盆腔,便于引流;避免形成膈下脓肿,利于呼吸和血液循环;增加肺通气量,预防肺部并发症。

4-49 解析:由于手术创伤的反应,术后病人的体温可略升高,变化幅度在 0.5～1℃,一般不超过 38℃,称为外科手术热,术后 1～2 天体温逐渐恢复正常。术后 24 小时内的体温过高(>39℃),常为代谢性或内分泌异常、低血压、肺不张和输血反应等。术后 3～6 天的发热或体温降至正常后再度发热,则要警惕继发感染的可能。

4-50 解析:深静脉血栓形成多见于下肢深静脉,常发生于术后长期卧床、活动减少的老年病人。开始时病人自感腓肠肌疼痛和紧束,继之下肢出现凹陷性水肿,沿静脉走行有触痛,可扪及索状变硬的静脉。

4-51 解析:术后一旦血栓形成,禁忌局部按摩,以防血栓脱落,血栓脱落可发生致命性的肺动脉栓塞,导致死亡。

4-52 解析:对术后 6～8 小时尚未排尿或虽排尿但尿量少、次数频繁者,应在耻骨上区叩诊,有明显浊音者,先考虑尿潴留。

4-53 解析:对于尿潴留病人,先采用下腹部热敷、轻柔按摩膀胱区及听流水声等多种方法诱导排尿。若无禁忌,可协助病人坐位或立起排尿。考虑药物使病人自行排尿。如无效再考虑导尿。

4-54 解析:术后早期不宜进食含糖高的食物和奶制品等。

4-55 解析:切口裂开内脏脱出后,立即嘱病人平卧位休息,并安慰稳定情绪,告之勿咳嗽和饮食。用无菌 0.9% 氯化钠溶液纱布覆盖切口,加腹带包扎,勿盲目回纳,以免造成腹腔内感染。通知医生,送手术室重新缝合处理。

4-56 解析:各种恶性肿瘤的切除术属于限期手术。

4-57 解析:肠道手术病人术前 3 天开始做好充分的肠道准备。

4-59 解析:术后早期腹胀常是由于胃肠道蠕动受抑制,肠腔积气无法排出所致。

4-60 解析:腹部术后采取半卧位,胃肠减压管在肠道功能恢复、肛门排气后拔除。胃肠减压期间禁饮食。

4-61 解析:一般而言,头、面及颈部切口术后 4～5 天拆线;下腹部和会阴部切口术后 6～7 天拆线;胸、上腹、背和臀部术后 7～9 天拆线;四肢术后 10～12 天拆线;减张缝线于术后 14 天拆除。年老体弱、营养不良或糖尿病病人适当延迟拆线;青少年可缩短拆线时间。因为脾在上腹部,所以拆线时间预计为术后 7～9 天。

4-62 解析:引起切口感染的原因有创口内留有无效腔、血肿、异物或局部组织血供不良,合并有贫血、糖尿病、营养不良或肥胖等,常发生在术后 3～5 天,切口疼痛加重或减轻后又加重,局部出现红、肿、压痛或有波动感,伴体温升高、脉率加快、白细胞计数增高全身表现。

4-64 解析:切口感染常发生在术后 3～5 天,切口疼痛加重或减轻后又加重,局部出现红、肿、压痛或有波动感等表现,有波动感说明有明显感染或脓肿形成,应拆除局部缝线,用血管钳撑开充分敞开切口,清理切口后,放置凡士林油纱条引流,定期更换敷料。

4-67 解析:病人呈低血容量性休克早期症状,

提示有术后出血。

4-69 解析:病人血压低,面色苍白,皮肤湿冷,P 110 次/分,脉搏较弱是休克早期症状。该患者腹胀,所以要禁饮。

4-70 解析:镇痛药物可减慢呼吸频率。

4-74 解析:腹部手术后多采用低半坐卧位或斜坡卧位,减少腹壁张力。

4-75 解析:硬膜外麻醉病人一般取平卧位 6 小时,随后按手术部位安置成需要的卧位。

4-77 解析:幽门梗阻病人术前 2～3 天用温盐水洗胃,减轻胃黏膜水肿。

4-82 解析:尿潴留原因有全麻后排尿反射受抑制、切口疼痛引起后尿道括约肌反射性痉挛及病人不习惯床上使用便器等。

4-83 解析:氨甲酰胆碱可促使膀胱壁肌肉收缩,使病人自行排尿。

4-84 解析:上腹部手术后出现顽固性呃逆,应警惕吻合口或十二指肠残端瘘导致的膈下感染,做超声检查可明确病因。

4-94 解析:污染切口(Ⅲ类切口)指邻近感染区或组织直接暴露于污染或感染物的切口,如阑尾穿孔后的阑尾切除术。丙级愈合是指切口已化脓。该病人为阑尾切除术属于Ⅲ类切口,已化脓属于丙级愈合。

4-95 解析:原因可能有创口内留有无效腔、血肿、异物或局部组织血供不良,合并有贫血、糖尿病、营养不良或肥胖等。

4-96 解析:严格执行无菌技术,手术操作细致,防止残留无效腔、血肿或异物等。术后加强营养支持,增强病人抗感染的能力,合理使用抗生素。

名词解释题

4-97 围手术期是指从病人进入外科病房到手术后痊愈出院这段时期,分为手术前期、手术中期和手术后期 3 个阶段。

4-98 由于手术创伤的反应,术后病人的体温可略升高,变化幅度在 0.5～1℃,一般不超过 38℃,称为外科手术热。术后 1～2 天体温逐渐恢复正常。

4-99 急症手术是指病情危急,在最短时间内进行必要准备后迅速实施的手术。

4-100 手术前期指病人入院至进入手术室接受手术的阶段。

4-101 手术中期指病人进入手术室至手术完毕返回恢复室或病房的阶段。

4-102 手术后期指病人自手术完毕回病房直至术后康复出院的阶段。

简述问答题

4-103 手术前护理重点是在全面评估的基础上,做好必需的术前准备,纠正病人存在及潜在的生理、心理问题,加强健康指导,提高病人对手术和麻醉的耐受力,使手术危险性降至最低程度。

4-104 手术类型按手术期限大致分为3类:择期手术、限期手术和急症手术。急症手术:病情危急,在最短时间内进行必要准备后迅速实施的手术,如外伤性肝、脾破裂和肠破裂等;限期手术:手术时间选择有一定时限,在尽量短的时间内做好术前准备,如各种恶性肿瘤的切除术;择期手术:在充分的术前准备后进行手术,如一般良性肿瘤切除术。

4-105 抗生素的预防性应用一般适用于:涉及感染病灶或切口接近感染区域的手术;肠道手术;预计操作时间长、创面大的手术;开放性创伤、创面已污染、清创时间长或清创不彻底者;涉及大血管的手术;植入人工制品的手术;器官移植术。

4-106 肺不张与肺部感染的预防措施:主要是保持顺畅的呼吸活动。①术前锻炼深呼吸,戒烟及治疗原有的支气管炎或慢性肺部感染;②全麻手术拔管前吸净支气管内分泌物;③术后取平卧位,头偏向一侧,防止呕吐物和口腔分泌物的误吸;④胸、腹带包扎松紧适宜,避免限制呼吸的固定或绑扎;⑤鼓励病人深呼吸咳嗽、体位排痰或给予药物化痰,以利支气管内分泌物排出;⑥协助病人翻身、拍背及体位排痰,

以解除支气管阻塞,使不张的肺重新膨胀;⑦鼓励病人自行咳嗽排痰;⑧保证摄入足够的水分;⑨全身或局部抗生素治疗。

4-107 术日晨进入手术室前的准备和护理:①认真检查、确定各项准备工作的落实情况;②若发现病人有不明原因的体温升高,或女病人来月经,应延迟手术日期;③进入手术室前,指导病人排尽尿液;④估计手术时间持续4小时以上及接受下腹部或盆腔内手术者应留置导尿管并妥善固定;⑤胃肠道及上腹部手术者应放置胃管;⑥嘱病人擦去指甲油、口红等化妆品;⑦嘱病人取下活动的义齿、发夹、眼镜、手表、首饰和其他贵重物品;⑧遵医嘱给予术前药物;⑨备好手术需要的病历、X线片及药品等,将之随同病人带入手术室;⑩与手术室接诊人员仔细核对病人、手术部位及名称,做好交接。

4-108 清洁切口(Ⅰ类切口):指Ⅰ期缝合的无菌切口,如甲状腺大部切除术。可能污染的切口(Ⅱ类切口):指手术时可能带有污染的Ⅰ期缝合切口(如胃大部切除术)和皮肤不易彻底消毒的部位,6小时内的伤口经过清创术缝合、新缝合的切口再度切开者。污染切口(Ⅲ类切口)指邻近感染区或组织直接暴露于污染或感染物的切口,如阑尾穿孔后的阑尾切除术。甲级愈合指愈合良好,无不良反应;乙级愈合指愈合处有炎症反应,如红肿、硬结、血肿、积液等,但未化脓;丙级愈合指切口已化脓。

4-109 急症病人手术前护理措施:首先抢救危及生命的情况,必要的手术前准备及要求,常规备皮、配血、皮试及麻醉前准备。一般急症手术病人术前禁饮食、禁服泻药、禁灌肠,未明确诊断前禁用止痛剂。危重病人不宜做复杂的特殊检查。

4-110 手术前病人的胃肠道准备要点:择期手术病人于术前12小时禁食、4小时禁饮,防止因麻醉或手术引起呕吐而窒息或发生吸入性肺炎;腹部手术病人除急症手术禁止灌肠外,于术前1天晚用肥皂水灌肠或使用开塞露,排

空肠腔内粪便,防止麻醉后肛门括约肌松弛使大便排出污染手术区,减轻术后腹胀;肠道手术病人,入院后开始少渣饮食,并于术前3天起口服肠道不吸收抗生素,以减少术后感染的机会,口服泻药清洁肠道;胃肠道手术病人术日晨置胃管,手术区皮肤准备范围大于约定切口的范围。

4-111 手术后病人早期活动的优点和注意事项:原则上应该早期床上活动,并尽早离床活动,但有休克、心力衰竭、严重感染、出血、极度衰弱或实施特殊的制动措施的病人则不宜早期活动。早期活动有利于增加肺活量,减少肺部并发症,改善全身血液循环,促进切口愈合,减少下肢静脉血流缓慢所致深静脉血栓形成,有利于肠道和膀胱功能恢复,减少腹胀和尿潴留的发生。

综合应用题

4-112 护理诊断问题:舒适度改变,疼痛、腹胀、尿潴留:与手术后卧床和创伤性反应有关。

护理措施:①稳定病人的情绪;②在取得病人合作、增加其自行排尿信心的前提下,若无禁忌,可协助其坐于床沿或站立排尿;③听流水声、下腹部热敷、轻柔按摩;④用镇静止痛药解除切口疼痛或用卡巴胆碱刺激膀胱逼尿肌收缩,都能促进病人自行排尿。上述措施均无效时,在严格无菌技术下导尿,第1次导尿量超过500 ml者,或有器质性病变(骶前神经损伤、前列腺肥大)者应留置导尿管,有利于膀胱逼尿肌收缩功能的恢复。

4-113 护理诊断问题:焦虑和恐惧,与罹患疾病、接受麻醉和手术、担心预后有关。

重点护理措施:①介绍病人认识同类手术康复者,使病人通过后者的现身说法体会成功的经验。②术前宣教可与麻醉师及手术室护士的术前访视病人相结合,介绍手术室环境、讲解麻醉方式、麻醉后可能发生的反应和注意事项;解释手术前处理的程序、手术治疗的目的和主要过程、可能的不适;介绍术后的护理常规和可能留置引流管的目的和意义。

4-114 主要护理问题。①焦虑和恐惧:与罹患疾病、接受麻醉和手术、担心预后及住院费用高等有关;②营养失调:低于机体需要量,与患病后摄入不足、丢失过多或机体分解代谢增强等有关;③睡眠形态紊乱:与疾病导致的不适、环境改变和担忧等有关;④有感染的危险:与机体抵抗力低下、营养不良、患糖尿病有关。

一般准备:①指导病人饮食;②如病人吸烟,应术前2周停止吸烟;③手术前需配血;④手术区备皮;⑤处理已发现的感染灶;⑥保护病人重要脏器功能;⑦纠正营养不良及代谢失调;⑧保证睡眠和休息;⑨纠正水及电解质平衡紊乱;⑩肝功能损害者,加强护肝治疗;⑪纠正贫血和低蛋白血症。

特殊准备:对糖尿病病人,控制血糖至正常或轻度升高状态;选用合适的降压药物使血压平稳在一定水平,但并不要求降至正常后才做手术。

(胡晓瑾)

第五章

手术室管理工作

✏ A1 型单项选择题(5-1~5-53)

5-1 乙醇浸泡橡皮片应属于
  A. 消毒　　　　　　B. 灭菌
  C. 无菌技术　　　　D. 隔离技术
  E. 抑菌

5-2 刀、剪、缝针的灭菌宜用
  A. 煮沸消毒灭菌器
  B. 下排气式压力蒸汽灭菌器
  C. 2%戊二醛浸泡
  D. 流动蒸汽
  E. 快速压力蒸汽灭菌器

5-3 手术敷料的最好灭菌方法是
  A. 高压蒸汽　　　　B. 煮沸
  C. 流动蒸汽　　　　D. 环氧乙烷熏蒸
  E. 乳酸熏蒸

5-4 适用于手术中应急器械灭菌的是
  A. 预真空压力蒸汽灭菌器
  B. 快速压力蒸汽灭菌器
  C. 下排气式压力蒸汽灭菌器
  D. 煮沸消毒灭菌器
  E. 环氧乙烷灭菌器

5-5* 不能采用高压蒸汽灭菌的物品是
  A. 手术刀片　　　B. 手术衣
  C. 玻璃烧瓶　　　D. 橡胶手套
  E. 手术缝线

5-6 不能用压力蒸汽灭菌的物品有
  A. 手术单　　　　B. 橡胶类
  C. 刀、剪　　　　D. 敷料类

E. 搪瓷类器皿

5-7* 应用最普遍、效果最可靠的灭菌方法是
  A. 煮沸法　　　　　B. 紫外线照射法
  C. 消毒剂浸泡法　　D. 消毒剂熏蒸法
  E. 高压蒸汽灭菌法

5-8* 灭菌锐利器械的正确方法是
  A. 压力蒸汽灭菌
  B. 10%甲醛浸泡 30 分钟
  C. 苯扎溴铵溶液浸泡 30 分钟
  D. 75%乙醇浸泡 60 分钟
  E. 2%戊二醛浸泡 10 小时

5-9 煮沸法达到灭菌作用的时间至少是
  A. 煮沸后持续 10 分钟
  B. 煮沸后持续 20 分钟
  C. 煮沸后持续 40 分钟
  D. 煮沸后持续 50 分钟
  E. 煮沸后持续 60 分钟

5-10* 冬季,布类物品经压力蒸汽灭菌后一般可保留
  A. 1 周　　　　　　B. 2 周
  C. 3 周　　　　　　D. 20 天
  E. 30 天

5-11* 手术者已穿好无菌手术衣、戴好无菌手套,手术未开始,双手应置于
  A. 胸前　　　　　　B. 腹前
  C. 夹在腋下　　　　D. 双手下垂
  E. 双手放在背后

5-12* 手术人员手臂刷洗消毒后,手臂应保持的姿势是
  A. 手臂向上高举　　B. 手臂自然下垂

C. 胸前拱手姿势　　D. 手臂向前伸

E. 双手放置背后

5-13　卫生部新颁布的外科手消毒的原则是

A. 取洗手液刷洗 1 遍

B. 取消毒液刷洗 1 遍

C. 取消毒液涂抹 1 遍

D. 先洗手后消毒

E. 先消毒后洗手

5-14　外科手消毒的洗手方法是

A. 取洗手液按 7 步洗手法揉搓手臂

B. 取洗手液按 6 步洗手法揉搓手臂

C. 用肥皂做一般洗手

D. 取消毒液用毛刷刷洗手臂 3 遍

E. 取消毒液用毛刷刷洗手臂 2 遍

5-15　外科手消毒的消毒方法是

A. 取消毒液用毛刷刷洗手臂 2 遍

B. 取消毒液用毛刷刷洗手臂 3 遍

C. 取消毒液按 7 步洗手法揉搓手臂 3 遍

D. 取消毒液按 7 步洗手法揉搓 1 遍

E. 最后用无菌巾擦干手臂药液

5-16*　戴无菌手套正确的方法是

A. 先穿手术衣,后戴干手套

B. 先戴干手套,后穿手术衣

C. 两手始终捏在手套腕部翻转处

D. 为戴手套方便,应选宽大的手套

E. 干手套应将衣袖压在手套腕部的外面

5-17*　无菌手术后还须接台手术,手臂的处理应

A. 重新手臂清洗、消毒和穿手术衣、戴手套

B. 无菌水冲净手套血迹,再外套 1 件手术衣

C. 直接更换一套手术衣和手套即可

D. 不需重新洗手,但需手臂消毒,另穿手术衣和戴手套

E. 用 75% 乙醇涂擦双手后穿手术衣、戴手套

5-18　会阴部手术时,皮肤消毒忌用

A. 2.5% 碘酊

B. 0.5% 氯己定醇

C. 0.5% 碘伏(有效碘)

D. 0.1% 苯扎溴铵

E. 0.1% 硫柳汞酊

5-19*　在皮肤切开及缝合前,再次消毒切口及其周围皮肤时应用

A. 1% 碘酊　　　　B. 3.5% 碘酊

C. 75% 乙醇　　　D. 10% 碘伏

E. 0.1% 苯扎溴铵

5-20*　感染伤口或肛门会阴部皮肤消毒的方法正确的是

A. 消毒范围在切口周围 10 cm

B. 延长切口时可不必扩大消毒范围

C. 若接触伤口或肛门周围的药液纱布,不可返回消毒

D. 由内向外涂擦

E. 用纱布尽可能多蘸取药液擦拭

5-21　结肠造口术后,施行瘘口关闭时,正确的手术区皮肤消毒的顺序是

A. 由手术区外周涂向瘘口周围

B. 由手术区中心部向四周涂擦

C. 由手术病人头侧涂向足侧

D. 由手术者一侧涂向对侧

E. 无须按一定的顺序,只要消毒彻底

5-22*　关于手术人员手臂的消毒方法,下列正确的一项是

A. 灭菌王是含碘的高效复合型消毒液,无须用肥皂水洗手

B. 0.5% 碘伏涂擦 2 遍后保持拱手姿势,自然干燥

C. 用肥皂水刷手 5 分钟,浸于 75% 乙醇中 5 分钟

D. 用 0.5% 碘伏涂抹后,再以 75% 乙醇擦拭

E. 无菌手术完成后手套未破,若需连续手术,应刷手 5 分钟,浸泡 5 分钟

5-23*　关于手术区铺盖无菌布单,下列正确的是

A. 无菌巾先铺相对不洁区或操作者的
对侧

B. 无菌巾铺下后不可由内向外再移动

C. 开腹手术的术野区至少铺单 2 层

D. 无菌单下垂手术台边缘至少 10 cm

E. 术中手术巾单湿透时,应撤去重铺

5-24* 切开空腔脏器前,用纱布垫保护周围组
织的目的是避免

A. 水分蒸发过多　　B. 损伤周围组织

C. 污染　　　　　　D. 术后腹胀

E. 切除范围过多

5-25 手术室为气性坏疽病人做截肢后,室内
消毒方法主要是

A. 10%漂白粉溶液喷洒

B. 0.1%苯扎溴铵湿洗

C. 40%甲醛擦洗

D. 过氧乙酸气体熏蒸

E. 紫外线照射

5-26 结核分枝杆菌污染手术室后,宜选用的
消毒方法是

A. 过氧乙酸气体熏蒸

B. 紫外线照射

C. 高锰酸钾溶液湿洗

D. 苯扎溴铵溶液湿洗

E. 含氯消毒溶液喷洒

5-27 特殊感染手术后,器械的无菌处理程
序是

A. 消毒→清洁→灭菌

B. 灭菌→清洁→消毒

C. 清洁→消毒→灭菌

D. 清洁→灭菌

E. 清洁→消毒

5-28 过氧乙酸熏蒸法进行手术室日常消毒,
一般投药量是

A. 1 g/m³　　　　　B. 2 g/m³

C. 3 g/m³　　　　　D. 4 g/m³

E. 5 g/m³

5-29 关于戊二醛溶液浸泡器械,下列正确
的是

A. 属于中效消毒剂

B. 常用 0.2%浓度

C. 浸泡 10 分钟可消毒

D. 对皮肤无刺激性

E. 可浸泡内镜、锐利器械等

5-30 无菌包中剩余的未用物品一般限制在

A. 1 小时内使用　　B. 4 小时内使用

C. 10 小时内使用　　D. 40 小时内使用

E. 14 天内使用

5-31 金属器械浸泡多选用

A. 乙醇　　　　　　B. 碘伏

C. 戊二醛　　　　　D. 过氧乙酸

E. 环氧乙烷

5-32 普通手术室空气消毒多选用

A. 醋酸　　　　　　B. 甲醛

C. 戊二醛　　　　　D. 过氧乙酸

E. 环氧乙烷

5-33 层流洁净手术间空气消毒主要用

A. 紫外线照射

B. 层流通风

C. 电离辐射

D. 环氧乙烷熏蒸

E. 过氧乙酸熏蒸

5-34* 属于准洁净区的是

A. 麻醉恢复室　　　B. 实验室

C. 会议室　　　　　D. 消毒室

E. 手术间走廊

5-35 手术室内的适宜温度是

A. 18～20℃　　　　B. 20～22℃

C. 22～25℃　　　　D. 25～28℃

E. 28～30℃

5-36 洁净手术室的空气洁净程度和生物微
粒的监测时间是

A. 每天 1 次　　　　B. 每周 1 次

C. 每 2 周 1 次　　　D. 每月 1 次

E. 每 2 月 1 次

5-37 手术人员手臂的无菌处理措施是

A. 机械法＋化学法＋隔离法

B. 机械法＋化学法

C. 热力法＋隔离法

D. 化学法

E. 热力法

5-38 病人手术区皮肤的无菌处理措施是

A. 机械法＋化学法＋隔离法

B. 机械法＋化学法

C. 热力法＋隔离法

D. 化学法

E. 热力法

5-39 一般手术器械的无菌处理措施是

A. 机械法＋化学法＋隔离法

B. 机械法＋化学法

C. 热力法＋隔离法

D. 化学法

E. 热力法

5-40 不属于手术器械热力灭菌常用方法的是

A. 预真空压力蒸汽灭菌器

B. 快速压力蒸汽灭菌器

C. 下排气式压力蒸汽灭菌器

D. 煮沸法灭菌

E. 热烤法灭菌

5-41 化学消毒灭菌剂浸泡器械时的注意事项不包括

A. 消毒灭菌剂浓度情况

B. 有效浸泡时间

C. 器械上油污血迹拭净

D. 消毒灭菌剂的市场价格

E. 消毒灭菌剂的有效期限

5-42 手术器械低温(冷)灭菌法不包括

A. 环氧乙烷灭菌法

B. 甲醛熏蒸灭菌法

C. 乙醇浸泡法

D. 过氧化氢等离子体灭菌法

E. 电离辐射(^{60}Co)灭菌法

5-43 手术室空气消毒不再采用的方法是

A. 过氧乙酸熏蒸法

B. 甲醛熏蒸法

C. 层流通风净化系统

D. 循环风紫外线消毒器

E. 静电吸附式消毒器

5-44 手术室湿拭清洁,目前宜选用的消毒剂是

A. 苯扎溴铵   B. 含氯消毒剂

C. 氯己定   D. 乙酸

E. 碘伏

5-45* 关于环氧乙烷气体熏蒸灭菌,下列不正确的是

A. 是广谱、强力灭菌剂

B. 其穿透力很强

C. 投药量 0.8~1 g/m³

D. 灭菌时间需 1 小时

E. 易燃、易爆、有毒

5-46 手术护士配合手术时,下列正确的操作是

A. 手术用针线垂于器械台边缘以下

B. 腹腔拉钩在手术人员背后传递

C. 执血管钳柄环,将尖端递与手术者

D. 手套破损可继续进行手术配合

E. 上肢部位污染后立即更换无菌手术衣

5-47* 备用无菌桌(连台手术)应用双层无菌巾加盖,有效期是

A. 2 小时   B. 3 小时

C. 4 小时   D. 6 小时

E. 12 小时

5-48* 手术过程中清点和核对器械、敷料的时间是

A. 手术开始前和准备关体腔前

B. 手术进行中

C. 手术开始前

D. 开始缝合皮肤前

E. 手术完毕后

5-49 婴儿、面部、会阴部的皮肤和口腔黏膜的消毒可选用

A. 1:1000 苯扎溴铵

B. 2.5%碘伏

C. 75%乙醇

D. 2%84 液

E. 含氯消毒液

5-50* 普通外科中的Ⅰ类无菌手术宜安排的手术室是

A. Ⅰ级特别洁净手术室

B. Ⅱ级标准洁净手术室

C. Ⅲ级一般洁净手术室

D. Ⅳ级准洁净手术室

E. 普通手术室

5-51* 完成手术野皮肤的消毒和铺巾的人员是

A. 手术者　　　　B. 第一助手

C. 第二助手　　　D. 器械护士

E. 巡回护士

5-52* 有关手术进行中的无菌概念,下列错误的一项是

A. 一经洗手,手臂不准接触未经消毒之物品

B. 穿无菌衣和戴无菌手套后,手只能接触无菌衣和手术台边缘以上部分

C. 不可在手术人员背后传递器械手术用品

D. 坠落到无菌巾或手术台边以外的器械物品不可拾回再用

E. 术中发现手套破损或接触到有菌的地方,应更换手套

5-53 以下巡回护士的工作要求中不恰当的一项是

A. 监督手术人员严格执行无菌操作技术

B. 按手术通知单仔细核对病人

C. 根据麻醉要求安置病人体位

D. 始终保持手术野、器械托盘及器械桌的整洁、干燥和无菌状态

E. 调整好照明光源,接好电刀、电凝、吸引器等

✎ A2型单项选择题(5-54~5-81)

5-54 手术室器械组的护士检查时发现一包

经低温灭菌过的腹腔镜器械表面有污渍,对该包器械的正确处理是

A. 待请示护士长后再定

B. 可以直接供手术使用

C. 手术台上用碘伏擦去污渍即可使用

D. 重新低温灭菌

E. 重新彻底清洁后,低温灭菌

5-55 疝修补术结束后,手术护士需连台阑尾切除术,其接台前无菌准备不必要的步骤是

A. 先脱手术衣,后脱手套

B. 取洗手液作外科洗手,无菌毛巾擦干

C. 取消毒液依程序作手臂消毒

D. 消毒后用无菌巾彻底擦干手臂

E. 穿无菌手术衣和戴无菌手套

5-56 在手术室做气性坏疽截肢术后,对该手术间(76 m^3)进行过氧乙酸熏蒸消毒,需用的药量是

A. 228 g　　　　B. 220 g

C. 210 g　　　　D. 200 g

E. 190 g

5-57* 在进行人工髋关节置换手术时,主刀医生不慎致右手手套破损,正确的做法是

A. 立即双手各更换无菌手套

B. 立即右手更换无菌手套

C. 立即双手各加套一只无菌手套

D. 立即右手加套一只无菌手套

E. 重新外科洗手后再戴无菌手套

5-58 在进行手术现场观摩时,手术室护士长严格限制进入手术间的观摩人数为2~3人,其目的主要是为了避免

A. 手术器械物品的污染

B. 手术人员的手臂污染

C. 病人手术区皮肤的污染

D. 手术室空气的污染

E. 感染病灶或中空器官的内容物污染

5-59 正在行某男性病人的右跟骨骨折撬拨内固定术。手术医生告知巡回护士准

备 3 根不同型号的克氏钢针,巡回护士在配合时错误的做法是

A. 用无菌持物钳夹取克氏钢针

B. 身体与无菌物始终保持距离

C. 前臂未跨越器械台无菌区

D. 将无菌包中未取完的物品重新包好

E. 把手术台上未用的一根克氏钢针收回原无菌包中

5－60* 某实习医生到手术室实习,跟随带教老师进入手术室,熟悉手术室无菌操作技术。为病人进行皮肤消毒时,消毒范围包括切口周围

A. 5～10 cm

B. 10～15 cm

C. 15～20 cm

D. 20～25 cm

E. 25～30 cm

5－61* 某实习医生到手术室实习,跟随带教老师进入手术室。下列洗手前准备内容不妥的是

A. 换上手术室专用鞋,进入更衣室更衣

B. 除去饰物,但未摘项链

C. 洗手衣袖卷至上臂中段,洗手衣下摆扎入裤腰内,裤腿远端平踝

D. 戴好专用手术帽和口罩

E. 修剪指甲

5－62* 某护士在洗手过程中正确的操作是

A. 刷洗双手及手臂,从指间到肘上10 cm

B. 指尖朝上肘向下,用清水冲洗手臂上的肥皂水

C. 每侧手臂分成手腕、手臂两区域,左、右侧手臂交替刷洗

D. 每侧手臂用一块无菌小毛巾从肘部至指尖擦干

E. 在 75％乙醇桶中浸泡至肘上 10 cm,浸泡 5 分钟后,拱手姿势待干

5－63* 某实习医生为病人消毒皮肤时,下列操

作不正确的是

A. 用浸透 0.5％碘伏的纱球涂擦第1 遍

B. 换消毒钳再消毒 2 次

C. 供皮区可用 75％乙醇消毒 2～3 次

D. 腹部手术,以切口为中心向四周涂擦

E. 消毒、铺巾完毕,重新用肥皂水刷手

5－64 器械护士做好手臂消毒后,能够进入的区域是

A. 手术间　　　B. 器械室

C. 恢复室　　　D. 敷料室

E. 值班室

5－65 某病人于全麻下行结肠癌根治术。下列术后器械处理方法正确的是

A. 由巡回护士处理手术后器械

B. 去除血渍、油垢后用灭菌水冲净即可

C. 用于污染手术后的器械须焚烧处理

D. 腹腔镜器械处理后垂直悬挂

E. 锐利、精细器械首选压力蒸汽灭菌

5－66 某病人于上午 10 点在全麻下行结肠癌根治术。下列术中的无菌原则错误的是

A. 器械桌应保持清洁干燥

B. 下坠超过手术床边缘以下的敷料及缝线等若未污染可取回使用

C. 手术床边缘以下的布单不可接触

D. 手术人员调换位置时,应背对背调换

E. 若手套破损应立即更换

5－67 某结肠癌病人拟行结肠癌根治术。此类手术宜安排的手术室级别是

A. Ⅰ级特别洁净手术室

B. Ⅱ级标准洁净手术室

C. Ⅲ级一般洁净手术室

D. Ⅳ级标准洁净手术室

E. 普通手术室

5－68 手术进行中,器械护士与巡回护士的共同职责是

A. 维持输液通畅

B. 随时调节灯光

C. 清点缝针和纱布

D. 协助手术者铺巾

E. 传递手术器械

5-69 某病人行结肠癌根治术。手术切开肠管时应

A. 用盐水纱布擦拭胃肠道

B. 手术者更换手套

C. 抗生素撒于肠道

D. 更换手术台无菌巾

E. 用纱布垫遮盖,保护周围组织

5-70* 病人在全麻下行甲状腺大部切除术,其手术体位应该是

A. 平卧位　　　　B. 去枕仰卧位

C. 半坐卧位　　　D. 半侧卧位

E. 侧卧位

5-71 某女性病人拟行乳房改良根治术。该病人安置手术体位的时间是

A. 核对病历后

B. 麻醉前

C. 麻醉后

D. 第一助手洗手后

E. 手术者洗手后

5-72 某病人拟行经尿道前列腺电切术。为其安置手术体位的人员是

A. 麻醉师　　　　B. 手术者

C. 第一助手　　　D. 器械护士

E. 巡回护士

5-73 病人在全麻下行食管癌根治术。术后应为病人安置的体位是

A. 俯卧位　　　　B. 侧卧位

C. 半坐位　　　　D. 半侧卧位

E. 平卧位

5-74 器械护士在手术过程中的职责不包括

A. 保持器械桌整洁

B. 保留手术中采集的标本

C. 随时清理缝线残端

D. 随时调整灯光

E. 清洗手术器械

5-75 巡回护士在手术前的工作内容包括

A. 接病人

B. 整理器械桌

C. 协助医生铺手术单

D. 术前访视

E. 洗手、戴无菌手套

5-76* 某病人拟行痔切除术,其手术体位应安置为

A. 半侧卧位　　　B. 侧卧位

C. 膀胱截石位　　D. 半坐位

E. 平卧位

5-77 某男性病人拟接受会阴部手术,体位应安置为

A. 俯卧位　　　　B. 膀胱截石位

C. 侧卧位　　　　D. 半坐位

E. 平卧位

5-78* 肾手术病人手术时的常用体位是

A. 仰卧位　　　　B. 侧卧位

C. 膀胱截石位　　D. 半坐卧位

E. 俯卧位

5-79* 手术室某护士拟做一台手术的巡回护士,其职责不包括

A. 核对病人姓名

B. 向病人做解释和安慰

C. 安置病人手术体位

D. 管理器械台

E. 手术后整理手术器械

5-80* 某器械护士在传递手术器械中错误的一项操作是

A. 将器械柄轻击手术者手掌

B. 将器械柄尾端递给手术者

C. 将手术刀锋端递给手术者

D. 弯钳、弯剪之类应将弯曲部向上

E. 弯针应以持针器夹住中后 1/3 交界处

5-81 手术医生穿好无菌手术衣、戴好无菌手套后,其双手应该

A. 举在胸前　　　B. 自然下垂

C. 交叉放于腹部　　D. 交叉于腋下

E. 抱臂于胸前

A3 型单项选择题(5-82～5-90)

(5-82～5-84 共用题干)

病人,男性,45 岁。因进行性吞咽困难 4 月余收入院,诊断为食管癌,拟行食管癌根治术。护士甲为巡回护士。

5-82　护士甲应该给病人安置的体位是

A. 平卧位　　　　B. 半侧卧位

C. 俯卧位　　　　D. 半坐位

E. 侧卧位

5-83　护士甲在手术前的工作内容之一是

A. 接病人

B. 整理器械桌

C. 协助医生铺手术单

D. 术前访视

E. 洗手、戴无菌手套

5-84　护士甲在手术过程中的工作职责是

A. 保持器械桌的整洁

B. 保留手术中采集的各种标本

C. 随时清理缝线残端

D. 随时调整灯光

E. 清洗手术器械

(5-85～5-87 共用题干)

病人,女性,50 岁。因甲状腺肿块入院,拟行手术治疗,进入手术室。

5-85　准备给病人安置体位的人员是

A. 麻醉师　　　　B. 手术者

C. 第一助手　　　D. 器械护士

E. 巡回护士

5-86　术前何时给病人安置体位

A. 核对病历后

B. 麻醉前

C. 麻醉后

D. 第一助手洗手后

E. 手术者洗手后

5-87　病人的体位应安置为

A. 平卧位　　　　B. 头部后仰卧位

C. 半坐位　　　　D. 半侧卧位

E. 侧卧位

(5-88～5-90 共用题干)

某护士是一台手术的器械护士,正在手术间内准备器械桌,并协助医生铺手术单。手术病人为一胃癌病人,拟行胃癌根治术。

5-88　属于该护士职责的是

A. 术日晨准备合适的器械桌

B. 将手术包放于桌上,用手打开包布

C. 用无菌持物钳打开第 2 层包布

D. 刷洗完手后,用手打开第 3 层包布

E. 协助医生穿无菌手术衣

5-89　该护士对器械桌上物品处理不当的是

A. 将器械按使用先后分类,从左向右顺序摆于器械桌上

B. 海绵钳及吸引器皮管放于拉钩上

C. 器械桌内的物品不能伸于桌缘以外

D. 器械桌浸湿时应立即加盖无菌单

E. 连台手术时备用器械桌用单层无菌巾盖好

5-90　该护士协助铺手术单的操作正确的是

A. 把 4 块无菌巾折边 1/2,顺序递送

B. 铺第 1、2 块无菌巾的顺序为切口下方、上方

C. 每块无菌巾的内侧缘距切口线 5 cm以内

D. 将有孔洞的剖腹大单正对切口,短端向下肢,长端向头部

E. 大单两侧和足端应垂下,超过手术床边 60 cm

A4 型单项选择题(5-91～5-95)

(5-91～5-95 共用题干)

某实习医生正在普外科实习,现跟随带教老师进入手术室,熟悉各项无菌操作技术。

5-91　该实习医生洗手前准备内容不妥的是

A. 换上手术室专用鞋,进入更衣室更衣

B. 除去饰物,可保留项链

C. 洗手衣下摆扎入裤腰内

D. 戴好手术帽和口罩

E. 修剪指甲

5-92 该实习医生洗手过程中正确的操作是

    A. 刷洗双手及手臂,从指尖到肘上6 cm

    B. 每侧手臂分成手腕、手臂两区域,左右侧手臂交替刷洗

    C. 指尖朝上肘朝下,用清水冲洗手臂上的肥皂水

    D. 每侧手臂用一块无菌小毛巾从肘部至指尖擦干

    E. 浸泡消毒后,再用无菌小毛巾擦干

5-93 在老师指导下该实习医生已做好手臂消毒,此时她能进入的区域是

    A. 手术间   B. 器械室

    C. 值班室   D. 恢复室

    E. 敷料室

5-94 在老师指导下该实习医生给手术病人进行皮肤消毒,范围包括切口周围

    A. 5 cm   B. 10 cm

    C. 15 cm   D. 25 cm

    E. 30 cm

5-95 该实习医生给手术病人消毒皮肤的操作中错误的是

    A. 用浸透 0.5% 碘伏的纱球涂擦第一遍

    B. 换消毒钳再消毒 2 次

    C. 供皮区可用 75% 乙醇消毒 2~3 次

    D. 腹部手术,以切口为中心向四周涂擦

    E. 消毒、铺巾完毕,重新用肥皂水刷手

❋ 名词解释题(5-96~5-100)

5-96 外科无菌技术

5-97 消毒

5-98 灭菌

5-99 围手术期

5-100 外科洗手

❋ 简述问答题(5-101~5-114)

5-101 巡回护士准备术前物品应包括哪些?

5-102 巡回护士需在术前核对病人哪些信息?

5-103 简述巡回护士在术前协助手术准备内容。

5-104 简述巡回护士手术中的配合。

5-105 手术人员手术前的一般性准备包括什么?

5-106 简述外科洗手法中肥皂水刷手法步骤。

5-107 简述手术室日常清洁消毒工作的要点。

5-108 简述外科手消毒的操作步骤。

5-109 手术人员手臂经清洗和消毒,为何必须戴无菌橡皮手套?

5-110 简述外科手消毒遵循的原则。

5-111 手术中的无菌原则包括什么?

5-112 器械护士术前准备内容是什么?

5-113 简述器械护士在手术过程中传递用物的正确方式。

5-114 简述手术野铺无菌巾的目的。

❋ 综合应用题(5-115~5-116)

5-115 病人,女性,50 岁。因子宫肌瘤入院,并 HBsAg 阳性,拟行手术治疗。进入手术室。

    请解答:

    (1) 该病人手术体位是什么?

    (2) 协助该病人安置体位的人员是谁?

    (3) 此手术需要洁净手术室的等级标准是什么?

    (4) 术后手术室空气应使用什么消毒液消毒?

    (5) 手术后的器械如何处理?

    (6) 如果手术过程中术者手套破损且前臂受污染,应该怎么办?

    (7) 如果病人的血液溅到手术台面上,应

该怎么办?

(8) 手术医生接连实行下一台手术,应如何进行手臂消毒?

5-116　病人,男性,66 岁。因头痛 4 月余加重 3 天收入院。病人结核分枝杆菌感染,拟行头部额叶肿瘤开颅切除术。

请解答:

(1) 巡回护士应协助病人安置哪种手术体位?

(2) 此手术需要洁净手术室的等级标准是什么?

(3) 手术后的器械如何处理?

(4) 手术过程中,巡回护士应如何保持手术间整洁安静?

答案与解析

选择题

A1 型单项选择题

5-1	A	5-2	C	5-3	A	5-4	B
5-5	A	5-6	C	5-7	E	5-8	E
5-9	E	5-10	B	5-11	A	5-12	C
5-13	D	5-14	A	5-15	D	5-16	A
5-17	A	5-18	A	5-19	C	5-20	C
5-21	A	5-22	B	5-23	A	5-24	C
5-25	D	5-26	E	5-27	A	5-28	A
5-29	E	5-30	B	5-31	B	5-32	D
5-33	B	5-34	D	5-35	C	5-36	D
5-37	A	5-38	A	5-39	E	5-40	E
5-41	D	5-42	C	5-43	B	5-44	B
5-45	D	5-46	E	5-47	C	5-48	A
5-49	A	5-50	B	5-51	B	5-52	B
5-53	D						

A2 型单项选择题

5-54	E	5-55	D	5-56	A	5-57	B
5-58	D	5-59	E	5-60	C	5-61	B
5-62	B	5-63	E	5-64	A	5-65	D
5-66	B	5-67	C	5-68	C	5-69	E
5-70	B	5-71	C	5-72	E	5-73	C
5-74	D	5-75	A	5-76	C	5-77	B
5-78	B	5-79	D	5-80	C	5-81	A

A3 型单项选择题

5-82	B	5-83	A	5-84	D	5-85	E
5-86	C	5-87	B	5-88	D	5-89	E
5-90	B						

A4 型单项选择题

5-91	B	5-92	C	5-93	A	5-94	C
5-95	E						

部分选择题解析

5-5 解析:高压蒸汽灭菌是最常用的灭菌方法,适用于多数的手术用物的灭菌,但由于高温可使锐利器械变钝,故手术刀片通常采用化学消毒法。

5-7 解析:手术用物消毒灭菌方法有高压蒸汽灭菌法、煮沸灭菌法、火烧灭菌法、消毒液浸泡法和气体熏蒸法等,其中高压蒸汽灭菌法最常用、效果最可靠。原则上能用压力蒸汽灭菌,首选压力蒸汽灭菌,对不能耐高温、耐湿的物品首选环氧乙烷灭菌法。

5-8 解析:锐利手术器械、不耐热手术用品或各类导管可采用化学灭菌法。

5-10 解析:布类用品均采用高压蒸汽灭菌,灭菌后保存时间,夏季为 7 天,冬季为 10~14 天,过期应重新灭菌。

5-11 解析:穿好无菌手术衣、戴好无菌手套后,无菌范围为肩以下、腰以上的前胸、侧胸和双上肢。

5-12 解析: 手臂刷洗消毒后,为避免接触未消毒物品,手臂应在胸前,保持拱手姿势,故双手应放在胸前。

5-16 解析: 戴干无菌手套是先穿手术衣后戴手套;戴湿无菌手套是先戴手套,后穿手术衣。

5-17 解析: 无菌手术完毕,如手套未破,在需连续施行另一手术时可不用重新刷手,在巡回护士的协助下先脱手术衣再脱手套,注意皮肤不与手术衣、手套的外面接触。用 75% 乙醇泡手 5 分钟,或用 0.5% 碘伏擦手和前臂 3 分钟,再穿无菌手术衣,戴上无菌手套。若前一台手术为污染手术,则接连施行下一台手术前应重新洗手。

5-19 解析: 术前手术区粘贴无菌塑料薄膜。做皮肤切口或缝合皮肤前,需用 75% 乙醇再涂擦消毒皮肤 1 次。

5-20 解析: 一般皮肤消毒应由手术中心开始向四周涂擦,感染伤口或肛门、会阴部皮肤消毒应由外向内涂擦。消毒中用药液不可过多,以免造成皮肤损伤;已接触消毒范围边缘或污染部位的药液纱布,不能回擦;消毒者的手臂不能接触病人,消毒后要再次刷手。手术消毒原则是自清洁处逐渐向污染处涂擦,已接触污染部位的药液纱球不可再返擦清洁处。

5-22 解析: 灭菌王是含碘的高效复合消毒液,先用肥皂水洗手,前臂至肘上 10 cm,约 3 分钟,清水冲净,无菌巾擦干;用肥皂水刷手 10 分钟,用 0.5% 碘伏涂抹后,不要 75% 乙醇擦拭。

5-23 解析: 手术区铺无菌治疗巾的顺序是先下后上、先对侧再近侧。已铺好的治疗巾不可随意移动,如需移动只能向切口外移动;术区周围要有 4～6 层无菌布单覆盖,外周最少 2 层,无菌单应下垂至少 30 cm;手套、手术衣及手术用物(如无菌巾、布单)如疑有污染、破损、浸湿时应立即更换。

5-24 解析: 切开空腔脏器前,先用纱布垫保护周围组织,并随时吸除外流的内容物,被污染的器械和其他物品应放在污染器械的盘内,避免与其他器械接触,污染的缝针及持针器应在等

渗盐水中刷洗。完成全部污染步骤后,手术人员应用无菌用水冲洗或更换无菌手套,尽量减少污染的机会。

5-34 解析: 准洁净区包括器械室、敷料室、洗漱室、消毒室、手术间外走廊、恢复室、石膏室等,该区是由非洁净区进入洁净区的过渡性区域。洁净区包括手术间、洗手间、手术间内走廊、无菌物品间、药品室和麻醉准备室,非手术人员或非在岗人员禁止入内。非洁净区包括办公室、会议室、实验室、标本室、污物室、资料室、电视教学室、值班室、更衣室、更鞋室、医护人员休息室和手术病人家属等候室。

5-45 解析: 环氧乙烷气体熏蒸灭菌 6 小时,2% 戊二醛浸泡 10 小时灭菌。

5-47 解析: 若为备用无菌桌,应该用双层无菌巾盖好,有效期为 4 小时。

5-48 解析: 手术过程中的清点核对是避免器械、敷料遗漏进入体腔、创面的重要手段,因此在手术开始前和术中关腹、关胸前及体腔关闭后缝合切口前与巡回护士共同进行。

5-50 解析: Ⅰ级特别洁净手术室(100 级)适用于关节置换术、器官移植手术及脑外科、心脏外科、眼科等无菌手术;Ⅱ级标准洁净手术室(1 000 级和 1 万级)适用于胸外科、整形外科、泌尿外科、肝胆胰外科、骨外科、卵巢手术和普外科Ⅰ类无菌手术;Ⅲ级一般洁净手术室(10 万级)适用于普通外科(除Ⅰ类无菌手术外)和妇产科等二类手术;Ⅳ级准洁净手术室(30 万级)适用于肛肠外科及污染类手术。

5-51 解析: 第一助手完成手术野皮肤的消毒和铺巾。第二助手帮助显露手术野、拉钩和剪线等,维持手术区整洁。

5-52 解析: 熟读手术中的 6 条无菌操作原则中的具体内容。

5-57 解析: 手术过程中,手套破损应立即更换。

5-60 解析: 手术区皮肤消毒范围一般包括切口周围 15～20 cm 的区域,如有延长切口的可能,应扩大消毒范围。

5-61 解析：除去身上所有饰物。

5-62 解析：每侧手臂分成指尖到手腕、手腕到肘及肘上 10 cm 三区域，每一区域的左、右侧手臂交替刷洗。

5-63 解析：消毒、铺巾完毕后，用 0.5％碘伏涂擦双手再穿无菌手术衣，戴无菌手套。

5-70 解析：仰卧位适用于腹部、颌面部、颈部、骨盆及下肢手术等；侧卧位适用于胸、腰部及肾手术；俯卧位适用于脊柱及其他背部手术；膀胱截石位适用于会阴部、尿道和肛门部手术；半坐卧位适用于鼻咽部手术。

5-76 解析：痔手术可放置病人于膀胱截石位和俯卧位。

5-78 解析：肾手术病人手术时的常用体位是侧卧位，以暴露术野。

5-79 解析：巡回护士的主要任务是在台下负责手术全过程中物品、器械、布类和敷料的准备和供给，主动配合手术和麻醉，根据手术需要，协助完成输液、输血及手术台上特殊物品、药品的供给。工作范围是在无菌区外，在病人、手术人员、麻醉师和其他人员间巡回，具体包括术前物品准备、核对病人、安置体位、协助手术准备、清点核对、手术中的配合、保持手术间整洁安静、手术毕安置病人和整理手术间。管理器械台属于器械护士的职责。

5-80 解析：器械护士主要职责是负责手术全过程中所需器械、物品和敷料的供给，主动配合手术医生完成手术。工作范围只限于无菌区内，站在手术者器械桌旁。其他工作还包括术前巡视和术前准备。

名词解释题

5-96 外科无菌技术是指在医疗、护理操作中，防止一切微生物侵入人体和防止无菌物品、无菌区域被污染的技术。

5-97 消毒是指用物理或化学方法消灭病原微生物和其他有害微生物，但不能杀灭全部细菌（细菌芽孢）。

5-98 灭菌是指彻底消灭附着在手术部位或接触伤口的物品上的一切微生物，包括芽孢，以高压蒸汽灭菌为主。

5-99 围手术期是指从病人进入外科病房到手术后痊愈出院这段时期。分为 3 个阶段：手术前期、手术中期和手术后期。

5-100 外科洗手是指通过机械性洗刷及化学消毒的方法，尽可能刷除双手及前臂的暂居菌和部分常驻菌。

简述问答题

5-101 巡回护士准备术前物品：检查手术间内各种药物、物品是否备齐，电源、吸引装置和供氧系统等固定设备是否安全有效。认真检查器械的性能，调试好术中需要的特殊仪器如电钻、电凝刀等。调节好适宜的室温和光线，准备无菌桌，创造最佳手术环境和条件。

5-102 巡回护士术前核对病人信息，包括：按手术通知单核对床号、姓名、性别、年龄、住院号、手术名称、手术部位、术前用药、手术同意书和手术间；病人病历、X 线片和药品；病人术前皮肤准备及个人卫生状况，饰物、义齿及贵重物品；病人血型、交叉配血结果。

5-103 巡回护士在术前协助手术准备内容：帮助手术人员穿手术衣，安排各类人员就位，暴露病人手术区、协助手术者消毒；调整好照明光源，接好电刀、电凝及吸引器等。

5-104 巡回护士手术中的配合：手术过程中应在岗尽职，注意手术进展情况，随时调整灯光，供应术中所需物品。密切观察病情变化，保证输血、输液径路通畅。术中用药、输血应 2 人核对，应用有可能导致过敏的药物前应核对病历，紧急情况下执行口头医嘱时要复诵一遍。充分估计可能发生的意外，做好急救准备，主动配合抢救。用过的各种药物安瓿、储血袋，应保留在指定位置，待手术后处理。

5-105 手术人员手术前的一般性准备：手术人员应保持身体清洁，进入手术室时，首先在手术室入口处的更鞋室换上手术室专用鞋，进入更衣室更衣；除去身上的所有饰物，内、外衣尽可能都换下,不换者应避免衣领、袖外露,穿好专用洗手衣和裤,将上衣扎入裤中,防止衣着宽大影响消毒隔离;戴上专用手术帽和口罩,要求遮盖住全部头发和口鼻;检查自己的指甲,不长且无甲下积垢,手或臂部皮肤无破损及化脓性感染,方可进入洗手间进行手臂的洗刷与消毒。

5-106 外科洗手法中肥皂水刷手法步骤:按普通洗手法将双手及前臂用肥皂和清水洗净;用消毒毛刷蘸取消毒肥皂液刷洗双手及手臂,从指尖到肘上 10 cm。刷洗时,把每侧手臂分成从指尖到手腕、从手腕至肘上臂三个区域依次刷洗,每一区域的左、右侧手臂交替进行。刷手时应注意甲缘、甲沟及指蹼等处。刷完一遍,指尖朝上肘向下,用清水冲洗手臂上的肥皂水。另换一消毒毛刷,同法进行第 2、3 遍刷洗,共约 10 分钟;每侧手臂用一块无菌小毛巾从指尖至肘部擦干,擦过肘部的毛巾不可再擦手部,以免污染;将双手及前臂浸泡在 75% 乙醇桶内 5 分钟,浸泡范围至肘上 6 cm 处,若有乙醇过敏,改用 1∶1 000 苯扎溴铵溶液浸泡,也可用 1∶5 000 氯己定溶液浸泡 3 分钟;浸泡消毒后,保持拱手姿势待干,双手不得下垂,不能接触未经消毒的物品,否则需要重新浸泡消毒。

5-107 手术室日常清洁消毒工作的要点:每台手术结束后应及时对手术间进行清洁及消毒;采用湿式打扫,用消毒液擦拭溅到地面、墙面的血液或药液,用清水擦拭手术间内的设备、物品;特殊感染手术后用 500 mg/L 有效氯消毒擦拭地面及房间物品。肝炎病毒、艾滋病病毒、梅毒病毒阳性等病人手术时,使用一次性物品,术后手术间用 1 000 mg/L 有效氯消毒,对房间用物及地面进行消毒后,再清洁。每天手术前 1 小时开启净化空调系统,术中持续净化运行,至当天手术结束后净化空调系统继续运行,直至恢复该手术间的洁净级别。禁止物品遮挡手术间回风口,以免影响空气回流。每天做好回风口的清洁处理,每周清洗 1 次过滤网,每周至少 1 次彻底大扫除。每月做 1 次空气洁净度和生物微粒监测。

5-108 外科手消毒的操作步骤:清洁指甲;用皂液或普通洗手液彻底清洗双手至肘上 10 cm;用水彻底冲洗净洗手液,擦干双手、前臂至肘上 10 cm;取 2 ml 手消毒液于右手掌心,左手指尖于右手掌心内擦拭,用剩余的手消毒液均匀涂抹于左手的手掌及手臂上 10 cm;取 2 ml 手消毒液于左手掌心,右手指尖于左手掌心内擦拭,用剩余的手消毒液均匀涂抹于右手的手掌及手臂上 10 cm;最后再取 2 ml 手消毒液,掌心相对进行搓擦;掌心对手背,沿指缝搓擦双手,弯曲指关节,双手相扣进行搓擦;一手握另一手大拇指旋转揉搓;用剩余的手消毒液均匀涂抹双手至腕部,揉搓双手至洗手液干燥即可。

5-109 手术人员手臂经清洗和消毒,戴无菌橡皮手套原因:手臂皮肤的细菌包括暂居和常驻两大类。暂居菌分布于皮肤表面,易被清除;常驻菌深居毛囊、汗腺及皮脂腺等处,不易清除,且可在手术过程中逐渐移至皮肤表面,故手臂洗刷消毒后,还须穿无菌手术衣、戴无菌手套,防止细菌污染手术切口。

5-110 外科手消毒遵循的原则:先洗手,后消毒;外科手术前、不同病人手术之间、手术开始后手套破损或手被污染时应重新进行手消毒。

5-111 手术中的无菌操作原则:

(1)严格明确区分有菌、无菌的概念:手术区皮肤消毒是在安置好手术体位后,对已确定的手术切口包括周围至少 15 cm 以内的皮肤消毒。手术人员穿无菌手术衣及戴好无菌手套后,背部、腰部以下和肩部以上都应视为有菌区,不能再用手触摸。双手应肘部内收,靠近身体。手术台边缘以下的布单不可接触,超过手术台边缘以下的物品一概不可再拾回使用。无菌桌仅桌缘平面以上属无菌,参加手术人员不得扶持无菌桌的边缘。

(2)保持无菌物品的无菌状态:无菌区内所有物品都必须是灭菌的,若无菌包破损、潮湿、可疑污染时均应视为有菌。手术中前臂或肘部若受污染应立即更换手术衣或加套无菌袖套,若手套破损或接触到有菌物品,应立即更换无菌手套。无菌区的布单若被水或血湿透，应加盖干的无菌巾或更换新的无菌单。

（3）保护皮肤切口：皮肤虽经消毒，只能达到相对无菌，因此，切开皮肤前，一般先用无菌聚乙烯薄膜覆盖，再切开皮肤。切开皮肤和皮下脂肪层后，切口边缘应以无菌大纱布垫或手术巾遮盖并固定，仅显露手术切口。凡与皮肤接触的刀片和器械不再应用，延长切口或缝合前需用75%乙醇消毒皮肤1次。

（4）正确传递物品和调换位置：手术者或助手需要器械时应由器械护士从器械升降台侧正面方向递给，手术时不可在手术人员背后或头顶方向传递器械及手术用品。手术过程中，同侧手术人员如需调换位置时，应先退后一步，转过身背对背地转至另一位置，避免触及对方背部不洁区。

（5）污染手术的隔离技术：进行胃肠道、呼吸道、宫颈等污染手术时，先用纱布垫保护周围组织，再切开空腔脏器，并随时吸除外流物。被污染的器械和其他物品应放在专放污染器械的盘内，避免与其他器械接触，污染的缝针及持针器应在等渗盐水中涮洗。当全部沾染步骤完成后，手术人员应用无菌水冲洗或更换无菌手套，以减少污染的可能。

（6）保持洁净效果、减少空气污染：手术时门窗应关闭，减少人员走动。手术过程中保持安静，避免不必要的谈话。请他人擦汗时，头应转向一侧。口罩若潮湿，应及时更换。尽量避免咳嗽、打喷嚏，不得已时须将头转离无菌区。若有参观手术者，每个手术间人数不宜超过2人，且不可太靠近手术人员或站得太高，也不可在室内频繁走动。

5-112 器械护士术前准备内容：术前15～20分钟洗手，穿无菌手术衣和戴无菌手套，做好无菌桌（器械桌）的整理和准备工作。检查各种器械和敷料等物品是否齐全完好。根据手术步骤及使用先后，将各种物品分类、顺序放置。协助医

生做手术区皮肤消毒和铺手术单。

5-113 器械护士在手术过程中传递用物的方式：手术过程中按常规及术中情况向手术医生传递器械、纱布、纱垫和缝针等手术用物，做到主动迅速、准确无误。传递时，均以器械柄端轻击手术者伸出的手掌，注意手术刀的刀锋朝上；弯钳、弯剪之类应将弯曲部向上；弯针应以持针器夹住中后1/3交界处，缝线用无菌巾保护好。传递针线时，应事先将线头拉出6～9 cm，防止线脱出。

5-114 手术野铺无菌巾的目的：建立无菌安全区，选露手术切口所需的皮肤区域；遮盖切口周围，避免和减少手术中污染；尊重病人隐私，避免不必要的暴露。

综合应用题

5-115 （1）仰卧位。

（2）巡回护士。

（3）Ⅲ级一般洁净手术室。

（4）1 g/m³过氧乙酸熏蒸消毒。

（5）用0.2%过氧乙酸或2%戊二醛或1%84消毒液浸泡1小时后，再按普通器械处理。

（6）立即更换无菌手套并更换手术衣或加套无菌袖套。

（7）加盖干的无菌巾或更换新的无菌单。

（8）重新按外科洗手法洗手。

5-116 （1）仰卧位。

（2）Ⅰ级特别洁净手术室。

（3）用500 mg/L有效氯的化学消毒剂浸泡30分钟或1∶1000的苯扎溴铵液浸泡1～2小时。

（4）根据手术需要及时补充不足的物品，监督手术人员严格执行无菌技术操作，若见违反，及时予以纠正。

（胡晓瑾）

第六章

外科感染病人的护理

A1 型单项选择题(6-1~6-76)

6-1 下列不符合外科感染特点的是
   A. 多数由单一细菌引起感染
   B. 病变以局部炎症为主
   C. 常与创伤有关
   D. 常需手术治疗
   E. 可分为特异性和非特异性感染

6-2 外科化脓性感染的临床表现,以下错误的是
   A. 红
   B. 肿
   C. 热
   D. 痛
   E. 全身发热

6-3* 下列哪项不属于外科感染时局部的护理措施
   A. 患肢抬高
   B. 脓肿切开时切口选择在脓肿的上部
   C. 局部制动
   D. 局部严禁按摩
   E. 局部热敷

6-4 急性感染一般是指病程在多长时间以内
   A. 1 周
   B. 2 周
   C. 3 周
   D. 1 个月
   E. 2 个月

6-5 不会引起脓毒症或菌血症的细菌是
   A. 金黄色葡萄球菌
   B. 破伤风杆菌
   C. 化脓性链球菌
   D. 大肠埃希菌
   E. 铜绿假单胞菌

6-6 下列关于二重感染的描述哪项是正确的
   A. 多种细菌引起的感染
   B. 多种致病微生物引起的感染
   C. 多种特殊厌氧菌引起的感染
   D. 机体抵抗力下降引起反复的细菌感染
   E. 抗生素应用过程中耐药菌株引起的感染

6-7 下列致病菌中哪种不能导致非特异性感染
   A. 葡萄球菌
   B. 结核分枝杆菌
   C. 大肠埃希菌
   D. 变形杆菌
   E. 铜绿假单胞菌

6-8 下列哪种不是外科感染的常见细菌
   A. 溶血性链球菌
   B. 金黄色葡萄球菌
   C. 大肠埃希菌
   D. 伤寒杆菌
   E. 铜绿假单胞菌

6-9 特异性感染指
   A. 结核病
   B. 破伤风
   C. 气性坏疽
   D. 炭疽
   E. 以上均是

6-10 下列哪项属于金黄色葡萄球菌感染后脓液的特征
   A. 稀薄、量大,呈淡红色
   B. 淡绿色,甜腥臭味
   C. 稠厚、黄色,无臭味
   D. 恶臭,有产气性
   E. 稠厚,呈灰白色

6-11 下列属于特异性感染的是

A. 急性蜂窝织炎　　B. 疖

C. 丹毒　　　　　　D. 痈

E. 破伤风

6-12　下列属于非特异性感染的是

A. 破伤风　　　　　B. 气性坏疽

C. 炭疽　　　　　　D. 丹毒

E. 结核

6-13　疖病人的健康教育不包括

A. 防治足癣　　　　B. 切忌挤压

C. 勤换衣服　　　　D. 勤洗澡

E. 勤理发

6-14　下列软组织化脓性感染中,需要采取接触隔离措施的是

A. 痈　　　　　　　B. 丹毒

C. 疖　　　　　　　D. 急性淋巴管炎

E. 急性蜂窝织炎

6-15　丹毒的学名为

A. 网状淋巴管炎　　B. 痈

C. 疖　　　　　　　D. 脓性指头炎

E. 管状淋巴管炎

6-16　下列不属于丹毒临床表现的是

A. 局部皮肤红肿　　B. 肿痛及烧灼感

C. 常有化脓　　　　D. 容易复发

E. 好发于小腿

6-17　选择抗生素最理想的依据是

A. 脓液的性质

B. 细菌的种类

C. 细菌药敏试验

D. 感染的严重程度

E. 药物的抗菌谱

6-18　急性淋巴管炎病人首选的抗生素是

A. 庆大霉素　　　　B. 青霉素

C. 头孢菌素　　　　D. 卡那霉素

E. 氨苄西林

6-19　下列哪项描述是正确的

A. 金黄色葡萄球菌感染炎症易扩散

B. 溶血性链球菌感染炎症易局限

C. 大肠埃希菌常与其他厌氧菌共同引起混合感染

D. 铜绿假单胞菌对大多数抗生素敏感

E. 脆弱类杆菌是革兰染色阳性菌

6-20　下列属于引起外科感染条件的是

A. 局部组织损伤的程度

B. 机体的抗感染能力

C. 年龄

D. 性别

E. 过敏体质

6-21　需要尽早切开引流的急性软组织感染是

A. 痈　　　　　　　B. 疖

C. 脓性指头炎　　　D. 急性淋巴管炎

E. 急性淋巴结炎

6-22*　面部危险三角区的疖严禁挤压是防止引起

A. 疼痛加重　　　　B. 蜂窝织炎

C. 化脓性海绵窦炎　D. 脓血症

E. 败血症

6-23　危险三角区的疖,首要的护理诊断/问题是

A. 潜在并发症:脓毒症

B. 潜在并发症:菌血症

C. 潜在并发症:毒血症

D. 潜在并发症:休克

E. 潜在并发症:颅内海绵状静脉窦炎

6-24　疖顶部出现白点,正确的处理方式是

A. 局部热敷

B. 超短波理疗

C. 涂以2%碘酊

D. 在其顶部用针头将脓栓剔出

E. 挤出脓栓

6-25　皮肤的多处相邻毛囊和皮脂腺的急性化脓性炎症是

A. 痈

B. 疖

C. 丹毒

D. 急性淋巴管炎

E. 急性蜂窝织炎

6-26　口底、颌下及颈部蜂窝织炎的最严重后

果是

    A. 全身性感染　　B. 发热

    C. 呼吸困难、窒息　D. 吞咽困难

    E. 化脓性海绵状静脉窦炎

6-27 下列消毒液中常用于冲洗厌氧菌引起的急性蜂窝织炎伤口的是

    A. 75％乙醇　　　　B. 0.1％碘酊

    C. 蒸馏水　　　　　D. 3％过氧化氢

    E. 0.9％氯化钠溶液

6-28* 下列哪项描述是不正确的

    A. 痈是多个相邻毛囊及所属皮脂腺的感染

    B. 深部淋巴管炎的表现为1条或多条"红线"

    C. 急性蜂窝织炎是皮下、筋膜下、肌间隔、深部疏松结缔组织急性感染

    D. 疖的致病菌以金黄色葡萄球菌为主

    E. 丹毒由链球菌感染引起

6-29 手掌感染的同时前臂出现一条"红线"，提示患

    A. 浅静脉炎　　　B. 急性蜂窝织炎

    C. 丹毒　　　　　D. 深层淋巴管炎

    E. 浅层淋巴管炎

6-30 面部危险三角区疖治疗时应禁忌

    A. 挤压

    B. 顶部涂苯酚(石炭酸)烧灼

    C. 热敷

    D. 外敷

    E. 理疗

6-31* 脓肿形成后应

    A. 给予大剂量抗生素

    B. 局部热敷

    C. 局部外敷药物

    D. 局部理疗

    E. 切开引流

6-32 痈的主要致病菌为

    A. 破伤风杆菌

    B. 金黄色葡萄球菌

    C. 乙型溶血性链球菌

    D. 大肠埃希菌

    E. 厌氧菌

6-33 病人诊断为痈时,最可能出现下列哪项血常规

    A. 淋巴细胞明显增多

    B. 嗜酸性粒细胞增多

    C. 中性粒细胞明显增加

    D. 白细胞减少

    E. 嗜碱性粒细胞增多

6-34 痈与疖的临床表现最主要的区别是

    A. 局部炎症反应明显

    B. 疼痛剧烈

    C. 全身中毒症状明显

    D. 有脓液流出

    E. 炎症区出现多个"脓头"

6-35 深部脓肿诊断的主要依据是

    A. 高热、寒战

    B. 局部深压痛

    C. 白细胞明显升高

    D. 穿刺抽出脓液

    E. 有波动感

6-36 浅表脓肿诊断的主要依据是

    A. 局部炎症性肿块

    B. 疼痛

    C. 波动感

    D. 局部红肿明显

    E. 血白细胞升高

6-37 浅表软组织急性化脓性感染需及早做切开引流术的疾病是

    A. 化脓性指头炎　　B. 疖

    C. 转移性脓肿　　　D. 痈

    E. 急性蜂窝织炎

6-38 脓性指头炎如未及时切开引流易导致

    A. 掌中间隙感染　　B. 鱼际间隙感染

    C. 化脓性腱鞘炎　　D. 指骨缺血坏死

    E. 毒血症

6-39 下列哪项不是丹毒的临床表现

    A. 起病急,可有寒战、高热

    B. 一般不出现化脓、坏死

C. 与正常皮肤无明显界限

D. 局部有烧灼样疼痛

E. 局部皮肤呈片状鲜红色,中心稍淡

6-40　下列哪种感染发生于面部时会引起喉头水肿、窒息

    A. 疖　　　　　　　　B. 痈

    C. 急性蜂窝织炎　　D. 丹毒

    E. 急性淋巴管炎和急性淋巴结炎

6-41　溶血性链球菌感染形成脓液的特点是

    A. 黏稠、无臭

    B. 黏稠、恶臭

    C. 稀薄、量多、无臭

    D. 黏稠、黄色、无臭

    E. 稀薄、棕色、恶臭

6-42　急性蜂窝织炎的临床特征是

    A. 好发于皮肤厚韧部位

    B. 炎症区皮肤呈鲜红色,边界清楚

    C. 炎症以中心部明显,边界不清楚

    D. 局部破溃后形成"火山口"状

    E. 反复发作,留有后遗症

6-43　甲沟炎如果处理不当可发展为

    A. 慢性甲沟炎或慢性指骨骨髓炎

    B. 脓性指头炎

    C. 急性化脓性腱鞘炎

    D. 急性滑囊炎

    E. 鱼际间隙脓肿

6-44*　化脓性指头炎切开引流,切口应选择在

    A. 患指侧面纵切口

    B. 患指掌面纵切口

    C. 患指侧面横切口

    D. 患指掌面横切口

    E. 患指掌面正中切口

6-45　脓性指头炎典型的临床表现是

    A. 手指发麻　　　　B. 搏动性跳痛

    C. 寒战、发热　　　D. 晚期疼痛加剧

    E. 晚期指头明显发红、肿胀

6-46*　脓性指头炎一旦出现指头跳痛、明显肿胀应

    A. 热敷

B. 应用广谱抗生素

C. 超短波理疗

D. 外敷金黄散糊剂

E. 切开减压引流

6-47*　中指化脓性腱鞘炎扩散易引起

    A. 尺侧滑囊炎　　　B. 鱼际间隙感染

    C. 桡侧滑囊炎　　　D. 化脓性指头炎

    E. 掌中间隙感染

6-48　联合应用抗生素时发生拮抗作用的是

    A. 青霉素＋红霉素

    B. 氯霉素＋磺胺类药

    C. 青霉素＋庆大霉素

    D. 青霉素＋链霉素

    E. 链霉素＋红霉素

6-49　败血症最可靠的诊断依据是

    A. 寒战、高热,呈稽留热

    B. 血培养阳性

    C. 皮肤、黏膜出现淤血点

    D. 出现转移性脓肿

    E. 肝、脾大

6-50　治疗丹毒首选的抗生素是

    A. 庆大霉素　　　　B. 链霉素

    C. 青霉素　　　　　D. 卡那霉素

    E. 红霉素

6-51　治疗脓肿最有效的措施是

    A. 大剂量抗生素

    B. 切开引流

    C. 穿刺抽出脓液,并注入抗生素

    D. 局部热敷

    E. 局部外敷中草药

6-52　严重感染时应用抗生素最好的给药途径是

    A. 皮内注射　　　　B. 静脉滴注

    C. 肌内注射　　　　D. 气管雾化吸入

    E. 口服

6-53　急性化脓性腱鞘炎如不及时治疗易发生

    A. 脓血症　　　　　B. 败血症

    C. 肌腱缺血坏死　　D. 尺侧滑囊炎

E. 末节指骨缺血性坏死

6-54 不需要手术治疗的外科疾病是

A. 丹毒　　　　B. 脓性指头炎
C. 新生儿皮下坏疽　D. 脓肿
E. 急性蜂窝织炎

6-55* 口、颈部急性蜂窝织炎易发生

A. 化脓性海绵窦静脉炎
B. 脓血症
C. 败血症
D. 炎性反应
E. 呼吸困难、窒息

6-56 掌中间隙感染与鱼际间隙感染诊断时的鉴别要点是

A. 高热的热型
B. 掌心凹陷是否存在
C. 疼痛程度
D. 手指活动度
E. 肿胀程度

6-57 脓毒症的临床表现特征是

A. 寒战、高热　　B. 休克
C. 皮肤、黏膜淤斑　D. 转移性脓肿
E. 起病急骤

6-58* 对全身化脓性感染者，下列不正确的护理是

A. 观察并发症
B. 加强营养
C. 高温病人应进行物理降温
D. 加强基础护理
E. 体温突然降至正常以下，说明病情好转

6-59* 全身化脓性感染做血培养的最佳采血时机是

A. 寒战时　　　B. 间歇期
C. 高热时　　　D. 应用抗生素后
E. 病情稳定后

6-60 伤口或病灶近侧皮肤出现"红线"并有压痛的是

A. 静脉炎　　　B. 动脉炎
C. 丹毒　　　　D. 淋巴结炎

E. 浅层淋巴管炎

6-61 破伤风的致病菌为

A. 破伤风杆菌
B. 金黄色葡萄球菌
C. 乙型溶血性链球菌
D. 大肠埃希菌
E. 白色念珠菌

6-62 破伤风的平均潜伏期为

A. 2~8 天　　　B. 4~6 天
C. 6~12 天　　D. 15~30 天
E. 1~2 月

6-63 下列哪项不是破伤风的致病特点

A. 主要产生外毒素而致病
B. 痉挛毒素主要引起心肌损害
C. 溶血毒素主要引起心肌损害
D. 破伤风杆菌广泛存在于自然界
E. 在缺氧的环境下繁殖

6-64* 破伤风病人最早发生强直性收缩的肌肉是

A. 咀嚼肌　　　B. 背腹肌
C. 颈项肌　　　D. 四肢肌群
E. 膈肌

6-65 破伤风病人最早的临床表现常是

A. 咀嚼不便，张口困难
B. 牙关紧闭
C. 角弓反张
D. 苦笑面容
E. 手足抽搐

6-66 控制破伤风病人痉挛的最主要措施是

A. 保持病室安静
B. 限制亲友探视
C. 使用镇静及解痉剂
D. 护理措施要集中
E. 静脉滴注破伤风抗毒素

6-67 外伤病人伤口深而窄，需敞开伤口，彻底清创，其目的是

A. 控制和解除痉挛
B. 去除无氧环境
C. 中和游离毒素

D. 灭菌

E. 减少毒素的产生

6-68* 破伤风在治疗时,最关键的是

A. 清除伤口的坏死组织

B. 补液,防止体液失衡

C. 控制和解除痉挛

D. 破伤风抗毒素

E. 应用有效的抗生素

6-69 以下对气性坏疽的护理措施中不正确的是

A. 在创面上进行多切口引流

B. 3%过氧化氢冲洗

C. 冲洗后持续用过氧化氢溶液湿敷

D. 用过的敷料需焚烧

E. 无须严格执行接触隔离原则

6-70 目前预防破伤风最有效的方法是

A. 注射大剂量抗生素

B. 注射破伤风抗毒素

C. 注射破伤风类毒素

D. 注射破伤风免疫球蛋白

E. 伤口用过氧化氢溶液(双氧水)冲洗

6-71 破伤风病人注射破伤风抗毒素的作用是

A. 抑制破伤风杆菌的生长繁殖

B. 增强机体的抵抗力

C. 解除痉挛,控制抽搐

D. 中和血液中的游离毒素

E. 促使机体产生抗体

6-72 破伤风病人致死的主要原因是

A. 脱水

B. 呼吸困难、窒息

C. 酸中毒

D. 心力衰竭

E. 肺炎、肺不张

6-73* 对破伤风病人,下列不正确的一般护理是

A. 保持病室安静

B. 避免外界声音刺激

C. 护理操作尽量集中进行

D. 病室应隔离

E. 病室光线要充足

6-74 下列哪项损伤易发生破伤风感染

A. 割裂伤

B. 伤口深而窄,有异物

C. 玻璃划破

D. 撕脱伤口

E. 伤口宽而浅

6-75 下列哪项不是气性坏疽的临床表现

A. 局部麻木无痛

B. 肿胀明显

C. 局部伤口处有恶臭,带有气泡的血性液体流出

D. 局部皮肤短时间内出现发紫、发黑

E. 全身中毒症状明显

6-76 预防气性坏疽最好的护理措施是

A. 应用大剂量抗生素

B. 加强全身支持疗法

C. 注射气性坏疽抗毒血清

D. 污染伤口彻底清创

E. 高压氧治疗

A2 型单项选择题(6-77~6-91)

6-77 病人,女性,22岁。挤压鼻部疖后,出现头痛、高热、昏迷、眼部红肿,应首先考虑的是

A. 面部蜂窝织炎

B. 菌血症

C. 毒血症

D. 颅内海绵状静脉窦炎

E. 脓毒症

6-78 唇痈病人,局部挤压后出现头痛、寒战、高热,唇、眼部红肿,血白细胞计数增高。护理评估时首先应考虑

A. 脑脓肿

B. 化脓性脑膜炎

C. 颅内海绵状静脉窦炎

D. 面部蜂窝织炎

E. 败血症

6-79* 病人,男性,62岁。因颈部蜂窝织炎入院。体格检查:颈部肿胀明显。在病情观察中应特别注意病人的

A. 体温　　　　　B. 呼吸

C. 血压　　　　　D. 吞咽

E. 神志

6-80 病人,男性,28岁。因破伤风入院治疗。病人频繁抽搐,呼吸道分泌物多,有窒息的可能。应首先采取的措施是

A. 肌内注射苯巴比妥钠

B. 水合氯醛保留灌肠

C. 静脉滴注破伤风抗毒素(TAT)

D. 气管切开

E. 应用大剂量青霉素

6-81 病人,男性,55岁。因颈部蜂窝织炎入院,医嘱予以气管切开。操作前,护士向其解释该措施的目的主要是预防

A. 窒息　　　　　B. 肺不张

C. 全身感染　　　D. 吞咽困难

E. 化脓性海绵状静脉窦炎

6-82 病人,男性,20岁。右大腿被刀刺伤后第5天,诉局部肿痛明显,活动受限,伴有高热、头痛、乏力。初步诊断为右大腿深部脓肿,确诊的依据是

A. 红肿、疼痛　　B. 穿刺抽出脓液

C. 伤口有波动感　D. 高热

E. 患肢活动受限

6-83 病人,男性,68岁。突然出现畏寒、发热、头痛,体温达40℃。2天后大腿内侧出现片状红疹,中央较淡,边界清楚并隆起。应首先考虑为

A. 痈　　　　　　B. 丹毒

C. 疖　　　　　　D. 急性淋巴管炎

E. 急性蜂窝织炎

6-84 病人,男性,20岁。背部出现一片稍隆起的紫红色浸润区,界限不清,表面有突出的脓点,疼痛较轻。5天后脓肿破溃,内含坏死组织和脓液,呈蜂窝状,同时病人出现寒战、发热、食欲减退等症

状。应首先考虑为

A. 疖　　　　　　B. 痈

C. 急性蜂窝织炎　D. 急性淋巴管炎

E. 网状淋巴管炎

6-85* 病人,女性,34岁。上唇红肿伴剧痛3天。体格检查:上唇隆起呈紫红色,有多个脓栓,中央破溃坏死。WBC 24×10^9/L,N 0.90。以下护理措施中不正确的是

A. 全身应用抗生素

B. 嘱病人少说话

C. 理疗

D. 加强营养

E. 立即采用"+"或"++"形切开引流

6-86 病人,男性,55岁。足底不慎被铁钉刺伤,出现全身肌肉强直性收缩、阵发性痉挛,入院后诊断为破伤风。该病人主要的护理问题是

A. 体液不足　　　B. 有窒息的危险

C. 肺部感染　　　D. 尿潴留

E. 体温过高

6-87 病人,女性。右手中指切伤3小时后来院急诊。目前最有效的预防破伤风的措施是

A. 彻底清创,注射破伤风抗毒素

B. 彻底清创,注射破伤风类毒素

C. 注射大剂量青霉素

D. 及时清创,大剂量过氧化氢溶液冲洗

E. 注射破伤风抗毒素

6-88 患儿,男性,7岁。嬉闹时被推倒,右侧额部撞在石头上,局部裂开2~3 cm,血流满面,来院急诊。下列哪项护理措施不妥当

A. 彻底清创

B. 用3%过氧化氢冲洗伤口

C. 注射TAT,剂量为成人量的半量

D. 注射白百破,可预防破伤风

E. TAT有过敏风险,给予脱敏注射

6-89* 病人,女性,25 岁。不慎被铁钉刺伤 1 周,现出现张口困难、苦笑面容、角弓反张、抽搐频繁。下列护理措施中不正确的是

    A. 注射 TAT

    B. 病情严重时应少食多餐

    C. 做好消毒隔离

    D. 病室环境应安静、避光

    E. 应密切观察病人病情

6-90 病人,男性,44 岁。因右下肢外伤后未正确处理而导致破伤风。为伤口换药后敷料正确的处理方法是

    A. 过氧乙酸浸泡后清洗

    B. 高压蒸汽灭菌后再清洗

    C. 日光下暴晒再清洗

    D. 送焚烧炉焚烧

    E. 丢入污物桶再集中处理

6-91 病人,女性,26 岁。3 天前不慎刺伤右手中指,当时出血。2 天后,患指出现肿胀,呈搏动样痛,确诊为脓性指头炎,为减轻患处疼痛,应指导病人采取以下哪种体位

    A. 患指下垂   B. 抬高患指

    C. 患指伸直   D. 经常活动患指

    E. 尽量屈曲患指

A3/A4 型单项选择题(6-92~6-117)

(6-92~6-96 题共用题干)

病人,女性,70 岁。因颌下急性蜂窝织炎入院。体格检查:口唇发绀,颈部明显红肿、疼痛,伴严重全身感染症状。病人自感心慌、气促、胸闷,既往有冠心病及慢性支气管炎病史。入院后予以补液、抗感染治疗。

6-92 目前病人最可能发生的并发症是

    A. 急性肺水肿

    B. 急性心肌梗死

    C. 急性呼吸衰竭

    D. 窒息

    E. 慢性支气管炎急性发作

6-93 导致病人发生该并发症的原因是

    A. 输液过多过快

    B. 支气管痉挛

    C. 喉头水肿

    D. 心肌缺血、缺氧

    E. 支气管炎症水肿

6-94 预防该并发症的最重要措施是

    A. 尽早吸氧

    B. 应用支气管解痉剂

    C. 大剂量应用皮质激素

    D. 舌下含服硝酸甘油

    E. 尽早行局部脓肿切开减压

6-95 对该并发症首要的处理措施是

    A. 气管插管

    B. 气管切开

    C. 大剂量应用皮质激素

    D. 舌下含服硝酸甘油

    E. 应用支气管解痉剂

6-96 以下哪项护理措施不正确

    A. 按医嘱应用镇痛剂

    B. 按医嘱应用支气管解痉剂

    C. 按医嘱应用青霉素

    D. 按医嘱给予退热药

    E. 按医嘱足量补液

(6-97~6-101 题共用题干)

病人,女性,35 岁。4 天前不慎刺伤中指末节指腹,当时仅有少量出血,未予特殊处理。前 1 天发现手指明显肿胀、皮肤苍白,自感有搏动性跳痛,尤以夜间为甚,全身不适。

6-97 目前应考虑该病人发生了

    A. 甲沟炎

    B. 甲下脓肿

    C. 脓性指头炎

    D. 急性化脓性腱鞘炎

    E. 化脓性滑囊炎

6-98 对病人的首要处理措施是

    A. 鱼石脂软膏敷贴指头

    B. 拔除指甲

    C. 脓肿切开引流

D. 应用抗生素

E. 局部热敷和理疗

6-99　若治疗不及时,病人易发生
    A. 指骨坏死　　　B. 肌腱坏死
    C. 慢性甲沟炎　　D. 掌中间隙感染
    E. 鱼际间隙感染

6-100* 以下对病人的护理措施中哪项不正确
    A. 抬高患指
    B. 局部制动
    C. 无菌 0.9% 氯化钠溶液浸湿敷料
       后换药
    D. 换药前应用镇痛剂
    E. 适当按摩手指,促进炎症消散

6-101　对病人的健康指导不包括
    A. 保持手清洁
    B. 预防手损伤
    C. 伤后自行清洗、包扎
    D. 伤后及时消毒、清创
    E. 手部感染后及时就诊

(6-102～6-104 题共用题干)

病人,女性,30 岁。右髂窝脓肿切开引流术后第 4 天,出现阵发性高热、寒战、全身不适、咳嗽胸痛。X 线检查提示右下肺叶有 4 cm×3 cm 大小、壁完整的阴影。

6-102　该病人最可能患有
    A. 真菌性脓毒症
    B. 寒性脓肿
    C. 革兰阳性细菌脓毒症
    D. 肺结核
    E. 革兰阴性细菌脓毒症

6-103* 最可能的致病菌是
    A. 真菌　　　　B. 脆弱类杆菌
    C. 结核杆菌　　D. 铜绿假单胞菌
    E. 金黄色葡萄球菌

6-104　病人目前最佳的治疗措施是
    A. 大剂量抗生素
    B. 降温
    C. 输新鲜血液
    D. 大剂量抗生素+切开引流

E. 静脉输液+大剂量抗生素

(6-105～6-107 题共用题干)

病人,男性,52 岁。8 天前左手掌被铁蒺藜刺伤,左手背肿胀明显,今天出现全身肌肉强直性收缩和阵发性痉挛的现象,来院急诊,诊断为破伤风。

6-105　破伤风是由哪种细菌感染引起的
    A. 革兰阴性厌氧芽孢杆菌
    B. 革兰阴性厌氧芽孢球菌
    C. 革兰阳性厌氧芽孢杆菌
    D. 革兰阴性嗜氧芽孢杆菌
    E. 革兰阳性厌氧芽孢球菌

6-106* 该病人此时治疗和护理的中心环节是
    A. 静脉滴注 TAT
    B. 控制和解除痉挛
    C. 使用大剂量抗生素
    D. 注射破伤风免疫球蛋白
    E. 彻底清创

6-107　在控制破伤风病人痉挛方面,下列不妥当的护理是
    A. 保持病室安静
    B. 定时使用镇静剂
    C. 安置在避光单人房间
    D. 定时吸痰
    E. 护理操作项目集中进行

(6-108～6-114 题共用题干)

病人,男性,22 岁。因高处坠落伤、右下肢开放性骨折 2 小时急诊入院治疗。3 天后病人自述全身乏力,伤肢包扎过紧、疼痛感。次日出现伤口胀裂样剧痛,难以忍受。体格检查:T 39.5℃,P 122 次/分,R 30 次/分,BP 96/65 mmHg,神志清楚,表情淡漠,口唇苍白,大汗淋漓,伤口周围肿胀明显,有明显压痛,皮肤呈紫红色,压之有气泡从伤口逸出,并有稀薄、恶臭的浆液性或血性液体流出。实验室检查:伤口渗出物涂片检出革兰阳性杆菌,WBC 19×10^9/L。X 线检查提示伤口周围软组织间有积气。

6-108　考虑该病人发生了

A. 破伤风　　　　 B. 气性坏疽

C. 脓毒症　　　　 D. 菌血症

E. 急性蜂窝织炎

6-109 对该病最有效的预防措施是

    A. 污染伤口做彻底清创

    B. 注入人体免疫球蛋白

    C. 高压氧治疗

    D. 输注新鲜血液

    E. 大量应用青霉素

6-110 以下对该病人下肢伤口的处理哪项不正确

    A. 紧急手术清创

    B. 广泛多处切开引流

    C. 3%过氧化氢冲洗、湿敷

    D. 切口敞开、不予缝合

    E. 切口缝合、加压包扎

6-111 该病人的药物治疗首选

    A. 青霉素　　　　 B. 麦迪霉素

    C. 头孢霉素　　　 D. 甲硝唑

    E. 琥乙红霉素

6-112 若整个肢体广泛感染,病变不能控制时,应采取什么措施挽救病人生命

    A. 快速补充血容量

    B. 快速输注新鲜全血

    C. 高压氧治疗

    D. 截肢

    E. 大量应用抗生素

6-113 以下对病人的消毒隔离措施哪项错误

    A. 所有器械须专用

    B. 所有敷料须专用

    C. 用后器械予以灭菌处理

    D. 用后敷料焚烧处理

    E. 严格执行床边隔离原则

6-114 治疗过程中病人出现意识障碍, T 36.2℃,P 142 次/分,R 36 次/分, BP 76/55 mmHg,气急、面色发绀、少尿,WBC $26×10^9$/L。提示已出现

    A. 菌血症　　　　 B. 脓毒症

    C. 肾衰竭　　　　 D. 感染性休克

E. 呼吸衰竭

(6-115～6-117题共用题干)

    患儿,男性,4 岁。右手外伤后感染,右腋窝出现肿块、疼痛,伴发热、头痛 1 天。体格检查:T 39℃;右侧腋窝有一直径 4 cm 大小的肿块,质韧,压痛,无波动感,皮肤红、肿、热。WBC $15×10^9$/L, N 0.89。

6-115 该病人应考虑为

    A. 急性淋巴结炎　 B. 急性蜂窝织炎

    C. 丹毒　　　　　 D. 急性淋巴管炎

    E. 腋窝脓肿

6-116 下列护理措施中不正确的是

    A. 高营养饮食、多饮水

    B. 50%硫酸镁湿热敷

    C. 静脉注射抗生素

    D. 给予物理降温

    E. 立即切开引流以防坏死

6-117 具备可切开引流条件的是

    A. 体温超过 40℃　 B. 感染性休克

    C. 穿刺抽出脓液　 D. 血培养阳性

    E. 局部肿块变大

名词解释题(6-118～6-133)

6-118 外科感染

6-119 全身性感染

6-120 脓毒症

6-121 痈

6-122 急性蜂窝织炎

6-123 破伤风

6-124 二重感染

6-125 疖病

6-126 丹毒

6-127 菌血症

6-128 特异性感染

6-129 面部危险三角区疖

6-130 化脓性指头炎

6-131 脓肿

6-132 气性坏疽

6－133　条件性感染

✿ 简述问答题(6－134～6－148)

6－134　引起外科感染的因素有哪些? 如何预防?

6－135　外科感染有哪些特点? 有哪些病理转归?

6－136　为什么面部危险三角区疖不能挤压?

6－137　外科感染后局部制动和热敷各有什么作用?

6－138　为什么化脓性指头炎一旦出现指头跳痛、明显肿胀,应及早切开引流?

6－139　全身化脓性感染的特点有哪些?

6－140　全身炎症反应综合征的诊断依据是什么?

6－141　如何预防破伤风的发生?

6－142　破伤风的综合治疗措施是什么?

6－143　化脓性感染病人的主要护理诊断有哪些?

6－144　简述常见化脓性感染致病菌的临床特点。

6－145　简述血培养时的注意事项。

6－146　简述破伤风病人的消毒隔离要求。

6－147　简述气性坏疽病人的临床表现。

6－148　试述外科感染病人局部疗法的护理措施。

✿ 综合分析题(6－149～6－152)

6－149　病人,女性,28 岁。10 天前左足被铁钉刺伤,伤后在卫生室进行简单消毒包扎,伤口一直肿胀疼痛。2 天前出现咀嚼不便,张口困难,颈项有些转动不灵活,背部和腹部肌肉出现强直僵硬,昨天病人出现四肢抽搐,全身出汗,入院后诊断为破伤风。

请解答:

(1) 主要的护理诊断有哪些?

(2) 简述该病人的护理要点。

6－150　病人,男性,46 岁。因不慎刺伤足底,7 天后出现头晕、头痛、咀嚼肌紧张、全身无力、打哈欠等,继之出现咀嚼不便、张口困难(牙关紧闭)、咧嘴苦笑、颈项强直、角弓反张等。急诊以破伤风收入院治疗。病人全身肌肉强直性收缩、阵发性痉挛,呼吸急促,呼吸道分泌物多。

请解答:

(1) 病人目前可能出现的最危险的并发症是什么?

(2) 病人出现该并发症的主要原因有哪些?

(3) 应采取哪些护理措施预防该并发症的发生?

(4) 若病人发生了并发症,处理原则是什么?

6－151　病人,男性,48 岁。急性出血坏死型胰腺炎术后 23 天,深静脉导管行全胃肠外营养(TPN)治疗 20 天。今天突发寒战、高热、头痛、头晕、面色潮红。病人极度烦躁,T 39.8℃,P 132 次/分,R 36 次/分。血常规检查:WBC 25×10^9/L,中性核左移。

请解答:

(1) 此时应首先考虑病人出现了什么情况?

(2) 对静脉导管感染的首要处理措施是什么?

6－152　病人,女性,39 岁。因突发寒战、高热、右上腹剧烈疼痛伴恶心、呕吐、黄疸 1 天,急诊以胆管结石、急性胆管炎收入院治疗。经积极补液、抗感染治疗 12 小时后,病情未见好转。体格检查:T 40.1℃,P 136 次/分,R 36 次/分,BP 72/54 mmHg;神志淡漠、面色潮红、四肢冰凉。尿量少。实验室及其他检查:WBC 26×10^9/L,中性核左移;总胆红素升高;B 超示胆总管结石、胆总管扩张。家属精神紧张,担心治疗效果不好及无力支付医疗费用。

请解答:

(1) 病人在胆道感染基础上出现了什么并发症?

(2) 目前病人存在的主要护理诊断有哪些?

(3) 应采取哪些护理措施?

答案与解析

选择题

A1 型单项选择题

6-1	A	6-2	E	6-3	B	6-4	C
6-5	B	6-6	E	6-7	B	6-8	D
6-9	E	6-10	C	6-11	E	6-12	D
6-13	A	6-14	B	6-15	A	6-16	C
6-17	C	6-18	B	6-19	C	6-20	B
6-21	C	6-22	C	6-23	E	6-24	D
6-25	A	6-26	C	6-27	D	6-28	B
6-29	E	6-30	A	6-31	E	6-32	B
6-33	C	6-34	E	6-35	D	6-36	C
6-37	A	6-38	D	6-39	C	6-40	E
6-41	C	6-42	C	6-43	A	6-44	A
6-45	B	6-46	E	6-47	E	6-48	A
6-49	B	6-50	C	6-51	B	6-52	B
6-53	C	6-54	A	6-55	E	6-56	C
6-57	D	6-58	E	6-59	A	6-60	E
6-61	A	6-62	C	6-63	B	6-64	A
6-65	A	6-66	C	6-67	B	6-68	C
6-69	E	6-70	B	6-71	D	6-72	B
6-73	E	6-74	B	6-75	A	6-76	D

A2 型单项选择题

6-77	D	6-78	C	6-79	B	6-80	D
6-81	A	6-82	B	6-83	B	6-84	B
6-85	E	6-86	B	6-87	A	6-88	D
6-89	B	6-90	D	6-91	B		

A3/A4 型单项选择题

6-92	D	6-93	C	6-94	E	6-95	A
6-96	B	6-97	C	6-98	C	6-99	A
6-100	E	6-101	C	6-102	C	6-103	E
6-104	E	6-105	C	6-106	B	6-107	D
6-108	D	6-109	A	6-110	E	6-111	A
6-112	D	6-113	E	6-114	D	6-115	A

6-116　E　6-117　C

部分选择题解析

6-3 解析:脓肿切开时切口选择在脓肿的最低部位,以利脓液引流。

6-22 解析:面部危险三角区疖如受挤压,细菌易沿内眦静脉和眼静脉进入颅内的海绵状静脉窦,可引起化脓性海绵状静脉窦炎。

6-28 解析:急性淋巴管炎可发生在浅部,也可发生在深部淋巴管。浅部淋巴管炎常在原发病灶的近侧出现1条或多条"红线",硬而有压痛;深部淋巴管炎不见有红线,但局部肿胀,沿淋巴管走行有压痛。因此B是浅层淋巴管的表现,而不是深部淋巴管炎的表现。

6-31 解析:脓肿一旦确诊,即应做切开引流术,以免组织继续破坏,毒素吸收,引起更严重的不良后果。

6-44 解析:手指末节掌面的皮肤与指骨骨膜间有许多纵形纤维索,将软组织分为许多密闭小腔。感染后,做纵向切口,可把互不相通的密闭小腔彻底打开,彻底引流。

6-46 解析:感染后将迅速形成高压脓腔,不仅引起剧痛,还可压迫末节指骨的滋养血管,使其缺血坏死。

6-47 解析:中指和无名指腱鞘感染,可沿各蚓状肌蔓延引起掌中间隙感染。

6-55 解析:口底、颌下、颈部等处的蜂窝织炎,可致喉头水肿而压迫气管,引起呼吸困难甚至窒息。

6-58 解析:感染严重时体温不升或低于正常,或体温突然降至正常以下,说明病情加重。

6-59 解析:寒战时采血做血培养,阳性率较高。

6-64 解析:破伤风发作期表现为全身性肌肉强直性收缩,次序为咀嚼肌→面部表情肌→颈项肌→背腹肌→四肢肌群→膈肌、肋间肌。

6-68 解析:膈肌、肋间肌痉挛时可出现呼吸困难,甚至窒息。

6-73 解析:破伤风病人的一般护理包括:①病人应住隔离病室,减少一切刺激,保持安静,室内光线宜均匀柔和,避免强光照射;②各种动作,如走路、说话都要轻巧、低声;③治疗、护理操作等尽量集中,可在应用镇静剂后30分钟内进行,如经常刺激打扰病人,可增加抽搐。

6-79 解析:口底、颌下与颈部的急性蜂窝织炎,易致喉头水肿、气管受压,引起呼吸困难甚至窒息,因此需要观察病人的呼吸。

6-85 解析:上唇红肿,局部尚未软化形成脓液,应先进行抗感染治疗,待局部形成脓液后引流。

6-89 解析:病人为破伤风感染,病情严重时应禁食,以防引起呛咳致死。

6-100 解析:按摩手指会加重手指水肿,应抬高制动。

6-103 解析:金黄色葡萄球菌常引起转移性脓肿。

6-106 解析:痉挛发作时病人非常痛苦,呼吸肌痉挛时出现呼吸困难,甚至窒息,控制和解除痉挛是治疗和护理破伤风病人的中心环节。

名词解释题

6-118 外科感染是指需要外科手术治疗的感染性疾病和发生在创伤、手术、器械检查或有创伤性检查、治疗后的感染。

6-119 全身性感染是指致病菌侵入人体血液循环,并在体内生长繁殖或产生毒素而引起的严重的全身性反应,主要包括败血症和脓血症。

6-120 脓毒症是指局部化脓性病灶的细菌栓子或脱落的感染血栓,间歇地进入血液循环,并在全身各处的组织或器官内发生转移性脓肿。

6-121 痈是指多个相邻的毛囊及其所附属的皮脂腺或汗腺的急性化脓性感染。

6-122 急性蜂窝织炎是指皮下、筋膜下、肌间隙或深部疏松结缔组织的急性弥漫性化脓性感染。

6-123 破伤风是指破伤风杆菌侵入人体伤口并生长繁殖、产生毒素而引起的一种特异性感染。

6-124 在应用广谱或联合抗生素治疗某种感染的过程中,原先的致病菌被抑制,但耐药性金黄色葡萄球菌、铜绿假单胞菌或白色念珠菌等大量繁殖,使病情加重,这种情况称为二重感染。

6-125 不同部位同时发生几处疖,或在一段时间内反复发生疖,称疖病。

6-126 丹毒是皮肤网状淋巴管及皮肤的急性炎症,好发于下肢和面部。

6-127 外科感染时,细菌侵入血液循环,血培养阳性,称为菌血症。

6-128 特异性感染是由特殊病原菌引起的,如破伤风、气性坏疽等,其特点是一种致病菌只能引起一种特定的感染性疾病,其发病过程、临床表现和防治方法各有其特点。

6-129 面部危险三角区疖是指发生在上唇、鼻及鼻唇沟范围内的疖。

6-130 化脓性指头炎是指手指末节掌面皮下组织的急性化脓性感染。

6-131 身体各部位发生急性感染后,病灶局部的组织发生坏死、液化而脓液积聚,其周围有一完整的脓腔壁将脓液包绕称为脓肿。

6-132 气性坏疽是指由梭状芽孢杆菌引起的一种严重的肌组织坏死或肌炎为特征的急性特异性感染。

6-133 条件感染是指当人体局部或全身的抗感染能力降低时,人体内寄居的条件致病菌成为致病菌而引起的感染。

简述问答题

6-134 (1)引起外科感染的因素:在人体局部或全身抵抗力低下的情况下,皮肤、口腔、鼻咽腔、肠道内寄居的多种微生物或外界的大量致病菌乘虚而入,造成感染。

(2)预防措施:①加强个人和环境卫生;②做好劳动保护,预防组织创伤发生;③若有损伤或感染应及时治疗;④加强体育锻炼,增强体质,提高机体抵抗力;⑤医护人员应严格执行无菌技术,以减少医源性感染;⑥加强医院、病区管理,控制院内感染。

6-135 (1) 外科感染的特点:①常由多种细菌引起的混合性感染;②大部分有明显的、特殊的局部症状和体征;③病变常集中在局部,发展后导致化脓、坏死等,最终形成瘢痕组织而影响功能;④常需手术或换药处理。

(2) 感染的转归:①炎症局限,当人体抵抗力占优势、治疗及时或有效,炎症即被局限、吸收或局部化脓。②炎症扩散,致病菌毒性大、数量多或宿主抵抗力低下时,感染难以控制并向感染灶周围或经淋巴、血液途径迅速扩散,导致全身感染。③转为慢性感染,当人体抵抗力与致病菌毒性处于相持状态,感染灶可被局限,但其内仍有致病菌,组织炎症持续存在,局部由于中性粒细胞浸润减少、成纤维细胞增加而被瘢痕组织包围,形成慢性感染。

6-136 面部危险三角区疖若被挤压,致病菌可经内眦静脉、眼静脉进入颅内,引起颅内化脓性海绵状静脉窦炎。

6-137 局部制动可避免局部受压,制动可减轻疼痛,有利于炎症局限化和消退。热敷可促进血液循环,有利于炎症消退和减轻疼痛。

6-138 脓性指头炎如不及时治疗,常可因血管受压,局部缺血而发生末节指骨缺血坏死和骨髓炎。所以,一旦出现指头跳痛、明显肿胀,应及时切开引流。

6-139 全身化脓性感染的主要特点:①骤起寒战,继而高热可达 $40\sim41℃$,或低于正常体温,起病急,病情重,发展快。②头痛、头晕、恶心、呕吐、腹胀,面色苍白或潮红、出冷汗、神志淡漠或烦躁、谵妄和昏迷。③心率加快,脉搏细速、呼吸急促或困难。④肝、脾大。⑤血白细胞计数增多。⑥可有不同程度的水、电解质及酸碱代谢失衡和肝、肾受损征象。⑦可能出现感染性休克及多器官功能障碍综合征。

6-140 具有以下临床表现的2种或以上者即可诊断:①T>38℃ 或 <36℃;②P>90 次/分;③ R > 20 次/分或过度通气,$PaCO_2 < 32$ mmHg;④血 WBC>$12×10^9$/L 或未成熟粒细胞>10%。

6-141 预防措施:①加强对破伤风的宣传教育;②加强劳动保护,避免创伤;③普及科学新法接生;④凡有破损的伤口应正确而及时处理,并常规注射破伤风抗毒血清。

6-142 治疗措施:①清除毒素来源;②中和游离毒素;③控制和解除痉挛;④应用抗生素;⑤防止并发症。

6-143 主要护理诊断:焦虑、体温过高、疼痛、营养失调、潜在并发症(水、电解质和酸碱平衡失调,脓血症,感染性休克等)。

6-144 常见的化脓性致病菌有金黄色葡萄球菌、化脓性链球菌、大肠埃希菌、铜绿假单胞菌和无芽孢厌氧菌。其中金黄色葡萄球菌可以引起疖、痈、脓肿、骨髓炎和伤口感染,感染发生时因脓液稠厚而易于局限,脓液呈黄色,不臭,当合并厌氧菌感染时有恶臭。化脓性链球菌可引起急性蜂窝织炎、淋巴管炎等软组织感染,因脓液稀薄量大,感染容易扩散,脓液为红色。大肠埃希菌常与其他厌氧菌混合感染,脓液稠厚,呈灰白色,当合并其他厌氧菌感染时,脓液有恶臭或粪臭。铜绿假单胞菌常引起大面积烧伤的创面感染,脓液呈淡绿色,有甜腥臭味。无芽孢厌氧菌多与其他需氧菌混合感染,是一般外科感染,尤其是腹腔感染的重要致病菌,脓液恶臭,可产气。

6-145 做血培养时,应选择在病人寒战、发热时采血,要避免在静脉注射抗菌药物时采血,以提高细菌培养的阳性率。做厌氧菌培养时,应立即将标本注入特别培养器皿中送检。

6-146 按接触隔离要求护理病人,医护人员进入病房须穿隔离衣,戴帽子、口罩、手套;身体有伤口时,不能进入病室工作;治疗或换药用器械及敷料均需专用;器械使用后要按规范程序密封包装;伤口更换的敷料应焚毁;室内空气、地面、用品应进行消毒处理,严防交互感染。

6-147 早期气性坏疽病人有患肢沉重感和胀

痛感,随后伤口出现胀裂样剧痛,止痛剂不能缓解;伤口恶臭,可见夹有气泡的浆液性或血性液流出;伤口周围肿胀,皮肤苍白,紧张发亮,随病情发展很快发展为暗红色、紫黑色,或出现大理石样斑纹或产生含有暗红色液体的水疱;可触及皮下捻发音;伤口内肌肉失去弹性与收缩力,切割时不出血,肌纤维坏死呈砖红色、紫黑色;全身表现有高热、脉速、呼吸急促、出冷汗、进行性贫血等中毒症状,甚至发展成中毒性休克。

6-148 外科感染病人局部疗法的护理措施:①局部制动、休息。颜面部和口底部感染者应尽量少说话,进流质或半流质饮食以减少咀嚼运动;肢体感染可抬高患肢,以利静脉血回流和减少局部充血。②药物外敷。浅表的急性感染在未形成脓肿阶段可选用中药、西药外敷,以促进局部血循环、肿胀消退和感染局限。③物理疗法。超短波、红外线辐射或湿敷法,可改善局部血循环。④手术后护理。保持创面有效引流,及时更换敷料并保持清洁;密切观察病情变化,及时发现和处理全身性感染。⑤功能锻炼。肢体感染者炎症消退时,进行关节功能锻炼,尽早恢复功能。

综合分析题

6-149 (1)主要护理诊断。①有窒息的危险:与膈肌、肋间肌、喉肌持续性痉挛有关;②有受伤的危险:与强烈的阵发性肌痉挛有关;③营养失调:低于机体需要量,与痉挛性消耗和不能进食有关;④有体液不足的危险:与痉挛性消耗和大量出汗有关;⑤有传播感染的危险:与消毒隔离制度执行不严格有关。

(2)护理要点:①应用镇静、解痉药物,当抽搐频繁且用镇静、解痉药物不能控制者,在气管切开及控制呼吸的条件下,遵医嘱应用硫喷妥钠和肌肉松弛剂。②安置病人住单人隔离病房,保持室内安静,尽量减少外界刺激,如说话低声,走路轻巧,室内光线应柔和。治疗和护理应集中安排在应用镇静剂后30分钟内进行。③应用破伤风抗毒血清,中和血液中游离毒素,

首次剂量2万~5万u加入5%葡萄糖溶液500~1 000 ml内静脉缓慢滴注,以后每天1万~2万u静脉注射,共3~6天。④按接触隔离要求护理病人,接触病人时应穿隔离衣;治疗或换药使用器械及敷料应专用;使用后器械要浸泡消毒,洗净后进行高压蒸汽灭菌;敷料应烧毁;室内用品应消毒处理,防止交叉感染。⑤给予补液,纠正水、电解质紊乱及酸中毒。给予病人高热量、高蛋白、高维生素、易消化的食物。不能进食者,在控制痉挛后给予鼻饲,必要时可经胃肠道外补充营养。⑥密切观察病情,注意生命体征的变化。加强安全措施,防止发生意外。

6-150 (1)最危险的并发症是窒息,甚至呼吸骤停。

(2)主要原因为持续性喉头和呼吸肌痉挛、误吸、痰液堵塞气道等。

(3)预防性护理措施:①按医嘱准确、及时应用镇静解痉药、肌肉松弛剂等,有效控制和解除肌痉挛。②保持呼吸道通畅。a.急救准备,床旁常规备好气管切开包及氧气吸入装置,急救药品和物品。b.改善通气和有效清除呼吸道分泌物。痉挛发作控制后,应协助病人翻身、拍背,以利排痰,必要时行雾化吸入。c.饮食护理,及时清理口腔分泌物;频繁抽搐时,禁止经口进食,以防误吸。d.加强观察,详细记录抽搐发作的症状、持续时间和间隔时间等。注意痉挛发作前的征兆,以便及时调整药量,控制痉挛发作。③避免刺激和诱发抽搐和痉挛。a.将病人置于单人隔离病室,保持安静、室内遮光。b.避免各类干扰,减少探视。c.合理、集中安排各项治疗和护理操作,尽量在应用镇静剂后30分钟内完成,以免刺激病人引起抽搐。

(4)处理原则:①保持呼吸道通畅,必要时行气管切开并行人工呼吸机支持。②有效控制并解除肌痉挛。a.根据病情交替应用镇静及解痉药,以减少痉挛发作。b.痉挛发作频繁且不易控制时,可用2.5%硫喷妥钠0.25~0.5 g缓慢静脉注射。c.对气管插管、切开和机械控制

呼吸,经静脉应用氯化琥珀胆碱、粉肌松等肌肉松弛剂。

6-151 (1) 该病人发生了脓毒血症。

(2) 首要处理措施是拔出导管,全身抗革兰阴性菌感染治疗。

6-152 (1) 该病人发生了感染性休克。

(2) 主要护理诊断。①体液不足:与容量血管扩张、高热消耗、恶心、呕吐有关;②气体交换受损:与肺微循环障碍、通气血流比例失调有关;③高热:与胆道细菌感染有关;④疼痛:与胆道平滑肌痉挛、炎症刺激有关;⑤焦虑:与担心预后和医疗费用有关;⑥潜在并发症:DIC、肾衰竭、呼吸衰竭等。

(3) 护理措施:①按医嘱快速、大量补充血容量,改善组织灌注。②保持呼吸道通畅,予以高流量吸氧(6～8 L/min)。③密切观察意识、生命体征、血压、中心静脉压、面色和皮肤色泽、尿量、尿比重变化及辅助检查结果等,发现病情加重及 DIC、肾衰竭、呼吸衰竭等并发症征象应及时报告医生,并积极配合处理。④按医嘱应用血管活性药物、抗生素、解痉镇痛和退热药,监测生命体征、血压和中心静脉压等变化,并按监测结果调整药物浓度和滴速。⑤按医嘱在病人寒战、高热发作时,协助采集血标本做细菌培养。⑥做好发热病人的皮肤护理和保持其衣被等清洁、干燥。⑦积极做好术前准备,争取尽快手术解除胆道梗阻。⑧心理护理,针对家属担心和顾虑的问题进行解释和安慰,以缓解其焦虑情绪。

(王欣国)

第七章

外科损伤病人的护理

选择题(7-1~7-194)

✎ **A1 型单项选择题(7-1~7-115)**

7-1 下列不属于物理性损伤因素的是
A. 高温　　　　　B. 电流
C. 低温　　　　　D. 射线
E. 毒气

7-2 下列哪项不属于机械性损伤
A. 切割伤　　　　B. 擦伤
C. 挫伤　　　　　D. 刺伤
E. 放射线损害

7-3 下列不属于化学性损伤因素的是
A. 强酸　　　　　B. 强碱
C. 毒气　　　　　D. 昆虫叮咬
E. 磷烧伤

7-4* 下列因素中哪项不会影响伤口修复
A. 伤口感染　　　B. 缝合不良
C. 伤口血肿　　　D. 伤口内异物
E. 伤口过深

7-5 下列哪项不属于闭合性损伤
A. 挫伤　　　　　B. 挤压伤
C. 擦伤　　　　　D. 爆震伤
E. 扭伤

7-6 下列哪项不属于闭合性损伤
A. 挫伤　　　　　B. 扭伤
C. 裂伤　　　　　D. 挤压伤
E. 爆震性

7-7 开放性损伤的特有的表现是
A. 疼痛　　　　　B. 肿胀
C. 伤口或创面　　D. 功能障碍

E. 淤血

7-8 小而深的伤口多见于
A. 刺伤　　　　　B. 切割伤
C. 擦伤　　　　　D. 裂伤
E. 撕脱伤

7-9 伤口边缘整齐,周围组织损伤轻,易导致血管、神经损伤的是
A. 刺伤　　　　　B. 火器伤
C. 切割伤　　　　D. 撕脱伤
E. 擦伤

7-10 伤口边缘不整齐,周围组织损伤广泛,出血少,多见于
A. 刺伤　　　　　B. 撕脱伤
C. 切割伤　　　　D. 裂伤
E. 擦伤

7-11 关节受外力作用,发生异常扭转所引起的损伤是
A. 挫伤　　　　　B. 裂伤
C. 扭伤　　　　　D. 擦伤
E. 挤压伤

7-12 容易引起高钾血症和急性肾衰竭的损伤是
A. 创伤性窒息　　B. 头皮撕脱伤
C. 关节扭伤　　　D. 严重裂伤
E. 严重挤压伤

7-13 伤口清创的最佳时机
A. 伤后 12 小时内
B. 伤后 12~24 小时内
C. 伤后 6~8 小时内
D. 伤后 10 小时内

E. 伤后 18 小时内

7-14 缝合伤口遇下列哪种情况应提前拆线
　　A. 伤口缝线有反应
　　B. 伤口红肿、化脓
　　C. 伤口疼痛
　　D. 体温升高
　　E. 以上均不是

7-15 下列关于清创术的描述哪项有错
　　A. 一般在伤后 6~8 小时内进行
　　B. 清除污物,切除失活组织,彻底止血
　　C. 对伤后 12 小时以内伤口,经彻底清创,可一期缝合
　　D. 对颜面部伤口,超过 24 小时,不考虑清创缝合
　　E. 对污染重的伤口,清创后可延期缝合

7-16 损伤后最常见的并发症是
　　A. 感染　　　　B. 休克
　　C. 急性肾衰竭　D. 应激性溃疡
　　E. 褥疮

7-17* 对严重挤压伤病人,护理时除严密观察生命体征外,还应特别注意
　　A. 伤口肿胀程度
　　B. 精神状态
　　C. 肢端温度
　　D. 损伤部位疼痛情况
　　E. 尿量和尿色

7-18 受伤皮肤与筋膜之间广泛分离,广泛出血,深部组织不受影响,多为
　　A. 刺伤　　　　B. 切伤
　　C. 擦伤　　　　D. 裂伤
　　E. 撕裂伤

7-19 下列哪种开放性损伤的伤口边缘较整齐
　　A. 擦伤　　　　B. 割伤
　　C. 撕裂伤　　　D. 裂伤
　　E. 皮肤撕脱伤

7-20 创伤急救中,首先应
　　A. 解除窒息　　B. 抗休克

C. 控制软组织渗血
D. 固定骨折
E. 包扎伤口

7-21 创伤修复的哪个时期具有止血和封闭创面的功能
　　A. 细胞增生期　　B. 组织塑形期
　　C. 纤维蛋白充填期 D. 细胞修复期
　　E. 组织修复期

7-22 有关伤口愈合的说法,下列错误的是
　　A. 一期愈合又称为原发愈合
　　B. 一期愈合以同类细胞修复为主
　　C. 二期愈合又称为瘢痕愈合
　　D. 二期愈合以纤维组织修复为主
　　E. 一期愈合主要通过肉芽组织增生和伤口收缩达到愈合

7-23 下列不属于损伤的护理诊断是
　　A. 疼痛　　　　B. 低钾血症
　　C. 体液不足　　D. 恐惧
　　E. 组织完整性受损

7-24 现场急救对伤员抢救时首先处理的是
　　A. 休克　　　　B. 骨折
　　C. 止血　　　　D. 颅脑损伤
　　E. 窒息

7-25 在下列急诊病人中首先应处理
　　A. 休克　　　　B. 尿道断裂
　　C. 开放性气胸　D. 头皮撕脱伤
　　E. 开放性骨折

7-26 对开放性骨折伴动脉出血导致休克的病人进行急救,首先应
　　A. 止痛　　　　B. 临时固定
　　C. 止血　　　　D. 包扎伤口
　　E. 输液

7-27 一期缝合的伤口术后换药的时间为
　　A. 1~2 天　　　B. 2~3 天
　　C. 3~5 天　　　D. 5~7 天
　　E. 8 天以上

7-28 止血带止血应每隔 1 小时放松
　　A. 2~3 分钟　　B. 3~4 分钟
　　C. 5~6 分钟　　D. 7~8 分钟

E. 10 分钟

7-29 使用止血带止血时,放松止血带的时间间隔是

A. 15 分钟　　　B. 20 分钟

C. 30 分钟　　　D. 60 分钟

E. 120 分钟

7-30 在现场急救中,下列哪项是错误的

A. 迅速将伤员移出受伤现场

B. 骨折者应现场复位

C. 简单重点的体检

D. 开放性损伤包扎伤口

E. 出血者迅速给予止血

7-31 下列伤员中应该首先进行抢救的是

A. 下颌骨骨折　　　B. 脑挫伤

C. 心搏骤停　　　D. 小肠脱出

E. 休克

7-32 下列可判断内脏受损破裂情况的是

A. 胸腹腔穿刺　　　B. 留置导尿

C. 放置胃管　　　D. 膀胱灌洗

E. 中心静脉穿刺

7-33 污染伤口是指

A. 经抗生素溶液冲洗后的伤口

B. 没有致病菌污染的伤口

C. 已发生化脓的伤口

D. 外伤后超过 24 小时的伤口

E. 有致病菌入侵但未引起感染的伤口

7-34 头皮血运丰富,抗感染与生长力较强,清创术可延长至

A. 8 小时　　　B. 24 小时

C. 12 小时　　　D. 72 小时

E. 18 小时

7-35 伤后 12~24 小时的污染伤口应

A. 清创后一期缝合

B. 清创后湿敷

C. 清创后暴露

D. 清创后一期缝合加橡皮片引流

E. 按感染伤口处理

7-36 创面出现肉芽水肿时,应用下列哪种溶液湿敷

A. 0.9%氯化钠溶液

B. 5%葡萄糖溶液

C. 3%~5%氯化钠溶液

D. 3%过氧化氢

E. 75%乙醇

7-37 清创后若伤口内放置橡皮引流片,一般取出的时间为

A. 8~12 小时　　　B. 24~48 小时

C. 10~15 小时　　　D. 72 小时

E. 12~24 小时

7-38 感染伤口的处理原则是

A. 切除坏死组织,植皮

B. 彻底清创,延期缝合

C. 控制感染,加强换药

D. 局部制动、理疗

E. 立即清创缝合

7-39 腹部挫伤可能并发严重的损伤是

A. 腹壁血肿　　　B. 腹肌纤维断裂

C. 腹部内脏损伤　　　D. 皮下组织出血

E. 急性尿潴留

7-40 开放性损伤早期处理最重要的是

A. 清创术　　　B. 应用抗菌药

C. 换药　　　D. 止痛

E. 补液

7-41 对感染伤口的处理下列哪项不妥

A. 充分引流　　　B. 清创术

C. 换药　　　D. 应用抗生素

E. 去除坏死组织

7-42 按急救顺序对机械性损伤病人最先采取的措施是

A. 重点检查　　　B. 抢救生命

C. 包扎伤口　　　D. 输血、止血

E. 固定和搬运

7-43 下列关于损伤病人的转运方法错误的是

A. 四肢骨折的病人搬运前应妥善固定

B. 疑有脊柱骨折,应 3 人以平托法将病人轻放于硬板床上

C. 重度胸部损伤者应卧于患侧

D. 转运途中病人头部朝前

E. 保证有效补液,预防休克

7-44 有关健康肉芽组织的标准,下列哪项是错误的

A. 创面平、浅　　B. 创面鲜红色

C. 创面呈细颗粒状 D. 创面分泌物少

E. 创面不易出血

7-45 有关损伤的急救和转运,下列哪项是错误的

A. 外露骨折断端应及时复位

B. 开放性伤口用无菌纱布覆盖,缠上绷带

C. 四肢动脉大出血时可上止血药

D. 脊柱骨折的伤员必须卧板床

E. 已明确无颅脑及腹部内脏损伤而剧痛的病人,可注射止痛剂

7-46 下列哪项不是急救时的注意事项

A. 抢救积极

B. 防止抢救中再次受伤

C. 立即进行影像学检查

D. 防止医源性损伤

E. 不可忽视沉默的病人

7-47 烧伤的严重程度分类主要取决于

A. 致伤因素　　B. 病人的年龄

C. 烧伤部位　　D. 病人的体质

E. 烧伤的面积和深度

7-48 热力作用于皮肤或黏膜后,局部组织细胞的损害主要归因于

A. 直接由热力引起细胞死亡

B. 热力使细胞代谢障碍导致坏死

C. 热力使蛋白质变性、酶失活引起变性坏死

D. 局部血管的挛缩使组织细胞缺血、缺氧,引起变性坏死

E. 热力使细胞活性丧失

7-49 热烧伤的病理改变主要取决于

A. 热源类型及受热时间

B. 热源温度及受伤部位

C. 受热时间及受伤面积

D. 热源温度及受热时间

E. 热源温度及受伤面积

7-50 烧伤修复期的治疗重点是

A. 防治休克　　B. 防治感染

C. 防治并发症　　D. 促进创面早愈

E. 促进抵抗力恢复

7-51 烧伤面积计算,发部占全身面积的

A. 3%　　　　　B. 4%

C. 5%　　　　　D. 9%

E. 6%

7-52 烧伤面积计算,躯干占全身面积的

A. 9%　　　　　B. 27%

C. 18%　　　　D. 46%

E. 20%

7-53 病人5指并拢,其一手掌面积占全身面积的

A. 1%　　　　　B. 2.5%

C. 1.25%　　　D. 3%

E. 1.5%

7-54 烧伤面积计算,面部占全身面积的

A. 2%　　　　　B. 3%

C. 5%　　　　　D. 6%

E. 9%

7-55 小面积烧伤的处理,主要是

A. 抗休克　　　B. 大量输液

C. 联合应用抗生素 D. 局部疗法

E. 全身疗法

7-56 烧伤早期发生休克的主要原因是

A. 大量红细胞丧失造成肺换气障碍

B. 创面细菌感染造成感染性休克

C. 大量体液从血管内渗出

D. 大量水分蒸发

E. 疼痛导致生理反应

7-57 烧伤局部有水泡,基底潮红,并剧痛,其深度为

A. Ⅰ度　　　　　B. Ⅱ~Ⅲ度

C. 浅Ⅱ度　　　　D. Ⅲ度

E. 深Ⅱ度

7-58 烧伤九分法的面积估算,下列不正确

的是

A. 头、面、颈各占 3%

B. 会阴占 1%

C. 两上肢占 18%

D. 两下肢占 44%

E. 躯干前、后占 26%

7-59 大面积烧伤体液渗出最快的时间是在伤后

A. 1～2 小时　　B. 3～4 小时

C. 4～6 小时　　D. 6～8 小时

E. 12～24 小时

7-60 烧伤后 48 小时内导致病人死亡的主要原因是

A. 休克　　　　B. 感染

C. 代谢性酸中毒　D. 疼痛

E. 多器官功能衰竭

7-61 大面积烧伤血浆渗出易引起

A. 休克　　　　B. 心力衰竭

C. 感染　　　　D. 呼吸衰竭

E. 肾衰竭

7-62* 大面积烧伤早期发生休克属于

A. 低血容量性休克　B. 感染性休克

C. 神经源性休克　D. 心源性休克

E. 过敏性休克

7-63 烧伤休克期造成休克的主要原因是

A. 大量红细胞丧失

B. 大量水分蒸发

C. 大量体液从血管渗出

D. 疼痛

E. 败血症

7-64 大面积烧伤后 2 天内,最主要的全身改变是

A. 急性呼吸衰竭　B. 应激性溃疡

C. 低血容量性休克 D. 脓毒血症

E. 急性肾衰竭

7-65 深Ⅱ度烧伤愈合时间一般需要

A. 1 周左右　　　B. 2 周左右

C. 3～4 周　　　D. 4～5 周

E. 5～6 周

7-66 浅Ⅱ度烧伤创面特点为

A. 水疱小,基底苍白

B. 水疱大,基底潮红

C. 皮肤干燥、红斑

D. 创面焦黄失去弹性

E. 树枝状栓塞静脉

7-67* 烧伤病人若出现血红蛋白尿,每小时尿量应维持在

A. 10 ml 左右　　B. 40 ml 左右

C. 20 ml 左右　　D. 50 ml 左右

E. 30 ml 左右

7-68 某 6 岁男孩头、面、颈部烧伤,其面积估算为

A. 9%　　　　　B. 18%

C. 12%　　　　　D. 21%

E. 15%

7-69 头颈部及会阴部烧伤的创面适用于

A. 包扎疗法　　　B. 局部浸泡法

C. 暴露疗法　　　D. 全身浸浴法

E. 半暴露疗法

7-70 大面积烧伤病人可发生各种并发症,其中最严重的是

A. 休克　　　　B. 瘢痕挛缩

C. 败血症　　　D. 肢体畸形

E. 窒息

7-71 烧伤急救时,对烧伤病人首要的措施是

A. 脱离火源　　　B. 防止窒息

C. 预防休克　　　D. 防止再损伤

E. 保护创面

7-72 关于烧伤病人的现场急救措施,下列错误的是

A. 迅速脱离热源

B. 镇静止痛

C. 保持呼吸道通畅

D. 创面可涂药保护

E. 大面积烧伤早期应避免长途转运

7-73 烧伤病人补液首选的晶体溶液是

A. 0.9%氯化钠溶液

B. 平衡盐溶液

C. 5%葡萄糖氯化钠溶液

D. 5%碳酸氢钠溶液

E. 10%葡萄糖溶液

7-74　大面积烧伤急救时,病人口渴应给予

A. 热开水　　　　B. 纯净水

C. 糖开水　　　　D. 凉茶水

E. 淡盐水

7-75　头面部烧伤应特别警惕是否伴有

A. 眼部烧伤　　　B. 耳部烧伤

C. 鼻部烧伤　　　D. 消化道烧伤

E. 呼吸道烧伤

7-76　烧伤后第 2 个 24 小时补胶体、晶体总量为

A. 第 1 个 24 小时总量的 1/2

B. 第 1 个 24 小时总量的 1/4

C. 第 1 个 24 小时的同量

D. 第 1 个 24 小时总量的 2 倍

E. 根据实际情况再定

7-77　大面积烧伤病人休克期调节补液量简便而又可靠的临床指标是

A. 尿量及比重　　B. 意识

C. 血压　　　　　D. 末梢循环情况

E. 中心静脉压

7-78　烧伤深度分类,下列哪项错误

A. I 度　　　　　B. 浅 II 度

C. 深 II 度　　　　D. III 度

E. IV 度

7-79　下列关于 I 度烧伤的叙述错误是

A. 伤及表皮浅层

B. 红、痛

C. 无水疱

D. 又称红斑性烧伤

E. 愈后形成瘢痕

7-80　烧伤后 48 小时内发生休克,治疗的主要措施是

A. 镇静止痛

B. 应用抗休克药物

C. 应用抗生素

D. 及时清创包扎

E. 液体疗法

7-81　下列哪项不属于浅 II 度烧伤的特点

A. 伤及真皮浅层　B. 剧痛

C. 水疱小而多　　D. 水疱壁薄

E. 愈后可有色素沉着

7-82　不属于深 II 度烧伤特点的是

A. 伤及真皮深层　B. 水疱小壁厚

C. 痛觉迟钝　　　D. 拔毛不痛

E. 愈后有瘢痕

7-83　烧伤急救时,需立即行气管切开的是

A. 烧伤伴有昏迷

B. 头面部烧伤

C. 大面积烧伤伴有呼吸困难

D. 严重休克

E. 心搏骤停

7-84　烧伤休克期扩容量,应以下列哪个公式计算

A. 烧伤总面积×体重(kg)×1.5+生理需要量 2 000 ml

B. 烧伤总面积×体重(kg)×1+生理需要量 2 000 ml

C. II、III 度烧伤总面积×体重(kg)×1.5+生理需要量 2 000 ml

D. II、III 度烧伤总面积×体重(kg)×1+生理需要量 2 000 ml

E. III 度烧伤总面积×体重(kg)×1.5+生理需要量 2 000 ml

7-85　大面积烧伤,渗出的血浆回收易引起

A. 休克　　　　　B. 感染

C. 肾衰竭　　　　D. 心力衰竭

E. 呼吸衰竭

7-86　不正确的烧伤急救方法是

A. 火中救出的烧伤病人疼痛者应先给吗啡止痛

B. 有呼吸困难者应及早行气管切开术

C. 烧伤创面不做特殊处理,不涂任何药物

D. 及早使用抗生素和破伤风抗毒素

E. 大面积烧伤均应及早静脉输液

7-87 处理烧伤休克最主要的措施为
A. 补液　　　　B. 止痛
C. 安慰　　　　D. 包扎创面
E. 应用抗生素

7-88 头面部烧伤急救时应特别注意
A. 预防休克
B. 包、敷创面,避免污染
C. 保持呼吸道通畅
D. 及时清创
E. 早用 TAT,预防破伤风

7-89 烧伤暴露疗法护理中除哪项外都是正确的
A. 适用于头、颈、会阴烧伤
B. 保持稳定室温
C. 室内有消毒隔离设施
D. 采用翻身床定时翻身
E. 用无菌等渗盐水覆盖

7-90 烧伤创面包扎疗法,在下列哪种情况应立即改为暴露疗法
A. 敷料湿透
B. 病人发热
C. 创面疼痛
D. 敷料渗液呈绿色
E. 白细胞计数增高

7-91 下列可应用翻身床的病人是
A. 休克病人
B. 呼吸困难,心肺功能差者
C. 意识不清者
D. 躯干前后侧烧伤者
E. 应用冬眠药物者

7-92 观察烧伤休克病人补液量是否补足,简易而重要的指标是
A. 血压　　　　B. 心率
C. 尿量　　　　D. 末梢循环
E. 精神状态

7-93 某人被开水烫伤手背部,局部起小水疱,痛觉迟钝,其烧伤深度为
A. Ⅰ度　　　　B. 浅Ⅱ度
C. 深Ⅱ度　　　D. Ⅲ度

E. Ⅰ～Ⅱ度

7-94 烧伤病人补液时,胶体和电解质的一般比例是
A. 1:1　　　　B. 1:2
C. 1:0.5　　　D. 1:3
E. 1:1.5

7-95 吸入性烧伤的护理重点在于
A. 定时更换体位
B. 吸氧
C. 防治感染
D. 保持呼吸道通畅
E. 气管导管的护理

7-96 烧伤是指
A. 火焰烧伤　　B. 沸水烫伤
C. 滚烫烫伤　　D. 灼热金属灼伤
E. 火焰、热液、热空气、热金属等热力所引起的组织损伤

7-97 浅Ⅱ度和深Ⅱ度烧伤的共同特点是
A. 均有疼痛和水疱
B. 基底红,均匀,潮湿
C. 均有血管栓塞
D. 2周左右愈合
E. 均有瘢痕增生

7-98 严重挤压伤后,最重要的护理诊断是
A. 营养失调:低于机体需要量
B. 皮肤完整性受损
C. 潜在并发症:急性肾衰竭
D. 体温过高
E. 有感染的危险

7-99 右上肢烧伤后,创面有大水疱,剧痛,其深度为
A. Ⅲ度　　　　B. Ⅱ度
C. Ⅰ度　　　　D. 深Ⅱ度
E. 浅Ⅱ度

7-100 调节烧伤病人补液量最简便、可靠的参考指标是
A. 血压　　　　B. 脉搏
C. 中心静脉压　D. 尿量
E. 精神状态

7-101　烧伤病人的输液抢救中,每小时尿量至少应在

A. 10 ml 以上　　B. 20 ml 以上

C. 30 ml 以上　　D. 40 ml 以上

E. 50 ml 以上

7-102　控制烧伤感染的关键措施是

A. 及时、足量、快速输液

B. 正确处理创面

C. 早期大剂量应用有效抗菌药物

D. 密切观察病情变化

E. 维持病室内适宜的温度和湿度

7-103　适合用包扎疗法的烧伤是

A. 头部烧伤

B. 颈部烧伤

C. 会阴部烧伤

D. 躯干大面积烧伤

E. 四肢烧伤

7-104　酸碱化学烧伤,首选的急救处理是

A. 涂抹消毒液　　B. 应用中和剂

C. 大量清水冲洗　D. 及时清创

E. 镇静、止痛

7-105　大面积烧伤后 2～4 天出现高热应考虑为

A. 合并感染　　　B. 败血症

C. 脓毒血症　　　D. 毒血症

E. 压疮并感染

7-106　下列哪种药液不宜接触创面

A. 0.1%依沙吖啶

B. 含氯石灰硼酸(优琐)溶液

C. 75%乙醇

D. 0.1%氯己定

E. 3%过氧化氢

7-107　开放性伤口的处理原则是

A. 切除坏死组织,植皮

B. 控制感染,加强换药

C. 彻底清创,立即缝合

D. 彻底清创,延期缝合

E. 局部制动,理疗

7-108　创面脓液稠厚、坏死组织多,宜选用哪种溶液湿敷

A. 0.9%氯化钠溶液

B. 0.1%依沙吖啶

C. 0.1%氯己定

D. 0.3%过氧化氢溶液

E. 氯石灰硼酸(优琐)溶液

7-109　有关换药的次数下列哪项是错误的

A. 一期缝合伤口拆线时再换药

B. 肉芽组织生长良好的伤口隔天换药 1 次

C. 浅表感染伤口每天换药 1 次

D. 脓腔引流伤口每天换药 1 次

E. 脓性分泌物多的伤口每天换药 2～3 次

7-110　护士在给铜绿假单胞菌感染病人的伤口换药时,下列哪项是错误的

A. 应穿隔离衣

B. 换药用品应专用

C. 污染敷料应及时倒掉

D. 用过器械加倍时间浸泡

E. 换药后用肥皂刷手 2 遍

7-111　对四肢切割伤应立即进行

A. 止痛

B. 包扎伤口

C. 固定伤肢

D. 及时而正确的清创缝合

E. 简单缝合伤口

7-112　对污染较重的伤口清创后暂不缝合,观察 2～3 天,如无明显感染再进行缝合,这种缝合称为

A. 一期缝合　　　B. 二期缝合

C. 延期缝合　　　D. 减张缝合

E. 以上均不是

7-113　下列哪项因素不会影响伤口的修复

A. 维生素 C 缺乏

B. 糖尿病

C. 血浆白蛋白 25 g/L

D. 血浆蛋白 25 g/L

E. 红细胞计数 5.0×10^{12}/L

7-114 毒蛇咬伤的护理中,下列哪项是错误的

A. 抬高肢体

B. 严密观察病情变化

C. 卧床休息

D. 创口持续湿敷

E. 中草药内服

7-115 毒蛇咬伤现场急救首先应

A. 过氧化氢溶液冲洗伤口

B. 普鲁卡因局部封闭

C. 伤口上方绑扎

D. 服用蛇药

E. 血液透析

✎ A2型单项选择题(7-116~7-164)

7-116 病人,男性,35岁。因危房坍塌被石板压迫3小时,伤肢严重肿胀,组织广泛坏死。该损伤属于

A. 扭伤   B. 挤压伤

C. 挫伤   D. 冲击伤

E. 撕裂伤

7-117* 对于严重挤压伤病人,护理时除严密观察生命体征外,还应特别注意

A. 意识状态   B. 肢端温度

C. 局部疼痛情况 D. 尿量

E. 末梢循环情况

7-118* 病人,女性,25岁。被浓硫酸化学烧伤后,首选的急救处理是

A. 大量清水冲洗 B. 应用中和剂

C. 涂抹消毒液   D. 及时清创

E. 镇静、止痛

7-119 病人,女性,37岁。大腿外伤缝合后5天,局部伤口红肿,疼痛,触之有波动感,T 38.5℃。伤口换药时哪项不正确

A. 及时拆除缝线,充分引流

B. 伤口应每天换药1次

C. 伤口应每2~3天换药1次

D. 合理应用抗生素及引流物

E. 清除伤口坏死组织

7-120 病人,男性,28岁。跑步时不慎右踝关节扭伤2小时,来医院就诊,局部青紫、肿胀明显。此时该如何处理

A. 局部用热水湿敷

B. 局部用冰块湿敷

C. 给予红外线理疗

D. 局部按摩

E. 冷热交替湿敷

7-121 病人,男性,41岁。右足底被铁钉扎伤后5小时,伤口未感染。此时宜

A. 清创后一期缝合

B. 只清创不缝合

C. 伤口湿敷

D. 单纯清洗伤口

E. 单纯换药

7-122 病人,男性,21岁。左小腿被钝性暴力打击,形成闭合性损伤。其局部处理下列哪项是错误的

A. 局部制动   B. 抬高患肢

C. 血肿加压包扎 D. 早期局部热敷

E. 血肿若进行性增大,需切开止血

7-123 某男性病人因下肢挤压伤致血钾升高,出现心动过缓,心律不齐。应选用的药物是

A. 洋地黄

B. 普萘洛尔

C. 利多卡因

D. 5%碳酸氢钠

E. 10%葡萄糖酸钙

7-124 病人,男性,20岁。车祸致腹部开放性损伤,伴部分肠管脱出,其紧急处理措施是

A. 迅速将肠管还纳于腹腔

B. 用消毒棉垫加压包扎

C. 用大块等渗盐水纱布覆盖,并用消毒碗或盆加以保护

D. 用凡士林纱布覆盖,腹带包扎

E. 敞开伤口,送手术室处理

7-125* 病人，女性，50岁。因地震楼板倒塌砸伤双下肢，伤后排尿1次，呈红茶色。体格检查：BP 140/90 mmHg，P 64次/分；神清；心律不齐。对该病人不应选择下列哪项治疗

　　A. 输入甘露醇

　　B. 输入碳酸氢钠

　　C. 输血

　　D. 口服离子交换树脂

　　E. 输入葡萄糖和胰岛素

7-126 病人，男性，32岁。头部被铁棍击伤，头皮裂开已12小时以上，伤口无明显感染。其处理为

　　A. 凡士林纱布覆盖

　　B. 彻底清创，一期缝合

　　C. 清创并置放引流片引流

　　D. 观察2～3天，二期缝合

　　E. 不予缝合，以免增加损伤

7-127 某病人创伤性休克后，护士抽血时不易抽出，易凝固，皮肤有出血淤点、紫斑，伤口、注射部位出血。应考虑为

　　A. DIC

　　B. 心力衰竭

　　C. 肝功能衰竭

　　D. 呼吸窘迫综合征

　　E. 急性肾衰竭

7-128 病人，男性，22岁。踢球时不慎扭伤踝关节，2小时后急诊入院。可采取的处理措施是

　　A. 局部按摩

　　B. 热水泡脚

　　C. 局部使用热水袋

　　D. 局部用冰袋

　　E. 局部理疗

7-129 病人，男性，30岁。右外踝软组织损伤半天，局部青紫、肿胀。目前应采取的措施是

　　A. 热湿敷　　　　B. 冰袋冷敷

　　C. 红外线灯照射　D. 局部按摩

　　E. 早期功能锻炼

7-130 病人，男性，20岁。头部被石块砸伤，头皮破裂约12小时，伤口无明显感染。处理原则是

　　A. 包扎伤口

　　B. 加强换药控制感染

　　C. 清创一期缝合

　　D. 清创缝合并内置橡皮引流片

　　E. 清创延期缝合

7-131* 病人，男性，26岁。车祸造成多发性损伤。应首先处理的情况是

　　A. 开放性骨折　　B. 休克

　　C. 张力性气胸　　D. 脾破裂

　　E. 骨盆骨折

7-132 病人，男性，20岁。车祸致伤，急诊入院。体格检查：P 98次/分，BP 120/90 mmHg；神志模糊；咯血、口鼻均有泥沙和血外溢；呼吸困难、烦躁不安；左胸侧严重擦伤，肿胀；左大腿中下段中度肿胀，有淤斑和严重擦伤。此时最紧迫的抢救措施是

　　A. 请胸外科医生会诊

　　B. 清除上呼吸道异物，保持呼吸道通畅

　　C. 开放静脉通道，输血

　　D. 鼻导管低流量吸氧

　　E. 左下肢夹板固定

7-133 病人，男性，43岁。8小时前因塌方砸伤双下肢，伤后排尿1次，呈红茶色。体格检查：神清，BP 150/95 mmHg，P 60次/分，心律不齐。对此病人不应选择下列哪项治疗

　　A. 腰部使用热水袋

　　B. 吸氧

　　C. 输血

　　D. 输入碳酸氢钠

　　E. 输入葡萄糖和胰岛素

7-134* 病人，男性，45岁。胃大部切除术后切口化脓，创面脓液量多，有臭味。换

药处置时应选择

A. 3％氯化钠溶液湿敷

B. 70％乙醇湿敷

C. 优琐溶液湿敷

D. 10％硝酸银烧灼

E. 过氧化氢清创

7－135 病人,女性,24 岁。右大腿有 10 cm×5 cm 的肉芽组织水肿创面。换药时应选择的湿敷溶液是

A. 等渗盐溶液

B. 0.02％呋喃西林

C. 0.1％依沙吖啶

D. 优琐溶液

E. 5％氯化钠溶液

7－136 病人,男性,32 岁。汽油爆炸后导致大面积烧伤,入院后护理诊断为体液不足。其最主要的相关因素是

A. 创面脓毒症　　B. 疼痛

C. 创面渗出　　D. 饮水不足

E. 高热

7－137 病人,男性,20 岁。头颈、面部及胸腹部烧伤,其烧伤面积是

A. 8％　　B. 22％

C. 25％　　D. 30％

E. 35％

7－138 病人,男性,46 岁。不慎被火烧伤,烧伤面积为 32％,深度为Ⅱ。经补液扩容治疗后,BP 90/75 mmHg,提示

A. 血容量不足

B. 血容量严重不足

C. 血管过度收缩

D. 心源性休克

E. 肾衰竭

7－139 病人,男性,36 岁。大面积烧伤合并呼吸道烧伤 7 小时,现神志淡漠、面色苍白,皮肤湿冷,P 110 次/分,BP 60/40 mmHg,尿量 10 ml/h。该病人护理诊断不包括

A. 皮肤完整性受损

B. 有感染的危险

C. 有窒息的危险

D. 体液不足

E. 知识缺乏

7－140 病人,男性,40 岁。大面积烧伤后发生创面脓毒血症。防治其全身性感染的关键措施是

A. 及时补充有效循环血量

B. 及时、足量应用有效抗生素

C. 正确处理创面

D. 维持室内适宜的温度和湿度

E. 密切观察病情变化

7－141 病人,男性,23 岁。前胸及双上肢烧伤 2 小时急诊入院,主诉口渴、剧烈疼痛,尿少。体格检查:脉搏细数,BP 80/60 mmHg。估计病人血容量减少的原因中,以下哪项错误

A. 血浆自创面渗出

B. 血浆渗出到组织间隙

C. 末梢血管扩张

D. 心输出量减少

E. 毛细血管通透性增加

7－142 病人,女性,35 岁。双上肢烧伤后急诊入院。主诉:患处疼痛较为迟钝,但拔毛时有疼痛感。体格检查:双上肢布满小水疱,疱皮较厚。关于该病人烧伤深度和预后,下列哪项描述不正确

A. Ⅰ度烧伤愈后无瘢痕

B. Ⅲ度烧伤愈后有挛缩

C. 浅Ⅱ度烧伤如无感染不留瘢痕

D. 深Ⅱ度烧伤仅有色素痕迹

E. 深Ⅱ度烧伤可产生瘢痕

7－143 病人,男性,38 岁。头面部烧伤入院。主诉:患处剧烈疼痛,烧灼感。体格检查:有大小不一的水疱形成,疱壁较薄。考虑为浅Ⅱ度烧伤时,下列哪项不正确

A. 去疱皮后创面潮红

B. 愈合后有轻度瘢痕

C. 伤及表皮的生发层

D. 伤及真皮乳头层

E. 伤及真皮深层

7－144 某成年男性病人遭遇矿井瓦斯燃烧，烧伤头部、面部、双下肢和双手。估计烧伤面积时，下列哪项不正确

A. 头、面、颈部各为 3%

B. 双前臂为 6%

C. 躯干为 27%

D. 双手为 5%

E. 双大腿、双小腿为 32%

7－145 病人，男性，42 岁，驾驶员。因汽车故障自行检修，突发火焰而灼伤。体格检查：面、颈部约 3% Ⅰ～Ⅱ度烧伤，两上肢 12%Ⅱ度烧伤，并伴呼吸道烧伤。其病情属于

A. 小面积烧伤　　B. 重度烧伤

C. 轻度烧伤　　　D. 特重度烧伤

E. 中度烧伤

7－146 病人，女性，40 岁。Ⅱ度烧伤面积约 42%。在补液抗休克治疗中，简便而重要的观察指标是

A. 血尿　　　　　B. 中心静脉压

C. 脉搏　　　　　D. 肺动脉楔压

E. 尿量

7－147 病人，男性，30 岁，电工。因操作不慎，电流接触不良，引起面、颈部烧伤，有水泡，部分水泡破损，创面基底红白相间，有疼痛。对病人烧伤面积和深度的判断为

A. 4%深Ⅱ度　　　B. 4%浅Ⅱ度

C. 6%深Ⅱ度　　　D. 6%浅Ⅱ度

E. 4%Ⅲ度

7－148 病人，男性，18 岁。头部被菜刀砍伤已 2 天余，伤口长 6 cm，裂开，脓性分泌物较多。处理方法是

A. 彻底清创并缝合

B. 清创处理伤口不缝合

C. 控制感染，定期更换敷料

D. 清创、缝合并放置引流片

E. 清创、湿敷、包扎

7－149 病人，男性，25 岁。因车祸造成多发性损伤，急救时发现有窒息，腹部内脏脱出，股骨开放性骨折，血压低，脉微速。首先要处理的情况是

A. 窒息

B. 腹部外伤

C. 股骨开放性骨折

D. 休克

E. 脉搏微弱

7－150 病人，女性，24 岁。烧伤面积 50%，伤后 8 小时入院，转送过程中输液 1 250 ml，入院测 BP 80/50 mmHg，尿量 20 ml/h，四肢厥冷、呼吸急促。以上征象提示

A. 血容量不足　　B. 心力衰竭

C. 呼吸衰竭　　　D. 肾衰竭

E. 以上均不是

7－151 病人，男性，35 岁，体重 60 kg。Ⅱ度烧伤面积为 50%。伤后第 1 天补液量为

A. 6 500 ml　　　B. 5 500 ml

C. 2 500 ml　　　D. 5 000 ml

E. 3 000 ml

7－152 病人，女性，24 岁。大面积烧伤后 2 周，出现头痛、寒战、高热。P 116 次/分，BP 180/100 mmHg，烦躁不安。血 WBC $25×10^9$/L，细菌培养（＋）。可能合并

A. 毒血症　　　　B. 菌血症

C. 脓血症　　　　D. 创面脓毒症

E. 感染性休克

7－153 病人，男性，35 岁，炼钢工人。工作中不慎被烧伤。Ⅲ度烧伤面积达 70%。应采用

A. 严密隔离　　　B. 呼吸道隔离

C. 消化道隔离　　D. 接触性隔离

E. 保护性隔离

7－154 病人，男性，50 岁。被开水烫伤左手和

右下肢(不含臀部),左侧腹部亦有两手掌的小烫伤创面,局部有大小不等的水疱,创面水肿明显,剧烈疼痛。其面积和深度为

A. 24%,浅Ⅱ度

B. 24%,深Ⅱ度

C. 25%,浅Ⅱ度

D. 25%,深Ⅱ度

E. 27%,浅Ⅱ度

7-155 病人,男性,58岁。头面部、躯干部烧伤,判断为40%深Ⅱ度烧伤。经补液扩容治疗后,BP 97/75 mmHg,提示

A. 血容量不足

B. 血管过度收缩

C. 血容量严重不足

D. 肾衰竭

E. 心源性休克

7-156 病人,女性。不慎被开水烫伤,右下肢浅Ⅱ度烧伤,清创后采取包扎疗法。创面除了以下哪种处理外均可

A. 凡士林油纱布覆盖、包扎

B. 蓝油烃涂后包扎

C. 甲紫涂后包扎

D. 冷霜涂后包扎

E. 洛赛克(奥美拉唑)涂后包扎

7-157 病人,男性,38岁。被开水烫伤右手和右下肢(未烫及臀部),右侧腹部也有3个手掌大小的烫伤创面。创面水肿明显,剧烈疼痛,局部有大小不等的水疱。其烧伤面积和深度是

A. 23%,浅Ⅱ度   B. 25.5%,深Ⅱ度

C. 26%,浅Ⅱ度   D. 28.5%,深Ⅱ度

E. 31%,浅Ⅱ度

7-158 病人,男性,20岁。左足被开水烫伤,疼痛剧烈,局部有水疱。其烧伤面积及深度为

A. 3.5%,Ⅰ度   B. 3.5%,浅Ⅱ度

C. 4%,深Ⅱ度   D. 7%,浅Ⅱ度

E. 3%,Ⅰ度

7-159 病人,女性,30岁,体重50 kg。烧伤面积为80%,烧伤部位剧痛,有水疱,部分基底苍白。第1个24小时应补液体总量为

A. 3 000 ml   B. 5 000 ml

C. 6 000 ml   D. 8 000 ml

E. 9 000 ml

7-160* 病人,男性,30岁。浅Ⅱ度烧伤面积40%,创面大量液体渗出,脉速,尿少、比重高。以上表现符合下述哪项护理诊断

A. 体液不足   B. 疼痛

C. 呼吸困难   D. 焦急

E. 感染

7-161 患儿,男性,8岁。在草丛中玩耍时不慎被蛇咬伤。下列急救中错误的是

A. 立即呼救、奔跑

B. 在伤口近端环形包扎伤口

C. 抬高伤肢

D. 伤口排毒

E. 嘱患儿切勿奔跑

7-162 某病人在山上劳动时被毒蛇咬伤。下列哪项护理措施不妥

A. 卧床休息

B. 严密观察病情变化

C. 抬高伤侧肢体

D. 创口持续湿敷

E. 中草药内服

7-163 病人,男性,20岁。不慎被金环蛇咬伤。以下哪项不属于咬伤后的临床表现

A. 烦躁不安

B. 语言不清

C. 视物模糊

D. 皮肤、黏膜出血

E. 肢体软瘫或麻木

7-164 病人,男性,23岁。被毒蛇咬伤后,以下哪项处理方法是错误的

A. 用狂犬病免疫球蛋白在伤口周围

做浸润注射

B. 伤口用3%过氧化氢冲洗

C. 大而深的伤口应进行清创术

D. 伤口清创后给予一期缝合

E. 对于小而浅的伤口可用碘酊消毒后包扎

A3/A4型单项选择题(7-165~7-194)

(7-165~7-166题共用题干)

病人,男性,20岁。骑自行车闯红灯,被汽车撞伤导致右小腿开放性骨折,伤口少量出血,躺在马路上呻吟不止。

7-165 在现场急救中,不恰当的处理是

A. 简单重点体检　B. 骨折整复固定

C. 安慰病人　D. 迅速转运医院

E. 包扎止血

7-166 该病人住院经清创等手术后,为预防破伤风应首选

A. 破伤风抗毒素

B. 破伤风免疫球蛋白

C. 青霉素

D. 胎盘球蛋白

E. 破伤风类毒素

(7-167~7-168题共用题干)

病人,男性,19岁。打篮球时不慎右上肢划伤2小时。体格检查:右前臂皮肤全层裂开,长约2.5 cm,有血痂。

7-167 该病人的伤口属于

A. 无菌伤口　B. 感染伤口

C. 清洁伤口　D. 异物残留伤口

E. 污染伤口

7-168 该伤口的处理原则是

A. 清创后不缝合

B. 不清创,伤口换药

C. 清创后延期缝合

D. 伤口应用抗生素

E. 清创后一期缝合

(7-169~7-172题共用题干)

病人,男性,35岁,体重70 kg。左上肢、躯

干(不包括会阴部)及双臀被开水烫伤,创面可见大小水泡,部分水泡破裂,基底潮红、水肿明显,剧烈疼痛。

7-169 该病人的烧伤面积和程度为

A. 9%,浅Ⅱ度

B. 40%,浅Ⅱ度

C. 18%,浅Ⅱ度

D. 45%,浅Ⅱ度

E. 27%,浅Ⅱ度

7-170 第1个24小时补液量为

A. 2 200 ml　B. 5 200 ml

C. 3 200 ml　D. 6 200 ml

E. 4 200 ml

7-171 病人在输液中监测尿量每小时为20 ml,正确的处理是

A. 维持原滴速　B. 应用甘露醇

C. 加快输液速度　D. 应用强心苷

E. 减慢输液速度

7-172 病人体温升高达39.2℃,伴寒战,血白细胞计数升高,创面恶化,有败血症征象。下列措施中主要应由护士完成的是

A. 应用抗生素　B. 纠正酸中毒

C. 正确处理创面　D. 消毒隔离

E. 支持疗法

(7-173~7-174题共用题干)

病人,男性,20岁。行阑尾切除术后3天,体温正常,换药时发现伤口针眼处皮肤发红,稍肿胀。

7-173 此时伤口情况是

A. 缝线反应　B. 伤口浅层感染

C. 伤口深层感染　D. 脓肿形成可能

E. 伤口裂开可能

7-174 正确的处理方法是

A. 应拆除有关缝线

B. 75%乙醇湿敷

C. 拆除缝线敞开引流

D. 10%~20%鱼石脂外敷

E. 0.9%氯化钠溶液湿敷

(7－175～7－176 题共用题干)

病人,男性,33 岁。施工中因工程塌方被埋在泥土中,伤肢严重肿胀,组织广泛缺血、坏死。

7－175 此时的损伤多为
  A. 扭伤　　　　B. 挫伤
  C. 挤压伤　　　D. 冲击伤
  E. 爆震伤

7－176 对病人的急救包括
  A. 首先处理危及生命的损伤
  B. 尽快使病人脱离危险
  C. 及时处理活动性出血
  D. 骨折及时复位
  E. 休克不做处理,立即送医院急救

(7－177～7－179 题共用题干)

病人,男性,35 岁,锅炉厂工人,体重 70 kg。不慎烧伤后 4 小时送至医院。右上肢水肿明显,剧烈疼痛,有较大水疱,双下肢(不包括臀部)无水疱,皮肤焦黄色,触之不痛,如皮革样。

7－177 该病人的烧伤深度为
  A. 右上肢浅Ⅱ度,双下肢Ⅲ度
  B. 右上肢深Ⅱ度,双下肢Ⅲ度
  C. 右上肢浅Ⅱ度,双下肢深Ⅱ度
  D. 右上肢与双下肢均为深Ⅱ度
  E. 右上肢Ⅲ度,双下肢深Ⅱ度

7－178 烧伤后第 1 个 24 小时的补液总量是
  A. 4 500 ml　　B. 5 250 ml
  C. 6 250 ml　　D. 7 250 ml
  E. 7 500 ml

7－179* 输液过程中简便又可靠的观察指标是
  A. 收缩压　　　B. 脉搏
  C. 尿量　　　　D. 中心静脉压
  E. 肢端温暖

(7－180～7－182 题共用题干)

病人,男性,40 岁。因室内着火大声呼救,被烧伤头、面、颈、背、臀,部分为深Ⅱ度烧伤。

7－180 为保持创面干燥,防止感染,最佳安置体位是
  A. 半卧 B. 侧卧　C. 俯卧　D. 仰卧
  E. 睡翻身床,定期翻身

7－181* 病人除了休克复苏,重点观察的部位是
  A. 眼部　　　　B. 外耳
  C. 鼻咽　　　　D. 肺部
  E. 面部

7－182 病人感胸闷,颈部肿胀明显,最佳处理是
  A. 激素治疗　　B. 蒸气吸入
  C. 气管切开　　D. 利尿
  E. 吸氧

(7－183～7－186 题共用题干)

病人,男性,44 岁,体重 70 kg,锅炉房工人。在烧锅炉时不慎被开水烫伤,双下肢出现水疱、红肿,疼痛剧烈。

7－183 该病人的烧伤面积是
  A. 9%　　　　B. 18%
  C. 27%　　　 D. 46%
  E. 50%

7－184 该病人的烧伤深度是
  A. Ⅰ度　　　　B. 浅Ⅱ度
  C. 深Ⅱ度　　　D. Ⅲ度
  E. 红斑

7－185* 病人第 1 个 24 小时补液总量是
  A. 4 830 ml　　B. 5 830 ml
  C. 6 830 ml　　D. 5 000 ml
  E. 6 000 ml

7－186 病人第 1 个 24 小时补充的胶体液约为
  A. 1 610 ml　　B. 2 300 ml
  C. 4 600 ml　　D. 5 000 ml
  E. 4 000 ml

(7－187～7－191 题共用题干)

病人,女性,17 岁。因煤气泄漏爆炸致头面部、双上肢烧伤入院。体格检查:烧伤部位有大量水疱,痛觉迟钝。

7－187 采用中国新九分法估计该病人的烧伤面积约为
  A. 18%　　　　B. 21%
  C. 24%　　　　D. 27%
  E. 54%

7－188 病人的烧伤严重程度是

A. 轻度　　　　　B. 中度

C. 中重度　　　　D. 重度

E. 特重度

7-189　根据病人烧伤部位的特点,护士应重点观察

A. 呼吸功能　　　B. 上肢血液循环

C. 意识　　　　　D. 疼痛程度

E. 血压

7-190　下列补液方案中不正确的是

A. 尽早开始　　　B. 见尿补钾

C. 先晶后胶　　　D. 先糖后盐

E. 先快后慢

7-191　病人入院第5天出现发热。T 39.4℃,创面有黄绿色分泌物伴恶臭味,引起感染的细菌考虑为

A. 溶血性链球菌

B. 大肠杆菌

C. 金黄色葡萄球菌

D. 铜绿假单胞菌

E. 梭形芽孢杆菌

(7-192~7-194题共用题干)

病人,女性,35岁。在田间作业时被蛇咬伤,局部皮肤出现一对大而深的齿痕,伤口出血不止,周围皮肤迅速出现淤斑、血疱。

7-192　应首先采取哪种急救措施

A. 立即呼救

B. 冲洗伤口

C. 早期绑扎伤处近心端的肢体

D. 反复挤压伤口

E. 行走去医院急救

7-193　为减慢毒素吸收,伤肢应

A. 抬高

B. 制动并下垂

C. 局部按摩

D. 与心脏处于同一水平

E. 局部热敷

7-194　为降解伤口内蛇毒,可用于伤口外周封闭的是

A. 糜蛋白酶　　　B. 淀粉酶

C. 脂肪酶　　　　D. 胰蛋白酶

E. 普鲁卡因

✿ 名词解释题(7-195~7-206)

7-195　创伤

7-196　多发性损伤

7-197　复合性损伤

7-198　贯通伤

7-199　烧伤

7-200　手掌法

7-201　中国新九分法

7-202　损伤

7-203　一期愈合

7-204　挤压综合征

7-205　清创术

7-206　延期缝合

✿ 简述问答题(7-207~7-214)

7-207　引起损伤的主要因素有哪些?

7-208　损伤的愈合类型有哪些?影响伤口愈合的因素主要有哪些?

7-209　全身炎症反应综合征有哪些表现?

7-210　浅Ⅱ度烧伤的创面如何处理?

7-211　现场急救中,哪些伤情需优先处理?

7-212　简述开放性损伤的伤口类型及处理原则。

7-213　简述烧伤病房的管理。

7-214　简述烧伤病人创面的护理措施。

✿ 综合应用题(7-215~7-220)

7-215　病人,女性,55岁。6小时前因交通事故致双下肢受到重物挤压,解除压力后,见左大腿部分皮肤片状撕脱,肌肉暴露,部分肌组织坏死。在当地医院急诊抢救,输库存血约300 ml,现30小时无尿,急诊来院。体格检查:T 36.2℃,P 56次/分,R 18次/分,BP 100/80 mmHg;神志模

糊;贫血貌;心音弱,心律不齐,四肢发冷,皮肤发绀。实验室检查:血清钾 6 mmol/L。

请解答:

(1) 该病人最可能的诊断是什么? 诊断依据有哪些?

(2) 应采取哪些护理措施?

(3) 怎样预防破伤风感染的发生?

(4) 双下肢受到重物挤压后为什么会出现高血钾?

7-216 病人,男性,48岁,体重 60 kg,锅炉工。不慎被烧伤,急诊入院。体格检查:BP 100/60 mmHg, P 102 次/分;胸腹部、双大腿、双小腿Ⅱ度烧伤,右足部及后背部均有 2 个手掌面积大小的Ⅲ度烧伤。3 天后病人呕吐咖啡样胃内容物,偶尔解柏油样便。

请解答:

(1) 该病人属于哪种程度的烧伤? 伤后第 1 个 24 小时补液量为多少?

(2) 如何安排输入液体种类?

(3) 怎样掌握补液速度?

(4) 可能发生了什么并发症? 应采取哪些护理措施?

7-217 病人,男性,26岁,体重 50 kg。在实验室内不慎烧伤头面部和双上肢,出现声音嘶哑,呼吸急促或困难,哮鸣音,鼻毛烧伤,口鼻有黑色分泌物,双上肢出现水疱、疱壁较小且疱壁较厚、痛觉迟钝,但有拔毛痛等症状。

请解答:

(1) 应考虑该病人为哪种诊断? 列出诊断

依据?

(2) 现场急救措施包括哪些?

(3) 该病人有哪些护理诊断?

(4) 预期要达到哪些护理目标?

7-218 病人,女性,体重 50 kg。双手、双前臂、双下肢烫伤和下腹部有 4 个手掌面积的烫伤,创面可见小水疱,其疱壁较厚,去除疱壁后,基底部呈红白相间,疼痛迟钝,有拔毛痛。

请解答:

(1) 判断该病人是几度烧伤?

(2) 估计烧伤面积是多少?

(3) 测算该病人第 1 个 24 小时补液总量是多少?

7-219 病人,男性,38 岁。不慎被火烧伤,两上肢为浅Ⅱ度烧伤,躯干有 5 个手掌面积深Ⅱ度烧伤,一侧大腿Ⅰ度烧伤。

请解答:

(1) 该病人烧伤面积是多少? 属哪种程度的烧伤?

(2) 对病人如何进行护理评估?

(3) 列出主要护理诊断并制订预期目标。

7-220 某烧伤病人体重 60 kg,烧伤面积Ⅰ度为 10%,Ⅱ度为 40%,Ⅲ度为 10%。

请解答:

(1) 第 1 个 24 小时补液量为多少(日需量按 2 000 ml 计算)?

(2) 请制订第 1 个 24 小时的补液计划。

(3) 补液时有哪些注意事项?

答案与解析

选择题

A1 型单项选择题

7-1	E	7-2	E	7-3	D	7-4	E
7-5	C	7-6	C	7-7	C	7-8	A
7-9	C	7-10	D	7-11	C	7-12	E
7-13	C	7-14	B	7-15	D	7-16	A
7-17	E	7-18	E	7-19	B	7-20	A
7-21	C	7-22	E	7-23	B	7-24	E
7-25	A	7-26	C	7-27	B	7-28	A
7-29	D	7-30	B	7-31	C	7-32	A
7-33	E	7-34	D	7-35	D	7-36	C

7－37	B	7－38	C	7－39	C	7－40	A
7－41	B	7－42	B	7－43	D	7－44	E
7－45	A	7－46	C	7－47	E	7－48	E
7－49	D	7－50	D	7－51	A	7－52	B
7－53	A	7－54	B	7－55	E	7－56	E
7－57	C	7－58	D	7－59	D	7－60	A
7－61	A	7－62	A	7－63	C	7－64	C
7－65	C	7－66	B	7－67	D	7－68	E
7－69	C	7－70	E	7－71	A	7－72	D
7－73	B	7－74	E	7－75	E	7－76	A
7－77	A	7－78	E	7－79	E	7－80	E
7－81	C	7－82	D	7－83	C	7－84	C
7－85	B	7－86	A	7－87	A	7－88	C
7－89	E	7－90	D	7－91	D	7－92	C
7－93	C	7－94	B	7－95	D	7－96	E
7－97	A	7－98	C	7－99	E	7－100	D
7－101	C	7－102	B	7－103	E	7－104	C
7－105	D	7－106	C	7－107	C	7－108	E
7－109	A	7－110	C	7－111	D	7－112	C
7－113	E	7－114	A	7－115	C		

A2 型单项选择题

7－116	B	7－117	D	7－118	A	7－119	C
7－120	B	7－121	B	7－122	D	7－123	E
7－124	C	7－125	C	7－126	B	7－127	A
7－128	D	7－129	B	7－130	C	7－131	C
7－132	B	7－133	C	7－134	C	7－135	E
7－136	C	7－137	B	7－138	A	7－139	E
7－140	C	7－141	D	7－142	E	7－143	E
7－144	E	7－145	B	7－146	E	7－147	C
7－148	C	7－149	A	7－150	A	7－151	A
7－152	B	7－153	E	7－154	C	7－155	A
7－156	C	7－157	C	7－158	B	7－159	D
7－160	A	7－161	A	7－162	C	7－163	D
7－164	D						

A3/A4 型单项选择题

7－165	B	7－166	A	7－167	E	7－168	E
7－169	B	7－170	D	7－171	C	7－172	D
7－173	A	7－174	B	7－175	C	7－176	A

7－177	A	7－178	D	7－179	C	7－180	E
7－181	D	7－182	C	7－183	D	7－184	B
7－185	C	7－186	A	7－187	C	7－188	E
7－189	A	7－190	D	7－191	D	7－192	C
7－193	B	7－194	D					

部分选择题解析

7－4 解析:影响伤口修复的局部因素:①伤口血肿;②伤口感染;③异物存留或失活组织多;④伤处血液循环不良;⑤缝合不良;⑥伤口内引流物使用不当等。

全身因素:①营养不良;②慢性消耗性疾病;③长期应用糖皮质激素或抗癌药物;④维生素和微量元素缺乏;⑤心理压力大等。

7－17 解析:严重挤压伤病人体内有大量破坏的肌红蛋白或血红蛋白形成的肾毒素,既损害肾功能又阻塞肾小管。应密切观察病情,详细记录出入液量,尤其要注意尿量的变化,可早期发现肾功能的变化,便于诊治。

7－62 解析:大面积烧伤后,精神刺激和难以忍受的创面剧痛可导致早期的神经性休克;烧伤局部坏死组织释放出组胺等血管活性物质,使全身毛细血管扩张,通透性增加,血浆样液体从血管内渗出,丢失于创面和渗出至组织间隙,因而丧失了大量的水分、钠盐和蛋白质。渗出速度于伤后 6～8 小时为最快,48 小时达到高峰,72 小时后逐渐吸收。所以伤后 48～72 小时内,最大的危险是低血容量性休克,临床上称之为休克期。

7－67 解析:大面积烧伤和严重挤压伤后,可造成肾缺血,也常伴随毒性代谢物质损害肾小管导致血红蛋白尿。因此,在抗休克的同时,用甘露醇利尿,保持肾小管通畅,减少肾小管损害;并输入一定剂量的碳酸氢钠以纠正酸中毒和碱化尿液。

7－117 解析:严重挤压伤一般伴有组织细胞的损伤,释放大量的毒素和细胞内的 K^+,大量的毒素若不能代谢出体内将导致机体中毒,因此要观察尿量,监测肾功能。

7-118 解析: 浓硫酸属于强酸强碱,需大量液体冲洗来缓解对皮肤的损害。

7-125 解析: 应先输入晶体液,降低血液的黏稠度,促进尿液的排泄,输入血液会增加血液的黏稠度,不利于毒素的排泄。

7-131 解析: 张力性气胸会影响病人正常呼吸,使肺组织萎陷,是最先危及病人生命的因素。

7-134 解析: 优琐溶液,通用名为含氯石灰硼酸溶液,是一种外用消毒剂,具有强大而迅速的杀菌、除臭作用。主要用于抗厌氧菌感染等。

7-160 解析: 病人的体征属于体液不足的表现。

7-179 解析: 烧伤病人体液疗法中,尿量是输液过程中简便可靠的指标。

7-181 解析: 因病人被烧伤头面部,是特殊部位的烧伤,应观察肺部,以防吸入性损伤。

7-185 解析: 烧伤病人液体疗法补液量既包括已经损失量,还包括日需要量。

名词解释题

7-195 创伤是指机械性致伤因子所造成的损伤,为动力作用造成的组织连续性破坏和功能障碍。

7-196 多发性损伤是指由一个致伤因子同时引发多部位或脏器的损伤。

7-197 复合性损伤是指由2种以上致伤因子对同一个体造成的伤害。

7-198 贯通伤指创伤有入口和出口。

7-199 烧伤泛指各种热力、光源、化学腐蚀剂、放射线等因素所致,始于皮肤、由表及里的一种损伤。

7-200 手掌法是指病人本人5指并拢的手掌面积约为体表总面积的1%,5指自然分开的手掌面积约为1.25%。

7-201 中国新九分法是指将人体按体表面积划分为11个9%的等份,另加1%,构成100%。

7-202 损伤是指各类致伤因子对人体组织器官造成的结构破坏和功能障碍。

7-203 一期愈合是指组织缺损少、创缘整齐、无感染的伤口,经外科处理后,组织对合良好,修复快,呈线形瘢痕。

7-204 挤压综合征是指四肢或躯干肌肉丰富部位,受严重挤压后,肌肉广泛缺血坏死,引起休克和急性肾衰竭等综合表现。

7-205 清创术是指将污染伤口转变为清洁伤口或接近清洁伤口,以期达到一期愈合的手术方法。

7-206 延期缝合是指伤后时间较长、污染较重的伤口,清创后不予缝合或只缝合深层组织,观察2~3天无感染征象后再缝合。

简述问答题

7-207 引起损伤的主要因素:①机械性损伤,如撞击、挤压、牵拉、切割、战伤等;②物理性损伤,如高温、电流、声波等;③化学性损伤,如酸、碱、毒气等;④生物性损伤,如蛇、虫、兽咬伤等。

7-208 损伤的愈合类型分一期愈合和二期愈合。前者又称原发愈合,后者又称瘢痕愈合。影响伤口愈合的因素主要有:①年龄;②慢性疾病;③伤口特点;④感染和异物;⑤营养状态;⑥应用类固醇类激素;⑦缝合技术和材料;⑧心理压力。

7-209 全身炎症反应综合征的表现:①体温＞38℃或＜36℃;②心率＞90 次/分;③呼吸急促,＞20 次/分或通气过度,$PaCO_2$＜4.3 kPa;④血 WBC＞$12×10^9/L$ 或＜$4×10^9/L$ 或未成熟细胞＞10%。

7-210 浅Ⅱ度烧伤水疱未破者,用 0.1% 新洁尔灭消毒创面和周围正常皮肤;水泡小者,可暴露或用无菌纱布保护,待其吸收;水疱大者,可消毒后穿刺吸液,用无菌干纱布加压包扎,每天消毒吸液。如无效,可在 3 天后剪去水疱,创面涂烧伤膏。

7-211 现场急救中必须优先抢救的伤情:心搏骤停、窒息、大出血、损伤性气胸、休克、腹部内脏脱出等。

7-212 开放性损伤的伤口类型及处理原则:

①清洁伤口,通常指无菌手术切口,缝合后一般都达到一期愈合。②污染伤口,指沾有细菌,但尚未发展成感染的伤口,一般指伤后8小时以内的伤口,对其处理主要方法是清创术。③感染伤口,指已发生感染的伤口。此类伤口主要处理方法是加强换药,控制感染,促进愈合。

7-213 烧伤病房的管理:①保持清洁,有良好的消毒隔离条件,进入病室要穿戴好专用的口罩、帽子、隔离衣和鞋;接触病人时要戴消毒手套;接触创面的一切用品均应无菌处理,防止交叉感染。②保持合适、恒定的温度和湿度。烧伤病房温度以28~32℃,相对湿度以50%左右为宜,以便于治疗和抢救。

7-214 烧伤病人创面的护理措施:①抬高肢体,保持关节各部位尤其是手的功能位和髋关节外展位。②观察肢体末梢血液循环情况。③保持敷料清洁和干燥,采用吸水性强的敷料,包扎压力均匀,达到要求的厚度和范围。如敷料浸湿、污染或有异味时应及时更换。④适当约束肢体,防止无意抓伤。⑤定时翻身,有条件者使用翻身床,防止创面受压或压疮发生。⑥用药护理,定期做创面、血液及各种排泄物的细菌培养和药物敏感试验,合理应用广谱抗生素,并观察用药效果及不良反应。⑦病室温度,暴露疗法病人的病室温度控制在28~32℃,相对湿度50%~60%。⑧特殊烧伤部位的护理,如眼、耳、鼻、口唇及会阴部烧伤多采用暴露疗法,需及时观察创面,及时清洁分泌物。

综合应用题

7-215 (1)诊断:挤压综合征。依据:双下肢受到重物挤压后肿胀,皮温下降,双侧足背动脉搏动减弱;尿少,呈暗红色;脉搏56次/分,心音弱,心律不齐,血压下降;血清钾6 mmol/L。

(2)护理措施:①立即协助医生进行清创术;②伤后早期禁止抬高患肢,禁止对患肢进行按摩和热敷;③遵医嘱用药,包括抗生素、碳酸氢钠及利尿剂;④对肾衰竭行腹膜透析或血液透析疗法者提供相应护理。

(3)预防破伤风:该病人属于开放性损伤,在伤后12小时内注射破伤风抗毒素3 000 u(剂量加倍),可起到预防破伤风的作用。

(4)出现高血钾的原因:①大面积肌肉组织受到严重挤压后,大量细胞破坏,细胞内K⁺释放到细胞外,进入血液循环;②细胞破坏使大量肌红蛋白释放,可阻塞肾小管而并发急性肾衰竭致肾排K⁺减少;③输库存血。

7-216 (1)该病人属特重度烧伤。第1个24小时的补液量:$60×52.5×1.5=4\ 725\ ml+2\ 000\ ml=6\ 725\ ml$

(2)输入液体种类:晶体溶液与胶体溶液的比例为0.75:0.75,即晶体溶液2 362.5 ml,首选平衡盐溶液;胶体溶液2 362.5 ml,首选同型血浆、全血或血浆代用品。生理需要量2 000 ml,用5%~10%葡萄糖溶液。

(3)补液速度:补液总量的一半3 362.5 ml应在伤后8小时内输入,平均105滴/分;另3 362.5 ml于以后16小时输完,平均53滴/分。

(4)该病人可能的并发症为应激性溃疡。相应的护理措施:①留置胃肠减压管,经鼻胃管以冰的0.9%氯化钠溶液洗胃;②病人平卧时将头偏向一侧,防止呕吐物误吸;③遵医嘱静脉滴注雷尼替丁或奥美拉唑及生长抑素、前列腺素等,以抑制胃酸分泌,保护胃黏膜,防止应激性溃疡再出血,同时使用维生素K和止血药物;④对经药物治疗无效的病人,做好腹部手术的常规准备。

7-217 (1)该病人的诊断:①吸入性烧伤,依据是呼吸道刺激症状,声音嘶哑,呼吸急促或呼吸困难,肺部可闻及哮鸣音;面、颈、口鼻有烧伤痕迹,鼻毛烧伤,口鼻有黑色分泌物;②双上肢深Ⅱ度烧伤,依据是水疱较小,疱壁较厚,痛觉迟钝,有拔毛痛。

(2)现场急救措施:①去除致伤原因;②将病人搬离现场;③放置口咽通气管,减轻疼痛和损伤程度;④立即用无菌敷料、干净布类覆盖裸露的创面或行简单包扎后送医院处理。

（3）该病人的护理诊断。①有窒息的危险：与头面部、呼吸道等部位烧伤有关；②体液不足：与烧伤后大量体液自创面丢失、血容量减少有关；③皮肤完整性受损：与烧伤导致组织破坏有关；④自我形象紊乱：与烧伤后毁容、肢残及功能障碍有关；⑤潜在并发症：感染。

（4）预期护理目标：①病人呼吸平稳，无气急、发绀；②病人血容量恢复，平稳度过休克期，生命体征平稳，尿量正常；③病人烧伤创面得到有效处理，创面逐渐愈合；④病人认同自我，情绪稳定，敢于面对伤后的自我形象，能逐渐适应生活及现状，能配合治疗及护理；⑤病人未发生并发症或发生后能被及时发现和处理。

7-218 （1）该病人是深Ⅱ度烧伤。

（2）烧伤面积为61％。

（3）第1个24小时补液总量为6 575 ml。

7-219 （1）烧伤面积及程度：23％，浅Ⅱ度；5％，深Ⅱ度；10.5％，Ⅰ度。属中度烧伤。

（2）护理评估：①烧伤的原因及受伤时的情形；②影响烧伤伤情的因素(有无合并伤；既往罹患的疾病及健康状况)；③烧伤面积与深度；④病人生命体征与创面的动态变化；⑤病人的营养状况与自理能力；⑥烧伤不同阶段病人的心理反应等。

（3）主要的护理诊断。①疼痛：与创面烧伤、痛觉敏感及局部炎症反应有关；②皮肤完整性受损：与烧伤后，失去皮肤屏障功能有关；③体液不足：与创面大量渗出有关；④恐惧：与疼痛、无法预知未来、功能障碍等有关；⑤营养失调：与摄入不足和机体能量消耗增加有关。

预期目标：①疼痛缓解或消失；②创面得到妥善处理，皮肤无进一步损伤和感染发生；③病人逐渐恢复正常的体液量；④病人能够面对和接受现实，维持良好心理状态；⑤病人增加营养摄入，达到正氮平衡。

7-220 （1）第1个24小时补液量：$50 \times 60 \times 1.5 + 2\,000 = 4\,500 + 2\,000 = 6\,500$ ml。

（2）第1个24小时补液计划：第1个8小时，晶体液1 125 ml，胶体液1 125 ml，5％葡萄糖溶液700 ml。第2个8小时，晶体液562.5 ml，胶体液562.5 ml，5％葡萄糖溶液700 ml。第3个8小时，晶体液562.5 ml，胶体液562.5 ml，5％葡萄糖溶液700 ml。

（3）补液时注意事项：合理安排补液的种类和量，监测心、肺、肾功能，根据监测结果调整补液速度。

（王欣园）

第八章

肿瘤病人的护理

❋ 选择题(8-1~8-94)

✎ A1 型单项选择题(8-1~8-68)

8-1 关于良性肿瘤,下列叙述错误的是
- A. 细胞分化程度较高
- B. 多呈膨胀性生长
- C. 少数可恶变
- D. 不危及生命
- E. 多数有包膜,与周围组织有分界

8-2* 下列属于肿瘤内源性促癌因素的是
- A. 大气污染
- B. 遗传因素
- C. 不良饮食习惯
- D. 慢性炎症
- E. 日光(紫外线)照射

8-3 诊断恶性肿瘤最可靠的依据是
- A. 实验室检查
- B. X线检查
- C. 病理学检查
- D. 放射性核素检查
- E. B超检查

8-4 肉瘤的概念是
- A. 来自上皮组织的肿瘤
- B. 来自上皮组织的恶性肿瘤
- C. 来自软组织的恶性肿瘤
- D. 来自间叶组织的恶性肿瘤
- E. 来自肌肉组织的恶性肿瘤

8-5 下列致癌因素中,最重要的是
- A. 遗传因素
- B. 物理因素
- C. 化学因素
- D. 生物因素
- E. 内分泌因素

8-6 下列属于三级癌症预防的是
- A. 减少暴露于致癌物
- B. 消除暴露于致癌物
- C. 早期治疗癌症
- D. 早期治疗癌症
- E. 诊断和治疗后的康复

8-7 肿瘤的主要表现是
- A. 肿块
- B. 疼痛
- C. 溃疡
- D. 炎症
- E. 畸形

8-8 确诊恶性肿瘤最重要的依据是
- A. 症状和体征
- B. 有关的实验室检查结果阳性
- C. B超检查
- D. CT检查
- E. 病理学检查

8-9 下列肿瘤中,癌胚抗原(CEA)阳性率最高的是
- A. 结肠癌
- B. 淋巴癌
- C. 肝癌
- D. 骨肉瘤
- E. 胃癌

8-10 目前提高恶性肿瘤疗效的关键环节是
- A. 手术切除肿瘤
- B. 综合治疗
- C. 免疫和基因治疗
- D. 中西医结合治疗
- E. 早期诊断和治疗

8-11 肿瘤根治性手术是指
- A. 肿瘤广泛切除术
- B. 肿瘤局部切除术及区域淋巴结的清除术

C. 肿瘤整块切除术及区域淋巴结的清除术

D. 受累脏器整个切除及区域淋巴结的清除术

E. 肿瘤及其远处转移灶的广泛切除术及区域淋巴结的清除术

8-12 以下肿瘤对放射治疗(简称放疗)高度敏感,但除外

A. 淋巴肉瘤　　　B. 造血系统肿瘤

C. 性腺肿瘤　　　D. 霍奇金病

E. 软组织肉瘤

8-13 关于放疗的护理,下列哪项是错误的

A. 要了解病人以前是否接受过放疗

B. 术后病人应待伤口完全愈合,全身情况基本恢复后才开始放疗

C. 放疗对骨髓有抑制作用,应每月检查 1 次白细胞和血小板

D. 若血小板计数降至 80×10^9/L 时应暂停放疗

E. 若白细胞、血小板下降可少量多次输新鲜血

8-14 关于放疗下列哪项是错误的

A. 术后病人应待伤口完全愈合后才可放疗

B. 若白细胞计数降至 3×10^9/L 时,应暂停放疗

C. 血小板计数降至 80×10^9/L 时,也应暂停放疗

D. 应保持照射野皮肤清洁干燥

E. 若照射野皮肤发红、溃烂应及时热敷,理疗促进愈合

8-15 关于恶性肿瘤化学治疗(简称化疗)护理,下列哪项不恰当

A. 应用抗癌药前应了解病人血常规及肝、肾功能

B. 抗癌药配制药时应核对无误,注意有效期

C. 给药途径有口服、肌内注射和静脉滴注

D. 配制的药液必须在短时间内应用,不可久置

E. 若静脉给药,应从大静脉开始,以减少药液刺激

8-16 抗癌药静脉注射漏出血管外,下列处理错误的是

A. 0.9% 氯化钠溶液局部注射

B. 普鲁卡因局部封闭

C. 局部冷敷

D. 局部热敷

E. 硫代硫酸钠局部封闭

8-17 癌肿 TNM 分期法中,M 代表

A. 肿瘤大小

B. 原发肿瘤

C. 继发肿瘤

D. 区域淋巴结转移

E. 远处转移

8-18 对于放疗照射野的皮肤护理,下列哪项错误

A. 保持皮肤清洁、干燥

B. 避免冷刺激

C. 避免热刺激

D. 常用碘酊、乙醇消毒,预防感染

E. 内衣要柔软宽大,避免摩擦

8-19 应用抗癌药物的护理,下列哪项是错误的

A. 配制药液时应核对无误,注意有效期

B. 所有药液必须一次性配足,以供多次应用

C. 操作时穿长袖防护衣,戴帽子、口罩

D. 多次给药应有计划使用静脉,避免过早闭塞

E. 如药液外漏引起局部疼痛、肿胀,应立即停止注药或输液,局部冷敷

8-20 肿瘤放疗容易损伤皮肤,护理时应

A. 热敷理疗　　　B. 外敷消肿药膏

C. 肥皂水清洗　　D. 按摩

E. 保持皮肤清洁干燥

8-21* 有关恶性肿瘤的概念,下列正确的是
    A. 质地较硬,表面不光滑
    B. 早期即出现全身症状
    C. 间叶组织发生的称为癌
    D. 常感觉疼痛
    E. 上皮组织发生的称为肉瘤

8-22* 关于良性肿块的特点,下列不正确的是
    A. 肿瘤细胞分化成熟
    B. 组织结构近乎正常
    C. 界限明确
    D. 呈浸润性生长
    E. 生长缓慢

8-23 下列体表良性肿块容易发生恶变的是
    A. 皮脂腺囊肿　　B. 黑色素交界痣
    C. 毛细血管瘤　　D. 脂肪瘤
    E. 皮样囊肿

8-24 不符合良性肿瘤特征的是
    A. 表面光滑　　　B. 不发生转移
    C. 常伴有溃疡　　D. 肿瘤可巨大
    E. 膨胀性生长

8-25 通过甲胎蛋白(AFP)测定可确诊的肿瘤是
    A. 原发性肝癌　　B. 肺癌
    C. 乳腺癌　　　　D. 结肠癌
    E. 继发性肝癌

8-26 对放疗高度敏感的肿瘤是
    A. 鼻咽癌　　　　B. 霍奇金病
    C. 食管癌　　　　D. 乳腺癌
    E. 肺癌

8-27 对放疗中度敏感的肿瘤是
    A. 骨肉瘤　　　　B. 多发性骨髓瘤
    C. 胃肠道腺癌　　D. 卵巢癌
    E. 肺癌

8-28 对放疗低度敏感的肿瘤是
    A. 鼻咽癌　　　　B. 乳腺癌
    C. 霍奇金病　　　D. 骨肉瘤
    E. 肺癌

8-29* 下列不影响病人接受化疗和放疗的是
    A. 肝、肾功能不全
    B. 消化道功能障碍
    C. 原发性高血压
    D. 营养性缺铁性贫血
    E. 慢性感染病灶

8-30 关于放疗病人的皮肤护理,下列不正确的是
    A. 照射部位不可随意涂抹药膏
    B. 照射部位可使用肥皂清洗
    C. 照射部位皮肤脱屑时勿撕脱
    D. 指导病人穿宽松、柔软和吸湿性强的内衣
    E. 照射部位避免冷热刺激和日光直射

8-31 护理静脉给药化疗病人时,下列不正确的是
    A. 妥善固定针头,保证始终在血管内
    B. 将化疗药物稀释至要求的浓度
    C. 随时观察穿刺部位有无肿胀
    D. 在规定时间内将药物用完
    E. 静脉穿刺,由近端开始,合理使用

8-32 下列可用于长春新碱解毒的是
    A. 硫代硫酸钠　　B. 氯化钠
    C. 枸橼酸钠　　　D. 亚硝酸钠
    E. 碳酸氢钠

8-33 对实体肿瘤最有效的治疗方法是
    A. 手术切除　　　B. 中医中药
    C. 免疫治疗　　　D. 放疗
    E. 化疗

8-34* 有关肿瘤的预防措施,下列不正确的是
    A. 40岁以上每年1次胸片检查
    B. 30岁以上女性每年1次乳房自我检查
    C. 40岁以上每年1次直肠指检
    D. 正确处理各种癌前病变
    E. 成年女性每年1次阴道涂片

8-35 放疗局部皮肤出现干性皮炎时,应涂抹
    A. 硼酸软膏
    B. 75%乙醇
    C. 2%碘酊
    D. 0.2%薄荷淀粉

E. 2%甲紫

8-36 在防止肿瘤扩散的措施中,下列不正确的是
A. 切下的肿瘤标本应隔离存放
B. 触诊和皮肤准备时手法应轻柔
C. 术中的切开操作,应尽量不用电刀
D. 直肠肿瘤术前,最好采用低压灌肠
E. 关闭切口前,应用化疗药物进行手术野冲洗

8-37 下列属于肿瘤二级预防措施的是
A. 戒烟　　　　B. 定期普查
C. 控制大气污染　D. 不吃烟熏食品
E. 防止日光暴晒

8-38 丝裂霉素静脉用药渗漏时,可用于解毒的是
A. 硫代硫酸钠　B. 氯化钠
C. 枸橼酸钠　　D. 亚硝酸钠
E. 碳酸氢钠

8-39 下列与癌症无关的疾病是
A. 慢性胃溃疡　B. 甲型肝炎
C. 萎缩性胃炎　D. EB病毒感染
E. 结肠息肉病

8-40* 与肿瘤有关的内源性因素不包括
A. 家族史
B. 精神刺激
C. 长期吸烟
D. 长期应用免疫抑制剂
E. 内分泌异常

8-41 可用于预测大肠癌预后的检查是
A. 雌激素受体　B. AFP
C. 酸性磷酸酶　D. CEA
E. 碱性磷酸酶

8-42 对于晚期癌症病人,为减轻其痛苦、改善其生活质量,应采用
A. 根治性手术　　B. 姑息性手术
C. 改良根治性手术 D. 减瘤手术
E. 扩大根治性手术

8-43 下列肿瘤中属于良性肿瘤的是
A. 淋巴瘤　　　B. 白血病

C. 神经母细胞瘤　D. 骨肉瘤
E. 葡萄胎

8-44 化疗最严重的不良反应是
A. 骨髓抑制　　B. 疼痛
C. 恶心　　　　D. 脱发
E. 生长缓慢

8-45 对于恶性肿瘤病人的三级止痛方案原则,下列描述中不正确的是
A. 吗啡类药效果不好时,考虑药物以外的治疗
B. 最初用非吗啡类药,效果不好时加用吗啡类药
C. 从小剂量开始
D. 按时给药
E. 口服为主

8-46 下列最具恶性肿瘤特征的是
A. 出血坏死　　B. 细胞多形性
C. 浸润　　　　D. 生长迅速
E. 转移

8-47 原位癌是指
A. 早期癌
B. 未发生转移的癌
C. 原发癌
D. 未突破基底膜的癌
E. 癌前病变

8-48 下列肿瘤中属于癌前病变的是
A. 大肠腺瘤　　B. 子宫平滑肌瘤
C. 皮肤纤维瘤　D. 乳房纤维腺瘤
E. 皮下脂肪瘤

8-49 交界性肿瘤的定义是
A. 既有癌又有肉瘤成分的肿瘤
B. 侵犯表皮和真皮交界部位的肿瘤
C. 介于良性和恶性之间的肿瘤
D. 侵犯黏膜和黏膜肌层交界部位的肿瘤
E. 既有腺瘤成分又有鳞癌成分的肿瘤

8-50 前列腺癌血清中增高的物质是
A. 酸性磷酸酶　　B. CEA
C. 碱性磷酸酶　　D. CA19-9

E. AFP

8-51 一般良性骨肿瘤表现为
A. 生长慢，有症状
B. 生长快，有症状
C. 生长快，无症状
D. 生长慢，有疼痛
E. 生长慢，无症状

8-52 在恶性肿瘤的淋巴道转移中，下列最多见的是
A. 穿过或绕过淋巴结的跳跃式转移
B. 经皮肤真皮层淋巴管转移
C. 在毛细淋巴管内形成癌栓
D. 经皮肤淋巴管转移
E. 区域淋巴结转移

8-53 癌症是指
A. 所有恶性肿瘤的统称
B. 所有肿瘤的统称
C. 癌和肉瘤
D. 间叶组织发生的恶性肿瘤的统称
E. 上皮组织发生的恶性肿瘤的统称

8-54 下列属于恶性肿瘤的主要特征是
A. 细胞丰富
B. 浸润性生长和转移
C. 核分裂象多见
D. 血管丰富
E. 瘤巨细胞形成

8-55 癌最主要的转移方式是
A. 血行转移
B. 直接蔓延
C. 淋巴转移
D. 跳跃式淋巴转移
E. 种植转移

8-56 普查原发性肝癌最简单有效的方法是
A. B超检查　　B. CT检查
C. MRI检查　　D. 肝脏核素扫描
E. AFP测定

8-57 不发生癌的组织是
A. 皮肤附件　　B. 甲状旁腺
C. 肾上腺　　　D. 软骨组织

E. 子宫内膜

8-58 膀胱原位癌的病变
A. 限于黏膜层
B. 达到膀胱深肌层
C. 限于固有层
D. 侵犯膀胱外
E. 达到膀胱浅肌层

8-59 下列肿瘤中以局部破坏为主，很少发生转移的是
A. 腺癌　　　　B. 基底细胞癌
C. 鳞癌　　　　D. 乳头状腺癌
E. 黑色素瘤

8-60 血行转移的最主要依据是
A. 恶性肿瘤侵犯动脉
B. 恶性肿瘤侵犯静脉
C. 肿瘤细胞进入血液
D. 肿瘤细胞栓塞于远隔器官
E. 在远隔器官形成同一类型肿瘤

8-61 区分癌与肉瘤的主要依据是
A. 病理性核分裂象的多少
B. 组织来源的不同
C. 细胞异型性的大小
D. 实质与间质的分界是否清楚
E. 细胞膜是否清楚

8-62 肝癌实验室检查项目中诊断意义最大的是
A. CEA
B. 碱性磷酸酶
C. R-谷氨酰转肽酶
D. 乳酸脱氢酶同工酶
E. AFP

8-63 下列甲状腺癌的描述中不正确的是
A. 滤泡状腺癌发展较迅速，属于中等恶性
B. 乳头状腺癌是最常见的甲状腺癌
C. 髓样癌能分泌降钙素
D. 未分化癌属于高度恶性，多用放疗
E. 晚期甲状腺癌可压迫颈交感神经，产生霍纳(Horner)综合征

8－64 下列疾病中与胃癌发病无关的是
　　A. 萎缩性胃炎
　　B. 胃息肉
　　C. 胃平滑肌瘤
　　D. 胃大部切除术后残余
　　E. 胃溃疡

8－65 下列转移性骨肿瘤的原发病灶中，最多见的是
　　A. 乳腺癌　　　　　B. 膀胱癌
　　C. 前列腺癌　　　　D. 甲状腺癌
　　E. 肾癌

8－66 良性肿瘤的特征应除外
　　A. 瘤细胞多少不等
　　B. 可压迫和阻塞器官
　　C. 包膜可不完整
　　D. 可有出血、坏死
　　E. 瘤细胞高度未分化

8－67 下列不属于致癌因子的是
　　A. 5-羟色胺
　　B. 二甲基氨基偶氮苯
　　C. 亚硝胺
　　D. 3,4-苯并芘
　　E. 苯胺

8－68 肿瘤性增生与炎性增生最根本的区别是
　　A. 核分裂象　　　　B. 肿块形成
　　C. 细胞生长活跃　　D. 细胞异型性
　　E. 生长快

✎ **A2 型单项选择题(8－69～8－85)**

8－69 病人，女性，46 岁。左乳外上象限无痛性肿块，直径为 3 cm，与皮肤轻度粘连，左腋下触及 2 个可活动的淋巴结，诊断为乳腺癌。按照 TNM 分期，应为
　　A. $T_1N_0M_0$　　　　B. $T_2N_1M_0$
　　C. $T_1N_1M_0$　　　　D. $T_2N_2M_0$
　　E. $T_2N_0M_0$

8－70* 病人，女性，67 岁。在静脉推注化疗药物氮芥时出现局部疼痛、略有肿胀，应

　　A. 减慢推注速度　　B. 重新配制药液
　　C. 拔针重新穿刺　　D. 稀释氮芥滴注
　　E. 停用氮芥

8－71 病人，男性，40 岁。因怀疑肝癌入院。因焦虑和恐惧，在护士实施护理工作中表现出不合作。下列态度和措施中，护士不应采取的是
　　A. 责备病人的态度和行为
　　B. 对病人的表现表示理解
　　C. 指导病人适应身体状况
　　D. 解释护理操作和操作中的感受
　　E. 关注病人的心理反应和行为反应

8－72 病人，男性，43 岁。因胃癌接受化疗后，口腔黏膜发生溃烂。为预防念珠菌感染，应提供的漱口水是
　　A. 1.5% 过氧化氢
　　B. 0.9% 氯化钠溶液
　　C. 麦冬、金银花泡液
　　D. 制霉菌素
　　E. 凉开水

8－73 病人，男性，57 岁。当门诊时得知自己患上肺癌，表现出眼神呆滞、反应迟钝，反复询问医生诊断是否有误。次日，该病人又去另一家医院就诊。目前其所处的心理分期属于
　　A. 磋商期　　　　　B. 接受期
　　C. 愤怒期　　　　　D. 抑郁期
　　E. 否认期

8－74 病人，男性，50 岁。患直肠癌，发现血尿，经检查诊断为肿瘤转移。该种转移属于
　　A. 血行转移　　　　B. 淋巴道转移
　　C. 直接浸润　　　　D. 种植性转移
　　E. 多种渠道转移

8－75 病人，男性，46 岁。Ⅱ期胃癌。关于手术治疗，下列叙述正确的是
　　A. 手术切除的范围越广泛越好
　　B. 对Ⅱ期肿瘤，手术应结合化疗、放疗
　　C. 对Ⅱ期肿瘤，局部切除肿瘤后不必

进行化疗

    D. 对各期肿瘤,手术前化疗均没有必要

    E. 一旦肿瘤发生转移,已无手术治疗的需要

8－76 病人,女性,38 岁。急性粒细胞性白血病,行静脉注射化疗药物后,立即出现注射部位疼痛、肿胀。护士应考虑

    A. 化疗药物反应

    B. 化疗药物漏出血管外

    C. 高渗性药液刺激血管壁所致

    D. 化疗药物反应

    E. 血栓性静脉炎

8－77 病人,女性,47 岁。放疗引起局部皮肤红斑、灼痛。下列皮肤护理措施哪项错误

    A. 保持皮肤清洁干燥

    B. 避免冷热刺激

    C. 不宜日光直射

    D. 碘酊消毒,预防感染

    E. 内衣要柔软宽大,避免摩擦

8－78 肿瘤病人放疗,局部照射部位皮肤出现水肿、糜烂、渗出。可使用

    A. 0.2%薄荷淀粉   B. 2%甲紫

    C. 2.5%碘酊   D. 75%乙醇

    E. 3%过氧化氢

8－79 某病人胃癌根治术后 2 个月行放疗,期间照射部位表现为皮肤红斑、瘙痒,出现干性皮炎。正确的处理是局部涂抹

    A. 2%甲紫

    B. 碘酊

    C. 氢化可的松软膏

    D. 0.2%薄荷淀粉

    E. 硼酸软膏

8－80 病人,女性,56 岁。患晚期肝癌,近来病情发展迅速,肝区剧烈疼痛,腹水,呼吸困难,感到痛苦、悲哀,有轻生念头。此心理反应属于下列哪期

    A. 否认期   B. 愤怒期

    C. 商议期   D. 忧郁期

    E. 接受期

8－81 对放疗病人的护理,以下错误的是

    A. 口腔可用盐水或复方硼砂溶液漱口

    B. 每次照射后安置病人静卧半小时

    C. 鼓励高营养饮食及多饮水

    D. 照射部位应保持清洁,经常用肥皂水清洗

    E. 告知病人穿宽松柔软、吸湿性强的内衣

8－82 病人,男性,52 岁。患甲状腺癌。在化疗期间,白细胞计数降至 3×10^9/L,应首先考虑

    A. 加强营养   B. 减少用药量

    C. 少量输血   D. 服生血药

    E. 暂停用药

8－83 病人,男性,59 岁。食管癌行放疗,查 WBC 2.95×10^9/L,食欲缺乏,消瘦。以下措施中错误的是

    A. 暂停放疗

    B. 给予升白细胞药

    C. 遵医嘱输入新鲜血液

    D. 其妻子患上呼吸道感染,为安慰病人应劝其探视

    E. 遵医嘱应用抗生素

8－84 病人,男性,42 岁。因肝区疼痛,怀疑肝癌入院,因过度焦虑和恐惧,表现出坐立不安、消沉,对护理不合作。以下哪项护理诊断正确

    A. 疼痛:与组织损伤有关

    B. 悲哀:与丧失工作能力有关

    C. 绝望:与自我形象损伤有关

    D. 焦虑:与感受死亡的威胁有关

    E. 孤独:与住院环境陌生有关

8－85* 病人,女性,55 岁。因患肝癌入院。接受静脉化疗时,穿刺部位出现肿胀。处理方法应是

    A. 立即停止给药,局部注射解毒剂,然后拔针

B. 立即停药,拔针,然后局部注射解毒剂

C. 立即停药,不拔针,接注射器回抽溢出的药液后,再拔针

D. 立即停止给药,不拔针,接注射器回抽溢出的药液和注射解毒剂后,再拔针

A3 型单项选择题(8-86~8-94)

(8-86~8-87 题共用题干)

病人,男性,67 岁,体重 45 kg。因黄疸、腹痛 2 月余入院。主诉其近 2 个月来先出现皮肤发黄,然后有持续性腹部疼痛,腰背部有牵拉痛,不能平卧,夜间难以入睡,痛苦不堪。医院诊断为胰头癌晚期。体格检查:消瘦,面容憔悴,表情痛苦;皮肤、黏膜黄染;强迫体位呈弯腰弓背状。

8-86 目前该病人最为突出的护理诊断是

A. 疼痛

B. 焦虑

C. 恐惧

D. 营养失调,低于机体需要量

E. 活动无耐力

8-87 对该病人,目前最主要的护理措施是

A. 检查疼痛的部位

B. 帮助病人安置能有效减轻疼痛的体位

C. 观察疼痛的规律

D. 表示同情和关心

E. 按三级止痛法应用止痛剂

(8-88~8-91 题共用题干)

病人,女性,43 岁。因乳房肿块入院。病人得知自己患有乳腺癌并需要手术治疗后,表现为紧张不安、忧郁、脉快、精神不集中、失眠和暗自流泪等。与其交谈发现病人比较担心疾病治疗效果、孩子的照顾及日后的工作问题等。

8-88 该病人目前最为恰当的护理诊断是

A. 绝望

B. 自我形象紊乱

C. 预感性悲哀

D. 睡眠型态紊乱

E. 焦虑

8-89 对该病人,目前最应采取的护理措施是

A. 宣教和安慰

B. 经常去病房巡视

C. 提供一定的保证

D. 必要时应用镇静剂

E. 给予病人同情和体贴

8-90* 如在术后对该病人实施化疗,化疗前对评估无重要意义的是

A. 白细胞计数   B. 血小板计数

C. 血红蛋白测定   D. 血脂测定

E. 肾功能测定

8-91 在病人化疗期间,下列护理措施中不正确的是

A. 经常检查口腔黏膜有无炎症

B. 定期检测白细胞计数,每周 1~2 次

C. 如穿刺静脉有条索和压痛时应予以按摩

D. 定时观察尿量和尿液的 pH 值

E. 定时观察病人有无感染征象

(8-92~8-94 题共用题干)

病人,男性,57 岁。咳嗽、咳痰,痰中带血丝 3 个月左右。3 周前开始出现胸痛,体格检查:消瘦,锁骨上淋巴结未扪及。胸片示右上肺叶有一肿块,形态不规则,边缘有毛刺。痰细胞学检查阴性。该病人有吸烟史近 30 年,目前吸烟量为每天 10~20 支。

8-92 为明确诊断,对该病人最好采用的检查方法是

A. B 超   B. 血清学检查

C. CT   D. 静脉造影

E. 纤维支气管镜

8-93 如果已确定该病人为肺癌,目前首选的治疗方式为

A. 根治性手术   B. 免疫疗法

C. 放疗   D. 中医疗法

E. 化疗

8-94　该病人在治疗过程中,下列护理措施不够妥善的是
A. 术前应戒烟至少 4 周以上
B. 化疗前应进行血常规检查
C. 化疗期间必须定期检测血常规
D. 化疗时如药液渗漏至皮下应及时进行冷敷处理
E. 术前给予必需的营养补充

❀ 名词解释题(8-95~8-103)

8-95　肿瘤

8-96　良性肿瘤

8-97　恶性肿瘤

8-98　癌前疾病

8-99　5 年治愈率

8-100　5 年生存率

8-101　临界性肿瘤

8-102　根治性手术

8-103　姑息性手术

❀ 简述问答题(8-104~8-110)

8-104　目前恶性肿瘤治疗过程中,通常采用哪些综合性的治疗措施?

8-105　对进行放疗的病人应如何护理?

8-106　护理静脉注射抗肿瘤化疗药物的病人时应注意哪些问题?

8-107　哪些措施对预防癌症的发生和早期治疗有利?

8-108　简述 TNM 分期法。

8-109　简述防止放疗病人皮肤损伤的措施。

8-110　简述化疗病人感染的预防措施。

❀ 综合分析题(8-111~8-113)

8-111　病人,男性,53 岁。3 个月前出现大便稀薄、血便、便次增多,次数由每 1~2 天排便 1 次,增加到每天排便 2~3 次,伴有腹部隐痛。曾

按慢性细菌性痢疾治疗,不见好转。以后食欲逐渐减退,体重由 85 kg 减至 70 kg。自感疾病较为严重,但因工作繁忙而无法就医,此次入院后一直显得焦躁不安,时常失眠,情绪不稳定,住院后得知可能患上肠癌,因此情绪波动。护理中发现病人容易激动,语气生硬,听不进他人的意见和建议。实验室检查:血红蛋白 80 g/L,总白蛋白 60 g/L,白蛋白 38 g/L,球蛋白 22 g/L。

请解答:

(1) 为确定该病人的疾病诊断,可采用哪些检查方法?

(2) 列出目前该病人的 2 个最主要的护理诊断。

(3) 手术前的护理要点有哪些?

8-112　病人,男性,58 岁。上腹隐痛、食欲减退、乏力近 2 个月入院。既往有胃溃疡病史。发病以来体重减轻,夜间睡眠差。

体格检查:贫血貌;腹部平坦,无胃型及蠕动波,肝、脾均未触及,未扪及包块,腹部无肌紧张及反跳痛,移动性浊音阴性,肠鸣音不亢进;心、肺及其他部位检查均未见异常。

辅助检查:胃镜提示胃恶性肿瘤。CT 示胃窦及胃体下部见胃壁增厚,表面见溃疡形成,胃小弯侧见多个可疑小淋巴结;肝右叶见多个异常低密度灶;后腹膜见肿大淋巴结转移。腹腔内无积液。CT 检查提示:胃窦及胃体下部恶性肿瘤,伴肝转移,小弯侧及腹膜后淋巴结转移。X 线检查提示:两肺未见实质性占位。

请解答:

(1) 该病人的诊断是什么?诊断依据有哪些?

(2) 肿瘤的转移途径有哪些,本病例的转移途径是什么?

(3) 该病人拟行手术治疗,此时存在哪些主要护理诊断/问题?

8-113　病人,男性,59 岁,曾做多年矿工。主诉咳嗽,痰中带血丝 1 年余,加重 2 个月。病人于 1 年前无明显诱因下出现咳嗽,不甚剧烈,痰

少,痰中带血丝,无畏寒、高热,无胸痛,无午后潮热,无夜间盗汗。近2个月来,咳嗽、咳痰症状加重,痰中带血。发病以来食欲稍差,由于担心疾病,睡眠较差,大、小便正常。平素体健,否认肝炎、肺结核史,无高血压病、糖尿病病史。吸烟,15支/天×25年。

体格检查:神清,精神可,全身体表淋巴结未及肿大,气管居中,胸廓无畸形,两肺呼吸音清,未闻及干、湿啰音。心界正常,心律齐,各瓣膜区未闻及杂音。

辅助检查:胸部CT示右下肺恶性肿瘤。纤维支气管镜示右侧支气管距开口约2 cm处

黏膜水肿、糜烂,表面高低不平,管腔狭小,仅留一小空隙。局部活检组织病理示:鳞癌。头颅MRI检查未见异常。放射性核素骨扫描检查,全身骨显像未见骨转移征象。肺功能检查提示能耐受肺切除手术。

请解答:

(1) 恶性肿瘤的治疗原则是什么?该病人最有效的治疗方法是什么?

(2) 恶性肿瘤病人有什么心理特点?如何护理?

(3) 该病人患肺癌的危险因素有哪些?如何进行癌症的三级预防?

答案与解析

选择题

A1 型单项选择题

8-1	D	8-2	B	8-3	C	8-4	D
8-5	A	8-6	E	8-7	A	8-8	E
8-9	A	8-10	E	8-11	C	8-12	E
8-13	C	8-14	E	8-15	E	8-16	D
8-17	E	8-18	D	8-19	B	8-20	B
8-21	A	8-22	D	8-23	B	8-24	C
8-25	D	8-26	A	8-27	D	8-28	D
8-29	C	8-30	B	8-31	E	8-32	E
8-33	A	8-34	E	8-35	D	8-36	C
8-37	B	8-38	A	8-39	B	8-40	C
8-41	D	8-42	B	8-43	E	8-44	A
8-45	D	8-46	E	8-47	D	8-48	A
8-49	E	8-50	E	8-51	E	8-52	E
8-53	A	8-54	B	8-55	C	8-56	E
8-57	D	8-58	E	8-59	B	8-60	E
8-61	B	8-62	E	8-63	D	8-64	C
8-65	A	8-66	E	8-67	A	8-68	D

A2 型单项选择题

8-69	B	8-70	C	8-71	A	8-72	D
8-73	E	8-74	C	8-75	B	8-76	B
8-77	D	8-78	E	8-79	D	8-80	D
8-81	D	8-82	E	8-83	D	8-84	D
8-85	C						

A3 型单项选择题

8-86	A	8-87	E	8-88	E	8-89	A
8-90	D	8-91	C	8-92	E	8-93	A
8-94	A						

部分选择题解析

8-2 解析:遗传因素属于肿瘤的内源性促癌因素。大气污染、不良饮食习惯、慢性炎症、日光(紫外线)照射属于肿瘤的外源性致癌因素。

8-21 解析:恶性肿瘤如来源于间叶组织称为肉瘤,如来源于上皮组织称为癌。恶性肿瘤通常质地较硬,表面不光滑,但早期通常不出现全身症状,也不感觉疼痛。

8-22 解析:良性肿瘤的特征是表面光滑,呈膨胀性生长,肿瘤可巨大,通常不发生转移,也不伴有溃疡。

8-29 解析:消化道功能障碍、营养性缺铁性贫血、肝或肾功能不全、慢性感染病灶会影响化疗

和放疗疗效,原发性高血压一般不影响病人接受化疗和放疗。

8-34 解析:有关肿瘤的预防措施中,40岁以上每年1次胸片检查;30岁以上女性每月1次乳房自我检查;40岁以上每年1次直肠指检;正确处理各种癌前病变;已婚女性每年1次宫颈涂片检查。

8-40 解析:与肿瘤有关的内源性因素包括家族史、精神刺激、长期应用免疫抑制剂导致免疫力低下、内分泌异常等,而长期吸烟属于肿瘤的外源性因素。

8-70 解析:静脉推注氮芥时如穿刺局部稍有隆起而疼痛,表明药液有渗漏至皮下的可能,如继续推注将增加渗漏,可引起局部组织坏死、溃疡。因此要提高警惕,不要勉强推药,宁可重新穿刺,但不需要重配药液或稀释药液改为滴注,更不需要停止应用氮芥。

8-85 解析:局部皮肤肿胀说明药液已经外渗,应该立即停止滴注,因化疗药对正常细胞有损伤作用,所以应回抽,尽量减少药液的留留。

8-90 解析:化疗病人需每周监测血常规变化1～2次,并注意有无皮肤淤斑、牙龈出血及感染等征象。

名词解释题

8-95 肿瘤是指机体细胞在内、外致瘤因素的长期作用下发生过度增殖及异常分化所形成的新生物。

8-96 良性肿瘤是指肿瘤细胞分化程度高,近似正常组织细胞,对人体无多大影响,不发生转移。

8-97 恶性肿瘤是指肿瘤细胞分化程度低,呈浸润性生长。

8-98 经久不愈的慢性炎症、窦道和溃疡,可因长期局部刺激而发生癌变,称为癌前疾病。

8-99 5年治愈率是指经过治疗后满5年而病人仍健在、无复发的病例数占经治病例总数的百分比。

8-100 5年生存率是指治疗后满5年时仍生存的病例数占经治病例总数的百分比。

8-101 少数肿瘤的形态属于良性,却具有生长活跃、切除后容易复发的倾向,又称交界性瘤或临界性肿瘤。

8-102 根治性手术是指将肿瘤所在器官的大部分或全部,连同周围的正常组织和区域淋巴结整块切除,对病变的切除较彻底,对一些早期发现的病例术后多数能治愈。

8-103 手术目的是为了缓解肿瘤的症状,仅切除原发病灶或将原发病灶旷置,并不是彻底解决肿瘤的手术称为姑息性手术。

简述问答题

8-104 综合治疗措施包括:手术、化疗、放疗、中医中药、免疫及内分泌治疗等。

8-105 放疗病人的护理:照射前做好定位标记;注意照射野的皮肤护理,并保持局部皮肤清洁干燥;每次照射后应安置病人静卧30分钟;制订科学合理的饮食计划,鼓励病人多饮水,注意补充维生素;积极预防感染;每周检查血常规1～2次;及时观察局部出现的皮肤、黏膜反应或放射性器官炎症。

8-106 注意事项:①恶性肿瘤经静脉用抗癌药物化疗前应先了解病人的肝、肾功能和血常规及有无胃肠道疾病;②药液配制应严格核对无误、注意有效期并按要求稀释,配制的药液应在规定时间内应用;③准确选择静脉穿刺部位,如需每天静脉穿刺,应有计划地从末梢静脉开始,以防近端静脉因药物刺激而过早闭塞;④如有外渗,应立即停止给药,局部注入解毒剂和施以冷敷或注射普鲁卡因等;⑤注射完毕后宜缓缓抬高肢体,然后拔针并以棉球轻压穿刺点片刻,可防止药液渗漏;⑥空药瓶及注射器等宜立即浸入水中,以免残留药物挥发污染空气;⑦病人一旦出现血栓性静脉炎,应停止该静脉给药,并给予局部热敷、硫酸镁湿敷或理疗;⑧遵医嘱每周检查血常规1～2次,如白细胞计数$<3\times10^9$/L,血小板计数$<80\times10^9$/L,及时向医生汇报;⑨当病人出现恶心、呕吐、食欲减退、口腔炎等消化道反应,或出现皮肤干

燥、瘙痒等皮肤反应时,应及时对症处理;⑩密切观察有无肝、肾毒性反应,鼓励病人多饮水。

8-107 预防措施:①消除或避免各种已知的内、外源性致癌因素。外源性致癌因素包括物理、化学、生物因素等。如加强职业防护、净化生活环境、防止大气污染,养成良好的生活及卫生习惯,不抽烟,不饮酒,不吃霉变食物等。内源性致癌因素包括注重自身情绪调节及心理卫生。预防措施包括:增强体质,增加机体免疫力等。②普及防癌知识,加强防癌宣传。③及时治疗容易引起恶变的慢性疾病及癌前病变。④定期进行癌症普查,有利于早期发现、早期诊断和早期治疗。

8-108 T 指原发肿瘤(tumor),N 指淋巴结(node),M 指远处转移(metastasis),再根据肿块大小、浸润深度在字母后标以数字 0～4,表示肿瘤的发展程度。有远处转移为 M_1,无为 M_0。临床无法判断肿瘤体积时则以 Tx 表示。根据 TNM 的不同组合,临床将之分为 Ⅰ、Ⅱ、Ⅲ、Ⅳ 期。

8-109 防止放疗病人皮肤损伤的措施:①照射野皮肤忌摩擦、理化刺激;②病人要穿干净、透气、柔软的棉制衣服;③局部皮肤出现红斑、瘙痒时禁搔抓,禁用乙醇、碘酊等涂擦;④照射野皮肤有脱皮现象时,应让其自然脱落;⑤避免阳光直接暴晒。

8-110 化疗病人感染的预防措施:每周检查血象 1 次,白细胞计数$<3.5×10^9/L$,应遵医嘱暂停化疗药或减量;血小板计数$<80×10^9/L$,白细胞计数$<1.0×10^9/L$ 时,应做好保护性隔离;给予必要的支持治疗,应用升血细胞类药;预防医源性感染;对大剂量强化化疗者实施严密的保护性隔离或置于层流室。

综合应用题

8-111 (1)该病人可采用的检查方法:内镜(肠镜)检查;免疫学(CEA)检查;X 线(钡剂灌肠)检查;B 超检查。

(2)病人的护理诊断如下。①营养失调:

低于机体需要量;②焦虑:与担心治疗及预后有关。

(3)护理要点:①心理护理;②改善营养状况:饮食、输液等;③常规术前肠道准备:饮食、泻药、灌肠、抗生素、维生素 K 等;④术前 1 天常规准备:备皮、药敏试验、交叉配血等;⑤术日晨常规护理:留置胃管、导尿管、麻醉前用药、准备术中药物等。

8-112 (1)该病人诊断为胃癌伴肝转移。诊断依据:上腹隐痛、食欲缺乏、乏力。虽无特殊体征表现,但纤维胃镜检查和 CT 检查结果是诊断的重要依据。

(2)肿瘤的转移方式有 4 种:①直接蔓延;②淋巴结转移;③血行转移;④种植性转移。本病例发生了淋巴结转移和血行转移,肿瘤细胞通过淋巴结转移到邻近的区域淋巴结,并转移到后腹膜,肿瘤细胞还侵入血管,随血流经门脉系统转移到肝。

(3)该病人存在的主要护理诊断/问题如下。①焦虑/恐惧:与担忧手术、疾病预后、在家庭和社会的地位以及经济状况改变有关。②营养失调:低于机体需要量,与肿瘤所致高分解代谢状态及摄入减少,吸收障碍等有关。③疼痛:与肿瘤生长侵及神经、肿瘤压迫有关。④知识缺乏:缺乏有关术后康复、放疗、化疗及肿瘤防治的知识。

8-113 (1)对恶性肿瘤病人,必须制定局部与整体相结合的综合治疗方案,包括手术、放疗、化疗、中医药及生物治疗等。该病人最有效的治疗方法为肺叶切除术。

(2)恶性肿瘤病人常会经历震惊否认期、愤怒期、磋商期、抑郁期和接受期。应根据病人的心理反应和接受程度耐心解释所需实施的治疗方案,因人而异地进行心理护理。另外,肿瘤病人在治疗过程中,心理反应复杂而强烈,既渴望手术又惧怕手术,顾虑重重,情绪多变。护理人员应了解病人的心理和情感变化,耐心细致地介绍手术的重要性和必要性、手术的方式等,使病人积极配合手术或其他治疗。

（3）该病人发生肺癌的危险因素有年龄、性别、职业、吸烟史。癌症的三级预防：一级预防，为病因预防，措施包括保护环境，改变不良的饮食习惯、生活方式，减少职业性暴露于致癌物；二级预防，是早期发现、早期诊断、早期治疗，主要手段是对无症状的自然人群进行普查；三级预防，是诊断和治疗后的康复，重在对症治疗。

（王欣国）

第九章

颅脑疾病病人的护理

✐ A1 型单项选择题(9-1~9-123)

9-1* 成年人的颅内压正常值为
- A. 10~30 mmH$_2$O
- B. 30~70 mmH$_2$O
- C. 200~230 mmH$_2$O
- D. 70~200 mmH$_2$O
- E. 230~270 mmH$_2$O

9-2 脑外伤引起颅内压增高最主要的原因是
- A. 脑积水
- B. 脑血管疾病
- C. 颅内血肿
- D. 狭颅畸形
- E. 脑水肿

9-3 颅内压增高主要表现为
- A. 头痛、偏瘫、视野缺损
- B. 头痛、呕吐、视神经盘水肿
- C. 血压升高、脉搏减慢、呼吸减慢
- D. 头痛、复视、呕吐
- E. 头痛、呕吐、失眠

9-4 下列颅中窝骨折病人的护理哪项是错误的
- A. 禁止腰椎穿刺
- B. 枕部垫无菌巾
- C. 禁忌堵塞鼻腔
- D. 床头抬高 15°~30°
- E. 用抗菌药溶液冲洗耳道

9-5 左侧颞部外伤形成小脑幕切迹疝时瞳孔扩大的机制是
- A. 动眼神经核损伤
- B. 交感神经受刺激
- C. 瞳孔括约肌麻痹
- D. 动眼神经受压
- E. 脑干受压迫

9-6 观察小脑幕切迹疝时,下列下肢活动障碍哪项是正确的
- A. 病变同侧肢体瘫痪
- B. 病变同侧上肢和对侧下肢瘫痪
- C. 病变对侧肢体瘫痪
- D. 病变对侧上肢和同侧下肢瘫痪
- E. 四肢瘫痪

9-7 临床表现具有定位左侧小脑幕切迹疝的是
- A. 神志障碍,同侧瞳孔直径>5 mm
- B. 神志障碍,瞳孔早期扩大
- C. 神志障碍,呼吸障碍
- D. 头痛呕吐,神志昏迷
- E. 神志清醒,右侧瞳孔明显散大

9-8 鉴别小脑幕切迹疝与枕骨大孔疝的主要区别点是
- A. 意识障碍逐渐加深
- B. 病变同侧肢体瘫痪
- C. 同侧瞳孔散大
- D. 生命体征改变
- E. 去大脑强直发作

9-9 用 20%甘露醇 250 ml 静脉滴注治疗脑水肿时,下列哪项是正确的
- A. 应在 40~60 分钟内滴完
- B. 应在 70~90 分钟内滴完
- C. 应在 15~30 分钟内滴完
- D. 速度快慢不影响疗效

E. 缓慢滴注

9-10 外伤后出现脑疝的主要机制是什么
A. 脑组织水肿
B. 脑血流量调节失常
C. $PaCO_2$ 增高
D. 颅腔内压力分布不均匀
E. 脑脊液生理调节作用减弱

9-11* 下列哪种情况颅内高压会引起进行性头痛
A. 清晨醒来
B. 便秘、咳嗽、打喷嚏时
C. 精神激动时
D. 休息时
E. 进餐时

9-12 脑外伤后易出现逆行性遗忘的疾病
A. 硬脑膜外血肿　　B. 脑挫裂伤
C. 颅底骨折　　　　D. 颅盖骨折
E. 脑震荡

9-13 颅内高压引起的呕吐特点是什么
A. 多在头痛剧烈时出现
B. 缓慢吐出
C. 无恶心先兆,常突然喷射而出
D. 儿童可反复发生呕吐,常被误诊为胃肠疾病
E. 呕吐与进食无关

9-14 诊断急性颅内高压引起的视神经盘水肿,下列哪项不正确
A. 是颅内高压具有诊断价值的重要体征
B. 通常为双侧性
C. 早期多不影响视力
D. 不需眼底镜检查亦可发现
E. 出现继发性视神经萎缩时可失明

9-15 颅内高压病人做腰椎穿刺流出脑脊液后,突然呼吸骤停可能原因是发生了
A. 颞叶沟回疝　　B. 枕骨大孔疝
C. 小脑幕切迹疝　　D. 脑室出血
E. 脑肿瘤突发囊性变

9-16 硬脑膜外血肿的典型意识改变是

A. 嗜睡
B. 持续性深昏迷
C. 昏迷不超过30分钟
D. 中间清醒期
E. 谵妄

9-17* 硬脑膜外血肿出现小脑幕切迹疝,下列急救措施错误的是
A. 静脉注射呋塞米20 mg
B. 腰椎穿刺放脑脊液尽快降低颅内压
C. 迅速查明病因并处理
D. 快速静脉滴注20%甘露醇250 ml
E. 静脉注射地塞米松10 mg

9-18 脑膜瘤最常见的部位是
A. 大脑凸面　　　B. 蝶骨嵴
C. 矢状窦旁　　　D. 鞍结节
E. 大脑镰

9-19 评估病人时,不能提供颅内高压病因或定位诊断的是
A. 病史
B. 颅脑X线平片
C. 颅内高压三主征
D. 脑CT、脑血管造影
E. 脑的局灶性症状

9-20 颅脑损伤病人左侧瞳孔散大、对光反射迟钝,右侧肢体瘫痪,提示病变受压部位在
A. 左侧　　　　B. 右侧
C. 双侧　　　　D. 延髓
E. 脑桥

9-21 脑外伤昏迷病人呼吸困难的主要处理措施是
A. 吸氧
B. 吸痰
C. 气管切开
D. 肌内注射呼吸兴奋剂
E. 舌后坠者用舌钳拉出,放置通气管

9-22 治疗开放性颅底骨折的主要原则是
A. 有脑脊液外漏时及时手术修补
B. 手术治疗骨折

C. 应用抗生素防止感染

D. 有脑脊液外漏时及时冲洗及堵塞

E. 以上均不对

9-23 以下哪种头皮损伤常并发休克

A. 头皮裂伤　　　B. 头皮血肿

C. 帽状腱膜下血肿　D. 骨膜下血肿

E. 头皮撕脱伤

9-24 颅底骨折病人并发脑脊液鼻、耳漏,下列哪项处理是对的

A. 无菌盐水冲洗后棉花堵塞

B. 清创缝合

C. 用力擤鼻,以利引流

D. 腰椎穿刺减压

E. 应用抗生素

9-25 小脑幕裂孔疝病人急救的首要措施是

A. 甘露醇静脉注射

B. 肌内注射洛贝林

C. 肾上腺皮质激素

D. 50%葡萄糖溶液静脉滴注

E. 吸氧

9-26 观察急性颅脑损伤病人,哪种瞳孔变化最具有手术指征

A. 双侧瞳孔散大

B. 对侧瞳孔散大

C. 一侧瞳孔散大、对光反射消失伴意识障碍

D. 一侧瞳孔散大,另一侧瞳孔缩小,神志清醒

E. 瞳孔大小多变

9-27 硬脑膜外血肿的出血多因

A. 颅骨板障静脉破裂

B. 椎动脉破裂

C. 脑膜中动脉破裂

D. 颅内静脉窦破裂

E. 脑皮质血管破裂

9-28* 观察及护理颅脑损伤,下列哪项措施是错误的

A. 密切观察意识、瞳孔变化

B. 抬高床头 15°～30°

C. 躁动时酌情应用少量吗啡

D. 便秘严重时用甘油低压灌肠

E. 保持呼吸道通畅,必要时做气管切开

9-29 治疗重症颅脑外伤急诊病人,首先应做到

A. 检查神志瞳孔

B. 测量生命体征

C. 清除口、鼻腔分泌物

D. 止血、抗感染

E. 及时输液、输血

9-30 治疗脑震荡的处理原则是

A. 对症处理　　　B. 脱水疗法

C. 急诊手术　　　D. 防治休克

E. 暂不处理

9-31 病人枕骨大孔疝临床表现中最危急的是

A. 剧烈头痛

B. 频繁呕吐

C. 颈项强直

D. 早期突发呼吸骤停

E. 意识障碍

9-32* 颅脑损伤病人每天输液量一般限制于

A. 500～800 ml

B. 800～1 000 ml

C. 1 500～2 000 ml

D. 2 000～2 500 ml

E. 2 500～3 000 ml

9-33 脑干损伤时瞳孔变化的特征是

A. 双侧瞳孔大小多变,不等圆

B. 一侧瞳孔散大,对光反射消失

C. 一侧瞳孔缩小,对光反射迟钝

D. 双侧瞳孔等大,对光反射存在

E. 双侧瞳孔散大,固定

9-34 颅底骨折出现脑脊液漏时,属于

A. 闭合性骨折　　B. 开放性骨折

C. 粉碎性骨折　　D. 青枝性骨折

E. 凹陷性骨折

9-35 治疗较大的帽状腱膜下血肿的方法是

A. 待其自行吸收

B. 用止血药,加压包扎

C. 穿刺抽血,防止感染

D. 切开引流,防止感染

E. 穿刺抽血后加压包扎

9-36　急性颅内压增高常见于

A. 发展较快的颅内恶性肿瘤

B. 脑脓肿

C. 巨大脑膜瘤

D. 外伤性硬脑膜外血肿

E. 化脓性脑膜炎

9-37　颅前窝骨折最易损伤的神经是

A. 嗅神经　　　　B. 动眼神经

C. 听神经　　　　D. 面神经

E. 滑车神经

9-38　诊断颅内压增高最客观的证据是

A. 头痛　　　　　B. 呕吐

C. 视神经盘水肿　D. 血压升高

E. 心跳缓慢

9-39　下列颅脑损伤最急需处理的是

A. 脑震荡

B. 顶部凹陷性骨折,深度达 0.5 cm

C. 颅底骨折引起外耳道出血

D. 开放性颅脑损伤,脑组织外溢

E. 颅内血肿并脑疝形成

9-40　不符合脑震荡表现的是

A. 意识障碍不超过 30 分钟

B. 逆行性遗忘

C. 颅内压增高

D. 脑脊液检查无异常

E. 神经系统检查无异常

9-41　颅底骨折合并脑脊液漏者擤鼻涕、打喷嚏等可引起

A. 颅内压增高

B. 颅内压降低

C. 脑脊液外溢

D. 脑脊液引流不畅

E. 颅内感染

9-42　颅内动脉瘤破裂出血主要发生在

A. 瘤体　　　　　B. 瘤蒂

C. 载瘤动脉　　　D. 瘤顶

E. 瘤颈

9-43　颅底骨折最有价值的临床表现是

A. 严重头痛　　　B. 球结膜下出血

C. 鼻孔流血　　　D. 脑脊液漏

E. 眼睑淤血

9-44　脑卒中最重要和独立的危险因素是

A. 高血压　　　　B. 心脏病

C. 脑卒中史　　　D. 高脂血症

E. 糖尿病

9-45　诊断脑出血最迅速、最可靠的检查为

A. 颅脑 MRI　　　B. 脑血管造影

C. 颅脑 CT　　　 D. 脑电图

E. 脑脊液检查

9-46　目前颅内动脉瘤的首选治疗方法是

A. 血管介入治疗

B. 开颅手术夹闭动脉瘤

C. 血管内膜剥脱术

D. 伽马刀

E. 抗感染治疗

9-47　最严重的头皮损伤

A. 皮下血肿　　　B. 头皮擦伤

C. 头皮裂伤　　　D. 骨膜下血肿

E. 头皮撕脱伤

9-48　下列急性脑血管意外发病最快的是

A. 蛛网膜下隙出血　B. 脑出血

C. 脑血栓形成　　　D. 脑栓塞

E. 高血压脑病

9-49　椎管内肿瘤最常发生于

A. 颈段　　　　　B. 胸段

C. 腰段　　　　　D. 骶尾段

E. 圆锥马尾

9-50　脑外伤头皮血肿 3 小时,治疗方法为

A. 单纯加压包扎

B. 穿刺抽血后加压包扎

C. 热敷

D. 冷敷

E. 应用止血药

9-51 关于头皮裂伤,下列哪项描述是错误的
    A. 伤口有脑组织外溢,须立即缝合头皮,变开放损伤为闭合损伤
    B. 处理时着重检查有无颅骨和脑损伤
    C. 尽早清创缝合
    D. 清创时限放宽至 24 小时
    E. 即使伤口不大,出血也较多

9-52* 护理颅底骨折伴脑脊液外漏的病人,下列操作不正确的是
    A. 抬高床头
    B. 鼻前庭或外耳道口放 1 个棉球
    C. 记录 24 小时漏出液量
    D. 耳鼻冲洗或滴药
    E. 不考虑立即手术

9-53 判断颅中窝骨折最有价值的临床表现是
    A. 鼻孔流血   B. 眼睑淤血
    C. 球结膜下出血   D. 耳道脑脊液漏
    E. 严重头痛

9-54 左颞部外伤病人出现中间清醒期,应考虑
    A. 脑干损伤   B. 颅底骨折
    C. 脑震荡   D. 脑挫裂伤
    E. 硬脑膜外血肿

9-55 颅盖骨骨折凹陷深度超过 1 cm,应采取以下哪项措施
    A. 不做任何处理
    B. 严密观察病情变化
    C. 尽早手术恢复
    D. 脱水疗法
    E. 应用防癫痫药物

9-56 头部外伤病人出现嗅觉丧失、脑脊液鼻漏、眼睑青肿及结膜下出血,可能是
    A. 面部软组织损伤 B. 颅前窝骨折
    C. 颅后窝骨折   D. 颅中窝骨折
    E. 颅前、中、后窝均骨折

9-57 颅底骨折属于哪种骨折
    A. 闭合性骨折   B. 开放性骨折
    C. 不稳定性骨折   D. 线形骨折

    E. 凹陷性骨折

9-58 颅中窝骨折最易导致哪种脑神经损伤
    A. 听神经   B. 动眼神经
    C. 嗅神经   D. 滑车神经
    E. 视神经

9-59 下列护理重症脑损伤病人的措施不正确的是
    A. 尿潴留或尿失禁病人需导尿
    B. 呕吐频繁者应禁食
    C. 呼吸道不畅者可给予气管切开
    D. 烦躁不安者可用约束带固定四肢
    E. 颅内高压者应限制液体摄入量

9-60 颅内血肿病人有定位意义的瞳孔变化是
    A. 双侧瞳孔缩小 B. 双侧瞳孔多变
    C. 伤侧瞳孔缩小 D. 伤侧瞳孔散大
    E. 双侧瞳孔散大

9-61 颅脑损伤病人腰椎穿刺液为血性脑脊液,应考虑
    A. 头皮血肿   B. 脑震荡
    C. 脑挫裂伤   D. 硬脑膜外血肿
    E. 头皮撕裂伤

9-62* 头皮裂伤伤口无明显感染,行清创缝合的时间可延长至伤后
    A. 6~8 小时   B. 12 小时
    C. 24 小时   D. 48 小时
    E. 72 小时

9-63 下列脑震荡的临床表现不正确的是
    A. 意识障碍轻微、短暂
    B. 逆行性遗忘
    C. 头晕、头痛
    D. 神经系统体征阳性
    E. 绝大多数无后遗症

9-64* 脑震荡病人的意识改变是
    A. 伤后清醒后继发昏迷
    B. 伤后出现短暂昏迷
    C. 昏迷有中间清醒期
    D. 伤后持续昏迷
    E. 伤后昏迷逐渐加深

9-65　抢救重症颅脑外伤的病人,首先应该做到
　　A. 检查神志、瞳孔
　　B. 测量呼吸、脉搏、血压
　　C. 保持呼吸道通畅
　　D. 给予止血剂和抗感染药物
　　E. 应用脱水剂

9-66　脑外伤后昏迷并发肺部感染的病人最重要的护理是
　　A. 防治急性肺水肿
　　B. 吸氧
　　C. 及时行气管切开
　　D. 应用广谱抗菌药
　　E. 翻身拍背

9-67*　硬脑膜外血肿继发昏迷的主要原因是
　　A. 脑水肿　　　　　B. 脑缺血
　　C. 脑脊液循环障碍　D. 脑血管痉挛
　　E. 血肿形成与发展

9-68　颅内压增高代偿期生命体征的表现是
　　A. 血压升高、脉细速、呼吸浅而快
　　B. 血压升高、脉细弱、呼吸深而快
　　C. 血压升高、脉缓有力、呼吸深而慢
　　D. 血压下降、脉细弱、呼吸浅而急促
　　E. 血压、脉搏、呼吸均正常

9-69　头皮裂伤的创口较大,出血量多,说明伤及
　　A. 皮肤层　　　　　B. 皮下组织层
　　C. 帽状腱膜层　　　D. 帽状腱膜下层
　　E. 颅骨骨膜

9-70　下列哪项属于开放性颅脑损伤
　　A. 头皮破裂与颅骨线形骨折
　　B. 颅骨骨折与硬脑膜破裂
　　C. 头皮破裂与颅骨凹陷性骨折
　　D. 头皮、颅骨与硬脑膜均裂开
　　E. 头皮破裂与颅骨粉碎性骨折

9-71　下列护理颅内高压病人的措施不正确的是
　　A. 密切观察病情变化
　　B. 限制液体摄入量

　　C. 便秘时高压灌肠
　　D. 呼吸不畅可行气管切开
　　E. 应用脱水剂

9-72*　护理颅脑损伤病人行冬眠疗法时,降温标准是维持肛温于
　　A. 26～28℃　　　　B. 32～34℃
　　C. 28～30℃　　　　D. 34～36℃
　　E. 30～32℃

9-73　急性颅内压增高的主要临床表现是
　　A. 肢体瘫痪　　　　B. 四肢抽搐
　　C. 头痛、呕吐　　　D. 尿少
　　E. 神志昏迷

9-74　硬脑膜外血肿最常由哪条血管破裂引起
　　A. 大脑中动脉　　　B. 脑膜中动脉
　　C. 颞浅动脉　　　　D. 海绵窦
　　E. 枕动脉

9-75　急性硬脑膜外血肿的典型意识改变是
　　A. 伤后清醒继发昏迷
　　B. 伤后持续昏迷
　　C. 伤后出现短暂昏迷
　　D. 伤后昏迷逐渐加深
　　E. 昏迷有中间清醒期

9-76*　重症颅脑损伤病人如无休克,体位应取
　　A. 头高卧位,床头抬高45°～60°
　　B. 侧卧位
　　C. 头高卧位,床头抬高15°～30°
　　D. 头低足高位
　　E. 平卧位

9-77　观察颅脑损伤病人,发现双侧瞳孔大小多变、不等圆、对光反射差,提示
　　A. 颅内高压　　　　B. 临危状态
　　C. 脑疝　　　　　　D. 脑受压
　　E. 脑干损伤

9-78　诊断颅盖骨骨折的依据是
　　A. 头颅X线摄片
　　B. 头皮伤痕
　　C. 局部闻及骨擦音
　　D. 剧烈头痛伴呕吐

E. 对侧肢体偏瘫

9-79 形成脑疝的主要机制是
A. $PaCO_2$ 增高
B. 脑血流量的调节失常
C. 脑脊液生理调节作用减弱
D. 颅腔内压力差
E. 脑组织水肿

9-80 颅脑外伤后出现枕骨大孔疝是由于
A. 小脑扁桃体的移位
B. 颞叶钩回和海马回的移位
C. 脑桥的移位
D. 中脑的移位
E. 脑干的移位

9-81 小脑幕切迹疝导致瞳孔变化是由于移位的脑组织压迫到
A. 动眼神经　　B. 滑车神经
C. 展神经　　　D. 视神经
E. 三叉神经

9-82 颅脑手术后护理,健康教育病人头部不宜翻转过度剧烈,以防止
A. 脑出血　　B. 休克
C. 脑栓塞　　D. 脑疝
E. 脑干损伤

9-83* 观察颅脑损伤病人时,提示为急性颅内压增高晚期表现的是
A. 脉搏快,呼吸急促
B. 脉搏快,血压降低
C. 脉搏快,血压高
D. 脉搏慢,血压低
E. 脉搏快而弱,呼吸快而喘,血压低

9-84 临床表现定位小脑幕切迹疝的特征是
A. 意识障碍逐渐加深
B. 患侧瞳孔散大,对侧肢体瘫痪
C. 去大脑强直发作
D. 剧烈头痛
E. 生命体征改变

9-85 颅内压增高引起的头痛特点是
A. 常在头顶部疼痛剧烈
B. 低头、弯腰时头痛减轻

C. 吃止痛剂可缓解
D. 常在晨起或夜间加重
E. 头痛较局限

9-86 排除颅内占位病变,下列哪项是正确的
A. 无视神经盘水肿
B. 颅骨平片无颅内压增高表现
C. 叩诊小儿头颅无破壶音
D. 脑超声中线波无移位
E. CT扫描无异常改变

9-87 小脑幕切迹疝最有代表性的临床表现是
A. 神志障碍,同侧瞳孔由小变大
B. 神志障碍,瞳孔早期扩大
C. 神志障碍,呼吸障碍
D. 头痛、呕吐
E. 神志清醒,对侧瞳孔明显散大

9-88* 可早期突发呼吸骤停的是
A. 脑震荡　　　B. 硬脑膜外血肿
C. 脑挫裂伤　　D. 小脑扁桃体疝
E. 硬脑膜下血肿

9-89 颅中窝骨折出现脑脊液耳漏的处理原则是
A. 卧床休息,头低位
B. 应用脱水剂减少脑脊液外漏
C. 给予镇静止痛药
D. 用棉球堵塞外耳道减少脑脊液外漏
E. 用0.9%氯化钠溶液棉球清洁外耳道

9-90 用20%甘露醇250 ml静脉滴注治疗脑水肿时,下列正确的用法是
A. 缓慢滴注
B. 滴速约为120滴/分
C. 应在30~60分钟内滴完
D. 应在60~90分钟内滴完
E. 速度快慢不影响疗效

9-91 有关冬眠低温疗法的护理,下列叙述错误的是
A. 不宜翻身和移动体位
B. 体温不低于33℃

C. 保持水及电解质平衡

D. 严密观察生命体征

E. 复温时先停冬眠药,后撤物理降温

9-92　成人颅脑外伤幕上脑疝抢救时应首选

A. 气管切开

B. 20%甘露醇250 ml快速静脉滴注

C. 尽快行疝侧去骨瓣减压

D. 快速行脑室穿刺引流

E. 以上均不是

9-93　脑外伤位于头顶部,血肿较大、局限、触诊有明显波动感,疑似

A. 皮下血肿

B. 帽状腱膜下血肿

C. 骨膜下血肿

D. 硬脑膜外血肿

E. 硬脑膜下血肿

9-94　头皮不完全撕脱病人行清创缝合的时间应争取在伤后

A. 2～4小时内

B. 4～6小时内

C. 6～8小时内

D. 8～10小时内

E. 10～12小时内

9-95　下列哪种不是小脑幕裂孔疝常见的症状

A. 意识障碍

B. 一侧面神经麻痹

C. 一侧动眼神经麻痹

D. 剧烈头痛、呕吐

E. 血压增高

9-96　儿童的颅内压正常值为

A. 10～30 mmH$_2$O

B. 30～70 mmH$_2$O

C. 70～200 mmH$_2$O

D. 50～100 mmH$_2$O

E. 230～270 mmH$_2$O

9-97　血肿范围局限于某一颅骨,以骨缝为界有波动感的是

A. 皮下血肿　　B. 硬脑膜外血肿

C. 骨膜下血肿　　D. 硬脑膜下血肿

E. 帽状腱膜下血肿

9-98　下列有关头皮损伤的叙述不正确的是

A. 头皮裂伤出血多不易自行停止

B. 皮下血肿因血管丰富血肿较大

C. 帽状腱膜下血肿有波动感

D. 骨膜下血肿局限于某一块颅骨范围

E. 开放性损伤需用破伤风抗毒素

9-99　临床上神经外科最常见的病理综合征是

A. 颅内压增高　　B. 颅内肿瘤

C. 颅脑损伤　　D. 脑积水

E. 颅内炎症

9-100　有关颅内肿瘤,下列哪项叙述不正确

A. 颅内肿瘤可发生在任何年龄

B. 儿童主要发生在后颅窝及中线部位

C. 成人以胶质瘤多见

D. 老年人以转移瘤多见

E. 50岁左右是颅内肿瘤的高发年龄

9-101　蝶鞍区肿瘤的临床表现特点不包括

A. 偏瘫、失语

B. 视力下降

C. 视野缺损

D. 原发性视神经萎缩

E. 内分泌功能紊乱

9-102　急诊室应紧急手术的闭合性损伤是

A. 颅内血肿

B. 肾挫伤

C. 脾脏包膜下血肿

D. 肩关节脱位

E. 踝关节扭伤

9-103　急性颅内压增高的典型表现是

A. 剧烈头痛,频繁呕吐

B. 呈现库欣(Cushing)反应

C. 意识障碍加深

D. 去大脑强直发作

E. 头颅X线平片示脑回压迹加深

9-104　治疗脑水肿,下列药物哪种效果较好

且最常用

A. 50%葡萄糖溶液

B. 30%尿素

C. 25%山梨醇

D. 20%甘露醇

E. 浓缩血清白蛋白

9-105 脑损伤时,若伤及锥体束可出现

A. 中枢性高热　　B. 频繁呕吐

C. 瞳孔变化　　　D. 意识障碍

E. 肢体偏瘫

9-106 颅脑最常见的神经胶质瘤是

A. 星形细胞瘤

B. 少突胶质细胞瘤

C. 髓母细胞瘤

D. 室管膜瘤

E. 多形性胶质母细胞瘤

9-107 处理开放性颅脑损伤最重要的原则为

A. 无专科条件者,立即转院

B. 注射破伤风抗毒素

C. 止血、清创

D. 止痛、镇静

E. 输血、输液

9-108 病人出现双侧瞳孔散大并伴有对光反射消失的是

A. 颅内出血

B. 视神经萎缩

C. 有机磷农药中毒

D. 临终状态

E. 深昏迷状态

9-109 颅脑外伤病人出现昏迷清醒再昏迷,应考虑

A. 脑挫裂伤　　B. 颅底骨折

C. 脑干损伤　　D. 硬脑膜外血肿

E. 脑震荡

9-110 关于颅骨骨折的叙述,下列哪项不正确

A. 骨折线跨过硬脑膜中动脉沟时须防硬膜外血肿的发生

B. 运动区部位的凹陷性骨折禁忌手

术复位

C. 颅底骨折有脑脊液耳、鼻漏时禁止堵塞耳、鼻道

D. 颅底骨折属于开放性颅脑损伤

E. 颅盖骨骨折的诊断主要依靠 X 线摄片

9-111 哪项不是枕骨大孔疝的常见病变

A. 大脑半球肿瘤

B. 小脑半球星形细胞瘤

C. 第四脑室室管膜瘤

D. 听神经瘤

E. 脑干胶质瘤

9-112 引起慢性颅内压增高的常见疾病,不包括下列哪种

A. 脑膜瘤　　　　B. 高血压脑出血

C. 胶质瘤　　　　D. 听神经瘤

E. 慢性硬膜下血肿

9-113 脑震荡病人的意识改变是

A. 伤后清醒后继发昏迷

B. 伤后出现少于 30 分钟的昏迷

C. 昏迷有中间清醒期

D. 伤后昏迷逐渐加深

E. 伤后持续昏迷

9-114 脑挫裂伤最突出的症状是

A. 伤后立即出现昏迷,时间不超过 30 分钟

B. 伤后立即出现失语,时间长达数小时

C. 伤后立即出现昏迷,时间超过 30 分钟

D. 伤后昏迷有中间清醒期

E. 伤后无原发性昏迷,后继发性昏迷

9-115 颅内血肿病人最为重要的手术指征是

A. 嗜睡　　　　　B. 浅昏迷

C. 深昏迷　　　　D. 中间清醒期

E. 反应迟钝

9-116 小脑幕裂孔疝致一侧瞳孔散大的原因是

A. 动眼神经核受压

B. 动眼神经受压

C. 疝侧中脑受压

D. 疝侧脑桥受压

E. 疝侧延髓受压

9-117 下列哪项脑外伤易出现脑脊液漏

A. 脑震荡　　　　B. 脑挫裂伤

C. 颅底骨折　　　D. 颅盖骨折

E. 硬脑膜外血肿

9-118 最易形成小脑幕裂孔疝的是

A. 额叶肿瘤　　　B. 颞叶肿瘤

C. 顶叶肿瘤　　　D. 枕叶肿瘤

E. 小脑肿瘤

9-119 重症脑损伤未休克病人的最适宜体位是

A. 平卧位　　　　B. 半卧位

C. 侧卧位　　　　D. 侧俯卧位

E. 床头抬高 15°～30°

9-120 某颅脑损伤病人唤之睁眼,回答问题错误,躲避刺痛。其格拉斯哥昏迷评分为

A. 15 分　　　　B. 12 分

C. 11 分　　　　D. 8 分

E. 5 分

9-121 下列不符合颅前窝骨折临床表现的是

A. 熊猫眼征

B. 脑脊液鼻漏

C. 眼球结膜下淤血

D. 周围性面神经瘫痪

E. 一侧嗅觉丧失

9-122 有关脑血管病分类,以下哪项不正确

A. 脑血管病可分为急性和慢性两种

B. 急性脑血管病可分为出血性及缺血性两大类

C. 缺血性脑血管病主要有脑血栓形成、脑栓塞及短暂性脑缺血发作

D. 血管性痴呆也是一种急性脑血管病

E. 出血性脑血管病主要包括脑出血及蛛网膜下隙出血

9-123 脑外伤硬脑膜下血肿的出血来源是

A. 颅骨骨折出血

B. 静脉窦出血

C. 脑皮质血管出血

D. 脑皮质挫裂伤出血

E. 板障出血

A2 型单项选择题(9-124～9-284)

9-124 病人,男性,53 岁,建筑工人。从 7 米高空坠落,诊断为颅脑外伤。急救重症颅脑外伤病人首先应该做到

A. 检查神志、瞳孔

B. 给予止血剂和抗感染药物

C. 测量呼吸、脉搏、血压

D. 应用脱水剂

E. 保持呼吸道通畅

9-125 病人,女性,23 岁。颅底骨折有脑脊液鼻漏。下列护理哪项是错误的

A. 床头抬高 15°～30°

B. 禁行腰椎穿刺

C. 鼻腔吸氧

D. 禁擤鼻涕

E. 应用抗生素

9-126 患儿,11 岁,学生。打球与人相撞不慎跌倒,头部落地,头部外伤。除以下哪项外均可触到头皮下波动

A. 头皮下血肿

B. 头皮下积液

C. 头皮裂伤

D. 帽状腱膜下血肿

E. 骨膜下血肿

9-127 患儿,2 岁。颅脑外伤,颅顶骨折,治疗颅顶骨折下列哪项描述不正确

A. 粉碎凹陷性骨折刺破硬脑膜需及时清创手术

B. 线形骨折本身无需手术治疗,但应注意并发颅内血肿

C. 凹陷性骨折必须早期复位

D. 静脉窦区凹陷性骨折复位时应警

惕大出血

　　E. 颞骨骨折并发硬脑膜外血肿常需手术治疗

9-128　患儿,6 个月。喷射状呕吐、颅内压 110 mmH$_2$O。诊断为脑积水。脑积水引起颅内压增高的发病机制是

　　A. 脑脊液分泌过多

　　B. 脑脊液循环通路受阻

　　C. 脑脊液重吸收障碍

　　D. 颅底蛛网膜粘连

　　E. 颅缝未牢固融合

9-129　病人,男性,37 岁。进行性剧烈头痛 10 天、呕吐 1 天。体格检查:意识淡漠,双侧视神经盘水肿。首先考虑的诊断及进一步确诊首选的方法是

　　A. 颅内血肿,X 线

　　B. 颅内肿瘤,CT

　　C. 结核性脑膜炎,腰椎穿刺

　　D. 颅脑畸形,脑血管造影

　　E. 脑脓肿,MRI

9-130　病人,女性,15 岁。骑车摔倒,左额部着地,当时昏迷,20 分钟后清醒,觉轻微头痛,四肢活动正常,次日头痛加重,呕吐 1 次,来院复诊。首先应行

　　A. 颅脑 CT　　　　B. 脑电图

　　C. 脑血管造影　　D. 腰椎穿刺

　　E. 颅脑 MRI

9-131　病人,男性,18 岁。头部受伤后当即昏迷,20 分钟后逐渐清醒,1 天后出现烦躁、头痛、呕吐,随后再次昏迷。体格检查:伤侧瞳孔散大,对光反射消失,对侧肢体不完全性瘫痪,巴宾斯基(Babinski)征(＋)。应考虑为

　　A. 脑震荡

　　B. 脑挫裂伤

　　C. 原发性脑干损伤

　　D. 硬脑膜下血肿

　　E. 急性硬脑膜外血肿

9-132　病人,女性,38 岁。左枕部撞地,当即

昏迷,22 小时后出现烦躁、呕吐,随后昏迷加深,右侧瞳孔散大,对光反射消失,左侧肢体不完全性瘫痪,巴宾斯基征(＋)。应考虑为

　　A. 脑震荡

　　B. 左侧脑挫裂伤

　　C. 原发性脑干损伤

　　D. 左枕部硬脑膜外血肿

　　E. 右额颞挫裂伤伴硬脑膜下血肿

9-133　病人,男性,20 岁。不慎从 3 楼跌下,右耳流血性液体,嘴角歪向左侧。应考虑为

　　A. 鼓膜穿孔　　　B. 颅中窝骨折

　　C. 颞骨线形骨折　D. 颅后窝骨折

　　E. 颅前窝骨折

9-134　病人,女性,28 岁。头部受伤后出现头痛、眼圈青紫、鼻孔流血性液体,初步诊断为颅前窝骨折,诊断依据为

　　A. X 线摄片　　　B. 脑脊液外漏

　　C. 腰椎穿刺检查　D. B 超检查

　　E. CT 检查

9-135　病人,男性,30 岁。头部损伤后左耳流血性液体,耳鸣、听力障碍。护理时避免

　　A. 抬高床头 15°～30°

　　B. 腰椎穿刺

　　C. 观察瞳孔

　　D. 保持耳道清洁

　　E. 耳道口放干棉球

9-136　病人,女性,19 岁。头部跌伤后当即昏迷,10 分钟后清醒,1 天后再次昏迷。体格检查:伤侧瞳孔散大,对光反射消失,对侧肢体瘫痪。处理是

　　A. 激素治疗

　　B. 冬眠低温疗法

　　C. 改善脑细胞代谢

　　D. 急症手术

　　E. 脱水治疗

9-137　病人,女性,23 岁。头部外伤 20 小时

来诊。体格检查:昏迷,血压升高,呼吸缓慢,脉搏缓慢有力,一侧瞳孔由缩小转为散大。护士立即做如下判断,其中哪项不正确

A. 病人已有颅内压增高

B. 必须立即给病人配血、剃头

C. 病人需要立即注射甘露醇

D. 必须立即向医生汇报病情

E. 病人发生了枕骨大孔疝

9－138　病人,男性。从 5 米高空坠落。体格检查:神志清楚,左侧眼眶熊猫征,脑脊液鼻漏。治疗禁做

A. 腰椎穿刺　　　B. 抗感染

C. CT 检查　　　D. 补液

E. MRI 检查

9－139　某脑损伤病人。呼唤不醒,右侧瞳孔散大、对光反射消失,左侧肢体瘫痪。下列护理哪项不正确

A. 呋塞米

B. 吸氧

C. 20%甘露醇 250 ml

D. 地塞米松 10 mg

E. 补液 2 500 ml

9－140　病人,男性。被助动车撞倒在地,头右侧颞部外伤,血肿 3 cm×3 cm。检查如有下列哪项症状可考虑颅中窝骨折

A. 血肿范围大,可蔓延至全头顶,有波动感

B. 血肿局限在一块颅骨,张力大,波动不明显

C. 眼眶青紫,球结膜出血

D. 耳后乳突皮下淤血及外耳道流血和脑脊液

E. 脑脊液中无血液

9－141　病人,女性。被汽车撞倒在地,头左侧额部外伤血肿。体格检查发现以下哪项症状可诊断颅前窝骨折

A. 周围性面神经瘫痪

B. 血肿局限右顶骨肿胀,张力大,波

动不明显

C. 熊猫眼征,球结膜出血、鼻腔、脑脊液漏

D. 耳后乳突皮下淤血及外耳道流血和脑脊液漏

E. 脑脊液中混有血液

9－142　患儿,5 岁。玩耍时被助动车撞倒在地,头顶部发现以下哪项症状符合帽状腱膜下血肿特征

A. 血肿范围大,可蔓延至全头顶,有波动感

B. 一侧嗅觉丧失

C. 眼球结膜下淤血

D. 外耳道流血和脑脊液漏

E. 脑脊液鼻漏

9－143　某青年工人头右侧颞部被石块击伤后昏迷 5 小时,X 线片示右颞骨线形骨折。颅脑外伤后用冬眠疗法的适应证是

A. 瘫痪　　　　B. 休克

C. 昏迷　　　　D. 剧烈头痛

E. 频繁呕吐

9－144　病人左侧颞部着地,当场昏迷。送进急诊室,20 分钟后清醒,对话切题,有恶心,6 小时后再度昏迷。体格检查:左侧瞳孔由小变大、右侧肢体偏瘫。病情最可能为

A. 颅盖骨折　　　B. 脑挫裂伤

C. 颅底骨折　　　D. 硬脑膜外血肿

E. 脑震荡

9－145　病人左侧颞部着地后,当场意识丧失被送进急诊室。30 分钟后病人清醒,对话切题。体格检查:瞳孔大小正常,对光反射灵敏。病情最可能为

A. 硬脑膜内血肿　B. 脑挫裂伤

C. 颅底骨折　　　D. 硬脑膜外血肿

E. 脑震荡

9－146　病人后脑着地后,当场意识丧失送入急诊室观察,伤后 3 小时持续昏迷。

体格检查:按压眶眼、语言含糊不清、下肢刺激屈曲。病情最可能为

A. 脑内出血　　B. 脑挫裂伤

C. 颅底骨折　　D. 硬脑膜外血肿

E. 脑震荡

9-147　病人颅骨顶部凹陷性骨折,伴有恶心、呕吐、神志不清。颅内血肿压迫脑干,病人出现

A. 短暂双侧瞳孔散大

B. 双侧瞳孔大小多变,不等圆

C. 一侧瞳孔散大

D. 双侧瞳孔散大,对光反射消失

E. 单侧瞳孔散大,眼睑下垂,神志清醒

9-148　病人,男性,50 岁。2 小时前被木棒击打左侧头部,此后自述头痛明显,伴呕吐,1 小时前出现意识不清。体格检查:中度昏迷,左侧瞳孔直径比右侧大3 mm,右侧病理征阳性。应考虑确切诊断为

A. 颅骨凹陷性骨折伴脑疝

B. 脑挫裂伤伴脑疝

C. 硬膜外血肿伴脑疝

D. 硬膜下血肿伴脑疝

E. 原发性脑干损伤

9-149　病人颅骨颞部着地,昏迷 10 分钟后清醒,有呕吐,对受伤经过不能记忆。诊断颅中窝骨折的依据是

A. 嗅神经、视神经损伤

B. 听神经、面神经损伤

C. 视神经、听神经损伤

D. 动眼神经、听神经损伤

E. 面神经、视神经损伤

9-150　病人颅脑损伤,伴有恶心、呕吐。体格检查:P 58 次/分,R 12 次/分,BP 150/100 mmHg;神志不清。病人的卧位应是

A. 去枕平卧,头偏向健侧

B. 脑脊液外漏取平卧位

C. 将床头抬高 15°~30°

D. 颅骨缺损尽量不取患侧卧位

E. 深昏迷取仰卧位,下肢抬高

9-151　病人颅脑外伤。体格检查:P 60 次/分,R 14 次/分,BP 160/90 mmHg。出现烦躁时,不可应用的药物是

A. 苯巴比妥　　B. 水合氯醛

C. 地西泮　　　D. 吗啡

E. 罗通定

9-152　病人颅脑损伤,头痛剧烈、喷射状呕吐2 次。病人禁忌实施腰椎穿刺的原因是

A. 防止脑疝

B. 头痛

C. 怀疑有蛛网膜下隙出血

D. 防止细菌性脑膜炎

E. 有明显脑膜刺激征

9-153　病人颅脑损伤,意识障碍 2 天,有头痛、恶心、呕吐。体格检查:P 56 次/分,R 14 次/分,BP 160/100 mmHg。腰椎穿刺为血性脑脊液。病情最可能为

A. 脑震荡　　　B. 硬脑膜外血肿

C. 脑挫裂伤　　D. 硬脑膜内血肿

E. 脑内血肿

9-154　病人颅脑损伤,头皮完整,头皮触诊时如海绵状波动。正确治疗措施是

A. 一般采用手术治疗

B. 对较小血肿早期加压包扎

C. 伤后即行热敷促进吸收

D. 对较大血肿无菌抽液加压包扎,及时应用抗生素

E. 对较大血肿应切开引流

9-155　病人颅脑损伤,有恶心,无呕吐。体格检查:BP 150/98 mmHg,P 66 次/分,R 18 次/分。颅底骨折的诊断依据是

A. 伤后腰椎穿刺

B. 伤后出现脑脊液耳漏或鼻漏

C. 伤后皮下血肿

D. X线检查

E. CT检查

9-156 病人颅脑损伤,头痛、喷射状呕吐、视神经盘水肿。首选下列哪种药物以改善症状

A. 地塞米松

B. 呋塞米

C. 20%甘露醇

D. 50%葡萄糖溶液

E. 氢化可的松

9-157 病人颅脑损伤,头痛、喷射状呕吐,右侧瞳孔先缩小后扩大,左下肢瘫痪。诊断禁做

A. 头颅CT　　　B. 腰椎穿刺

C. 脑室穿刺　　D. 气管切开

E. 心电图

9-158 病人,男性,23岁。脑左枕部着地,当场意识丧失送进医院急诊室,伤后6小时持续昏迷。诊断为小脑幕切迹疝。其瞳孔变化特点是

A. 伤后左侧瞳孔立即散大

B. 双侧瞳孔散大

C. 双侧瞳孔不等圆

D. 双侧瞳孔大小多变

E. 右侧瞳孔进行性散大,对光反射消失

9-159 病人,男性,33岁。脑外伤后头痛、喷射性呕吐、视神经盘水肿。最严重的后果是

A. 头痛　　　　B. 休克

C. 癫痫　　　　D. 昏迷

E. 脑疝

9-160 病人,女性,14岁。车祸7小时,神志不清,X线片提示颅骨凹陷性骨折,直径6cm,深度为1.8cm。此时,最佳治疗处理应是

A. 严密观察病情　B. 脱水

C. 不用处理　　　D. 应用皮质激素

E. 尽早手术复位

9-161 病人,女性,32岁。被人打伤头部5小时。体格检查:神清,眼睑青肿,球结膜下出血,嗅觉丧失,有淡红色液体从鼻腔流出。此时最有可能的是

A. 面部软组织损伤

B. 颅前窝骨折

C. 颅中窝骨折

D. 颅后窝骨折

E. 眼外伤

9-162 病人,男性,44岁。头颅外伤后出现右耳流淡红色液体,听力下降。以下处理不正确的是

A. 应用抗生素

B. 可用无菌棉球填塞堵漏

C. 禁做腰椎穿刺

D. 禁冲洗

E. 禁止用力咳嗽

9-163 患儿,3岁。脑外伤后,头部外观无异常。患儿若发生出血或感染,易扩散的疏松结缔组织是

A. 皮肤　　　　　B. 皮下组织

C. 帽状腱膜　　　D. 帽状腱膜下层

E. 颅骨骨膜

9-164 病人左侧颞部着地,头部有长3cm裂口,出血不止,边缘不整齐,立即送入急诊室。处理原则不包括

A. 受伤当时立即加压包扎

B. 必须在12小时内施行清创缝合,不得延长时间

C. 去除伤口内异物及坏死组织

D. 伤口一般做全层缝合,必要时放置引流物

E. 检查有无颅骨骨折

9-165 病人在路边行走,突然头顶部被高空坠落的建筑物砸中,头部疼痛。排除颅盖骨折的主要依据是

A. 头颅X线检查

B. 头颅B超检查

C. 脑电图检查

D. 临床表现

E. 腰椎穿刺

9-166 病人右耳后乳突淤血,耳道内有脑脊液漏出。护理该病人禁行耳道冲洗、堵塞、滴药和腰椎穿刺,是为了防止

A. 颅内感染　　B. 头痛

C. 颅内压增高　　D. 颅内压降低

E. 脑疝

9-167 病人,女性,78岁。从二楼楼梯滑倒,头部落地。诊断颅前窝骨折的表现不包括

A. 鼻孔出血　　B. 视力减退

C. 嗅觉减退　　D. 熊猫眼征

E. 脑脊液耳漏

9-168 病人,男性,33岁。行走时看手机被小轿车撞倒,枕部着地昏迷,被送进医院急诊室。脑震荡的临床表现是

A. 意识丧失超过30分钟

B. 脑膜刺激征阳性

C. 高热

D. 偏瘫

E. 逆行性遗忘

9-169 病人,男性,44岁。颅脑外伤。诊断为脑震荡,其临床表现不包括

A. 昏迷不超过30分钟

B. 无神经系统体征

C. 脑脊液检查正常

D. 剧烈头痛、频繁呕吐

E. CT检查无异常发现

9-170 病人,男性,24岁。颅脑外伤后昏迷急诊入院。体格检查:意识清楚、对答切题、四肢活动正常。留院观察6小时后继发昏迷。主要原因是

A. 脑水肿

B. 脑血管痉挛

C. 脑脊液循环障碍

D. 脑缺血

E. 硬脑膜外形成血肿

9-171 病人,男性,建筑工人。高空坠落。诊断为颅中窝骨折。最有价值的临床表现是

A. 眼睛青紫

B. 球结膜下出血

C. 耳后皮下淤血斑

D. 耳道流出血性液体

E. 鼻孔脑脊液漏

9-172 病人,男性,23岁。踢足球被撞倒,昏迷。该病人出现下列哪种征象应立即做好手术前准备

A. 血压升高,脉压变大

B. 呼吸深而慢

C. 脑膜刺激征阳性

D. 血性脑脊液

E. 一侧瞳孔进行性散大,对侧肢体瘫痪

9-173 患儿,6岁。从2楼坠落,入院后诊断为急性硬脑膜下血肿。其临床表现不包括

A. 伤后病情进行性恶化

B. 有中间清醒期

C. 意识障碍较重

D. 一侧瞳孔散大,对侧肢体偏瘫

E. 很快出现颅内压增高

9-174 病人,男性,26岁。颅脑外伤时鉴别颅内血肿价值最大的辅助检查是

A. CT扫描　　B. 颅骨平片

C. 脑B超　　D. 颈动脉造影

E. 放射性核素脑扫描

9-175 病人,男性,43岁。头顶被重物压伤后,头痛、呕吐2次。抢救时首先应该做的护理措施是

A. 保持呼吸道通畅

B. 早期应用抗生素

C. 冬眠疗法

D. 脱水疗法

E. 高压氧治疗

9-176 患儿,9岁。被自行车撞倒,颅脑外伤,昏迷不超过30分钟,诊断为脑震荡。

其病理特点是

A. 脑内形成血肿

B. 软脑膜撕裂出血

C. 脑组织有局灶性坏死

D. 脑皮质散在出血点

E. 无明显器质性损害

9-177 病人,男性,43 岁。近日感头痛进行性加重近 2 个月。怀疑颅内肿瘤。最常见的颅内肿瘤是

A. 脑膜瘤　　　　B. 垂体腺瘤

C. 神经胶质瘤　　D. 神经鞘瘤

E. 血管瘤

9-178* 病人,男性,33 岁。骑摩托车摔倒,枕部着地昏迷不醒。诊断为枕骨大孔疝。枕骨大孔疝不同于小脑幕切迹疝的临床表现是

A. 头痛剧烈

B. 呕吐频繁

C. 意识障碍

D. 呼吸骤停出现早

E. 血压升高,脉缓有力

9-179* 病人,男性,38 岁。骑自行车被人撞倒在地,急诊室护士观察病人没有颅内压增高。下列哪种疾病最可能

A. 脑内血肿　　　B. 硬脑膜下血肿

C. 颅内肿瘤　　　D. 脑震荡

E. 脑水肿

9-180 病人,女性,15 岁。骑车摔倒,头部左额着地,当时昏迷,20 分钟后清醒,自觉轻微头痛,四肢活动正常,次日头痛加重,呕吐 1 次。来院后首先应进行的检查是

A. 颅脑 CT　　　B. 脑电图

C. 脑血管造影　　D. 腰椎穿刺

E. 颅脑 MRI

9-181* 病人,男性,31 岁。开车与人相撞,脑外伤昏迷。护士观察到下列哪种情况可判断病人发生了硬脑膜外血肿

A. 逆行性遗忘

B. 昏迷—清醒—昏迷

C. 突然呼吸停止

D. 脑脊液漏

E. 伤后癫痫

9-182* 患儿,10 岁。车祸中头部撞伤昏迷,伤及软脑膜,血管及脑组织同时破裂,伴有外伤性蛛网膜下隙出血。该病人可能诊断为

A. 脑挫伤

B. 脑裂伤

C. 脑震荡

D. 急性硬膜下血肿

E. 急性硬膜外血肿

9-183* 病人,女性,29 岁。从自动扶梯滑倒。护士观察病人生命体征,出现以下哪种情况为 Cushing 征的表现

A. 血压升高,脉搏慢,呼吸慢

B. 颅内压升高,脉搏慢,心率慢

C. 体温升高,脉搏慢,呼吸慢

D. 血压升高,反应慢,呼吸慢

E. 体温升高,反应慢,呼吸慢

9-184* 病人,女性,71 岁。走路时不慎摔倒,头部着地。入院后诊断为颅中窝骨折。颅中窝骨折最易损伤的神经是

A. 嗅神经　　　　B. 动眼神经

C. 面神经　　　　D. 视神经

E. 滑车神经

9-185* 病人,男性,43 岁,建筑工人。从 8 米高空坠落,脑外伤。病人出现下列哪种瞳孔的变化对小脑幕切迹疝有定位诊断意义

A. 患侧瞳孔先缩小,再散大

B. 患侧瞳孔逐渐散大

C. 双侧瞳孔均缩小

D. 双侧瞳孔均为散大

E. 双侧瞳孔无变化

9-186* 病人,女性,43 岁。被汽车撞倒,头部受伤,呼唤睁眼,回答问题错误,检查肢体躲避。其格拉斯哥(Glasgow)昏

迷评分为

A. 15 分　　　　　B. 12 分

C. 11 分　　　　　D. 8 分

E. 5 分

9-187* 病人,男性,28 岁。头部受伤后意识模糊约 20 分钟,有头痛,无恶心、呕吐,不能叙述受伤经过。体格检查:P 64 次/分,R 14 次/分,BP 140/90 mmHg。可能诊断为

A. 脑震荡　　　　B. 脑挫裂伤

C. 颅骨骨折　　　D. 硬脑膜外血肿

E. 颅内血肿

9-188 病人,男性,30 岁。被木棍击伤头部后持续昏迷,3 小时后出现喷射性呕吐,一侧瞳孔改变,对侧肢体偏瘫,昏迷加重。BP 150/90 mmHg,呼吸不畅。诊断为小脑幕切迹疝。不正确的处理是

A. 快速静脉注入脱水剂

B. 首先进行脑室穿刺脑脊液外引流术

C. 保持呼吸道通畅

D. 密切观察心跳、呼吸、瞳孔变化

E. 诊断明确后,立即手术,清除血肿

9-189 病人,女性,40 岁。颅脑外伤后送入院,行腰椎穿刺测得颅内压为 300 mmH$_2$O。下列护理措施不妥的是

A. 应用脱水剂

B. 限制水、钠摄入量

C. 保持病室安静

D. 氧气吸入

E. 禁用促进肠蠕动的药物与食物

9-190 病人,男性,65 岁。既往高血压,突发昏迷,呕吐咖啡色胃内容物。体格检查:一侧肢体瘫痪。最可能的诊断是

A. 蛛网膜下隙出血

B. 脑出血

C. 脑血栓形成

D. 脑梗死

E. 高血压脑病

9-191 病人,男性,30 岁。因汽车撞伤头部急诊入院,经检查诊断为颅前窝骨折。不正确的护理措施是

A. 枕部垫无菌巾　B. 控制探视人员

C. 禁做腰椎穿刺　D. 床头抬高 20°

E. 抗生素溶液滴鼻

9-192 病人,男性,30 岁。因车祸前额及眶部撞伤,眼睑青肿,结膜下出血,鼻部不断流出血性液体。考虑是

A. 颅前窝骨折　　B. 颅中窝骨折

C. 颅后窝骨折　　D. 鼻骨骨折

E. 眼部挫伤

9-193 病人,男性,50 岁。头部外伤,昏迷不醒,压迫眶上神经有皱眉反应。该病人意识障碍程度为

A. 嗜睡　　　　　B. 意识模糊

C. 谵妄　　　　　D. 浅昏迷

E. 深昏迷

9-194 病人,女性,41 岁。头部撞伤后昏迷约 15 分钟,苏醒 3 小时后又再次昏迷。首先应考虑

A. 急性硬脑膜外血肿

B. 急性硬脑膜下血肿

C. 急性脑内血肿

D. 急性帽状腱膜下血肿

E. 颅骨骨膜下血肿

9-195 病人,男性,25 岁。被人用凳子腿击伤头部,X 线片发现颅盖顶部凹陷深度达 0.8 cm。适宜的护理处理为

A. 立即手术

B. 严密观察

C. 局部纱布填压后进行包扎

D. 地塞米松 10 mg 静脉注射

E. 立即 20% 甘露醇 250 ml 静脉输入

9-196 病人,男性,35 岁,建筑工人。不慎从 5 米高处坠下,伤后自诉头痛剧烈,听力下降,有恶心,无呕吐。体格检查:颞部及乳突区有紫色淤斑,双耳不断流出淡粉色液体。考虑为

A. 颅后窝骨折　　B. 颅中窝骨折

C. 颅前窝骨折　　D. 颅盖骨折

E. 外耳损伤

9-197　病人，男性，60岁。脑外伤伴颅内压增高，出现便秘。下列哪项措施不妥

A. 鼓励病人多吃蔬菜、水果

B. 应用缓泻剂

C. 戴手套掏出干硬粪块

D. 高压灌肠

E. 开塞露塞肛

9-198　病人，男性，48岁。因车祸造成脑损伤，应用20%甘露醇降低颅内压。正确的输液方法是

A. 快速静脉推注

B. 缓慢静脉滴注，防止高渗液产生静脉炎

C. 1～2小时内静脉滴注完250 ml

D. 15～30分钟内静脉滴注完250 ml

E. 输液速度控制在60～80滴/分

9-199　病人，女性，30岁。头部受伤后出现脑脊液鼻漏和耳漏，为防止其发生颅内感染，下列不妥的护理措施是

A. 每天2次清洁、消毒外耳道和鼻腔

B. 避免用力咳嗽、打喷嚏、擤鼻涕

C. 鼻漏者禁止从鼻腔吸痰或置胃管

D. 向耳、鼻内滴药水

E. 禁行腰椎穿刺

9-200　某耳源性脑脓肿病人CT检查证实为右颞脓肿，脓腔直径5.5 cm。病人出现昏迷，右瞳孔散大。最佳治疗护理措施是

A. 快速静脉滴注甘露醇

B. 快速静脉滴注甘露醇，并行右颞肌下减压术

C. 快速静脉滴注甘露醇，并行右颞穿刺抽脓

D. 快速静脉滴注甘露醇，并行双侧颞肌下减压术

E. 即行脓肿切除术

9-201　病人，男性，20岁。头部撞伤后，前额处有1个3 cm×5 cm血肿。下列措施不妥的是

A. 密切观察血肿的变化

B. 早期冷敷

C. 24～48小时后改为热敷

D. 尽早手术清除血肿

E. 局部包扎

9-202*　病人，男性，25岁。打篮球时被人撞倒在地，头痛。入院后检查发现颅内压增高。颅内压增高三主征是

A. 血压升高、脉缓有力、呼吸深慢

B. 眩晕、呕吐、共济失调

C. 头痛、呕吐、视神经盘水肿

D. 昏迷、一侧瞳孔散大、对侧肢体痉挛性瘫痪

E. 头痛、颈项强直、克尼格征阳性

9-203　病人，男性，40岁。颅脑外伤昏迷2天，现频繁呕吐，烦躁不安，尿潴留。此时，以下处理哪项不妥

A. 导尿并留置导尿管

B. 禁食

C. 观察病情

D. 加床栏以防坠床

E. 吗啡镇静

9-204　病人，女性，22岁。脑外伤，急性硬膜外血肿。其中间清醒期的长短，主要取决于

A. 原发脑损伤的程度

B. 出血的来源

C. 血肿的部位

D. 血肿形成的速度

E. 血肿的大小

9-205　病人，女性，25岁。脑动静脉畸形，检查中头部CT和MRI均无法显示时，改用脑血管造影可确诊本病变的哪些方面

A. 病变部位

B. 有无出血

C. 病变大小

D. 是否合并脑积水

E. 供血和引流血管

9-206 病人,男性,41 岁。被人打伤在地,左侧额部青紫淤血。拟诊颞叶顶部急性硬脑膜外血肿。其临床表现应除外

A. 意识变化常在瞳孔变化之前

B. 血压升高、脉搏变慢可随意识障碍同时出现

C. 血压下降、脉搏细速,常在患侧瞳孔散大之后出现

D. 对侧肢体瘫痪

E. 瞳孔散大可与血肿同侧

9-207 病人,男性,18 岁。奔跑中头部撞到锐器,伤口出血。治疗头部创伤时必须遵循的急救处理原则是

A. 头皮下出血点必须一一结扎

B. 尽量切除可能污染的头皮创缘组织

C. 伤口一律全层缝合

D. 大块的头皮缺损只能留作二期处理

E. 清创术应争取 8 小时内进行,一般不得超过 24 小时

9-208* 病人,男性,28 岁。脑外伤高热,出现颅内压增高症状。下列冬眠低温治疗期间的护理措施叙述错误的是

A. 冬眠期间不宜翻身或移动体位

B. 通常体温降至 32～34℃

C. 收缩压＞100 mmHg 应停止给药

D. 降温前先用冬眠药物

E. 复温时应先停用物理降温

9-209* 病人,女性,32 岁。脑外伤颅内压增高,护理措施床头抬高 15°～30°的主要目的是

A. 有利于改善心脏功能

B. 有利于改善呼吸功能

C. 有利于颅内静脉回流

D. 有利于鼻饲

E. 防止呕吐物误吸

9-210 病人,男性,36 岁。不慎自 3 米高处坠落,昏迷 15 分钟后清醒,诉头痛、恶心,呕吐 2 次,非喷射性;神经系统检查尚无阳性体征。在随后的治疗、观察过程中出现下列情况,其中与颅内血肿无关的是

A. 呕吐次数增多

B. 瞳孔不等大

C. 异常剧烈的头痛

D. 尿量增多

E. 脉搏变慢、血压升高、呼吸变慢

9-211* 病人,男性,42 岁。颅脑外伤出现颅底骨折,有脑脊液鼻漏。护理措施下列叙述错误的是

A. 应用抗生素

B. 禁行腰椎穿刺

C. 冲洗消毒后用棉球堵塞

D. 禁擤鼻涕

E. 床头抬高 15°

9-212 患儿,5 岁。玩耍时不慎跌倒后,帽状腱膜下血肿布满顶颞叶部位。治疗最好方法是

A. 待其自行吸收

B. 用止血药,加压包扎

C. 穿刺抽血,防止感染

D. 切开引流,防止肿胀

E. 穿刺抽血后加压包扎,防止感染

9-213 病人,男性,36 岁。脑外伤昏迷。下列意识障碍与颅内血肿关系最为密切的是

A. 嗜睡　　　　B. 浅昏迷

C. 深昏迷　　　D. 中间清醒期

E. 反应慢

9-214* 病人,男性,69 岁。走夜路不慎摔倒在地,颅脑外伤昏迷不醒 3 天,BP 80/50 mmHg,P 46 次/分,R 12 次/分。医生判断病人已是临终状态,其瞳孔表现特征为

A. 一侧瞳孔缩小,对光反射迟钝

B. 一侧瞳孔放大,对光反射迟钝

C. 一侧瞳孔散大,对光反射消失

D. 双侧瞳孔大小多变,对光反射迟钝

E. 双侧瞳孔散大,对光反射消失

9-215* 病人,女性,73岁。雨天走路滑倒,后脑着地发生脑外伤,留院观察生命体征。判断其意识障碍所采用的方法错误的是

A. 呼唤病人姓名　B. 词句性谈话

C. 针刺皮肤　　　D. 压眶上神经

E. 检查视神经盘水肿情况

9-216* 病人,男性,34岁。从6米高处坠落,颅脑损伤,急诊室留院观察病情变化。出现下列哪种情况应立即手术

A. 脑震荡

B. 脑挫裂伤

C. 硬脑膜外血肿

D. 蛛网膜下隙出血

E. 颅底骨折伴脑脊液漏

9-217 病人,男性,48岁。患脑肿瘤,已形成枕骨大孔疝。可能是什么位置的肿瘤

A. 额叶肿瘤　　　B. 颞叶肿瘤

C. 顶叶肿瘤　　　D. 枕叶肿瘤

E. 小脑肿瘤

9-218* 病人,男性,34岁。头部损伤后,球结膜下出血,鼻出血且有脑脊液流出。可能为

A. 鼻骨骨折　　　B. 颅盖骨骨折

C. 颅前窝骨折　　D. 颅中窝骨折

E. 颅后窝骨折

9-219 病人,女性,23岁。头发被机器卷入,头皮撕脱伤。下列急救处理哪项不正确

A. 撕脱部位加压包扎止血

B. 将撕脱的头皮浸泡在75%乙醇中消毒

C. 保护创面,避免污染

D. 严密观察休克征象

E. 迅速送往医院进行救治

9-220 病人,女性,34岁。车祸后送来医院。体格检查:出现刺痛后睁眼,回答问题正确,能遵命令动作。其格拉斯哥昏迷评分是

A. 9分　　　　　B. 13分

C. 11分　　　　　D. 12分

E. 10分

9-221 病人,女性,25岁。车祸导致头顶部开放性伤口。清创缝合后留院观察。应采取的体位是

A. 胸膝位　　　　B. 俯卧位

C. 半坐卧位　　　D. 侧卧位

E. 仰卧位

9-222 病人,男性,65岁。因反复头痛、呕吐2个月入院,经检查诊断为脑星形胶质细胞瘤。为降低颅内压,最佳的治疗方法是

A. 脱水治疗　　　B. 激素治疗

C. 冬眠低温疗法　D. 脑脊液引流

E. 手术切除肿瘤

9-223* 病人,男性,33岁。头痛,偶尔出现喷射性呕吐,经CT检查诊断为垂体瘤。典型症状包括

A. 癫痫

B. 失语

C. 视力减退、视野缺损

D. 瘫痪

E. 耳聋

9-224 病人,男性,20岁。头部被木棒击伤后昏迷12分钟,清醒后,诉头痛并呕吐1次。入院后,若出现急性颅内压增高,伴随其出现的早期生命体征是

A. 血压升高、脉搏加快、呼吸急促

B. 血压升高、脉搏缓慢、呼吸深慢

C. 血压升高、脉搏加快、呼吸深慢

D. 血压下降、脉搏缓慢、呼吸深慢

E. 血压下降、脉搏细速、呼吸急促

9-225 病人,男性,33岁。被摩托车撞倒,后

脑部着地,送入急诊室。伤后昏迷 38 分钟并进行性意识障碍及呕吐 1 次,拟诊小脑幕下急性外伤性颅内血肿。其典型临床表现是

A. 呼吸节律失常

B. 一侧瞳孔散大

C. 去大脑强直抽搐

D. 一侧肢体瘫痪

E. 呼吸、脉搏加快

9-226 在脑外伤急诊室观察病人睁眼、语言、运动,运用格拉斯哥昏迷评分法评估病人昏迷程度,下列哪项是错误的

A. 总分最高 15 分,最低 3 分

B. 总分越低,意识障碍越重

C. 总分越高,预后越好

D. 总分在 9 分表示已有昏迷

E. 总分由低分向高分转化说明病情在好转中

9-227 病人,女性,20 岁。因车祸头部撞伤,昏迷 20 分钟后清醒,2 小时后再度昏迷。体格检查:右侧瞳孔散大,对光反射消失,左侧偏瘫。该病人可能的诊断是

A. 脑震荡

B. 脑挫裂伤

C. 脑内血肿

D. 右侧硬脑膜外血肿

E. 左侧硬脑膜下血肿

9-228 病人,男性,30 岁。车祸中头部受撞击,头痛剧烈,躁动不安,曾呕吐 2 次,呈喷射性。下列不妥的处理是

A. 抬高床头 15°～30°

B. 给予吸氧

C. 肌内注射吗啡

D. 甘露醇快速静脉滴注

E. 去枕,头偏向一侧

9-229 下列哪种情况不宜做腰椎穿刺

A. 脑震荡后头痛加重

B. 脑挫伤后头痛加重

C. 外伤后硬脑膜外血肿形成

D. 外伤性蛛网膜下隙出血

E. 颅底骨折

9-230 病人,男性,45 岁,在做磨床工作时,铁屑穿入左侧头皮内,伤口针眼大小。X 线检查见 1.5 cm 阴影。处理颅脑火器伤的原则应除外

A. 力争早期彻底清创

B. 根据伤情和伤后时间选择手术方法

C. 术前/术中都应警惕有无颅内血肿

D. 伤道深部金属异物务必一期取出

E. 硬脑膜和头皮缺损应尽量修复

9-231 病人,男性,16 岁。不慎自 4 米高处坠落,昏迷 25 分钟后清醒,诉头痛、恶心,喷射性呕吐 2 次,神经系统检查尚无阳性体征。在随后的治疗护理过程中又出现下列哪种情况,疑似硬脑膜外血肿需手术治疗

A. 呕吐

B. 瞳孔不等大

C. 异常剧烈的头痛

D. 昏迷

E. 脉搏变快、血压升高、呼吸变快

9-232 某病人因车祸造成颅脑外伤伴颅内出血。颅脑外伤形成颅内血肿与头部着力点的关系中,下列不正确的是

A. 额部着力减速伤极少发生枕部血肿

B. 额颞部着力加速伤常发生着力点颅内血肿

C. 枕部着力减速伤常发生对侧额部和颞叶的血肿

D. 枕部着力加速伤常发生同侧额颞部血肿

E. 颞部着力减速伤可发生对侧颞部血肿

9-233 病人 22 天前被自行车撞倒后有片刻昏迷,当时医院诊断为脑震荡,今天感

头痛、恶心来院就诊。拟诊慢性硬脑膜下血肿,辅助检查应除外
A. 脑 B 超检查
B. 诊断性腰椎穿刺
C. 脑室造影检查
D. 脑血管造影检查
E. CT 检查

9-234* 病人,男性,30 岁。脑外伤、重度脑挫裂伤,现深昏迷。下列有关深昏迷病人的护理的描述不正确的是
A. 保证气道的湿化
B. 应用抗酸药物
C. 少翻身
D. 肠内或肠外营养支持
E. 密切监测颅内压

9-235 对昏迷病人,治疗呼吸道梗阻最有效的措施是
A. 通过鼻腔、口腔吸痰
B. 鼻腔置管给予氧气吸入
C. 从口腔行气管插管
D. 气管切开
E. 用开口器侧卧位引流

9-236 患儿,7 岁。因车祸撞倒在地,立即昏迷 8 分钟,送入医院 7 小时后再次昏迷,诊断为急性小脑幕切迹疝。导致瞳孔散大的原因是
A. 交感神经受刺激
B. 迷走神经受损伤
C. 动眼神经受损伤
D. 动眼神经核损伤
E. 脑干部位受压迫

9-237 病人,男性,18 岁。骑自行车摔倒,右后脑着地,立即昏迷 20 分钟,送入医院 9 小时后再次昏迷。诊断为左侧小脑幕切迹疝。典型临床表现是
A. 昏迷,右侧瞳孔散大,左侧肢体瘫痪
B. 昏迷,左侧瞳孔散大,左侧肢体瘫痪

C. 昏迷,左侧瞳孔散大,右侧肢体瘫痪
D. 昏迷,双侧瞳孔散大,右侧肢体瘫痪
E. 昏迷,右侧瞳孔散大,右侧肢体瘫痪

9-238 病人,男性,33 岁。意外受伤时前额着地,立即昏迷 30 分钟,送入医院。体格检查:刺激能睁眼,无语言,四肢伸直。诊断为枕骨大孔疝。最后会导致
A. 颅内压增高
B. 硬脑膜下血肿
C. 小脑挫裂伤
D. 呼吸、循环中枢损害
E. 通过血管运动中枢引起高血压危象

9-239 病人,男性,23 岁。自驾轿车,撞到路边隔离栏,立即昏迷 20 分钟,送入急诊室,8 小时后再昏迷。诊断为小脑幕切迹疝。病情恶化的主要原因是
A. 急性脑水肿
B. 血肿形成,颅内压增高
C. 颞叶钩回受压出血坏死
D. 枕叶皮质梗死
E. 动眼神经麻痹

9-240 病人,女性,28 岁,孕妇。下楼时不慎跌倒在楼梯下,送入急诊室。为排除颅内占位性病变,目前最安全可靠的检查方法是
A. 脑电图
B. 脑干诱发电位
C. 脑血管造影或脑室造影
D. CT 及 MRI
E. 单光子发射计算机断层扫描(SPECT)

9-241 病人,男性,28 岁。因开车看手机致两车相撞,昏迷 20 分钟,有喷射状呕吐,送入医院。临床上用 20% 甘露醇降低颅内压,正确的输液方法是

A. 缓慢静脉滴注,防止高渗液产生静脉炎

B. 快速静脉推注

C. 1～2小时内静脉滴注完250 ml

D. 15～30分钟内静脉滴注完250 ml

E. 输液速度控制在60～80滴/分

9-242 病人,男性,39岁。从8米高空坠落,R 33次/分,面色发绀。诊断为枕骨大孔疝。最有效的急救措施首选

A. 20%甘露醇250 ml快速静脉滴注

B. 尽快行去骨瓣减压术

C. 快速颅脑钻孔穿刺脑室额角行脑脊液外引流术

D. 快速静脉滴注地塞米松20 mg

E. 气管切开,保持呼吸道通畅

9-243 患儿,1岁。因脑积水、颅内压增高入院。突然出现剧烈头痛,呕吐后昏迷。此时最有效的措施是

A. 快速输20%甘露醇

B. 紧急行气管切开术

C. 立即行侧脑室穿刺外引流术

D. 紧急行气管插管术

E. 紧急行开颅减压术

9-244 病人,学生,19岁。打球时跌倒致颅前窝骨折。下列不符合颅前窝骨折临床表现的是

A. 熊猫眼征

B. 脑脊液鼻漏

C. 眼球结膜下淤血

D. 迷走神经瘫痪

E. 一侧嗅觉丧失

9-245 病人,男性,26岁。车祸致颅脑损伤。体格检查:一侧瞳孔散大,对侧肢体瘫痪。提示为

A. 小脑幕切迹疝   B. 枕骨大孔疝

C. 延髓损伤   D. 动眼神经损伤

E. 脑干损伤

9-246 某中年男子在建筑工地上跌伤头部后入院。体格检查:神志不清,不能唤醒,压迫眼眶有皱眉反应。其意识障碍程度可判断为

A. 反应迟钝   B. 浅昏迷

C. 深昏迷   D. 嗜睡

E. 淡漠

9-247 病人,男性,35岁。因车祸致头颞部外伤,当时昏迷10分钟,清醒后诉头痛、恶心,经治疗后再次进入昏迷状态。诊断为硬膜外血肿。手术前为防止脑疝形成的主要措施是

A. 保持呼吸道通畅

B. 快速静脉滴注甘露醇

C. 应用肾上腺皮质激素

D. 头部冰袋降温

E. 限制液体输入量

9-248 病人,女性,36岁。全麻下行幕上血肿开颅术。现已清醒,应采取的卧位是

A. 平卧位   B. 半卧位

C. 健侧卧位   D. 头高斜坡位

E. 平卧位头偏向一侧

9-249 病人,男性,21岁。骑自行车摔倒时,前额着地,鼻漏、熊猫眼征。诊断为颅底骨折伴脑脊液漏。禁止堵塞鼻腔的原因是

A. 防止脑疝形成

B. 防止脑水肿

C. 防止头痛

D. 防止继发性颅内感染

E. 防止昏迷

9-250 病人,男性,35岁。因车祸导致颅中窝骨折收治入院。下列护理措施中哪项是错误的

A. 避免用力打喷嚏

B. 抗生素溶液冲洗耳道

C. 在外耳道放置干棉球

D. 床头抬高15°～30°

E. 禁忌鼻腔、耳道堵塞

9-251 病人,女性,33岁。头部受伤3小时入院。体格检查:对呼唤有睁眼反应,能

躲避刺痛,但回答问题错误。诊断为
蛛网膜下隙出血。病人可以不出现

A. 一侧肢体瘫痪

B. 脑膜刺激征

C. 频繁呕吐

D. 一时性意识障碍

E. 剧烈头痛

9-252　病人,男性,38 岁。因头部外伤 2 小时
入院。体格检查:神志不清,口鼻腔出
血且分泌物多,口唇发绀,呼吸困难。
诊断为脑挫裂伤。病人目前的首要护
理诊断是

A. 体温过高

B. 低效型呼吸型态

C. 清理呼吸道无效

D. 有受伤的危险

E. 潜在并发症:颅内出血

9-253　病人,女性,30 岁。高空跌落后即昏
迷,2 小时后入院仍然昏迷。该病人
应用冬眠疗法时,错误的护理措施是

A. 物理降温 30 分钟内不用冬眠合剂

B. 肛温降至 33℃

C. 治疗前后均应测量生命体征并做
好记录

D. 需专人护理

E. 撤除冬眠合剂时应先停物理降温

9-254　病人,女性,35 岁。因颅内压增高行脑
室引流术。术后 2 小时引流管内无脑
脊液流出。不正确的护理措施是

A. 报告医生

B. 将引流瓶(袋)放低

C. 将引流管轻轻旋转

D. 0.9%氯化钠溶液缓慢冲洗

E. 必要时换管

9-255*　病人,男性,65 岁。患左侧大脑胶质
瘤。头痛、呕吐,颅内压增高。病人入
院后的一般处理,下列哪项是错误的

A. 头痛、烦躁,用镇静止痛剂

B. 抽搐,用抗癫痫药

C. 呕吐频繁,暂禁用脱水剂

D. 昏迷、痰多,行气管切开吸痰

E. 便秘,用肥皂水行高压灌肠

9-256　病人,女性,13 岁。自幼发育差,反复
发作性肢体抽搐 5 年,突发头痛、呕吐
1 周。体格检查:生命体征平稳;神志
清;颈项强直;左侧肢体肌力 4 级,肌
张力高;心前区可闻及杂音。头颅 CT
提示右侧额叶血肿。初步诊断考虑为

A. 脑膜炎　　　　B. 偏头痛

C. 脑肿瘤　　　　D. 脑动静脉畸形

E. 脑脓肿

9-257　病人,男性,40 岁。车祸导致颅脑损
伤,进入昏迷状态。现立即给予气管
切开,其目的是

A. 使颅内压下降

B. 便于清除呼吸道分泌物

C. 解除呼吸道梗阻

D. 便于气管内滴药或给氧

E. 使颅内压增高

9-258　病人,男性,30 岁。车祸头部受伤,深
昏迷,刺激有去大脑强直。CT 检查未
见颅内血肿及脑挫伤,环池未受压。
诊断应是

A. 脑震荡　　　　B. 脑挫伤

C. 轴索损伤　　　D. 脑干损伤

E. 颅底骨折

9-259　病人,女性,65 岁。2 个月前有头部外
伤史,现头痛。CT 检查示右额颞顶部
新月状低密度影。诊断是

A. 急性硬膜外血肿

B. 急性硬膜下血肿

C. 慢性硬膜下血肿

D. 脑内血肿

E. 高血压脑出血

9-260　患儿,5 岁。外伤昏迷 15 分钟后清醒,
4 小时后再昏迷来院。CT 检查示右
额颞顶部新月状高密度影。其诊断是

A. 急性硬膜外血肿

B. 急性硬膜下血肿

C. 慢性硬膜下血肿

D. 脑内血肿

E. 高血压脑出血

9-261 病人,男性,23 岁。高空坠落昏迷 25 分钟,2 小时后头痛、恶心、呕吐,再昏迷。判断其颅内压增高形成脑疝的主要原因是

A. 脑水肿、脑组织体积增大

B. 颅腔内压力梯度明显改变

C. 脑脊液循环通路受阻

D. 弥漫性颅内压增高

E. 脑干水肿

9-262 病人,男性,63 岁。车祸后昏迷。确诊为脑挫裂伤。下列哪项不是诊断脑挫裂伤的依据

A. 脑脊液含红细胞

B. 意识障碍超过 30 分钟

C. 局灶性脑损伤体征

D. 脑脊液鼻漏

E. 有额部点状高密度影

9-263 病人,男性,27 岁。外伤后 4 小时,头痛、呕吐。下列哪项可确定血肿存在

A. 颞部外伤局部有头皮血肿

B. 枕部受伤,有软组织肿胀

C. 伤后立即出现神经功能障碍

D. 意识障碍进行性加深

E. CT 检查结果

9-264 病人,女性,17 岁。车祸,鼻腔流血,拟诊颅底骨折。下列哪项叙述是正确的

A. 血性脑脊液病人,腰椎穿刺放脑脊液

B. 脑脊液耳漏,需尽早修补硬膜漏口

C. 伤后视力减退,超过 1 个月可手术减压

D. 颅底骨折需手术治疗以便神经减压

E. 着重观察有无脑血管损伤,并处理脑脊液漏、脑神经损伤等

9-265 病人,女性。头部受伤后立即昏迷,有恶心、无呕吐,对受伤经过不能叙述,诊断脑震荡。其意识障碍表现为

A. 短暂昏迷<30 分钟

B. 昏迷—清醒—再昏迷

C. 持续昏迷>30 分钟

D. 昏迷程度时重时轻

E. 昏迷进行性加重

9-266 某男性病人右顶枕部着地昏迷,2 小时后左侧瞳孔散大。推断其脑外伤病变部位为

A. 右顶枕部　　　B. 右额颞部

C. 左顶枕部　　　D. 左额颞部

E. 后颅凹部

9-267 病人,女性,65 岁。车祸后送进医院观察,脑损伤后昏迷 6 小时,意识逐渐清醒,轻度头痛。下列哪项处理不可取

A. 意识清楚,故回家观察

B. 观察意识、瞳孔、生命体征及神经系统体征变化

C. 做头颅 CT 检查

D. 对症处理

E. 向家属交代有迟发性颅内血肿可能

9-268 病人,男性,43 岁,建筑工人。从 5 米高处坠落,头部着地,诉头痛、恶心、呕吐,拟诊急性外伤性颅内血肿。右侧瞳孔散大,对光反射消失。紧急处理首选

A. 头颅 CT 扫描,明确血肿部位

B. 20% 甘露醇 250 ml,快速静脉滴注

C. 尽快钻孔探查,寻找并清除血肿

D. 气管切开,防止脑缺氧

E. 脑室穿刺放脑脊液

9-269 病人,男性,24 岁。从建筑架坠落,头顶部有长 5 cm 裂口,鲜血直流,压迫止血,送入急诊室。开放性颅脑损伤清创中,最主要的处理原则是

A. 清除污染物及异物

B. 充分修剪创缘皮肤

C. 严密缝合或修补硬膜

D. 及时应用广谱抗生素

E. 皮下放置引流

9-270　病人,女性,66 岁。脑外伤留院观察。若为凹陷性颅骨骨折,下列叙述错误的是

　　A. 多见于颅盖骨折

　　B. 好发于额骨及顶骨

　　C. 成人易成为粉碎性骨折

　　D. 多为内板凹陷

　　E. 最佳诊断方法为 CT 检查

9-271　病人,男性,29 岁。脑外伤,昏迷。P 120 次/分,R 33 次/分,BP 90/60 mmHg。若发生呼吸道梗阻,最有效措施是

　　A. 通过鼻腔口腔导管吸痰

　　B. 气管插管,呼吸机辅助呼吸

　　C. 环甲膜穿刺

　　D. 气管切开

　　E. 用开口器侧卧位引流

9-272　病人,男性,49 岁。左侧枕部着地,昏迷 40 分钟后,诉头痛、恶心、呕吐。该病人颅脑对冲伤的部位是

　　A. 顶叶　　　　　　B. 额颞叶

　　C. 小脑　　　　　　D. 枕叶

　　E. 顶枕叶

9-273　病人,男性,25 岁,建筑工人。从高处摔下,乳突部皮下血肿,右耳道流出血性液体,听力明显减低。考虑

　　A. 脑震荡　　　　　B. 脑挫伤

　　C. 颅前窝骨折　　　D. 颅中窝骨折

　　E. 颅后窝骨折

9-274　病人,男性,30 岁。因车祸头颅外伤,眼睑青肿,球结膜下出血,鼻部不断流出血性液体。应考虑

　　A. 额骨骨折　　　　B. 面部挫伤

　　C. 颅前窝骨折　　　D. 颅后窝骨折

　　E. 颅中窝骨折

9-275　病人,女性,30 岁。头部外伤,昏迷 6

小时,呕吐 2 次。体格检查:BP 160/100 mmHg,P 56 次/分,R 12 次/分。通过改善毛细血管通透性减低该病人颅内压的治疗方法应考虑

　　A. 激素治疗　　　　B. 脱水治疗

　　C. 过度换气　　　　D. 冬眠低温治疗

　　E. 脑室穿刺外引流术

9-276　某成年男性病人头部被人用木棍击伤,无昏迷,有头痛、呕吐。X 线检查发现颅盖骨折,凹陷 0.3 cm。其处理应是

　　A. 呋塞米静脉注射

　　B. 50% 葡萄糖溶液静脉注射

　　C. 甘露醇快速静脉注射

　　D. 手术复位

　　E. 可不做特殊处理

9-277　病人,女性,17 岁。长发被机器卷入,头皮撕脱伤。被撕脱的头皮的保存方法是

　　A. 浸泡在 0.9% 氯化钠溶液中常温保存

　　B. 浸泡于无菌用水中

　　C. 无菌敷料包裹,常温保存

　　D. 无菌敷料包裹,隔水低温保存

　　E. 无菌敷料包裹浸泡于 4℃ 的 0.9% 氯化钠溶液中

9-278　患儿,女性,8 岁。头皮钝物撞伤 2 天。体格检查:头皮肿胀,范围大,质软,有波动感。最可能的诊断是

　　A. 皮下血肿

　　B. 帽状腱膜下血肿

　　C. 骨膜下血肿

　　D. 头皮感染

　　E. 脑积水

9-279　病人,女性,50 岁。头外伤致右额颞硬膜下血肿,行开颅血肿清除及去骨瓣减压术,术后 4 小时出现左侧瞳孔散大至直径 4 mm。该病人最佳的处理方案是

A. 立即行左侧开颅探查

B. 立即脱水后复查头颅 CT

C. 脑室外引流

D. 保守治疗

E. 以上都不对

9-280 病人,男性,56 岁。头部摔伤 1 个月,头痛、呕吐 3 天。CT 示右颞顶新月形等密度病灶,中线轻度移位。最可能的诊断是

A. 慢性硬膜外血肿

B. 亚急性硬膜下血肿

C. 亚急性硬膜外血肿

D. 慢性硬膜下血肿

E. 硬膜下水瘤

9-281 病人,女性,60 岁。癫痫发作 3 周,近 1 周头痛、恶心、呕吐,一过性右侧肢体无力,无发热,大、小便正常。6 年前曾行右乳腺癌切除术。CT 检查显示左额大片低密度,有明显占位效应。根据所提供病历进行鉴别诊断,初步诊断考虑

A. 脑转移瘤　　B. 脑胶质瘤

C. 脑梗死　　　D. 脑膜瘤

E. 脑炎

9-282 病人,女性,40 岁。车祸伤后 1 小时昏迷入院。格拉斯哥评分 7 分。体格检查:左瞳孔直径 4 mm,右瞳孔直径 2 mm,左瞳孔对光反射消失,右侧肢体偏瘫;BP 170/100 mmHg,P 60 次/分,R 12 次/分。对诊断最有价值的检查是

A. 头颅 X 线平片　　B. 脑血管造影

C. 腰椎穿刺　　　　D. 脑 B 超

E. 头部 CT

9-283 病人,男性,18 岁。打网球时被球击中右侧头顶部。体格检查:神清,一般情况好;右侧顶部可见乒乓球大小的隆起,周围质地较硬,中心部位较软,似有波动感。以下哪种可能性最大

A. 皮下血肿

B. 帽状腱膜下血肿

C. 骨膜下血肿

D. 颅盖骨凹陷性骨折

E. 以上均不是

9-284 病人,男性,16 岁,学生。骑自行车时不慎跌进水沟里。诊断为脑挫裂伤。下列描述错误的是

A. 意识障碍可有中间清醒期

B. 昏迷时间多在半小时以上

C. 有局灶性症状、体征

D. 脑脊液检查有红细胞

E. 头痛、恶心、呕吐

A3 型选择题(9-285～9-343)

(9-285～9-287 共用题干)

病人,男性,30 岁。颅脑外伤后即昏迷,5 分钟后清醒,随即再次进入昏迷状态。体格检查:右侧瞳孔散大,对光反射迟钝,对侧肢体瘫痪,Cushing 反应(+)。

9-285 该病人最可能诊断为

A. 脑挫裂伤

B. 颅底骨折

C. 硬脑膜外血肿

D. 硬脑膜下血肿

E. 脑内血肿

9-286 病灶定位应在

A. 左侧　　　　B. 右侧

C. 前方　　　　D. 后方

E. 下方

9-287 此时最适合的治疗是

A. 输血　　　　B. 药物止血

C. 补液　　　　D. 抗生素

E. 手术

(9-288～9-289 共用题干)

病人,男性,民工。高处跌落,臀部着地。体格检查:神志清醒,咽黏膜下和乳突皮下淤血,有淡红色液体从右耳流出。

9-288 此时应考虑

A. 颅前窝骨折　　B. 颅中窝骨折

C. 颅后窝骨折　　D. 脑震荡

E. 颅内血肿

9-289 此时处理欠妥的是

A. 应用抗生素

B. 床头抬高 15°～30°

C. 保守治疗为主

D. 禁做腰椎穿刺

E. 鼓励病人深呼吸和咳嗽

(9-290～9-292 共用题干)

病人，男性，34 岁。从高处坠地后致伤，以颅前窝骨折收住院。体格检查：神志尚清楚，头部有血肿，鼻孔持续性流出淡红色液体，嗅觉和视力减退。X 线检查无特殊发现。

9-290 颅前窝骨折的主要依据是

A. 高处坠落史　　B. 头部血肿

C. 脑脊液鼻漏　　D. X 线检查

E. 嗅觉障碍

9-291 护理诊断"有感染（颅内）的危险"，其主要相关因素是

A. 身体抵抗力降低

B. 脑脊液鼻漏

C. 呼吸不通畅

D. 营养失调

E. 治疗不及时

9-292 不妥当的护理措施是

A. 去枕平卧位　　B. 勿冲洗鼻腔

C. 勿腰椎穿刺　　D. 勿擤鼻涕

E. 预防性用抗生素

(9-293～9-294 共用题干)

病人，男性，18 岁。从墙上掉下，后枕部着地，有意识障碍约 15 分钟，清醒后不能记起受伤的经过，有恶心，无呕吐，头痛剧烈。

9-293 该病人可能的诊断是

A. 脑挫伤　　　　B. 脑震荡

C. 脑干损伤　　　D. 颅内血肿

E. 脑水肿

9-294 下列处理中哪项最不适合

A. 卧床休息

B. 继续观察病情

C. 应用镇静药物

D. 应用吗啡类药物止痛

E. 有颅压增高表现时应用脱水药物

(9-295～9-297 共用题干)

病人，男性，33 岁。头部外伤后昏迷 8 小时，醒后诉头痛、恶心，呕吐 2 次，呼唤睁眼，回答含糊不清，肢体躲避，格拉斯哥评分 11 分。

9-295 最可能的诊断是

A. 脑震荡

B. 脑挫伤

C. 脑内血肿

D. 急性硬脑膜下血肿

E. 急性硬脑膜外血肿

9-296 关于格拉斯哥评分的叙述，下列哪项是错误的

A. 总分最高 15 分，最低 3 分

B. 总分越低，表明意识障碍越重

C. 总分越高，表明预后越好

D. 总分在 8 分以上表示已有昏迷

E. 总分由低分向高分转化说明病情在好转中

9-297 颅脑损伤病人每天补液量应控制在

A. 总量 500～1 000 ml，其中 0.9%氯化钠溶液不超过 500 ml

B. 总量 1 000～1 500 ml，其中 0.9%氯化钠溶液不超过 500 ml

C. 总量 1 500～2 000 ml，其中 0.9%氯化钠溶液不超过 500 ml

D. 总量 2 000～2 500 ml，其中 0.9%氯化钠溶液不超过 1 000 ml

E. 总量 2 500～3 000 ml，其中 0.9%氯化钠溶液不超过 1 000 ml

(9-298～9-302 共用题干)

病人，男性，67 岁。因严重脑挫裂伤入院。处于昏迷状态，格拉斯哥评分 6 分，留置导尿管，已行气管切开，鼻饲已 6 天，未解大便。

9-298 该病人的护理诊断以下哪项除外

A. 有泌尿系统和肺部感染的危险

B. 有皮肤完整性受损的危险

C. 自理缺陷

D. 便秘

E. 营养失调:高于机体需要量

9-299 当出现以下哪种病情可选用冬眠疗法

A. 瘫痪 B. 休克

C. 频繁呕吐 D. 发热、昏迷

E. 剧烈头痛

9-300 进行冬眠疗法,降温标准是维持肛温为

A. 26~28℃ B. 28~30℃

C. 30~32℃ D. 31~34℃

E. 34~36℃

9-301 病人行冬眠低温疗法,降温速度为

A. 每天下降1℃

B. 每天下降2℃

C. 每小时下降0.5℃

D. 每小时下降1℃

E. 每小时下降2℃

9-302 应用冬眠疗法时,护理该病人错误的措施是

A. 需专人护理

B. 治疗前后均应测量生命体征并做好记录

C. 四肢末端物理降温

D. 脉搏控制100次/分以下

E. 撤除冬眠合剂时应先停物理降温

(9-303~9-304 共用题干)

病人,男性,63岁。步行不慎,前额撞到石头上,送入医院住院观察。诊断为小脑幕下急性外伤性颅内血肿。

9-303 其典型临床表现是

A. 进行性意识障碍→呼吸节律失常

B. 进行性意识障碍→一侧瞳孔散大

C. 进行性意识障碍→去大脑强直抽搐

D. 进行性意识障碍→一侧肢体瘫痪

E. 进行性意识障碍→呼吸脉搏增快

9-304 体格检查时,病人对刺痛能睁眼,并有肢体屈曲,回答问题时语无伦次。该

病人的意识状态用格拉斯哥评分为

A. 6分 B. 8分

C. 10分 D. 12分

E. 14分

(9-305~9-306 共用题干)

病人,女性,23岁。头部外伤20小时来诊。体格检查:昏迷,血压升高,呼吸缓慢,脉搏缓慢有力,一侧瞳孔由缩小转为散大。

9-305 护士立即做出如下判断,哪项正确

A. 病人无颅内压增高

B. 不用给病人配血、剃头

C. 病人需要立即注射甘露醇

D. 不用立即向医生汇报病情

E. 病人发生了枕骨大孔疝

9-306 枕骨大孔疝不同于小脑幕切迹疝的临床表现是

A. 头痛剧烈

B. 呕吐频繁

C. 意识障碍

D. 呼吸骤停出现早

E. 血压升高,脉缓有力

(9-307~9-308 共用题干)

病人,女性,22岁。头部受伤3小时入院。体格检查:呼唤有睁眼反应,能躲避刺痛,但回答问题错误,眼眶青紫,球结膜下淤血,鼻腔有血性脑脊液流出。

9-307 病人出现了下列哪种情况

A. 无昏迷,颅前窝骨折

B. 浅昏迷,颅中窝骨折

C. 深昏迷,颅后窝骨折

D. 无昏迷,颅盖骨骨折

E. 浅昏迷,面部挫伤

9-308 以下护理措施不正确的是

A. 床头抬高15°~30°,卧位

B. 清洁鼻前庭

C. 无菌棉球填塞鼻腔

D. 避免经鼻腔吸痰

E. 避免经鼻置胃管

(9-309～9-310 共用题干)

病人,女性,24 岁。头部外伤后昏迷 10 分钟。醒后 3 天来头痛,头昏,记忆力减退,时有恶心感,其他未见异常。诊断为脑震荡。

9-309 目前观察的重点是
    A. 头痛、头昏
    B. 恶心、呕吐
    C. 记忆力减退
    D. 神经系统体征
    E. 情绪、睡眠

9-310 对脑震荡的处置不正确的是
    A. 多数情况下无须特殊治疗
    B. 头痛剧烈者可用吗啡类药物
    C. 失眠病人可用安定、利眠宁等药物
    D. 消除病人的恐惧心理
    E. 需卧床休息数日

(9-311～9-312 共用题干)

病人,女性,66 岁。从高空坠落左枕部着地,伤后进行性意识障碍 13 小时,右侧瞳孔逐渐散大,左侧肢体瘫痪。

9-311 诊断应首先考虑
    A. 左侧枕部急性硬脑膜外血肿
    B. 右侧枕部急性硬脑膜下血肿
    C. 左侧额颞挫裂伤伴急性硬脑膜下血肿
    D. 右侧额颞脑挫伤伴急性硬脑膜下血肿
    E. 右侧后颅窝小脑血肿

9-312 逐渐出现一侧瞳孔散大,对光反射消失,眼球活动受限,其损伤机制最可能的是
    A. 视神经管骨折损伤视神经
    B. 颅底骨折损伤动眼神经
    C. 脑干挫伤出血损伤动眼神经核
    D. 颞叶沟回疝使动眼神经受压
    E. 视放射或枕叶黄斑部损伤

(9-313～9-314 共用题干)

病人,青年,工人。右侧颞枕部被石块击伤后昏迷 10 分钟,X 线片示有右颞骨线形骨折。清醒 3 小时后又转入昏迷,逐渐伴右侧瞳孔散大,左侧肢体瘫痪。

9-313 此时最好的处理是
    A. 开颅探查,右侧额部入路
    B. 开颅探查,右侧颞部入路
    C. 开颅探查,右侧枕顶部入路
    D. 开颅探查,左侧额颞入路
    E. 继续脱水利尿,应用激素治疗

9-314 小脑幕上急性硬脑膜外血肿出现沟回疝时有定位意义的瞳孔变化是
    A. 患侧瞳孔逐渐缩小
    B. 患侧瞳孔逐渐散大
    C. 双侧瞳孔缩小
    D. 双侧瞳孔散大
    E. 双侧瞳孔大小多变

(9-315～9-316 共用题干)

病人,学生。上学途中被自行车撞倒,右颞部着地,当时不省人事达 20 分钟,醒后轻微头痛,四肢活动自如。次日感头痛加重,呕吐数次,嗜睡而来就诊。

9-315 下列哪种处理最好
    A. 给予镇痛处理,休息 1 周
    B. 给予止呕处理,休息 1 周
    C. 口服镇痛、激素药物,休息 1 周
    D. 给予口服脱水利尿药
    E. 给予脱水利尿治疗,同时进一步检查

9-316 脑挫裂伤与脑震荡可靠的鉴别诊断是
    A. 临床表现   B. X 线检查
    C. 脑脊液检查   D. 生化检查
    E. 脑电图检查

(9-317～9-318 共用题干)

病人,男性,23 岁。头部外伤后昏迷半个多小时,醒后即发现右侧肢体轻度瘫痪,腰椎穿刺液呈血性,以后逐渐好转。

9-317 最可能的诊断是
    A. 脑震荡
    B. 脑挫裂伤
    C. 急性硬脑膜外血肿

D. 急性硬脑膜下血肿

E. 脑内血肿

9-318* 体格检查时病人呼唤睁眼,并有刺痛定位,错误回答。该病人的意识状态用格拉斯哥昏迷评分为

A. 14分　　　　B. 10分

C. 8分　　　　D. 12分

E. 6分

(9-319～9-320 共用题干)

病人,男性,40岁。颅脑外伤昏迷2天,现频繁呕吐,烦躁不安,有尿潴留,BP 160/100 mmHg,P 56次/分,R 12次/分。

9-319 此时以下处理哪项不妥

A. 导尿并留置导尿管

B. 脱水

C. 测量生命体征

D. 防坠床加床栏

E. 吗啡镇静

9-320 病人突然出现颅内压增高,下列哪种处理措施不妥

A. 呼吸不畅可行气管切开

B. 应用脱水剂

C. 脑水肿明显者可用较大剂量激素治疗

D. 限制液体入量

E. 症状明显者可行腰椎穿刺放液减压

(9-321～9-322 共用题干)

病人,女性,41岁。因头部外伤不省人事,约1小时后渐渐苏醒。伤后2小时陪护扶起病人小便1次,后又再次昏迷。体格检查:左侧瞳孔散大,对光反射迟钝。

9-321 该病人诊断为

A. 左侧急性硬脑膜外血肿

B. 右侧急性硬脑膜下血肿

C. 急性脑内血肿

D. 急性帽状腱膜下血肿

E. 颅骨骨膜下血肿

9-322 昏迷后口鼻腔出血且分泌物较多,口

唇发绀,呼吸困难。不妥当的急救处理是

A. 立即置病人于侧卧位

B. 立即托起下颌

C. 立即清除口腔积留物

D. 立即吸除咽喉分泌物

E. 立即面罩吸氧

(9-323～9-324 共用题干)

病人,男性,56岁。因头部受伤20小时入院。体格检查:双侧瞳孔大小多变,不等圆,对光反射差。

9-323 该病人目前病情是

A. 颅内高压　　　B. 临终状态

C. 脑疝　　　　D. 脑受压

E. 脑干损伤

9-324 病人神志不清,对刺痛睁眼,有肢体伸直反应,但语无伦次。格拉斯哥评分,该为

A. 3分　　　　B. 4分

C. 5分　　　　D. 7分

E. 6分

(9-325～9-326 共用题干)

病人,男性,30岁。车祸中头部受撞击,头痛剧烈,躁动不安,曾呕吐2次,呈喷射性。BP 156/94 mmHg,P 58次/分,R 14次/分。

9-325 下列护理措施不妥的是

A. 抬高床头15°～30°

B. 给予吸氧

C. 肌内注射吗啡

D. 甘露醇快速静脉滴注

E. 去枕,头偏向一侧

9-326 诊断为小脑幕切迹疝。可能不会出现下列哪种表现

A. 剧烈头痛,频繁呕吐,并有烦躁

B. 颈项强直,生命体征紊乱,没有瞳孔改变而出现呼吸骤停

C. 有进行性意识障碍

D. 由一侧瞳孔散大发展到双侧瞳孔散大

E. 瞳孔散大侧的对侧肢体运动障碍

（9-327～9-329 共用题干）

病人，男性，20 岁。体育课踢足球时跑步猝倒，枕部着地，意识不清，呼之不应约 25 分钟。来院时已清醒，有轻度恶心、头痛，不能叙述受伤的经过。

9-327　初步诊断为
    A. 硬脑膜下血肿　B. 硬脑膜外血肿
    C. 脑挫裂伤　　　D. 脑干损伤
    E. 脑震荡

9-328　不适当的护理措施是
    A. 继续观察病情
    B. 心理护理
    C. 应用镇静药物
    D. 回家休息观察
    E. 卧床休息

9-329　经过 2 周的治疗，病人病情稳定出院。该病人在住院过程中，下列哪种检查结果不正确
    A. 脑脊液里有红细胞
    B. CT 检查正常
    C. 对光反射存在
    D. 巴宾斯基征阴性
    E. 颅内压为 100 mmH$_2$O

（9-330～9-331 共用题干）

病人，男性，22 岁。因交通事故致头部受伤，当即出现昏迷，4 小时后收治入院，处于持续昏迷状态，对刺痛有睁眼和躲避反应，只能发声，剧烈呕吐 2 次。体格检查：视神经盘水肿，血压升高，脉搏缓慢有力，呼吸深慢。

9-330　该病人的初步诊断是
    A. 硬膜外血肿　　B. 脑挫裂伤
    C. 脑震荡　　　　D. 硬膜下血肿
    E. 脑内水肿

9-331　现立即给予气管切开，其目的是
    A. 使颅内压下降
    B. 便于清除呼吸道分泌物
    C. 解除呼吸道梗阻
    D. 便于气管内滴药或给氧

E. 使颅内压增高

（9-332～9-333 共用题干）

病人，男性，33 岁。头额颞部着地，立刻意识障碍，逐渐出现加深，头痛，呕吐 2 次，一侧瞳孔散大，对光反射消失，眼球活动受限。

9-332　瞳孔散大机制最可能的是
    A. 颅底骨折损伤动眼神经
    B. 视神经管骨折损伤视神经
    C. 脑干挫伤出血损伤动眼神经核
    D. 颞叶沟回疝使动眼神经受压
    E. 视放射或枕叶黄斑部损伤

9-333　病人颅内压增高的因素应除外
    A. 位于中线及后颅窝的病变常伴脑积水
    B. 脑脓肿因炎性病变伴有明显脑水肿
    C. 老年人伴脑萎缩及脑动脉硬化
    D. 颅内占位性病变发展速度较快
    E. 因肺部感染，出现高热或缺氧

（9-334～9-335 共用题干）

病人，男性，50 岁。右眼睑下垂，复视 2 个月。体格检查：神清，右眼睑下垂，右眼球外斜，右侧瞳孔散大，对光反射和调节反射消失，双侧视神经盘边清色淡。既往有蛛网膜下隙出血史。CT 扫描增强后发现鞍旁右侧一小圆形高密度影，周围无脑水肿。

9-334　首先考虑的诊断是
    A. 右侧小脑幕切迹疝
    B. 右颈内动脉后交通动脉瘤
    C. 右侧脊索瘤
    D. 右侧鞍旁脑膜瘤
    E. 右侧颞叶动静脉畸形

9-335　下列哪项不属于来自神经上皮的脑肿瘤
    A. 星形细胞瘤
    B. 少枝胶质细胞瘤
    C. 上皮样囊肿
    D. 室管膜瘤
    E. 髓母细胞瘤

(9－336～9－338 共用题干)

病人,男性,25 岁。1 小时前头部受伤,无昏迷,无恶心、呕吐。体格检查:鼻孔有血性液体流出,眼眶周围及球结膜下广泛淤血斑。

9－336 该病人最可能的诊断是
　　A. 脑震荡　　　　B. 颅底骨折
　　C. 脑挫裂伤　　　D. 头皮裂伤
　　E. 脑血管破裂

9－337 该病人的诊断主要依靠
　　A. 头部受伤史　　B. 头部 CT 检查
　　C. 临床表现　　　D. 颅底 X 线检查
　　E. 头部 MRI 检查

9－338 该病人的护理措施错误的是
　　A. 取半坐卧位
　　B. 严密观察意识、生命体征
　　C. 从鼻腔滴入止血药
　　D. 预防性应用抗生素
　　E. 避免用力排便

(9－339～9－340 共用题干)

病人,女性,39 岁。头部受伤后立即昏迷,15 分钟后清醒,不能回忆受伤当时的情况,主诉头痛、头晕。体格检查:神经系统无阳性体征。脑脊液无红细胞,CT 检查颅内无异常发现。

9－339 该病人最可能的诊断是
　　A. 脑震荡　　　　B. 硬脑膜外血肿
　　C. 脑内血肿　　　D. 脑挫裂伤
　　E. 硬脑膜下血肿

9－340 对该病人的处理最重要的是
　　A. 应用脱水剂
　　B. 卧床休息 1～2 周
　　C. 加强营养
　　D. 适当镇痛
　　E. 加强心理护理

(9－341～9－343 共用题干)

病人,男性,50 岁。2 小时前被木棒击打左侧头部,昏迷 15 分钟,醒后自述头痛明显,伴呕吐,1 小时前出现意识不清。体格检查:中度昏迷,左侧瞳孔直径比右侧大 3 mm,右侧肢体病

理征阳性。

9－341 应考虑确切诊断为
　　A. 颅骨凹陷骨折伴脑疝
　　B. 硬膜下血肿伴脑疝
　　C. 硬膜外血肿伴脑疝
　　D. 脑挫裂伤伴脑疝
　　E. 原发脑干损伤

9－342 关于颅内压增高,明确诊断最有价值的辅助检查是
　　A. 腰椎穿刺
　　B. 胸部 X 线
　　C. CT 或 MRI
　　D. 心电图
　　E. B 超

9－343 对该病人,下列治疗措施哪项不正确
　　A. 采用静脉快速滴入 25% 甘露醇
　　B. 可采用口服利尿剂
　　C. 可行腰椎穿刺放液减压
　　D. 可应用较大剂量激素治疗
　　E. 补液量控制在 1 500～2 000 ml/d

A4 型单项选择题(9－344～9－393)
(9－344～9－347 共用题干)

病人,女性,54 岁。发热、头痛、呕吐 2 天,左侧肢体无力 6 天,发病初有皮肤感染史。实验室检查:WBC 12.7×10^9/L,N 0.76,核左移。右顶叶有环形低密度区,周围有等密度环,增强后呈不明显强化环,周围脑水肿明显,脑室受压,中线结构左移。

9－344 下列体格检查,特别是神经系统检查中哪项对诊断该病人颅内压增高最有价值
　　A. 双眼底视神经盘水肿
　　B. 左侧鼻唇沟变浅
　　C. 颈部有抵抗感
　　D. 左侧肢体肌力 Ⅱ 级
　　E. 左下肢巴宾斯基征(＋)

9－345* 在定性诊断时最可能的诊断是
　　A. 恶性胶质瘤　　B. 转移瘤

C. 脑脓肿　　　　D. 脑结核瘤

E. 脑包囊虫病

9-346 最合适的治疗措施是

A. 开颅探查行局部病灶切除术

B. 钻孔穿刺术＋引流

C. 采用抗生素治疗

D. 应用抗寄生虫药

E. 脱水、激素、抗肿瘤药物治疗

9-347 在选用抗生素治疗时下列哪类是不适当的

A. 青霉素类

B. 第3代头孢菌素类

C. 庆大霉素

D. 氯霉素

E. 甲硝唑(灭滴灵)

(9-348～9-349 共用题干)

病人,男性,39 岁。高空作业时不慎坠落,当即昏迷,约 20 分钟后清醒,主诉头痛、恶心。体格检查:昏迷,有喷射状呕吐,右侧外耳道有血性液体流出,右侧瞳孔先缩小后扩大,对光反射差,左侧肢体偏瘫,腱反射亢进,巴宾斯基征(＋)。

9-348 该病人最可能的病变是

A. 脑震荡及颅底骨折、脑脊液耳漏

B. 颅底骨折及硬脑膜外血肿

C. 脑挫裂伤

D. 颅内高压并发脑疝

E. 脑干损伤及颅内压增高

9-349 应采取的主要护理措施是

A. 清理呼吸道分泌物

B. 紧急手术

C. 脱水疗法

D. 正确处理脑脊液漏

E. 严密观察生命体征及瞳孔变化

(9-350～9-355 共用题干)

病人,男性,69 岁。因头痛、头晕、右半身麻木无力 2 个月,呕吐 2 天入院。体格检查:神清,血压正常,眼底视神经盘水肿,右侧面部感觉减退,右侧肢体不全瘫,右侧病理反射阳性。

头部 CT 检查发现有颅内占位性病变。

9-350 应首先考虑的诊断为

A. 慢性硬脑膜下血肿

B. 脑出血

C. 颅内肿瘤

D. 脑脓肿

E. 急性硬脑膜下血肿

9-351 最常见的神经胶质瘤是

A. 星形胶质细胞瘤

B. 少突胶质细胞瘤

C. 髓母细胞瘤

D. 室管膜瘤

E. 多形性胶质母细胞瘤

9-352 有关颅内肿瘤的好发部位,下列哪项不正确

A. 星形胶质细胞瘤好发于大脑半球皮质下白质内

B. 室管膜瘤好发于脑室壁

C. 髓母细胞瘤好发于小脑蚓部

D. 转移瘤好发于小脑半球

E. 神经鞘瘤好发于脑桥小脑角

9-353 下列哪项不引起颅内压增高

A. 脑水肿　　　　B. 脑脊液漏

C. 脑梗死　　　　D. 脑肿瘤

E. 脑积水

9-354 此时最有效的处理措施是

A. 持续腰椎穿刺引流

B. 使用脱水药

C. 开颅病灶切除

D. 过度换气

E. 去骨片减压术

9-355* 幕上手术的最适宜体位是

A. 患侧卧位　　　　B. 半卧位

C. 健侧卧位　　　　D. 侧俯卧位

E. 床头抬高 $15°\sim30°$

(9-356～9-358 共用题干)

病人,男性,45 岁。因车祸致右颞部外伤,伴有局部头皮裂伤,当时昏迷 7 分钟后清醒,即送入院。病人感剧烈头痛,频繁呕吐,入院 6 小

时后发现神志不清,右侧瞳孔散大,左侧肢体偏瘫。初步判断为硬脑膜外血肿。

9-356 术前护理诊断不包括

　　A. 皮肤完整性受损

　　B. 体温过低

　　C. 清理呼吸道无效

　　D. 自理缺陷

　　E. 潜在并发症:颅内压增高

9-357 不适当的辅助检查是

　　A. 腰椎穿刺

　　B. 脑 B 超

　　C. 颅脑 X 线

　　D. 脑 CT

　　E. 脑 MRI

9-358 最重要的处理是

　　A. 应用抗生素　　B. 应用止血剂

　　C. 冬眠低温疗法　D. 应用脱水剂

　　E. 紧急手术

(9-359～9-361 共用题干)

病人,男性,55 岁。头部外伤后即昏迷,持续 10 小时,呕吐数次。体格检查:T 39℃,BP 170/90 mmHg,P 50 次/分,R 14 次/分,神经系统检查有阳性体征。

9-359 病人为哪种颅脑损伤

　　A. 颅内血肿　　B. 脑干损伤

　　C. 脑挫裂伤　　D. 枕骨大孔疝

　　E. 小脑幕切迹疝

9-360 首要护理诊断是

　　A. 有窒息的危险

　　B. 营养失调:低于机体需要量

　　C. 体温过高

　　D. 自理缺陷

　　E. 有感染的危险

9-361 非手术治疗的早期护理重点是

　　A. 抗感染

　　B. 纠正水及电解质平衡紊乱

　　C. 防治肺部并发症

　　D. 降低颅内压

　　E. 应用营养脑组织药物

(9-362～9-364 共用题干)

病人,男性,32 岁,建筑工人。施工时不慎从 4 米高处坠落,臀部着地,当时无昏迷,右耳流出血水样液体,并伴有耳鸣、听力障碍,口向左偏歪。诊断颅中窝骨折。

9-362 诊断依据是

　　A. X 线检查

　　B. 脑 B 超检查

　　C. 腰椎穿刺检查

　　D. 临床表现

　　E. 脑电图检查

9-363 病人损伤的脑神经是

　　A. 第Ⅰ、Ⅱ脑神经

　　B. 第Ⅲ、Ⅳ脑神经

　　C. 第Ⅴ、Ⅵ脑神经

　　D. 第Ⅶ、Ⅷ脑神经

　　E. 第Ⅸ、Ⅹ脑神经

9-364 病人应采取的卧位是

　　A. 左侧卧位　　　B. 右侧卧位

　　C. 俯卧位　　　　D. 仰卧位

　　E. 半坐卧位

(9-365～9-367 共用题干)

病人,男性,55 岁。头痛 3 个月,多见于清晨,常出现癫痫发作,经检查诊断为颅内占位性病变、颅内压增高。拟行开颅手术。

9-365* 颅内压正常值为

　　A. 0.2～0.6 kPa　B. 0.7～2.0 kPa

　　C. 2.1～3.0 kPa　D. 3.1～3.6 kPa

　　E. 3.7～4.6 kPa

9-366* 颅内压增高的主要表现为

　　A. 头痛、抽搐、偏瘫

　　B. 头痛、呕吐、感觉障碍

　　C. 头痛、恶心、食欲下降

　　D. 头痛、抽搐、血压增高

　　E. 头痛、呕吐、视神经盘水肿

9-367* 术前病人出现便秘,不正确的处理方法是

　　A. 应用开塞露　　B. 腹部按摩

　　C. 应用缓泻剂　　D. 用肥皂水灌肠

E. 鼓励病人多食蔬菜、水果

（9-368～9-370 共用题干）

病人,女性,35岁。被人用铁棍击伤头部,立即出现昏迷,送医院途中清醒,并可与家人谈话,但头痛、呕吐明显。入院体格检查:昏迷状态,左瞳孔直径0.5 cm,右瞳孔直径0.2 cm,右侧肢体无自主运动。

9-368* 与病人的临床表现特点最符合的诊断是

    A. 脑挫裂伤

    B. 原发性脑干损伤

    C. 急性硬脑膜下血肿

    D. 急性硬脑膜外血肿

    E. 急性颅内血肿

9-369* 应立即给病人应用的最主要急救药物是

    A. 20%甘露醇　　B. 氨苯蝶啶

    C. 地塞米松　　　D. 苯巴比妥

    E. 氢氯噻嗪

9-370* 目前禁忌的处理方法是

    A. 腰椎穿刺测定颅内压

    B. 开颅探查

    C. 应用地塞米松

    D. 20%甘露醇快速静脉滴注

    E. 脑室引流

（9-371～9-374 共用题干）

病人,女性,42岁。从高处跌下,头部着地,当时昏迷,约10分钟后清醒,左耳道流出血性液体,被家属送来急诊。

9-371 护士首先应采取的措施是

    A. 安慰病人　　　B. 测量生命体征

    C. 建立静脉通道　D. 清洁消毒耳道

    E. 查看有无合并伤

9-372 对明确诊断最有价值的辅助检查是

    A. 脑CT　　　　B. B超

    C. 心电图　　　D. 胸部X线片

    E. 血常规

9-373 提示合并颅内血肿的症状是

    A. 高热　　　　B. 寒战

    C. 失语　　　　D. 胸闷

    E. 气短

9-374 经过急救后,病人意识清楚,拟采取进一步治疗。病人因认为医院过度治疗,所以拒绝治疗。正确的处理措施是

    A. 强迫治疗

    B. 请医生处理

    C. 请护士长处理

    D. 与家属共同劝慰

    E. 冷处理,待病人平静后再劝说

（9-375～9-378 共用题干）

病人,男性,24岁。因头部外伤10小时就诊。亲属叙述病人伤后即不省人事,持续约2小时,之后神志苏醒,并扶其如厕1次。后病人再次不省人事,烦躁不安,频繁地喷射性呕吐。体格检查:昏迷状态,右侧瞳孔散大,对光反射消失,左侧下肢病理反射阳性。受伤当时曾行CT检查,提示颅盖骨折,骨折线通过脑膜中动脉沟,但未发现血肿。

9-375 该病人的入院诊断是颅内血肿,根据以上病史,考虑是

    A. 急性硬脑膜外血肿

    B. 慢性硬脑膜外血肿

    C. 急性硬脑膜下血肿

    D. 慢性硬脑膜下血肿

    E. 血性颅内血肿

9-376 根据病史和检查结果,判断病人已经发生

    A. 脑水肿

    B. 枕骨大孔疝

    C. 小脑幕切迹疝

    D. 动眼神经损伤

    E. 脑干损伤

9-377 对该病人,首要的护理措施是

    A. 给氧

    B. 床头抬高15°～30°,卧位

    C. 快速静脉滴注甘露醇

    D. 安慰亲属

E. 吸痰

9-378　对该病人,最根本的治疗方法是

A. 静脉注射呋塞米

B. 立即手术治疗

C. 静脉滴注糖皮质激素

D. 静脉滴注甘露醇

E. 静脉滴注止血药

(9-379~9-383 共用题干)

病人,男性,29岁。因工作时不慎从5米多的高处坠落,当即昏迷,约20分钟后清醒,主诉头痛、恶心,呕吐2次,右侧外耳道有血性液体流出。体格检查:双侧瞳孔等大,对光反射存在,除右上肢因骨折固定外肢体活动尚可。约2小时后,头痛、恶心、呕吐加重,进而昏迷,右侧瞳孔扩大,对光反射差,左侧肢体瘫痪,腱反射亢进,巴宾斯基征(+)。

9-379*　病人主要病变是

A. 脑震荡及脑脊液耳漏

B. 颅底骨折及硬脑膜外血肿

C. 脑挫裂伤、颅内高压

D. 颅内高压并发脑疝

E. 脑干损伤及颅内高压

9-380　对明确诊断最有价值的辅助检查是

A. 腰椎穿刺脑脊液检查

B. B超

C. 心电图

D. 胸部X线

E. CT

9-381　对病人施行的下列护理措施中错误的是

A. 注意观察瞳孔及生命体征变化

B. 预防感染并注射TAT

C. 禁食并常规补液

D. 取头高位

E. 昏迷常规护理

9-382*　对于脑室外引流护理正确是

A. 每天引流量不超过500 ml

B. 引流管高于侧脑室5 cm

C. 阻塞时用0.9%氯化钠溶液缓慢冲洗

D. 一般4周后拔管

E. 每天更换引流袋时切勿钳夹引流管,以免形成血块

9-383　此类病人临终前瞳孔多如何变化

A. 无变化

B. 双侧缩小

C. 时大时小,变化不定

D. 一侧散大,一侧缩小

E. 双侧散大,眼球固定

(9-384~9-386 共用题干)

病人,男性,34岁。因交通事故致伤昏迷,3小时后入院。体格检查:昏迷状态,呼之不应,按压眶上神经有反应,左侧瞳孔散大,对光反射迟钝。入院第2天,BP 150/100 mmHg,脉搏缓慢有力,呼吸深而慢,时而躁动、呕吐,按压眶上神经无反应,左侧瞳孔散大,对光反射消失,右侧肢体瘫痪,病理反射征阳性。

9-384　该病人的诊断最可能是下列哪项

A. 颅骨骨折并硬脑膜外血肿

B. 脑震荡合并硬脑膜外血肿

C. 脑挫裂伤继发颅内血肿

D. 颅骨骨折并发脑疝

E. 脑水肿引起的颅内高压

9-385　对该病人的护理措施不妥的是

A. 密切注意生命体征变化

B. 立即做腰椎穿刺,放出适量脑脊液以降低颅内压

C. 取侧卧位或俯卧位

D. 限制水、钠摄入量

E. 做好紧急手术准备

9-386　若进行手术治疗,则术后护理中最重要的是下列哪项

A. 脱水疗法及冬眠低温疗法的护理

B. 观察体温、脉搏、呼吸、血压、意识及瞳孔变化

C. 如有躁动给予相应处理

D. 注意维持病人的水、电解质及酸碱平衡

E. 防止并发症

(9‑387～9‑389 共用题干)

病人,男性,32 岁。因建筑作业时不慎从高处坠落,当即昏迷,8 小时后清醒,主诉头痛,恶心、呕吐 4 次,鼻道有血性液体流出。体格检查:眼眶红肿,熊猫眼征,双侧瞳孔等大,对光反射存在。约 3 小时后头痛、恶心、呕吐加重,BP 160/100 mmHg,P 52 次/分,R 32 次/分,右侧瞳孔散大,对光反射差,左侧肢体瘫痪,腱反射亢进,巴宾斯基征(＋)。

9‑387 该病人的诊断是
　　A. 颅前窝骨折及硬脑膜下血肿
　　B. 脑震荡及颅底骨折、脑脊液耳漏
　　C. 脑挫裂伤、颅内高压
　　D. 脑干损伤及颅内高压
　　E. 颅内高压、并发脑疝

9‑388 对明确诊断最有价值的辅助检查是
　　A. 心电图
　　B. B 超
　　C. 腰椎穿刺脑脊液检查
　　D. CT
　　E. 胸部 X 线

9‑389 手术前预防脑疝形成的主要措施是
　　A. 保持呼吸道通畅
　　B. 快速静脉滴注甘露醇
　　C. 头部冰帽降温
　　D. 静脉注射地塞米松
　　E. 限制液体入量

(9‑390～9‑393 共用题干)

病人,男性,56 岁。头部外伤后昏迷 1 小时,呕吐数次。入院体格检查:BP 166/106 mmHg,P 61 次/分,R 12 次/分。考虑诊断脑挫裂伤。给予非手术治疗。

9‑390 降低颅内压的主要措施是
　　A. 保持呼吸道通畅
　　B. 应用甘露醇
　　C. 床头抬高 15°～30°
　　D. 限制每天液体入量
　　E. 吸氧、物理降温

9‑391 为了解是否形成脑疝,应重点观察

　　A. 血压、脉搏、尿量
　　B. 压迫眶上神经的反应
　　C. 瞳孔、肢体活动
　　D. 呼吸、体温、血压
　　E. 意识、肌张力、病理反射

9‑392 颅内压增高的昏迷病人,治疗呼吸道梗阻最有效的措施是
　　A. 通过鼻腔、口腔吸痰
　　B. 鼻腔置管给予氧气吸入
　　C. 从口腔行气管插管
　　D. 气管切开
　　E. 用开口器、侧卧位

9‑393 临床上用 20％甘露醇 250 ml 降低颅内压正确的输液速度是
　　A. 快速静脉推注
　　B. 缓慢静脉滴注,防止高渗液产生静脉炎
　　C. 1～2 小时内静脉滴注完 250 ml
　　D. 输液速度控制在 120～130 滴/分
　　E. 输液速度控制在 60～80 滴/分

名词解释题(9‑394～9‑411)

9‑394 颅内压增高

9‑395 脑疝

9‑396 枕骨大孔疝

9‑397 小脑幕切迹疝

9‑398 库欣(Cushing)反应

9‑399 脑震荡

9‑400 逆行性遗忘

9‑401 中间清醒期

9‑402 帽状腱膜下血肿

9‑403 脑挫裂伤

9‑404 脑卒中

9‑405 颅内动脉瘤

9‑406 蛛网膜下隙出血

9‑407 颅内肿瘤

9‑408 椎管内肿瘤

9‑409 转移性脑肿瘤

9-410 格拉斯哥(Glasgow)评分

9-411 冬眠低温疗法

❋ 简述问答题(9-412～9-417)

9-412 简述颅内压增高病人的护理措施。

9-413 简述颅脑损伤病人瞳孔变化的临床意义。

9-414 根据骨折的部位不同,颅底骨折可分为哪几种?各自的临床表现是什么?

9-415 简述颅脑损伤病人如何进行格拉斯哥评分。

9-416 对脑脊液漏的病人应如何护理?

9-417 脑外伤护理观察病情有哪些内容?

❋ 综合应用题(9-418～9-423)

9-418 病人,男性,26 岁。不慎从 2 米高处坠落,臀部着地,伤后立即昏迷 20 分钟,入院后清醒,不能记忆受伤的过程,有恶心,无呕吐。体格检查:T 36℃,P 60 次/分,R 15 次/分,BP 130/70 mmHg,两耳道有血性液体不断流出,伴有头痛。

请解答:

(1)该病人最可能的诊断是什么?

(2)该病人的护理原则是什么?

9-419 病人,女性,34 岁。车祸中头部着地,当即昏迷,约 30 分钟后清醒,自诉头痛、头晕、恶心,留院观察期间多次呕吐,5 小时后再次昏迷。体格检查:T 37℃,P 65 次/分,R 13 次/分,BP 140/80 mmHg,左侧瞳孔散大,对光反射迟钝,右侧肢体瘫痪。

请解答:

(1)该病人的诊断是什么?

(2)对该昏迷病人的护理应注意什么?

9-420 病人,男性,23 岁。在交通事故中损伤头部,当时无昏迷,自觉头痛,鼻孔流出血水样液体,双眼圈青紫,来院急诊。体格检查:T 37℃,P 80 次/分,BP 124/80 mmHg;一般情况

好,神志清楚;鼻孔见少量血水样液体流出,双眼眶周围有广泛淤斑,眼球结膜下有出血,视物模糊;其他神经系统检查阴性。颅骨 X 线摄片未见骨折线,头颅 CT 未见颅内血肿。

请解答:

(1)初步的诊断是什么?

(2)针对病人鼻孔流血性液体的临床表现,提出适当的护理诊断。

(3)制订相应的护理措施。

9-421 病人,女性,40 岁。因头部外伤 2 小时急诊入院,伤后立即昏迷。体格检查:左侧瞳孔散大,对光反射消失,右侧肢体肌张力增高,病理反射征(+)。头颅 CT 检查示左侧额颞部高密度新月影。诊断为左额颞急性硬脑膜下血肿、脑疝。

请解答:

(1)目前该病人存在哪些护理诊断?

(2)护士应采取哪些护理措施?

9-422 病人,男性,45 岁。头痛 3 个月,用力时加重,多见于清晨及晚间,常伴有恶心,无呕吐。CT 检查示左侧颞部占位病变。入院第 3 天,突然出现剧烈头痛,呕吐,意识模糊,左侧瞳孔散大,对光反射消失,右侧肢体瘫痪。P 56 次/分,R 16 次/分,BP 155/88 mmHg。

请解答:

(1)该病人发生哪些病情变化?

(2)目前该如何进行护理?

9-423 病人,男性,45 岁。2 小时前被汽车撞倒,头部受伤,当即昏迷约 10 分钟,醒后诉头痛,在转院过程中再次昏迷,呕吐 3 次,为胃内容物。体格检查:T 37℃,P 65 次/分,R 13 次/分,BP 130/70 mmHg;意识模糊,针刺肢体能睁眼,并有肢体屈曲动作,回答问题有声无语;右耳后乳突区有淤斑,右耳道流出淡红色液体,嘴角向左侧斜;左瞳孔直径 2 mm,右瞳孔直径 3.5 mm,对光反射左侧正常、右侧迟钝;左侧肢体瘫痪、肌张力稍增高、腱反射亢进、病理反射阳性。CT 检查示右额颞部硬脑膜外血肿、右额颞叶脑挫裂伤、颅底骨折。经积极准备后手术

治疗。

请解答：

（1）事故现场应如何急救处理？

（2）该病人来到医院后，意识障碍按格拉

斯哥评分为多少分？

（3）该病人有无脑神经损伤？

（4）该病人手术前应做哪些护理？

答案与解析

选择题

A1 型单项选择题

9 - 1	D	9 - 2	C	9 - 3	B	9 - 4	E
9 - 5	D	9 - 6	C	9 - 7	A	9 - 8	C
9 - 9	C	9 - 10	D	9 - 11	B	9 - 12	E
9 - 13	C	9 - 14	D	9 - 15	B	9 - 16	D
9 - 17	B	9 - 18	C	9 - 19	B	9 - 20	A
9 - 21	E	9 - 22	C	9 - 23	E	9 - 24	E
9 - 25	A	9 - 26	C	9 - 27	C	9 - 28	C
9 - 29	C	9 - 30	A	9 - 31	D	9 - 32	C
9 - 33	A	9 - 34	B	9 - 35	E	9 - 36	D
9 - 37	A	9 - 38	C	9 - 39	E	9 - 40	C
9 - 41	E	9 - 42	C	9 - 43	D	9 - 44	A
9 - 45	C	9 - 46	B	9 - 47	E	9 - 48	B
9 - 41	E	9 - 42	D	9 - 43	D	9 - 44	A
9 - 45	C	9 - 46	B	9 - 47	E	9 - 48	B
9 - 49	B	9 - 50	D	9 - 51	A	9 - 52	E
9 - 53	D	9 - 54	E	9 - 55	C	9 - 56	B
9 - 57	B	9 - 58	A	9 - 59	D	9 - 60	B
9 - 61	C	9 - 62	C	9 - 63	D	9 - 64	B
9 - 65	C	9 - 66	E	9 - 67	E	9 - 68	C
9 - 69	D	9 - 70	B	9 - 71	C	9 - 72	B
9 - 73	C	9 - 74	B	9 - 75	B	9 - 76	B
9 - 77	E	9 - 78	A	9 - 79	D	9 - 80	A
9 - 81	A	9 - 82	D	9 - 83	E	9 - 84	B
9 - 85	D	9 - 86	E	9 - 87	A	9 - 88	D
9 - 89	E	9 - 90	B	9 - 91	E	9 - 92	B
9 - 93	B	9 - 94	C	9 - 95	B	9 - 96	D
9 - 97	C	9 - 98	B	9 - 99	A	9 - 100	E
9 - 101	A	9 - 102	A	9 - 103	A	9 - 104	D
9 - 105	E	9 - 106	A	9 - 107	C	9 - 108	D
9 - 109	D	9 - 110	B	9 - 111	A	9 - 112	B
9 - 113	B	9 - 114	C	9 - 115	D	9 - 116	B
9 - 117	C	9 - 118	B	9 - 119	E	9 - 120	C
9 - 121	D	9 - 122	D	9 - 123	C		

A2 型单项选择题

9 - 124	E	9 - 125	C	9 - 126	C	9 - 127	C
9 - 128	B	9 - 129	B	9 - 130	A	9 - 131	E
9 - 132	B	9 - 133	B	9 - 134	B	9 - 135	B
9 - 136	D	9 - 137	E	9 - 138	A	9 - 139	E
9 - 140	B	9 - 141	A	9 - 142	B	9 - 143	C
9 - 144	D	9 - 145	E	9 - 146	B	9 - 147	B
9 - 148	B	9 - 149	B	9 - 150	C	9 - 151	B
9 - 152	A	9 - 153	C	9 - 154	C	9 - 155	B
9 - 156	C	9 - 157	C	9 - 158	E	9 - 159	E
9 - 160	E	9 - 161	B	9 - 162	B	9 - 163	D
9 - 164	B	9 - 165	A	9 - 166	A	9 - 167	E
9 - 168	E	9 - 169	D	9 - 170	E	9 - 171	D
9 - 172	B	9 - 173	B	9 - 174	A	9 - 175	A
9 - 176	E	9 - 177	C	9 - 178	D	9 - 179	D
9 - 180	A	9 - 181	B	9 - 182	B	9 - 183	A
9 - 184	C	9 - 185	A	9 - 186	C	9 - 187	A
9 - 188	C	9 - 189	B	9 - 190	B	9 - 191	E
9 - 192	A	9 - 193	D	9 - 194	A	9 - 195	B
9 - 196	B	9 - 197	D	9 - 198	D	9 - 199	D
9 - 200	C	9 - 201	D	9 - 202	C	9 - 203	E
9 - 204	D	9 - 205	E	9 - 206	C	9 - 207	E
9 - 208	C	9 - 209	C	9 - 210	D	9 - 211	C
9 - 212	E	9 - 213	D	9 - 214	E	9 - 215	E
9 - 216	C	9 - 217	E	9 - 218	C	9 - 219	B

9-220	D	9-221	E	9-222	E	9-223	C
9-224	B	9-225	A	9-226	D	9-227	D
9-228	C	9-229	C	9-230	D	9-231	D
9-232	D	9-233	C	9-234	B	9-235	D
9-236	C	9-237	C	9-238	D	9-239	B
9-240	D	9-241	D	9-242	C	9-243	C
9-244	B	9-245	A	9-246	B	9-247	B
9-248	C	9-249	D	9-250	B	9-251	A
9-252	B	9-253	A	9-254	D	9-255	E
9-256	D	9-257	C	9-258	E	9-259	C
9-260	B	9-261	B	9-262	D	9-263	E
9-264	E	9-265	A	9-266	D	9-267	A
9-268	B	9-269	A	9-270	D	9-271	B
9-272	B	9-273	D	9-274	C	9-275	A
9-276	C	9-277	D	9-278	B	9-279	B
9-280	D	9-281	A	9-282	E	9-283	A
9-284	A						

A3 型单项选择题

9-285	C	9-286	B	9-287	E	9-288	B
9-289	E	9-290	C	9-291	B	9-292	A
9-293	B	9-294	D	9-295	B	9-296	D
9-297	C	9-298	E	9-299	D	9-300	D
9-301	D	9-302	C	9-303	A	9-304	B
9-305	C	9-306	D	9-307	A	9-308	C
9-309	A	9-310	B	9-311	D	9-312	D
9-313	B	9-314	B	9-315	E	9-316	C
9-317	C	9-318	D	9-319	E	9-320	E
9-321	A	9-322	E	9-323	E	9-324	E
9-325	C	9-326	B	9-327	E	9-328	D
9-329	A	9-330	D	9-331	C	9-332	D
9-333	C	9-334	D	9-335	C	9-336	D
9-337	C	9-338	C	9-339	A	9-340	B
9-341	C	9-342	C	9-343	C		

A4 型单项选择题

9-344	A	9-345	C	9-346	B	9-347	D
9-348	B	9-349	B	9-350	C	9-351	A
9-352	D	9-353	B	9-354	C	9-355	C

9-356	B	9-357	A	9-358	E	9-359	C
9-360	A	9-361	D	9-362	D	9-363	D
9-364	B	9-365	B	9-366	B	9-367	D
9-368	D	9-369	A	9-370	A	9-371	E
9-372	A	9-373	C	9-374	E	9-375	A
9-376	C	9-377	C	9-378	B	9-379	B
9-380	A	9-381	C	9-382	A	9-383	E
9-384	C	9-385	B	9-386	A	9-387	A
9-388	C	9-389	B	9-390	B	9-391	C
9-392	D	9-393	D				

部分选择题解析

9-11 解析: 头痛是颅内压增高最常见的症状之一,程度各人不同,以早晨或晚间较重。头痛程度与颅内压的增高程度有关,当用力咳嗽、弯腰或低头活动时常使颅内压增高,头痛剧烈。

9-17 解析: 脑疝是颅内压增高引起的严重状况,必须按颅内压增高的处理原则做紧急处理,如快速静脉输注高渗脱水剂降低颅内压,以暂时缓解病情。确诊后应尽快手术去除病因。腰椎穿刺放脑脊液会加重脑疝。

9-28 解析: 引起躁动的原因很多,如颅内压增高、呼吸不畅、尿潴留、大便干硬及冷、热、饥饿等。不能盲目应用镇静剂或强制约束,更不能用吗啡镇静剂,其不良反应抑制呼吸,呼吸减慢,加重病人缺氧症状,使病情恶化。

9-32 解析: 颅内压增高病人应当限制液体入量。正常成年人每天生理需水量为 1 500～2 000 ml。

9-52 解析: 颅底骨折因多合并有颅底硬脑膜损伤产生脑脊液外漏而形成开放性骨折,此时如进行耳鼻滴药、冲洗和堵塞等操作易引起逆行的颅内感染。

9-62 解析: 清创时间在损伤后越早进行效果越佳,通常在细菌感染尚未形成之前,即伤后6～8 小时内进行。头皮因血运丰富而有较强的抗感染能力和愈合能力,其清创缝合的时限允许放宽至伤后 24 小时。

9-64 解析: 脑震荡属原发性脑损伤,表现为一过性的脑功能障碍,无肉眼可见的神经病理改变,显微镜下可见神经组织结构紊乱,可能与惯性力所致弥散性脑损伤有关。

9-67 解析: 当原发性脑损伤很轻(脑震荡或轻度脑挫裂伤)时,最初的昏迷时间很短,随即恢复清醒,随着血肿的形成和发展,压迫脑组织使病人再度昏迷,形成了所谓的中间清醒期。大多数硬脑膜外血肿病人有这样典型的意识障碍。

9-72 解析: 颅脑外伤病人应用冬眠疗法时,需专人护理,治疗前后均应测量生命体征并做好记录,先使用冬眠合剂然后进行物理降温,以每小时下降1℃的降温速度,将病人的肛温降至32~34℃较为理想。停止冬眠疗法时应先停物理降温然后再停用冬眠合剂。

9-76 解析: 重症颅脑损伤病人如无休克等可取头高卧位,床头升高15°~30°,有利于脑部静脉回流,对脑水肿的治疗有帮助。

9-83 解析: 颅内压增高病人可伴有典型的生命体征变化,出现库欣(Cushing)反应,表现为:血压升高,尤其是收缩压增高,脉压增大;脉搏缓慢有力;呼吸深慢等。

9-88 解析: 枕骨大孔疝是小脑扁桃体及延髓经枕骨大孔被挤向椎管中,又称小脑扁桃体疝。病人常有进行性颅内压增高的临床表现:剧烈头痛,频繁呕吐,颈项强直或强迫头位;生命体征紊乱出现较早,意识障碍出现较晚;早期即可突发呼吸骤停而死亡。

9-178 解析: 小脑幕切迹疝的临床表现:①头痛剧烈,呕吐频繁;②进行性意识障碍;③患侧瞳孔先缩小,继之进行性增大(动眼神经麻痹);④健侧面、舌及肢体瘫痪(锥体束受压);⑤晚期病人深昏迷,双侧瞳孔散大,对光反射消失,去皮质强直发作,生命体征严重紊乱,并导致继发性枕骨大孔疝;⑥呼吸先于心跳停止。

枕骨大孔疝的临床表现:①早期颈后局部压痛,颈硬,强迫头位;②多无意识障碍和肢体瘫痪,瞳孔也很少变化,但呼吸障碍明显,甚至在意识清醒状态下发生呼吸骤停,这是与小脑幕切迹疝的主要区别;③枕骨大孔疝常在颅内压骤然增高的基础上发生,如剧烈咳嗽、用力排便、强力挣扎、腰椎穿刺放脑脊液时;④呼吸先于心跳停止。

9-179 解析: 颅内压增高原因:①颅腔内正常内容物体积增加;②颅腔内新生的占位性病变占据了颅内空间;③颅腔体积缩小(如广泛凹陷性颅骨骨折)。

9-181 解析: 硬脑膜外血肿典型的意识障碍是伤后昏迷有中间清醒期,伤后原发性脑损伤的意识障碍清醒后,在一段时间内颅内血肿形成,因颅内高压导致再昏迷。硬脑膜下血肿典型的表现是伤后持续昏迷或昏迷进行性加重。

9-182 解析: 脑挫伤是指暴力作用于头部,脑组织遭受破坏较轻,软脑膜尚完整;脑裂伤是指软脑膜、血管及脑组织同时破裂,伴有外伤性蛛网膜下隙出血。

9-183 解析: Cushing 反应是指颅内压增高接近动脉舒张压时,血压升高,脉搏减慢、脉压增大,继之出现潮式呼吸,血压下降,呼吸减弱甚至死亡。

9-184 解析: 颅前窝骨折可累及额骨、眼眶顶和筛骨,可有眼眶周围广泛淤血(熊猫眼征)以及广泛球结膜下淤血斑,可有脑脊液经鼻孔流出;若筛板或视神经管骨折,可合并嗅神经或视神经损伤。颅中窝骨折最易损伤的神经是面神经。

9-185 解析: 伤后立即出现一侧瞳孔散大,是原发性动眼神经损伤所致;伤后瞳孔正常,以后一侧瞳孔先缩小,继之进行性散大,并且对光反射减弱或消失,是小脑幕切迹疝的眼征;双侧瞳孔时大时小,变化不定,对光反射消失,伴眼球运动障碍(如眼球分离,同向凝视)是脑干损伤的表现;双侧瞳孔散大,对光反射消失,眼球固定,伴深昏迷或去大脑强直是临终前的表现。

9-186 解析: 格拉斯哥(Glasgow)昏迷评分有睁眼反应、语言反应和肢体运动3个评价指标,3个指标的分数相加总分即为昏迷指数。评分标准见表 9 - 1。

表 9 - 1 格拉斯哥昏迷评分标准

睁眼反应	语言反应	运动反应
自动睁眼 4	回答正确 5	遵嘱活动 6
呼唤睁眼 3	回答错误 4	刺痛定位 5
痛时睁眼 2	吐词不清 3	躲避刺痛 4
不能睁眼 1	有音无语 2	刺痛肢屈 3
	不能发音 1	刺痛肢伸 2
		不能活动 1

9 - 187 解析: 脑震荡是指伤后立即出现短暂的意识丧失,一般持续时间不超过 30 分钟;意识恢复后对受伤时甚至受伤前一段时间内的情况不能回忆,而对往事记忆清楚,又称逆行性遗忘。

9 - 202 解析: 颅内压增高是指颅内压持续超过 $2.0 kPa(200 mmH_2O)$,并出现头痛、呕吐、视神经盘水肿等相应的病症。头痛、呕吐、视神经盘水肿合称为颅内压增高三主征。

9 - 208 解析: 降温时应先给予冬眠药物,待自主神经被充分阻滞,病人御寒反应消失,进入昏睡状态后,方可采用物理降温;停用冬眠低温治疗时,应先停物理降温,再逐步减少药物剂量或延长相同剂量的药物维持时间直至停用;通常体温降至 32~34℃,以免体温过低诱发心律失常、低血压、凝血机制障碍等并发症;冬眠期间不宜翻身或移动体位以免引发体位性低血压;收缩压 <100 mmHg 时应停止给药。

9 - 209 解析: 颅内压增高病人宜抬高床头 15°~30°,头、颈部应呈一条直线利于颅内静脉回流,减轻脑水肿。

9 - 211 解析: 应保持外耳道、鼻腔和口腔清洁;在鼻前庭或外耳道口松松地放置干棉球,随湿随换;避免用力咳嗽、打喷嚏、擤鼻涕及用力排便,以免颅内压骤然升降导致脑脊液逆流;脑脊液鼻漏者不可经鼻腔吸痰或放置胃管,禁止耳、鼻滴药,冲洗和堵塞;禁做腰椎穿刺;根据医嘱预防性应用抗生素和破伤风抗毒素。

9 - 214 解析: 正常瞳孔等大、圆形,在自然光线下直径 2.5~4 mm,直接、间接对光反射灵敏。伤后一侧瞳孔进行性散大,对侧肢体瘫痪伴意识障碍加重,提示脑受压或脑疝;伤侧瞳孔先短暂缩小继之散大,伴对侧肢体运动障碍,提示伤侧颅内血肿;双侧瞳孔散大、对光反射消失、眼球固定,伴深昏迷或去大脑强直,多为原发性脑干损伤或临终表现。

9 - 215 解析: 视神经盘水肿情况反映眼底静脉回流情况,可以提示颅内压情况,但与意识状况无关。

9 - 216 解析: 硬脑膜外血肿病人可因颅内压增高导致脑疝死亡,应及时手术治疗。

9 - 218 解析: 颅前窝骨折累及眶顶和筛骨,可有鼻出血、眶周(熊猫眼征)及球结膜下淤斑。若脑膜、骨膜均破裂,则合并脑脊液鼻漏,即脑脊液经额窦或筛孔由鼻孔流出,若筛板或视神经管骨折,可合并嗅神经或视神经损伤。

9 - 223 解析: 垂体瘤属于蝶鞍区肿瘤,以垂体腺内分泌障碍、视力减退、视野缺损,还可出现丘脑下部症状与海绵窦受累,如第Ⅲ、Ⅳ、Ⅵ及Ⅴ脑神经损伤症状。

9 - 234 解析: 颅内高压病人处于昏迷状态,病理发展有胃出血并发症危险,抗酸药物对胃黏膜有损伤,同时还会引起便秘,增加颅内压,不利于降低颅内压。

9 - 255 解析: 大脑胶质瘤是颅内占位性病变,有头痛、呕吐等颅内压增高症状,应用脱水剂降低颅内压,防治脑疝。便秘时应用开塞露通便,不能运用肥皂水高压灌肠通便,以免颅内压增高,加重病人症状,进而发展为脑疝。所以 E 是错误的。

9 - 318 解析: 唤之睁眼为 3 分,回答问题错误为 4 分,刺痛定位为 5 分,共为 12 分。

9 - 345 解析: 脑脓肿由化脓性细菌侵入脑组织引起,形成占位性变化,表现为颅内高压,甚至出现脑疝,同时出现局灶体征,如记忆力减退、癫痫、对侧肢体瘫痪、面瘫、失语。全身突然高热、昏迷、抽搐、颈项强直。CT 定位诊断、腰椎穿刺抽脑脊液白细胞计数中度增高为定性诊断。

9-355 解析： 急诊手术前常规准备，手术前 2 小时内剃净头发，75% 乙醇消毒并无菌巾包扎，手术后返回病房，防止头部转动或受震荡，观察呼吸、脉搏、血压的变化。小脑幕上手术后，应取健侧卧位或仰卧位，避免切口受压。小脑幕下手术后取侧卧位或侧俯卧位。

9-365 解析： 成年人正常颅内压 0.7～2.0 kPa。1 kPa≈100 mmH₂O。

9-366 解析： 头痛、呕吐、视神经盘水肿是颅内压增高的主要表现。

9-367 解析： 用肥皂水灌肠可使病人腹内压增高，使颅内压力骤升而导致颅高压危象。

9-368 解析： 病人头部损伤后，出现典型的中间清醒期，符合急性硬脑膜外血肿特点。

9-369 解析： 病人目前出现颅高压危象，表现出瞳孔变化、意识障碍、肢体瘫痪，考虑病人出现左侧颞叶疝，首先应给予脱水治疗，争取时间准备手术。

9-370 解析： 对于急性颅内压增高病人禁忌采用腰椎穿刺，因可诱发或加重脑疝。

9-379 解析： 颅腔被大脑镰、小脑幕分隔为 3 个彼此相通的分腔。小脑幕以上为幕上腔，小脑幕上腔可又分左、右两个分腔，容纳大脑左、右半球；小脑幕以下为幕下腔，容纳小脑、脑桥和延髓。中脑在小脑幕切迹裂孔中通过，紧邻海马回和钩回。小脑幕切迹疝是因一侧幕上压力增高，使位于该侧小脑幕切迹缘的颞叶的海马回、钩回挤入小脑幕裂孔下方，导致中脑受压。

9-382 解析： 脑脊液体外引流以缓解颅内高压。脑室外引流护理正确的是：无菌操作，妥善固定引流管道，确保通畅；每天更换引流袋，引流管高于侧脑室平面 10～15 cm，每天引流量不超过 500 ml，观察脑脊液色、量、性质；引流时间 3～4 天，拔管前夹闭引流管，观察有无颅内压增高现象，拔管时先夹闭引流管，以免管内液体反流引起颅内感染。

名词解释题

9-394 当颅腔内容物体积增加或颅腔容积减少超过颅腔可代偿的容量，导致颅内压持续高于 2.0 kPa(200 mmH₂O)，并出现头痛、呕吐和视神经盘水肿三大病征时，称为颅内压增高。

9-395 当颅腔内某一分腔有占位性病变时，该分腔的压力高于邻近分腔，脑组织由高压区向低压区移动，部分脑组织被挤入颅内生理空间或裂隙，产生相应的临床症状和体征，称为脑疝。

9-396 枕骨大孔疝是指幕下小脑扁桃体及延髓经枕骨大孔挤向椎管形成的疝。

9-397 小脑幕切迹疝是指幕上组织（颞叶海马回、沟回）经小脑幕切迹挤向幕下形成的疝。

9-398 急性颅内压增高时，病人可伴有典型的生命体征变化，即血压升高（尤其是收缩压升高），脉压增大，脉搏缓慢、宏大有力，呼吸深慢等，称为库欣（Cushing）反应。

9-399 脑震荡是指病人头部受暴力作用后，立即出现短暂的大脑功能障碍，但无肉眼可见的脑组织器质性损害。

9-400 逆行性遗忘是指大多数脑外伤病人清醒后，不能回忆受伤前情况及受伤经过，而对往事仍能回忆。

9-401 原发性脑损伤较轻，受伤当时出现短暂的原发性昏迷后清醒，接着因颅内血肿形成，使颅内压增高而进入继发性昏迷，在原发性昏迷和继发性昏迷之间的清醒阶段称中间清醒期。

9-402 帽状腱膜下血肿是指血肿位于帽状腱膜和骨膜之间，常见斜向暴力使头皮发生剧烈滑动撕裂该层间的血管所致。

9-403 脑挫裂伤是常见的原发性脑损伤，既可发生于着力部位，也可在对冲部位。脑挫裂伤包括脑挫伤和脑裂伤，前者指脑组织遭受破坏较轻，软脑膜完整。后者指软脑膜、血管和脑组织同时有破裂，伴有外伤性蛛网膜下隙出血，两者同时存在称脑挫裂伤。

9-404 脑卒中是指各种原因引起的脑血管疾病急性发作，造成脑的供应动脉狭窄或闭塞及非外伤性的脑实质出血,并出现相应临床症状及体征,包括缺血性脑卒中及出血性脑卒中。

9-405 颅内动脉瘤是指颅内动脉壁的囊性膨出,多因动脉壁局部薄弱和血流冲击而形成,极易破裂出血,是蛛网膜下隙出血最常见原因。

9-406 蛛网膜下隙出血是指各种原因引起颅内和椎管内血管突破裂,血液流至蛛网膜下隙而出现的一组症状,分为自发性和外伤性两类。

9-407 颅内肿瘤分为原发性和继发性两类,原发性颅内肿瘤是发生于脑组织、脑膜、脑神经、垂体、血管及残余胚胎组织的肿瘤;继发性颅内肿瘤是身体其他部位恶性肿瘤转移到颅内。

9-408 椎管内肿瘤又称脊髓肿瘤,包括脊髓、神经根、脊膜和椎管壁组织的原发和继发性肿瘤,约占原发性中枢神经系统肿瘤的 15%。

9-409 转移性脑肿瘤是来自肺、乳腺、甲状腺、消化道等部位的恶性肿瘤,多位于幕上脑组织内,可单发或多发,部分病人以颅内转移灶为首发病灶,诊断为转移性肿瘤后才在其他部位找到原发肿瘤灶。

9-410 格拉斯哥(Glasgow)评分是依据病人睁眼、语言及运动反应进行评分,三者得分相加表示意识障碍程度。最高 15 分表示清醒,8 分以下为昏迷,最低 3 分,分数越低表明意识障碍越严重。

9-411 冬眠低温疗法是指应用药物和物理方法降低病人体温,以降低脑耗氧量和脑代谢率,减少脑血流量,改善脑细胞膜通透性,增加脑对缺血、缺氧的耐受力。

简述问答题

9-412 颅内压增高病人的护理措施:①观察生命体征、意识、瞳孔变化及肢体功能;②保持安静,抬高床头 15°~30°;③常规吸氧;④控制液体摄入量;⑤应用脱水剂、糖皮质激素、营养脑组织药物;⑥降低体温,做好冬眠低温疗法的护理;⑦防止颅内压骤升,避免胸膜腔内压、腹内压上升;⑧预防感染;⑨做好手术减压的术前、术后护理;⑩加强皮肤护理,防止压疮等。

9-413 瞳孔变化是颅脑损伤病人病情变化的重要体征之一,需动态观察,并做记录。伤后立即出现一侧瞳孔散大,提示为外伤性散瞳;伤后一侧瞳孔进行性散大,对侧肢体偏瘫,伴有意识障碍,提示脑受压及脑疝;伤侧瞳孔先缩小后扩大,伴对侧肢体运动障碍,提示伤侧颅内血肿;双侧瞳孔大小多变,不等圆,对光反射差,提示脑干损伤;双侧瞳孔散大,对光反射消失,眼球固定,伴深昏迷,提示为临终状态。

9-414 根据骨折的部位不同,颅底骨折可分为颅前窝、颅中窝和颅后窝骨折。颅底骨折的临床表现见表 9-2。

表 9-2 颅底骨折的临床表现

骨折部位	淤血部位	脑脊液漏	损伤脑神经
颅前窝骨折	眼眶周、球结膜下(熊猫眼征)	鼻漏	嗅神经、视神经
颅中窝骨折	乳突区(Battle 征)	鼻漏或耳漏	面神经、听神经
颅后窝骨折	乳突部、枕下部	咽喉后壁	舌咽神经、迷走神经、副神经及舌下神经

9-415 脑脊液漏病人护理措施:①保持外耳道、鼻腔和口腔清洁;②在鼻前庭或外耳道口松松地干棉球,估计脑脊液外漏量;③避免用力咳嗽、打喷嚏、擤鼻涕及用力排便;④严禁为脑脊液鼻漏者从鼻腔吸痰或放置胃管,禁止耳(鼻)滴药、冲洗和堵塞,禁忌进行腰椎穿刺;⑤严密观察有无颅内感染迹象;⑥根据医嘱预防性应用抗生素及破伤风抗毒素。

9-416 脑外伤护理观察病情内容:①意识障碍和程度变化。昏迷时间<30 分钟多数为脑震荡,昏迷时间>30 分钟见于脑挫伤,中间清醒期见于硬脑膜外血肿。②生命体征,血压升高、呼吸减慢、脉搏减慢,早期代偿;血压下降、呼吸变快、脉搏变快,晚期失代偿。③瞳孔变化。④锥体束征,大脑损伤后对侧肢体瘫痪;脑干损伤后双侧肢体瘫痪、去大脑强直。⑤注意 CT

和 MRI 扫描结果和颅内压测量。

综合应用题

9-418（1）该病人最可能的诊断是颅中窝骨折。

（2）护理原则：预防逆行颅内感染。具体措施：①取头高位（床头抬高 15°～30°）卧床休息；②避免用力咳嗽、打喷嚏和擤鼻涕，给予抗生素治疗；③外耳道每天消毒 2 次，疏松放置干棉球，渗湿棉球及时更换，并记录 24 小时渗湿棉球数量，估计脑脊液漏出量；④禁忌耳道堵塞，禁止滴药；⑤禁做腰椎穿刺；⑥观察有无脑损伤现象。如超过 1 个月耳道漏液仍未停止，可考虑行手术治疗。

9-419（1）该病人考虑为硬脑膜外血肿。

（2）对该病人昏迷的护理应注意：①保持呼吸道通畅；②保持正确体位，抬高床头 15°～30°；③维持体液平衡，控制补液量 1 500～2 000 ml/d，含晶体液 500 ml；④增加营养，及时有效补充能量和蛋白质以减轻机体损耗；⑤控制体温，高热加重缺氧，应物理及药物降温、冬眠疗法；⑤防止病人躁动；⑥预防并发症，如压疮、泌尿系统感染、肺部感染、暴露性角膜炎、关节挛缩、肌萎缩等。

9-420（1）初步诊断：颅前窝骨折。

（2）护理诊断：有感染的危险。

（3）护理措施：①向病人解释脑脊液漏的发生、恢复过程以及预防感染措施。②观察体温变化（每天 4 次测量体温），观察有无脑膜刺激征。③环境要清洁，定期空气消毒，枕头上垫无菌巾，并保持清洁干燥。④抬高床头 15°～20°（借重力作用使脑组织移向颅底贴附于硬脑膜漏孔，逐渐粘连、封闭漏口），维持病人卧位至脑脊液外漏停止 3～5 天。⑤定时用 0.9% 氯化钠溶液棉签、70% 乙醇棉签清洁鼻前庭，并于鼻前庭处放置松软干棉球，浸湿时随时更换，并记录棉球数目，估计脑脊液漏出量。⑥禁止鼻腔堵塞、冲洗、滴药，禁止擤鼻、腰椎穿刺，禁经鼻插胃管及鼻导管给氧、吸痰，嘱病人不可屏气

排便、用力咳嗽、打喷嚏，以免引起逆行性颅内感染。⑦遵医嘱应用抗生素、破伤风抗毒素以及止血药。⑧脑脊液外漏一般在伤后 1～2 周内自愈，逾期不愈者，需手术行硬脑膜修补术，应做好术前、术后护理。

9-421（1）护理诊断。①意识障碍：与颅内压增高有关。②清理呼吸道无效：与意识障碍不能有效排痰有关。③有受伤的危险：与躁动、癫痫有关。④潜在并发症：颅内压增高、窒息、脑疝、感染等。

（2）护士应采取的护理措施：①保持呼吸道通畅，清除口咽部血块、呕吐物、分泌物，昏迷置口咽通气管，必要时行气管切开、人工辅助呼吸。②保持正确体位。抬高床头 15°～30°，有利脑静脉回流。③维持体液平衡，控制补液量 1 500～2 000 ml/d，含晶体液 500 ml，输液不易过快。④增加营养，及时、有效补充能量和蛋白质以减轻机体损耗。⑤控制体温，高热加重缺氧，可行物理及药物降温、冬眠疗法。⑥躁动护理，不可强行约束，慎用镇静剂。⑦预防并发症，如压疮、泌尿系感染、肺部感染、暴露性角膜炎、关节挛缩、肌萎缩等。

9-422（1）目前该病人病情变化是占位性病变逐渐加重：①头痛，颅内压升高；②出现颅内高压三主征，即头痛、呕吐、视神经盘水肿；③出现 Cushing 反应；④瞳孔散大、肢体瘫痪。

（2）目前的护理：①术前护理，保持正确体位，抬高床头 15°～30°，有利脑静脉回流；维持体液平衡，控制 1 500～2 000 ml/d，含晶体液 500 ml，输液不易过快；增加营养，及时、有效补充能量和蛋白质以减轻机体损耗；降低颅内压、皮肤准备。②术后护理，全麻未醒时侧卧位，清醒后幕上手术健侧卧位；营养支持为流质、半流质，昏迷鼻饲；脱水，输液控制；观察瞳孔、肢体、体温，保持呼吸道通畅；疼痛护理；预防并发症，如颅内出血、切口感染、中枢性高热、尿崩症等。

9-423（1）事故现场急救处理：抢救心搏骤停、窒息、开放性气胸；大出血危急病人止血、包扎、输液；保持呼吸道通畅，清除呕吐物或分泌物，

气管插管;保护伤口,给予抗生素及破伤风抗毒素(TAT)。

(2)意识障碍按格拉斯哥评分为8分:针刺肢体能睁眼2分,有肢体屈曲动作3分,回答问题有声无语3分。

(3)病人颅中窝骨折,右耳后乳突区有淤斑,右耳道流出淡红色液体,嘴角向左侧斜,有面神经损伤。

(4)手术前护理:①止血及补充血容量;保持正确体位,抬高床头15°～30°,有利脑静脉回流;维持体液平衡,控制补液量1 500～2 000 ml/d,含晶体液500 ml,输液不易过快;增加营养,及时、有效补充能量和蛋白质以减轻机体损耗。②观察生命体征,血压升高、呼吸减慢、脉搏减慢,为早期代偿;血压下降、呼吸变快、脉搏变快,为晚期失代偿。降低颅内压、观察意识。③观察瞳孔变化。④观察锥体束征,大脑伤后对侧肢体瘫痪;脑干损伤后双侧肢体瘫痪,去大脑强直。⑤紧急手术准备。

(吴景芳)

第十章

颈部疾病病人的护理

✿ 选择题(10-1~10-110)

✏ A1型单项选择题(10-1~10-35)

10-1* 诊断甲状腺功能亢进症(简称甲亢)最具敏感性的指标是

A. T_4　　　　　　　　B. T_3

C. FT_3　　　　　　　D. FT_4

E. TSH

10-2 T_3占血中甲状腺素的比例是

A. 10%　　　　　　　B. 30%

C. 90%　　　　　　　D. 50%

E. 70%

10-3 突眼性甲状腺肿是指

A. 继发性甲亢

B. 高功能腺瘤

C. 甲状腺癌

D. 单纯性甲状腺肿

E. 原发性甲亢

10-4 甲亢术前药物准备,应用抗甲状腺药物并加服碘剂,需用

A. 2周　　　　　　　　B. 3周

C. 4周　　　　　　　　D. 5周

E. 6周

10-5* 一般正常人甲状腺24小时^{131}I摄取率为人体总量的

A. 5%~25%　　　　B. 10%~30%

C. 30%~40%　　　　D. 40%~50%

E. 45%~55%

10-6 甲状腺肿块的临床检查特征是

A. 随吞咽活动　　　　B. 质地较硬

C. 肿块突出明显　　　　D. 有压痛感

E. 颈部受压

10-7 鉴别甲状腺结节是良性还是恶性最可靠的依据是

A. 同位素扫描　　　　B. 有压痛感

C. 病理切片　　　　　D. 随吞咽活动

E. 颈部受压

10-8 甲亢手术时机必须选择在

A. 甲状腺功能基本正常时

B. 体温正常时

C. 一般状况良好

D. 肿大的甲状腺缩小后

E. 无其他重要器官病变时

10-9 甲亢术后最危急的并发症是

A. 呼吸困难和窒息

B. 甲状旁腺损伤

C. 喉返神经损伤

D. 喉上神经损伤

E. 甲状腺危象

10-10 甲状腺大部切除术后伤口内出血,引起呼吸困难。应紧急

A. 注射止血剂

B. 氧气吸入

C. 拆除缝线去除血块

D. 气管插管

E. 加压包扎

10-11* 甲亢病人术前准备最常用的药物是

A. 复方碘化钾溶液(碘剂)

B. 先服阿托品,后服碘剂

C. 先服碘剂,后服他巴唑

D. 先服甲硫氧嘧啶,后服碘剂

E. 普萘洛尔加碘剂

10-12 甲状腺癌中,预后较好的是

A. 甲状腺瘤恶变　　B. 乳头状腺癌

C. 滤泡状腺癌　　　D. 未分化癌

E. 髓样癌

10-13 颈部肿块中易恶变的是

A. 单纯性甲状腺肿

B. 甲状腺腺瘤

C. 甲状舌管囊肿

D. 慢性淋巴结炎

E. 颈淋巴结结核

10-14* 霍纳(Horner)综合征的特征不包括

A. 患侧眉毛脱落

B. 患侧眼球内陷

C. 患侧上眼睑下垂

D. 患侧瞳孔缩小

E. 患侧面部无汗

10-15 甲状腺大部切除术后出现手足抽搐是可能损伤了

A. 甲状旁腺

B. 双侧喉返神经

C. 单侧喉返神经

D. 喉上神经外支

E. 喉上神经内支

10-16 甲状腺大部切除术后出现声音嘶哑、失音是可能损伤了

A. 甲状旁腺

B. 迷走神经

C. 喉返神经

D. 喉上神经外支

E. 喉上神经内支

10-17 甲状腺大部切除术后出现声调降低是可能损伤了

A. 甲状旁腺

B. 迷走神经

C. 喉返神经

D. 喉上神经外支

E. 喉上神经内支

10-18 甲状腺大部切除术后出现饮水呛咳是可能损伤了

A. 甲状旁腺

B. 迷走神经

C. 喉返神经

D. 喉上神经外支

E. 喉上神经内支

10-19 甲亢术前用药中,可使甲状腺缩小、变硬的是

A. 甲硫氧嘧啶　　B. 普萘洛尔

C. 卢戈液　　　　D. TH制剂

E. 氢化可的松

10-20* 甲亢的临床表现下述哪项错误

A. 甲状腺对称性、弥漫性肿大

B. 甲状腺触诊有震颤

C. 性情急躁、易激动

D. 心动过缓

E. 基础代谢率增高

10-21 甲亢手术治疗的指征下列哪项不对

A. 中度以上的原发性甲亢

B. 保守治疗后复发的

C. 轻度的原发性甲亢

D. 有压迫症状的

E. 继发性甲亢和高功能腺瘤

10-22 重度甲亢基础代谢率是

A. 25%　　　　B. 35%

C. 45%　　　　D. 55%

E. 65%

10-23 下列甲状腺手术后导致呼吸困难的原因中哪项是错误的

A. 伤口出血

B. 双侧喉上神经损伤

C. 双侧喉返神经损伤

D. 急性喉头水肿

E. 气管软骨塌陷

10-24 甲状腺危象的发生是由于

A. 术前高血压未能控制

B. 术前甲亢症状未能控制

C. 复方碘化钾用法不对

D. 复方碘化钾用量过大

E. 与以上无关

10-25　未分化甲状腺癌宜选用下列哪种治疗方法

A. 甲状腺大部切除术

B. 肿瘤切除术

C. 放疗

D. 化疗

E. 局部切除后放疗

10-26　甲亢术后出现甲状腺危象,下列哪项不属其表现

A. 谵妄　　　　B. 烦躁不安

C. 心率加快　　D. 手足抽搐

E. 高热

10-27　预防甲亢术后甲状腺危象的关键在于

A. 术后使用镇静剂

B. 加强术后护理

C. 术时选用全身麻

D. 术后使用镇痛剂

E. 术前使基础代谢率降至+20%以下

10-28　在下列甲状腺癌中,恶性程度最高的是

A. 滤泡状腺癌　　B. 乳头状腺癌

C. 髓样癌　　　　D. 未分化癌

E. 巨细胞癌

10-29　基础代谢率的计算方法为

A. 脉率+舒张压-111

B. 脉率+收缩压-111

C. 脉率+脉压-111

D. 脉率+脉压

E. 脉率+收缩压

10-30　甲亢最具有特征性的临床表现是

A. 易激动　　　B. 怕热多汗

C. 多食易饥　　D. 皮肤温暖

E. 突眼症

10-31*　下列不符合甲亢临床表现的是

A. 自主神经兴奋

B. 心脏负担加重

C. 新陈代谢旺盛

D. 消化功能减退

E. 体温中枢调节不良

10-32　关于甲状腺危象的诱因,应除外

A. 口服过量 TH 制剂

B. ^{131}I治疗反应

C. 严重精神刺激

D. 手术中过度挤压甲状腺

E. 多食

10-33*　甲亢与单纯性甲状腺肿的鉴别指标是

A. T_3 抑制试验

B. 血清 TH 测定

C. 促甲状腺素测定

D. 甲状腺摄^{131}I率

E. 垂体 TSH 测定

10-34　甲状腺危象的好发时间是

A. 术后 36～72 小时

B. 术后 12～36 小时

C. 术后 48 小时

D. 术后 24～48 小时

E. 术后 6 小时

10-35　分泌大量降钙素的甲状腺癌是

A. 乳头状腺癌　　B. 滤泡状腺癌

C. 未分化癌　　　D. 髓样癌

E. 转移癌

A2 型单项选择题(10-36～10-90)

10-36*　病人,女性,22 岁。经全麻行甲状腺大部切除术,术后 8 小时发生呼吸困难和窒息,可能与下列哪项因素无关

A. 手术创伤的应激诱发危象

B. 切口内出血压迫气管

C. 气管软化塌陷

D. 喉头水肿

E. 双侧喉返神经损伤致声带麻痹

10-37*　病人,女性,25 岁。疑为甲亢,清晨未起床,测 BP 110/70 mmHg, P 80 次/分。应属于

A. 甲状腺功能低下

B. 甲状腺功能正常

C. 轻度甲亢

D. 中度甲亢

E. 重度甲亢

10-38* 病人,女性,23 岁。甲状腺大部切除术后 4 小时,突然呼吸困难,颈部肿胀,口唇发绀。紧急处理首先应

A. 吸痰、吸氧

B. 立即拆线,清除血肿,止血

C. 注射呼吸兴奋剂

D. 请麻醉医生插管

E. 气管切开

10-39* 病人,女性,35 岁。因甲亢行甲状腺大部切除术,术后流质饮食时,出现误咽、呛咳。可能是术中损伤了

A. 喉上神经内支

B. 喉上神经外支

C. 单侧喉返神经

D. 双侧喉返神经

E. 甲状旁腺损伤

10-40 病人,女性,30 岁。甲状腺手术后声音嘶哑,是下列哪项损伤引起

A. 喉上神经损伤

B. 喉返神经损伤

C. 甲状旁腺误切

D. 气管误伤

E. 甲状腺切除过多

10-41 病人,男性,35 岁。甲状腺癌术后第 2 天出现手足抽搐,有效的治疗是

A. 给予肉类和蛋类饮食

B. 静脉输入高渗葡萄糖溶液

C. 吸氧

D. 给予镇静剂

E. 静脉注射 10% 葡萄糖酸钙

10-42* 病人,女性,30 岁。妊娠 6 周发生甲亢,甲状腺肿大伴有局部压迫症状。选择下列哪项治疗最恰当

A. 终止妊娠后,服用抗甲状腺药

B. 服用抗甲状腺药物

C. 终止妊娠后,手术治疗

D. 终止妊娠后,^{131}I 治疗

E. 不终止妊娠,手术治疗

10-43 病人,男性,29 岁。行甲状腺大部切除术。护士观察到病人术后发音时音调低钝,但饮水时并不出现误咽、呛咳。护士怀疑术中可能损伤了病人的

A. 喉上神经内支

B. 喉上神经外支

C. 单侧喉返神经

D. 双侧喉返神经

E. 甲状旁腺损伤

10-44* 病人,女性,18 岁。在全麻下行甲状腺大部切除术。关于术后病人的护理错误的是

A. 病情平稳后给半卧位

B. 术后 1～2 天可进食温凉流食

C. 禁服碘剂,以免诱发甲亢

D. 保持呼吸道通畅,防止肺不张

E. 保持颈部引流管通畅

10-45 病人,女性,24 岁。甲状腺大部切除术后 32 小时,出现进行性呼吸困难,口唇发绀,伤口纱布上有渗血,护士最先考虑的原因是

A. 喉头水肿

B. 气管塌陷

C. 痰液堵塞气道

D. 切口内血肿形成

E. 双侧喉返神经损伤

10-46* 病人,男性,44 岁。甲状腺癌住院手术。术中医生行甲状腺大部切除术及颈淋巴结清扫术。术后为预防肩下垂,护士应指导病人

A. 坚持健侧卧位

B. 坚持患侧卧位

C. 进行肩关节和颈部功能锻炼,保持患侧上肢高于健侧

D. 进行肩关节和颈部功能锻炼,保持患侧上肢低于健侧

E. 用吊带托扶患肢

10-47 病人,女性,29 岁。因甲亢长期服药无效,拟在全麻下行甲状腺大部切除术。术前不宜选用

A. 地西泮　　　　B. 阿托品

C. 哌替啶　　　　D. 巴比妥类

E. 利多卡因

10-48 某病人清晨卧床时测得 P 100 次/分,BP 136/80 mmHg,其基础代谢率为

A. +25%　　　　B. +45%

C. +35%　　　　D. +55%

E. +65%

10-49 某甲亢病人,测得 P 125 次/分,BP 116/98 mmHg。其甲状腺功能属于下列哪项

A. 轻度甲亢　　　B. 中度甲亢

C. 重度甲亢　　　D. 已恢复正常

E. 甲状腺功能低下

10-50* 病人,女性,34 岁。突然发现颈前圆形肿块,表面不光滑、边界不清、质地较硬、无压痛,固定,伴颈淋巴结肿大。首先应考虑为

A. 结节性甲状腺肿囊性病

B. 甲状腺瘤

C. 甲状腺炎

D. 甲亢

E. 甲状腺癌

10-51* 某病人诊断为继发性甲亢,拟手术治疗,术前医生为该病人开了复方碘化钾溶液。该药不会产生的作用是

A. 抑制甲状腺激素的释放

B. 减少甲状腺血运

C. 使腺体变小变硬

D. 促使手足抽搐的发生

E. 利于手术的进行

10-52 甲状腺大部切除术后病人刚一清醒,护士就反复要求病人说出他的名字,其目的是为了评估病人有无

A. 出血

B. 神经损伤

C. 甲状腺危象

D. 上呼吸道阻塞

E. 意识障碍

10-53* 病人,女性,25 岁。颈前发现一无痛肿块,生长快,质地较硬,随吞咽上下活动。其最可能是

A. 甲状腺滤泡状癌

B. 甲状腺乳头状癌

C. 甲状腺腺癌

D. 未分化癌

E. 髓样癌

10-54 病人,女性,50 岁。于全麻下行甲状腺大部切除术,术后第 2 天口唇麻木,四肢抽搐。即刻处理应是

A. 口服大剂量葡萄糖酸钙

B. 口服维生素 E

C. 口服氯化钾

D. 静脉注射 10% 葡萄糖酸钙溶液 20 ml

E. 静脉注射镇静剂

10-55 病人,女性,48 岁。颈粗 20 余年。体格检查:甲状腺 I 度肿大,多个结节,最大的直径达 5.0 cm,诊断为单纯性结节性甲状腺肿。因气管受压,于 3 周前接受了手术治疗。术后处理是

A. 不需用药、定期观察

B. 多食含碘丰富的食物

C. 忌用含碘食物或药物

D. ^{131}I 治疗

E. 长期服甲状腺素

10-56* 某病人数年怕热、多汗、食量大,但逐渐消瘦,检查发现 FT_4 及 FT_3 增高。昨天突然体温达 40℃,P 150 次/分,恶心、呕吐、腹泻、大汗,持续昏睡。急诊诊断为甲亢伴甲状腺危象,其原因是

A. TH 大量破坏

B. 机体消耗大量 TH

C. 腺垂体功能亢进

D. 大量 TH 释放入血

E. 下丘脑功能亢进

10-57* 病人，男性，52 岁。患甲亢 5 年，近日体温升高达 39℃，烦躁不安，呈嗜睡状态，同时有食欲缺乏、恶心、呕吐、腹泻。体格检查：P 145 次/分，BP 90/60 mmHg；大汗，皮肤潮湿。实验室检查：大便常规（一），血 WBC 11×10^9/L，血清 T_3、T_4 明显增高。应首先考虑为

A. 感染性休克　　B. 甲状腺危象

C. 心力衰竭　　　D. 病毒性感冒

E. 细菌性痢疾

10-58 病人，男性，38 岁。拟行甲状腺次全切除术，术前病人服用复方碘化钾溶液，其作用是

A. 抑制 TH 的分泌

B. 增加 TH 的释放

C. 减轻手震颤

D. 减慢突眼征的进展

E. 减轻甲状腺血管充血

10-59* 病人，女性，55 岁。诊断为甲状腺癌，拟行手术治疗。病人术前检测血钙和血磷含量，目的是

A. 了解结节位置、大小、数目

B. 了解甲状旁腺功能

C. 了解声带情况

D. 判断结节病理情况

E. 判断结节是否为髓样癌

10-60 病人，男性。在全麻下行甲状腺大部切除术。术后，病人血压平稳或全麻清醒后宜采取的体位是

A. 半坐卧位　　　B. 侧卧位

C. 俯卧位　　　　D. 平卧位

E. 中凹位

10-61 病人，女性，41 岁。甲状腺大部切除术后 30 小时出现进行性呼吸困难，口唇发绀，伤口纱布上有渗血，护士最先考虑的原因是

A. 切口内血肿形成

B. 喉头水肿

C. 痰液堵塞气道

D. 双侧喉返神经损伤

E. 气管塌陷

10-62 病人，女性，33 岁。行甲状腺大部切除术后，出现失音、呼吸困难。手术可能损伤了

A. 喉上神经内支

B. 喉上神经外支

C. 单侧喉返神经

D. 双侧喉返神经

E. 甲状旁腺

10-63 病人，女性，36 岁。因怕热、多汗、情绪激动、腹泻，并伴心慌到门诊检查。体格检查：甲状腺肿大，两手震颤，眼球稍突。实验室检查：FT_3 16 μmol/L，FT_4 42 μmol/L。以甲亢为诊断收入院进一步诊治。下列哪项不属于该病人的护理诊断

A. 自我形象紊乱　　B. 知识缺乏

C. 甲状腺肿大　　　D. 焦虑

E. 营养失调：低于机体需要量

10-64* 病人，男性，42 岁。诊断为甲亢，近日来出现明显突眼。指导病人休息时应告之采取哪种卧位

A. 俯卧位　　　　B. 高枕仰卧

C. 头低足高　　　D. 去枕仰卧

E. 去枕平卧

10-65* 病人，女性，16 岁。P 98 次/分，腹泻频繁，诊断为轻度甲亢。首选的治疗是

A. 镇静剂

B. 放射性 ^{131}I

C. 手术

D. 复方碘口服溶液

E. 抗甲状腺药物

10-66* 病人，女性，30 岁。诊断为 Graves 病。该类型主要发病原因是

A. 遗传因素

B. 精神刺激

C. 创伤

D. 感染

E. 自身免疫缺陷

10-67　病人,女性,42岁。疑为甲亢。在对病人做出诊断时,以下哪项不是甲亢的临床表现

A. 手指震颤　　　B. 怕热、多汗

C. 眼球突出　　　D. 体重增加

E. 甲状腺肿大

10-68*　病人,女性,35岁。患原发性甲亢3年,经内科规范治疗无效,拟手术治疗而收入院。体格检查:眼球突出,甲状腺弥漫性肿大,质软并可触及震颤,可闻及血管杂音。基础代谢率为+55%。手术前用复方碘化钾溶液做药物准备,正确的服药方法是

A. 从15滴开始,每天2次,逐日减少至5滴维持

B. 从15滴开始,每天3次,逐日减少至3滴维持

C. 每天2次,从5滴开始,逐日增加至1~15滴维持

D. 每天2次,从10滴开始,逐日增加至1~20滴维持

E. 每天3次,从3滴开始,逐日增加至1~16滴维持

10-69*　病人,男性,40岁。因甲状腺癌在全麻下行甲状腺大部切除术。下列术后护理措施中错误的是

A. 取半卧位

B. 术后6小时无呕吐可进流食

C. 停用复方碘化钾

D. 保持伤口引流管通畅

E. 观察发音情况

10-70　病人,女性,30岁。清晨测BP 120/70 mmHg,P 95次/分,判断其甲状腺功能属于

A. 低于正常　　　B. 正常

C. 轻度甲亢　　　D. 中度甲亢

E. 重度甲亢

10-71　病人,女性,26岁。疑为甲亢。以下哪项可作为诊断甲亢的特征性临床表现

A. 心悸　　　　　B. 消瘦

C. 多汗　　　　　D. 腹泻

E. 胫前黏液性水肿

10-72　病人,女性,27岁。以原发性甲亢收入院。该病人的主要临床表现不包括

A. 多汗,怕热

B. 性情急躁,容易激动

C. 甲状腺包块

D. 心悸,脉快有力

E. 食欲亢进,但消瘦

10-73*　病人,男性,50岁。甲亢病史3年,经内科治疗无效,准备行手术治疗,用抗甲状腺药加碘剂做术前准备。该病人的脉搏应控制到最佳范围

A. 110~120次/分

B. 90~110次/分

C. 70~90次/分

D. 60~70次/分

E. 50~60次/分

10-74　病人,男性。行甲状腺大部切除术。术后采取半坐卧位的目的是

A. 避免疼痛

B. 利于治疗和护理

C. 利于伤口引流

D. 改善呼吸困难

E. 有利于伤口愈合

10-75*　病人,女性。患甲亢,基础代谢率+24%。该病人由于基础代谢率升高引起的临床表现是

A. 怕热、多汗,常有消瘦

B. 肌无力和肌萎缩

C. 心悸、胸闷

D. 情绪不稳、多言好动

E. 甲状腺弥漫性、对称性肿大

10-76* 病人,女性,56 岁。患甲亢。入院期间出现严重尿路感染,护士在护理过程中应特别注意

A. 给予镇静剂

B. 观察甲状腺危象的先兆表现

C. 加强心理护理

D. 保持呼吸道通畅

E. 给予高碳水化合物、高蛋白、高维生素饮食

10-77 病人,男性,60 岁。行甲状腺次全切除术。术中误伤甲状旁腺,其饮食应限制

A. 肉类、蛋类

B. 钙盐、钠盐

C. 碘剂

D. 糖类、膳食纤维类

E. 脂肪

10-78* 病人,女性,35 岁。在硬膜外麻醉下行甲状腺次全切除术,术后返回病房。床边准备的急救物品中最重要的是

A. 氧气装置   B. 吸痰设备

C. 气管切开包   D. 急救药品

E. 气管插管

10-79 病人,男性,56 岁。患甲亢多年,今高热、腹泻、谵妄,P 120 次/分,怀疑甲状腺危象。以下哪项不是甲状腺危象的诱因

A. 严重精神刺激

B. 感染

C. 疲劳

D. 术前准备不充分

E. 外伤

10-80* 病人,女性,28 岁。以甲亢为诊断收入院。对该病人入院期间的护理措施描述不正确的是

A. 给予高蛋白、高热量、高维生素食物

B. 做好心理护理

C. 避免刺激性食物

D. 给予浓茶、咖啡等兴奋性饮料

E. 避免不必要的刺激

10-81 病人,男性,52 岁。甲状腺手术后坐起时,为尽量减少缝线张力,护士可教病人

A. 用双手撑床

B. 将下颏抵住前胸部

C. 将双手放于颈后支撑头部重量

D. 托稳头部同时把身体翻向一侧,然后再坐起

E. 仰卧时双手抱膝,然后向前坐起

10-82 病人,女性,28 岁。甲状腺切除术后出现下列哪种症状提示有术后抽搐的危险

A. 背痛

B. 吸痰时颈部肌肉收缩

C. 声嘶或音调降低

D. 关节疼痛

E. 指尖针刺感

10-83 病人,男性,30 岁。以甲亢为诊断收入院,拟手术治疗。病人应达到下列哪项指标方可手术

A. P 70 次/分,基础代谢率＋35%

B. P 80 次/分,基础代谢率＋10%

C. P 90 次/分,基础代谢率＋30%

D. P 100 次/分,基础代谢率＋20%

E. P 110 次/分,基础代谢率＋25%

10-84* 病人,女性,38 岁。患甲亢多年,失眠、消瘦、腹泻、精神紧张、易激动,P 100 次/分,BP 140/75 mmHg。该病人脉压增大的主要原因是

A. 精神紧张   B. 收缩压升高

C. 舒张压降低   D. 心率增快

E. 周围血管阻力增高

10-85 病人,男性,40 岁。以甲亢为诊断收入院,拟行手术治疗。下列哪项术前准备的描述是错误的

A. 基础术前检查包括颈部透视或摄片、心脏检查、声带功能检查、基础

代谢率(BMR)测定等

B. 甲亢症状基本得到控制:情绪稳定,睡眠好转,体重增加,脉率稳定在每分钟 90 次以下,BMR+20% 以下

C. 甲亢术前用药有卢戈液、硫氧嘧啶类药物、β 受体拮抗药等

D. 甲亢术前服碘的机制是能减少 TH 的合成

E. 以上均错

10-86 病人,女性,18 岁。甲亢 1 年,行甲状腺大部切除术,术中误伤甲状旁腺。可造成哪些电解质紊乱

A. 血钙降低、血磷升高

B. 血钙、血磷都升高

C. 血钙升高、血磷降低

D. 血钙、血磷都降低

E. 血钙、血磷均无异常

10-87 病人,女性,56 岁。诊断为甲状腺癌,拟行手术治疗。甲状腺癌根治术不会产生下列哪项并发症

A. 手足抽搐　　B. 血钙过多

C. 磷的排泄减少　D. 血钙过少

E. 心悸

10-88 某女性病人以"心慌、失眠、消瘦、情绪易激动 1 年"为主诉到医院就诊,诊断为原发性甲亢。以下哪项是原发性甲亢的特有表现

A. 双手震颤

B. 怕热多汗

C. 脉压增大

D. 脉率>100 次/分

E. 突眼症

10-89 病人,24 岁,女性。在全麻下行甲状腺大部切除术。术后判断甲亢疗效的主要指标是

A. 体重变化

B. 情绪变化

C. 食欲变化

D. 甲状腺大小变化

E. 脉率及脉压变化

10-90 病人,男性,48 岁。诊断为甲状腺癌。下列甲状腺癌的描述中不正确的是

A. 滤泡状腺癌发展较迅速,属于中等恶性

B. 乳头状腺癌是最常见的甲状腺癌

C. 髓样癌能分泌降钙素

D. 未分化癌属于高度恶性,多见于中年人

E. 晚期甲状腺癌可压迫颈交感神经,产生 Horner 综合征

A3 型单项选择题(10-91~10-100)

(10-91~10-93 共用题干)

病人,男性,30 岁。甲状腺大部切除术后 8 小时,出现进行性呼吸困难,烦躁不安,发绀。检查发现颈部增粗,切口有血液渗出。考虑病人发生了呼吸困难并发症。

10-91 该病人发生呼吸困难并发症的原因是

A. 痰液阻塞

B. 喉头水肿

C. 气管塌陷

D. 切口内血肿压迫

E. 双侧喉返神经损伤

10-92 该并发症多发生在术后

A. 48 小时内　　B. 72 小时内

C. 96 小时内　　D. 1 周内

E. 2 周内

10-93* 对该并发症首选的处理措施是

A. 气管插管　　B. 吸氧

C. 压迫止血　　D. 气管切开

E. 拆除切口缝线,敞开伤口,去除血块

(10-94~10-97 共用题干)

病人,男性,36 岁。入院确诊为原发性甲亢。清晨病人起床前,护士测得 P 108 次/分,BP 140/88 mmHg,拟在服用复方碘化钾溶液做术前准备后择期行甲状腺大部切除术。

10-94 按简便公式计算,该病人的 BMR 为

    A. 49%　　　　B. 139%

    C. 59%　　　　D. 170%

    E. 109%

10-95 术前服用碘剂的作用是

    A. 抑制甲状腺合成

    B. 对抗 TH 作用

    C. 促进 TH 合成

    D. 抑制 TH 释放

    E. 减少促甲状腺激素(TSH)分泌

10-96 经药物准备后,下列哪项尚未达到手术指标

    A. BMR <+20%

    B. P > 100 次/分

    C. 体重增加

    D. 情绪稳定,睡眠好转

    E. 甲状腺腺体缩小变硬

10-97* 不要给不准备手术的甲亢病人服用碘剂,主要因为

    A. 一旦停服,甲亢症状重现,甚至引起甲状腺危象

    B. 碘剂对减轻甲亢症状的疗效不显著

    C. 碘剂不能降低甲亢病人的基础代谢率

    D. 碘剂效果不如普萘洛尔

    E. 病人不能耐受碘剂治疗

(10-98～10-100 共用题干)

病人,女性,35 岁。甲状腺肿大、突眼、心慌、失眠,P 100 次/分,BP 140/90 mmHg。

10-98 病人的甲状腺功能属于

    A. 轻度甲亢　　B. 中度甲亢

    C. 重度甲亢　　D. 正常范围

    E. 功能低下

10-99 术前服用碘剂的目的是

    A. 减少甲状腺流血,使其变小变硬

    B. 促进 TH 分泌

    C. 抑制 TH 合成

    D. 增加甲状腺球蛋白分解

    E. 防止缺碘

10-100* 为防止术中损伤甲状旁腺,应熟悉甲状旁腺的位置,通常在

    A. 甲状腺峡部背侧

    B. 甲状腺两叶背侧

    C. 甲状腺两叶腹侧

    D. 甲状腺上端

    E. 甲状腺下端

A4 型单项选择题(10-101～10-110)

(10-101～10-107 共用题干)

病人,女性,30 岁。近期出现食欲亢进,每餐进食 200～250 g,餐后不久又感饥饿,伴体重下降、睡眠差、情绪易激动等。体格检查:P 100 次/分,T 37.5℃;颈部增粗,双侧甲状腺弥漫性肿大,质软、无结节、无压痛。BMR +46%,甲状腺摄碘率 2 小时为 40%。诊断为甲亢。

10-101* 诊断甲亢,下列哪项最有意义

    A. 眼球突出

    B. BMR 增高

    C. 心率增快

    D. 甲状腺肿大程度

    E. 血清 T_3 值增高

10-102* 鉴别原发性甲亢与继发性甲亢,下列哪项最有意义

    A. 脉搏增快程度

    B. BMR 增高程度

    C. 甲状腺肿大与甲亢症状之间的先后关系

    D. T_3、T_4 增高程度

    E. 甲状腺 ^{131}I 摄取率增高与甲亢症状之间的先后关系

10-103 对该病人的治疗,哪项较适宜

    A. ^{131}I 治疗

    B. 甲状腺大部切除术

    C. 甲状腺全切除

    D. 复方碘化钾溶液治疗

    E. 抗甲状腺药物治疗

10-104 若该病人需行手术治疗,下列哪项术

前用药是必不可少的

  A. 地西泮

  B. 普萘洛尔

  C. 碘剂

  D. 甲硫氧嘧啶

  E. 卡马西平

10-105* 若病人已行甲状腺大部切除,术后24小时内观察最重要的项目是

  A. 脉搏   B. 呼吸

  C. 心率   D. 体温

  E. 血压

10-106 病人手术后,最重要的急救准备是

  A. 床旁放置复方碘化钾溶液

  B. 床旁常规放置普萘洛尔

  C. 床旁常规放置气管切开包

  D. 床旁常规放置氢化可的松

  E. 床旁常规放置剪刀

10-107 若该病人行甲状腺大部切除术,术后宜采取的体位为

  A. 高半坐卧位

  B. 侧卧位

  C. 平卧位

  D. 俯卧位

  E. 头高足低位

(10-108~10-110 共用题干)

  病人,女性,38岁。诊断为巨大结节性甲状腺肿,在颈丛麻醉下行甲状腺次全切除术,术后第2天突然发生手足持续性痉挛。

10-108* 此时首要处理原则为

  A. 气管切开

  B. 立即静脉注射10%葡萄糖酸钙溶液20 ml

  C. 立即喉镜检查

  D. 检查引流管通畅与否

  E. 拆除颈部伤口缝线,检查有无积血

10-109 进一步的检查是

  A. 查血清 T_3 和 T_4

  B. 查肝功能

  C. 查血糖

  D. 查血气分析

  E. 查血清钙、磷浓度

10-110 发生手足持续性痉挛的可能原因为

  A. 喉头水肿

  B. 双侧喉返神经损伤

  C. 气管塌陷

  D. 甲状旁腺被误切或误伤

  E. 切口内出血压迫气管

✿ 名词解释题(10-111~10-114)

10-111 甲亢

10-112 基础代谢率(BMR)

10-113 甲状腺危象

10-114 Horner综合征

✿ 简述问答题(10-115~10-125)

10-115 甲亢手术的适应证有哪些?

10-116 甲亢手术的禁忌证有哪些?

10-117 甲亢分为哪些类型,各自特点如何?

10-118 基础代谢率测定的意义是什么?

10-119 甲亢病人术前用药有哪些,目的是什么?

10-120 甲亢术前准备,须达到哪些指标后方可进行手术?

10-121 甲亢病人行甲状腺大部切除术后,可能发生的并发症有哪些?

10-122 甲状腺次全切术后病人出现呼吸困难的原因有哪些?应如何处理?

10-123 甲状腺手术损伤喉返神经及喉上神经的表现有哪些?

10-124 甲状腺危象的表现有哪些?应当如何处理?

10-125 如何对甲状腺术后的病人进行饮食指导?

❋ 综合应用题(10-126～10-128)

10-126 病人,女性,43 岁。以"消瘦、腹泻 7 天"为主诉到医院就诊。病人神情紧张,诉平日性情易激动、失眠、多汗,多食但消瘦。体格检查:甲状腺弥漫性肿大,质地中等,表面不平,有突眼。清晨空腹测 P 100 次/分,BP 115/65 mmHg。血清 T3 增高。入院拟行手术治疗。

请解答:

(1) 最可能的医疗诊断是什么?

(2) 列出主要的护理诊断。

(3) 术后有哪些并发症?有什么表现?

10-127 病人,女性,31 岁。2 个月前无诱因出现心悸、失眠、怕热多汗、急躁易怒,伴有体重下降。体格检查:甲状腺呈弥漫性、对称性肿大,随吞咽可上下移动,有震颤及杂音。查甲状

腺功能,发现 T3、T4 明显升高,TSH 降低。

请解答:

(1) 该病人最可能的医疗诊断是什么?

(2) 该病人目前主要的护理诊断是什么?

(3) 如何对该病人进行饮食指导?

10-128 病人,女性,26 岁。中度甲亢。已经用丙硫氧嘧啶、卢戈液做好术前准备,目前情绪稳定,汗少,体重增加 3 kg,P 97 次/分,BP 126/80 mmHg,BMR+32%,甲状腺缩小变硬,于局部浸润麻醉加颈丛神经阻滞麻醉下行甲状腺大部切除术,手术顺利。术后 20 小时,T 40.5℃,P 132 次/分,烦躁、大汗、呕吐、水样泻。

请解答:

(1) 该病人目前可能发生了什么并发症?

(2) 请问发生该并发症的诱因有哪些?

(3) 请问如确诊为甲状腺危象,应如何护理?

答案与解析

选择题

A1 型单项选择题

10-1	E	10-2	A	10-3	E	10-4	A
10-5	C	10-6	A	10-7	C	10-8	A
10-9	A	10-10	C	10-11	D	10-12	B
10-13	B	10-14	A	10-15	A	10-16	C
10-17		10-18	E	10-19	C	10-20	D
10-21	C	10-22	E	10-23		10-24	B
10-25	C	10-26	D	10-27		10-28	
10-29	C	10-30		10-31	D	10-32	E
10-33	A	10-34	B	10-35	D		

A2 型单项选择题

10-36	A	10-37	B	10-38	B	10-39	A
10-40	B	10-41	E	10-42	E	10-43	B
10-44	C	10-45	D	10-46	C	10-47	B
10-48	B	10-49	B	10-50	E	10-51	D

10-52	B	10-53	B	10-54	D	10-55	B
10-56	D	10-57	B	10-58	E	10-59	B
10-60	A	10-61	A	10-62	D	10-63	C
10-64	B	10-65	E	10-66	E	10-67	D
10-68		10-69	C	10-70	D	10-71	E
10-72	C	10-73	C	10-74	C	10-75	A
10-76		10-77		10-78	E	10-79	C
10-80		10-81	C	10-82	E	10-83	
10-84		10-85	D	10-86	A	10-87	B
10-88	E	10-89	E	10-90	D		

A3 型题

10-91	D	10-92	A	10-93	E	10-94	A
10-95	D	10-96	B	10-97	A	10-98	B
10-99	A	10-100	B				

A4 型题

10-101	E	10-102	C	10-103	B	10-104	C

10-105　B　10-106　C　10-107　A　10-108　B
10-109　E　10-110　D

部分选择题解析

10-1 解析: 考点为甲状腺功能亢进症(简称甲亢)的实验室检查。血清 TSH 浓度的变化是反映甲状腺功能最敏感的指标,甲亢时 TSH 通常 <0.1 mU/L(正常值为 2~10 mU/L)。

10-5 解析: 考点为甲亢的实验室检查。正常甲状腺 24 小时内摄取的 ^{131}I 量为人体总量的 30%~40%。如果在 2 小时内甲状腺摄取 ^{131}I 量超过人体总量的 25%,或在 24 小时内超过人体总量的 50%,且吸收 ^{131}I 高峰提前出现,均可诊断甲亢。

10-11 解析: 考点为甲亢的术前药物准备。药物准备是术前准备的重要环节,最常用的是抗甲状腺药物加碘剂。可先用硫脲类药物(如丙硫氧嘧啶、甲硫氧嘧啶),待甲亢症状得到基本控制后,改服碘剂 2 周,再进行手术。服用硫脲类药物后必须加用碘剂 2 周,待甲状腺缩小变硬、血管数量减少后手术。甲亢术前禁用阿托品,以防止病人出现心动过速。一般心率过快者可口服普萘洛尔,但是普萘洛尔可导致支气管平滑肌痉挛,妨碍肺泡通气,可造成气喘甚至窒息,故有支气管哮喘、喘息性支气管炎病史者不要应用普萘洛尔,老年病人也应慎用。

10-14 解析: 考点为甲状腺癌的临床表现。当肿瘤压迫交感神经,可引起 Horner 综合征。表现为受压侧瞳孔缩小,上眼睑下垂及眼裂狭小,眼球内陷,患侧额部无汗。

10-20 解析: 考点为甲亢的临床表现。症状主要有:易激动、烦躁失眠、心悸、乏力、怕热、多汗、消瘦、食欲亢进、大便次数增多或腹泻、女性月经稀少。体征主要有:程度不等的甲状腺肿大,为弥漫性、质地中等、无压痛。甲状腺上、下极可以触及震颤,闻及血管杂音。少数病人可见胫前黏液性水肿。

10-31 解析: 考点为甲亢的临床表现。由于 T_3、T_4 分泌过多促进营养物质代谢,三大营养物质的代谢均加速,可出现负氮平衡,体重下降;新陈代谢旺盛,使机体产热过多,可出现怕热、多汗等症状;心血管系统方面,心率加快、心脏扩大、心律失常、房颤等,明显加重心脏负担;中枢神经系统方面,自主神经兴奋,情绪激动、烦躁失眠;消化系统方面,表现为食欲亢进、大便次数增多,消化功能增强。

10-33 解析: 甲亢与单纯性甲状腺肿的鉴别诊断。正常人服用外源性 T_3 后,血中 T_3 浓度升高,通过负反馈可抑制垂体前叶 TSH 分泌,而使甲状腺摄 ^{131}I 率明显降低;甲亢病人,由于血中存在长效甲状腺刺激物,能刺激甲状腺引起摄 ^{131}I 率增高,且不受 T_3 抑制;而单纯性甲状腺肿者受抑制。

10-36 解析: 考点为甲状腺大部切除术后并发症。甲状腺大部切除术后 48 小时内最常见的并发症为呼吸困难与窒息。导致呼吸困难与窒息的常见原因:①出血及血肿压迫气管;②喉头水肿;③气管塌陷;④双侧喉返神经损伤。

10-37 解析: 考点为基础代谢率(BMR)的测定。可根据脉压和脉率计算,测定 BMR 要在完全安静、空腹时进行。计算公式为:BMR(%)=(脉率+脉压)−111。正常值为 ±10%;增高至 +20%~+30% 为轻度甲亢;+30%~+60% 为中度甲亢;+60% 以上为重度甲亢。该病人 BMR(%)=80+(110−70)−111=9%,在正常范围内。

10-38 解析: 考点为术后并发症的护理。病人术后 4 小时呼吸困难最常见的原因为术后出血,血肿压迫。此时处理原则即为立即拆线,清除血肿并止血,从而减轻气管受压。

10-39 解析: 考点为术后并发症。甲状腺大部切除术后并发症:①呼吸困难或窒息。②喉返神经损伤,单侧喉返神经损伤表现为声音嘶哑,双侧喉返神经损伤可表现为失声或严重的呼吸困难,甚至窒息。③喉上神经损伤,内支损伤表现为饮水呛咳,外支损伤表现为音调降低。④甲状旁腺功能减退,术后 1~3 天出现症状,起初为面部、唇部或手足部的针刺样麻木感,严重出现面肌或手、足持续性痉挛。当发生手足抽搐后,应限制肉类、乳品和蛋类等食品(因含磷较高,影响钙的吸收),抽搐发作时,应立即静脉注射10%葡萄糖酸钙或氯化钙溶液10～20ml。⑤甲状腺危象,多发生于术后12～36小时,病人主要表现为:高热(>39℃)、脉快(>120次/分),同时合并神经、循环及消化系统严重功能紊乱,如烦躁、谵妄、大汗、呕吐、水样泻等。

10-42 解析:考点为甲亢手术治疗的适应证。甲亢手术治疗的适应证:①继发性甲亢或高功能腺瘤;②中度以上的原发性甲亢;③腺体较大,伴有压迫症状,或胸骨后甲状腺肿等类型甲亢;④抗甲状腺药物或^{131}I治疗后复发者或坚持长期用药困难者;⑤妊娠早、中期的甲亢凡具有上述指征者,应考虑手术治疗,并可以不终止妊娠。

10-44 解析:考点为甲状腺大部切除术后的护理。①体位:麻醉清醒后可采取高半坐卧位;②术后保持引流管通畅,防止积血和积液;③观察生命体征,尤其是术后呼吸状况,防止呼吸困难或窒息;④保持呼吸道通畅,防止肺部感染及肺不张;⑤术后1～2天,温凉流质饮食,防止出血;⑥指导康复锻炼,促进伤口愈合;⑦术后要继续服用复方碘化钾溶液,每天3次,每次16滴,逐日每次减少1滴,至每次3滴时止。术前用普萘洛尔做准备者,术后继续服用4～7天。

10-46 解析:考点为甲状腺大部切除术后的康复锻炼。加强患侧肩关节和颈部功能锻炼,保持患侧上肢高于健侧,预防肩下垂。

10-50 解析:考点为甲状腺肿块的临床表现。若甲状腺肿块质硬、固定,颈淋巴结肿大,或伴有压迫症状,或存在多年的甲状腺肿块在短期内迅速增大者,均应怀疑为甲状腺癌。甲状腺瘤多为单发、稍硬、表面光滑、无压痛、随吞咽上下移动,大部分病人无任何症状,生长缓慢。甲状腺炎多数表现为甲状腺突然肿胀、发硬,吞咽困难及疼痛,并向患侧耳颞处放射。甲亢临床

表现为甲状腺弥漫性、对称性肿大,性情急躁,容易激动,失眠,双手震颤,怕热多汗,皮肤潮湿,食欲亢进但消瘦,心悸,脉快有力,脉压增大和内分泌紊乱等。结节性甲状腺肿囊性变与周围边界清楚,质地较硬,一般无压痛,核素扫描示"冷结节"。

10-51 解析:考点为甲状腺大部切除术前药物准备。碘剂的作用在于抑制蛋白水解酶,减少甲状腺球蛋白的分解,从而抑制甲状腺素释放,碘剂还能减少甲状腺的血流量,使甲状腺缩小变硬,更利于手术。常用的碘剂是复方碘化钾溶液,每天3次,从3滴开始,以后逐日每次增加1滴,至每次16滴为止,然后维持此剂量,以2周为宜。但由于碘剂只抑制甲状腺素释放,而不抑制其合成,因此一旦停用碘剂后,贮存于甲状腺滤泡内的甲状腺球蛋白大量分解,甲亢症状可重新出现,甚至比原来更严重。因此,凡不准备施行手术者,不服用碘剂。

10-53 解析:考点为甲状腺癌的病理分型。甲状腺癌的病理分型为:①乳头状癌,占成年人的60%和儿童甲状腺癌的全部,多见于30～45岁女性,分化好,恶性程度较低。②滤泡状腺癌,占20%,多见于50岁左右中年人,肿瘤生长较快属中度恶性,可经血运转移到肺、肝、骨及中枢神经系统。③未分化癌,占10%～15%,多见于70岁左右老年人,发展迅速,高度恶性,且约50%早期便有颈淋巴结转移。④髓样癌,占7%,恶性程度中等,可分泌降钙素、前列腺素等,较少见,预后较未分化癌好。

10-56 解析:考点为甲状腺危象的发病机制。甲状腺危象是甲状腺素过量释放引起的爆发性肾上腺素能兴奋现象,常与术前准备不够、甲亢症状未能很好控制及手术应激有关。

10-57 解析:考点为甲状腺危象的临床表现。甲状腺危象多发生于术后12～36小时,病人主要表现为高热(>39℃)、脉快(>120次/分),同时合并神经、循环及消化系统严重功能紊乱,如烦躁、谵妄、大汗、呕吐、水样泻等。若不及时处理,可迅速发展至昏迷、虚脱、休克甚至死亡,

病死率为 20%～30%。

10-59 解析:考点为甲亢的术前检查。①颈部摄片,了解有无气管受压或移位;②心电图检查;③喉镜检查,确定声带功能;④测定基础代谢率,了解甲亢程度;⑤测定血磷和血钙,了解甲状旁腺功能。

10-64 解析:考点为突眼症病人的护理。高枕仰卧位,限制钠盐及应用利尿剂,可减轻眼部水肿。注意保护眼睛,可戴有色眼镜。睡眠时眼睛不能闭合者可使用盐水纱布或眼罩保护角膜。吸烟者应戒烟。

10-65 解析:考点为甲亢的治疗原则。抗甲状腺药物(ATD)治疗是甲亢的基础治疗,主要作用是抑制甲状腺合成甲状腺激素。适用于:①轻、中度病情;②甲状腺轻、中度肿大者;③孕妇、高龄或由于其他严重疾病不适宜手术者;④手术前和^{131}I 治疗前的准备;⑤手术后复发且不适宜^{131}I 治疗者。

10-66 解析:考点为甲亢的病因。Graves 病是器官特异性自身免疫性疾病之一,具有显著的遗传倾向,环境因素参与 Graves 病的发病,如细菌感染、性激素、应激等。

10-68 解析:考点为甲状腺大部切除术的术前药物准备。常用的碘剂是复方碘化钾溶液,每天 3 次,从 3 滴开始,以后逐日每次增加 1 滴,至每次 16 滴为止,然后维持此剂量,以 2 周为宜。

10-69 解析:考点为甲状腺大部切除术的术后护理。术后病人要继续服用复方碘化钾溶液,每天 3 次,每次 16 滴,逐日每次减少 1 滴,至每次 3 滴时止。不能突然停用,以免体内甲状腺激素释放增多,诱发甲状腺危象。

10-73 解析:考点为甲状腺大部切除术的术前准备。甲状腺大部切除术前应将甲亢症状控制在正常范围以内,主要表现为:情绪稳定、睡眠好转、体重增加,脉率<90 次/分,脉压正常,BMR<+20%。

10-75 解析:考点为甲亢的临床表现。甲亢病人表现为高代谢综合征,由于 T_3、T_4 分泌过多

促进营养物质代谢,病人产热与散热明显增多,以致出现怕热、多汗,皮肤温暖湿润,低热等。蛋白质分解增强致负氮平衡,体重下降。

10-76 解析:考点为甲状腺危象的诱因。甲状腺危象常见的诱因有感染、手术、创伤、精神刺激等。

10-78 解析:考点为甲亢的术后护理。准备麻醉床,气管切开包于床旁,一旦病人出现呼吸困难和窒息,立即进行气管切开。

10-80 解析:考点为甲亢的饮食护理。给予高蛋白、高热量、高维生素、易消化饮食,保证足够水分,每天入水量为 2 000～3 000 ml。禁用兴奋中枢神经的食物,如浓茶、咖啡等。戒烟酒。

10-84 解析:考点为甲亢的临床表现。甲亢的临床表现包括甲状腺肿大、性情急躁、容易激动、失眠、双手震颤、怕热、多汗、皮肤潮湿、食欲亢进但消瘦、体重减轻、心悸、脉快有力(脉率常在 100 次/分以上,休息及睡眠时仍快)、脉压增大(主要由于收缩压升高)、内分泌紊乱(如月经失调),以及无力、易疲劳、肢体近端肌萎缩等。其中脉率增快及脉压增大尤为重要,常作为判断病情程度和治疗效果的重要指标。

10-93 解析:考点为术后并发症的护理。术后出现呼吸困难,如有颈部肿胀,切口渗出鲜血,多为切口内出血所引起,必须立即行床旁抢救,及时剪开缝线,敞开切口,迅速出去血肿。如病人呼吸仍无改善,则应立即实行气管插管。因此,术后应常规在病人床旁放置无菌的气管插管和手套,以备急用。

10-97 解析:考点为碘剂的使用原则。甲亢病人服用复方碘化钾溶液,降低甲状腺激素释放,使甲状腺腺体血流减少,缩小变硬,有利于手术,但是碘剂不能抑制甲状腺素的合成,一旦停止服用,体内甲状腺激素会迅速增加,可能加重甲亢症状,甚至引起甲状腺危象。

10-100 解析:考点为甲状旁腺的解剖特点。甲状旁腺紧密附于甲状腺左、右侧叶背面,数目不定,一般为 4 枚,每侧上下各 1 个,呈卵圆形或扁平形。

10-101 解析: 考点为甲亢的诊断标准。甲亢的诊断主要依靠临床表现结合辅助检查。常用的检查方式:①BMR 测定;②甲状腺摄 ^{131}I 率的测定;③血清中 T_3 和 T_4 含量的测定,T_3 测定对甲亢的诊断具有较高的敏感性。

10-102 解析: 考点为甲亢的分类。甲亢分为 3 类:原发性甲亢、继发性甲亢和高功能腺瘤。①原发性甲亢最常见,是指在甲状腺肿大的同时,出现功能亢进症状,病人年龄多在 20~40 岁之间,表现为腺体弥漫性、对称性肿大,常伴有眼球突出,又称突眼性甲状腺肿。②继发性甲亢较少见,病人先有结节性甲状腺肿多年,以后才出现功能亢进症状,多见于 40 岁以上人群,腺体呈结节状肿大,两侧多不对称,无突眼,容易发生心肌损害。③高功能腺瘤少见,甲状腺内有单或多个自主性高功能结节,无突眼,结节周围的甲状腺组织呈萎缩改变。

10-105 解析: 考点为甲亢术后并发症。甲状腺大部切除术后 48 小时内最常见的并发症为呼吸困难与窒息,故 24 小时内应密切观察病人的呼吸状况。

10-108 解析: 考点为甲亢术后并发症。术后手足抽搐的主要原因为误伤甲状旁腺后出现的血钙降低。测定血磷和血钙,了解甲状旁腺功能。当发生手足抽搐后,应限制肉类、乳品和蛋类等食品(因含磷较高,影响钙的吸收),抽搐发作时,应立即静脉注射 10%葡萄糖酸钙或氯化钙溶液 10~20 ml。

名词解释题

10-111 甲状腺功能亢进症(简称甲亢)指由多种原因造成循环中的甲状腺异常增多,引起以神经、循环、消化等系统兴奋性增高和代谢亢进为主要表现的一组临床综合征。

10-112 基础代谢率(BMR)是指人体在清晨、空腹、安静和无外界环境影响下的能量消耗率。常用来了解甲状腺的功能状态,正常值为 ±10%之间。

10-113 甲状腺危象是甲亢术后的严重并发症,是因甲状腺素过量释放引起的暴发性肾上腺素能兴奋现象。多发生在术后 12~36 小时,表现为高热(>39℃)、脉快(>120 次/分),同时合并神经、循环及消化功能严重紊乱,如烦躁、谵妄、大汗、呕吐、水样泻等。

10-114 Horner 综合征是指当颈部肿瘤压迫交感神经,引起受压侧瞳孔缩小,上眼睑下垂及眼裂狭小,眼球内陷,患侧头面部无汗的病症。

简述问答题

10-115 甲亢手术的适应证:①继发性甲亢或高功能腺瘤;②中度以上的原发性甲亢;③腺体较大,伴有压迫症状,或胸骨后甲状腺肿等类型甲亢;④抗甲状腺药物或 ^{131}I 治疗后复发者或坚持长期用药困难者;⑤妊娠早、中期的甲亢凡具有上述指征者,应考虑手术治疗,并可以不终止妊娠。

10-116 甲亢手术的禁忌证:①轻、中度病情;②甲状腺轻、中度肿大;③孕妇、高龄或由于其他严重疾病不适宜手术者;④手术前和 ^{131}I 治疗前的准备;⑤手术后复发且不适宜 ^{131}I 治疗者。

10-117 见 10-102 解析。

10-118 基础代谢率(BMR)的测定可根据脉压和脉率计算,测定 BMR 要在完全安静、空腹时进行。计算公式为:BMR%=(脉率+脉压)-111。正常值为 ±10%;增高至 +20%~+30% 为轻度甲亢;+30%~+60% 为中度甲亢;+60%以上为重度甲亢。

10-119 药物准备是甲亢术前准备的重要环节,主要包括 3 类药物:①抗甲状腺药物,如硫脲类(丙硫氧嘧啶、甲硫氧嘧啶)和咪唑类(甲巯咪唑、卡比马唑)等,可抑制甲状腺素的合成。②碘剂,可单用碘剂,适合于症状不重,以及继发性甲亢和高功能腺瘤病人;也可先用硫脲类药物,待甲亢症状得到基本控制后,即改服碘剂 2 周,再进行手术。碘剂的作用在于抑制甲状腺素的释放,减少甲状腺的血流量,使腺体缩小变硬,有利于手术。常用的碘剂是复方碘化钾溶液,每天 3 次,从 3 滴开始,以后逐日每次增加 1 滴,至每次 16 滴为止,然后维持此剂量,以 2 周为宜。由于碘剂对牙齿有腐蚀及对黏膜有刺激,通常将碘剂滴在水、果汁、牛奶、饼干或馒头上食用,也可将所需碘剂滴入空心胶囊,扣紧胶囊,用温开水送服。③β受体拮抗剂,可以阻断甲状腺素对心脏的兴奋作用,阻断外周组织 T_4 向 T_3 的转化。常用的药物为普萘洛尔,每次 10~40 mg,每天 3~4 次。

10-120 甲状腺大部切除术前应将甲亢症状控制在正常范围以内,主要表现为:情绪稳定、睡眠好转、体重增加,脉率<90 次/分,脉压正常,BMR<+20%。

10-121 甲状腺大部切除术后并发症:①呼吸困难或窒息;②喉返神经损伤;③喉上神经损伤;④甲状旁腺功能减退;⑤甲状腺危象。

10-122 甲状腺大部切除术后 48 小时内最常见的并发症为呼吸困难与窒息。导致呼吸困难与窒息的常见原因:①出血及血肿压迫器官;②喉头水肿;③气管塌陷;④双侧喉返神经损伤。一旦出现呼吸困难,如有颈部肿胀,切口渗出鲜血,多为切口内出血所引起。必须立即行床旁抢救,及时剪开缝线,敞开切口,迅速除去血肿。如病人呼吸仍无改善,则应立即实行气管插管。

10-123 甲状腺大部切除术后喉返神经损伤表现:①单侧喉返神经损伤表现为声音嘶哑;②双侧喉返神经损伤可表现为失声或严重的呼吸困难甚至窒息。

甲状腺大部切除术后喉上神经损伤表现:①喉上神经内支损伤表现为饮水呛咳;②外支损伤表现为音调降低。

10-124 甲状腺危象多发生于术后 12~36 小时,病人主要表现为高热(>39℃)、脉快(>120 次/分),同时合并神经、循环及消化系统严重功能紊乱,如烦躁、谵妄、大汗、呕吐、水样泻等。甲状腺危象的治疗包括:①应用镇静剂、降温、吸氧;②静脉输入大量葡萄糖溶液补充能量,维持水、电解质和酸碱平衡;③口服或静脉滴

注碘剂,以减少血液中甲状腺素的水平;④应用肾上腺素能阻滞剂,阻断甲状腺素对心脏的刺激作用;⑤应用糖皮质激素,以拮抗过多甲状腺素的反应。

10-125 一般手术日或术后 6 小时可给予温凉流质,术后第 1 天可给予流质或半流质,逐步过渡到正常饮食。若病人进食时(尤其是饮水时)发生呛咳,可协助坐起进食或给予半流质饮食。

综合应用题

10-126 (1) 最可能的医疗诊断是中度甲亢。

(2) 主要的护理诊断如下。①营养失调:低于机体需要量;②有体液不足的危险:与腹泻有关;③焦虑与失眠:与精神紧张有关;④睡眠形态紊乱:与甲状腺素增高引起失眠有关;⑤自我形象紊乱,与甲状腺素增多引起突眼有关;⑥潜在并发症:甲状腺危象。

(3) 甲状腺大部切除术后的并发症:①呼吸困难或窒息,以呼吸困难为主要表现,轻者不易发现,中度者往往坐立不安、烦躁,重者可出现端坐呼吸、吸气性三凹征,甚至口唇、指端发绀和窒息。②喉返神经损伤,单侧喉返神经损伤表现为声音嘶哑,双侧喉返神经损伤可表现为失声或严重的呼吸困难甚至窒息。③喉上神经损伤,喉上神经内支损伤表现为饮水呛咳,外支损伤表现为音调降低。④甲状旁腺功能减退,术后 1~3 天出现症状,起初为面部、唇部或手足部的针刺样麻木感,严重者出现面肌或手足持续性痉挛。⑤甲状腺危象,多发生于术后 12~36 小时,病人主要表现为高热(>39℃)、脉快(>120 次/分),同时合并神经、循环及消化系统严重功能紊乱,如烦躁、谵妄、大汗、呕吐、水样泻等。

10-127 (1) 最可能的医疗诊断是甲亢。

(2) 该病人目前主要的护理诊断如下。①营养失调:低于机体需要量;②活动无耐力:与蛋白质分解增加有关;③个人应对无效:与疾病导致性格及情绪改变有关;④睡眠形态紊乱:与甲状腺素增高引起失眠有关;⑤知识缺

乏:缺乏甲亢相关疾病的知识。

（3）饮食指导：①应给予高蛋白、高热量、高维生素、易消化饮食，以补充机体代谢亢进的消耗。每天可给予的热量较正常增加50%～70%。增加优质蛋白，如奶类、蛋类等摄入。②嘱病人多饮水，每天可以饮用2 000～3 000 ml以补充水分，但禁用浓茶、咖啡等兴奋性饮料。③为避免加重病情，还应注意忌食含碘高的食物，如海带、紫菜、海鱼等。

10-128（1）可能发生的并发症是甲状腺危象。

（2）甲状腺危象的诱因主要有感染、外科手术、放射性碘治疗、严重的躯体和精神创伤、骤停碘剂、不适当的按压甲状腺等。该病人发生甲状腺危象的原因与术前准备不充分，甲亢症状未能很好控制及手术应激有关。

（3）如确诊为甲状腺危象，护理如下：①严密观察病人神志、生命体征及病情变化并做好记录；②积极给予降温措施，以物理降温为主，如冰袋、乙醇擦浴等；③给予持续低流量吸氧，适量给予镇静剂；④静脉输入大量葡萄糖溶液补充能量，记录出入液量，维持水、电解质和酸碱平衡；⑤应用抗甲状腺药物及碘剂，以减少血液中甲状腺素的水平；⑥应用肾上腺素能阻滞剂，阻断甲状腺素对心脏的刺激作用；⑦应用糖皮质激素，以拮抗过多甲状腺素的反应。

（蔡晶晶）

第十一章

胸部疾病病人的护理

选择题(11-1~11-263)

A1 型单项选择题(11-1~11-96)

11-1 纵隔摆动常见于
  A. 闭合性气胸　　　B. 开放性气胸
  C. 张力性气胸　　　D. 损伤性气胸
  E. 急性脓胸

11-2 关于单根肋骨骨折,可选用以下哪种处理方法
  A. 厚敷料加压包扎
  B. 宽胶布固定
  C. 胸腔闭式引流
  D. 穿刺排气减压
  E. 肋骨牵引

11-3 闭合性多根多处肋骨骨折导致呼吸困难的主要原因是
  A. 剧痛不敢呼吸
  B. 反常呼吸运动
  C. 肺不张
  D. 纵隔摆动
  E. 继发肺部感染

11-4 以下选项中,肋骨骨折的特殊体征是
  A. 局部疼痛难忍
  B. 按压时有骨擦感
  C. 局部压痛明显
  D. 局部有淤斑和血肿
  E. 呼吸、咳嗽疼痛加重

11-5 多根多处肋骨骨折,胸壁包扎固定的作用不包括
  A. 止痛
  B. 有利于咳嗽
  C. 消除反常呼吸
  D. 消除纵隔摆动
  E. 有利于病人活动

11-6 以下损伤中,可引起反常呼吸运动的是
  A. 损伤性血胸
  B. 闭合性气胸
  C. 张力性气胸
  D. 单根肋骨单处骨折
  E. 多根多处肋骨骨折

11-7 多根多处肋骨骨折发生胸壁软化后急救方法是
  A. 止痛
  B. 吸氧
  C. 加压包扎固定胸壁
  D. 胸膜腔闭式引流
  E. 肋骨牵引固定

11-8 纵隔扑动是指
  A. 吸气时纵隔摆向患侧,呼气时移向健侧
  B. 吸气时纵隔摆向健侧,呼气时移向患侧
  C. 吸气时纵隔不动,呼气时移向健侧
  D. 吸气时纵隔不动,吸气时移向健侧
  E. 呼气时纵隔不动,吸气时移向患侧

11-9 纵隔偏向患侧常见于
  A. 开放性气胸　　　B. 中等量血胸
  C. 张力性气胸　　　D. 急性脓胸
  E. 慢性脓胸

11-10 肋骨骨折常见于
A. 第1～3肋　　B. 第4～7肋
C. 第8～9肋　　D. 第10～11肋
E. 第12肋

11-11 单纯性肋骨骨折用宽胶布固定胸廓时,应嘱病人配合的是
A. 浅呼气末屏住气
B. 深呼气末屏住气
C. 浅吸气末屏住气
D. 深吸气末屏住气
E. 正常呼吸

11-12 下列多根多处肋骨骨折的病理生理变化不正确的是
A. 反常呼吸
B. 胸膜腔负压消失
C. 缺氧及二氧化碳潴留
D. 纵隔摆动
E. 回心血量下降

11-13 胸部外伤后出现反常呼吸的表现是
A. 呼气时外突,吸气时正常突
B. 吸气和呼气时均外突
C. 吸气时外突,呼气时内陷
D. 吸气时内陷,呼气时外突
E. 吸气和呼气时均内陷

11-14 闭合性气胸病人如不必处理,X线片应证实肺压缩程度小于
A. 30%　　　　B. 40%
C. 45%　　　　D. 50%
E. 60%

11-15 胸部损伤后下列哪项措施不利于预防肺部并发症
A. 保持呼吸道通畅
B. 鼓励深呼吸
C. 协助翻身、拍背以利咳嗽、咳痰
D. 应用抗生素
E. 及时应用吗啡止痛

11-16 胸部损伤后,胸膜腔内积血不凝固的原因是
A. 肺、心、膈肌运动的去纤维蛋白作用
B. 胸膜腔内渗出液稀释
C. 凝血酶原减少
D. 多种凝血因子缺乏
E. 贫血

11-17 应优先处理的胸部损伤是
A. 单纯肋骨骨折　B. 闭合性气胸
C. 胸壁开放性损伤 D. 中等量血胸
E. 张力性气胸

11-18 开放性气胸正确的概念是
A. 胸壁有开放性伤口
B. 胸膜腔有开放性伤口,外界空气可自由进出
C. 胸膜腔负压消失
D. 肋骨骨折合并气胸
E. 肋骨骨折合并血胸

11-19 开放性气胸最严重的病理变化是
A. 肺萎缩,丧失呼吸功能
B. 纵隔向健侧移位
C. 纵隔扑动
D. 通气/血流比值下降
E. 胸膜腔负压消失

11-20* 下列哪项是开放性气胸主要病理生理变化
A. 反常呼吸运动
B. 纵隔摆动
C. 血氧分压(PaO_2)下降
D. 呼吸无效腔增加
E. 进行性伤侧肺压缩

11-21* 开放性气胸急救的首要措施是
A. 立即清创
B. 应用抗生素
B. 吸氧
D. 封闭胸壁伤口
E. 镇静、止痛

11-22 导致开放性气胸产生纵隔摆动的主要原因是
A. 伤侧肺萎缩
B. 健侧肺膨胀不全

C. 纵隔向健侧移位

D. 纵隔向患侧移位

E. 两侧胸膜腔内压力不等

11-23 开放性气胸最有诊断价值的体征是

A. 胸壁有伤口

B. 气管移向健侧

C. 伤侧叩诊呈鼓音

D. 听诊呼吸音消失

E. 听到空气进出胸膜腔的声音

11-24 张力性气胸最确切的诊断依据是

A. 呼吸困难

B. 皮下气肿

C. 气管移向健侧

D. 胸部 X 线见伤侧肺完全萎缩

E. 胸腔穿刺抽出高压气体

11-25 张力性气胸的简易急救方法是

A. 剖胸探查　　　B. 清创缝合

C. 抗休克　　　　D. 吸氧

E. 胸腔穿刺排气

11-26 引流气胸的正确部位应该是

A. 伤侧锁骨中线第 2 肋间

B. 伤侧锁骨中线第 3 肋间

C. 伤侧腋中线第 2～3 肋间

D. 伤侧腋中线第 6 肋间

E. 伤侧腋后线第 3～4 肋间

11-27 成人大量血胸是指胸膜腔内积血大于

A. 300 ml　　　　B. 500 ml

C. 1 500 ml　　　D. 1 200 ml

E. 1 000 ml

11-28 血胸进行性加重的正确处理措施是

A. 胸腔闭式引流

B. 加快输血输液

C. 剖胸探查

D. 应用缩血管药

E. 应用止血药

11-29 出现下列哪项可怀疑有胸腔内进行性出血

A. 病人血压为 120/80 mmHg

B. 中心静脉压(CVP)为 10 cmH$_2$O

C. 尿量每小时 50 ml

D. 每小时引流出血液 250 ml,连续 3 小时

E. 每小时引流出淡血水样液体 120 ml,连续 2 小时

11-30 血胸诊断最确切的依据是

A. 呼吸困难

B. 气管移向健侧

C. 肋间隙饱满

D. 伤侧胸部叩诊呈浊音

E. 胸腔穿刺抽出不凝固的血液

11-31 脓胸的致病菌最常来自于

A. 肺内感染灶　　B. 纵隔感染灶

C. 膈下脓肿　　　D. 肝脓肿

E. 化脓性心包炎

11-32 下列关于慢性脓胸的叙述哪项是正确的

A. 渗出液稀薄,呈浆液性

B. 纤维素膜质软,附着牢固

C. 急性脓胸病程超过 1 个月

D. 急性脓胸病程超过半年

E. 可出现肋间隙变窄及脊柱侧凸

11-33 致病菌进入胸膜腔的途径,下列错误的是

A. 直接扩散　　　B. 血源性播散

C. 经支气管播散　D. 经淋巴扩散

E. 邻近器官感染

11-34 诊断脓胸最可靠的依据是

A. X 线摄片　　　B. CT 扫描

C. 胸腔穿刺　　　D. B 超检查

E. 血常规检查

11-35 下列对慢性脓胸的描述不正确的是

A. 急性脓胸病程>3 个月

B. 低热、消瘦、贫血等表现

C. 纵隔向健侧移位

D. 肋间隙变窄

E. 呼吸运动减弱

11-36 食管癌术后吻合口瘘多发生于术后

A. 1～2 天　　　　B. 3～4 天

C. 5～10 天　　　　D. 11～14 天

E. 14～21 天

11-37　食管癌多见于食管哪段

A. 中段＞下段＞上段

B. 下段＞上段＞中段

C. 上段＞中段＞下段

D. 中段＞上段＞下段

E. 上段＞下段＞中段

11-38*　食管癌发生转移的主要途径是

A. 血行转移　　　B. 淋巴转移

C. 直接蔓延　　　D. 种植转移

E. 沿食管壁上下扩散

11-39　食管癌的临床表现中,属于早期症状的是

A. 进食后呕吐

B. 进食时呛咳

C. 进食时有哽噎感

D. 进行性吞咽困难

E. 声音嘶哑

11-40　食管癌手术后胃管保留时间,一般至少为

A. 2 天　　　　　B. 4 天

C. 7 天　　　　　D. 10 天

E. 14 天

11-41　食管癌手术后护理措施中下列哪项不正确

A. 麻醉清醒后取半卧位

B. 术后鼓励做深呼吸

C. 保持胃肠减压通畅

D. 拔除胃管后即可进食

E. 加强营养支持

11-42　食管癌普查筛选常用的检查方法是

A. 脱落细胞学检查

B. 食管镜

C. 钡餐 X 线

D. 纤维食管镜

E. B 超

11-43　手术后需禁食 4～5 天的手术多见于

A. 胃大部切除术

B. 冠状动脉旁路移植术

C. 肺叶切除术

D. 剖胸探查术

E. 食管癌手术

11-44　胸腔闭式引流时病人应采取下列哪种卧位

A. 平卧位　　　　B. 半卧位

C. 侧卧位　　　　D. 低坡卧位

E. 头低足高位

11-45　实施胸腔闭式引流护理措施中,下列哪项不正确

A. 应每天清洗、消毒水封瓶及导管

B. 保持管道密闭、无菌

C. 保持引流管通畅

D. 观察长玻璃管中的水柱波动

E. 记录引流液的量与质

11-46　检查胸腔引流管是否通畅最简便的方法是

A. 检查呼吸音是否正常

B. 检查引流管有无扭曲

C. 检查引流管内有无液体

D. 观察水封瓶中长玻璃管内水柱波动情况

E. 观察水封瓶内有无液体

11-47　更换水封瓶前,护士应首先用

A. 1 把血管钳夹闭胸腔导管

B. 2 把血管钳交叉夹闭胸腔导管

C. 1 把血管钳夹闭引流管

D. 血管钳夹闭引流管远端

E. 2 把血管钳夹闭引流管

11-48　如胸腔闭式引流时胸腔导管从胸腔伤口滑脱,首先的处理应是

A. 立即将引流管重新插入

B. 立即更换引流管

C. 立即用手捏闭引流管口处皮肤

D. 立即捏闭导管

E. 立即送手术室

11-49　在胸腔引流过程中,不慎打破水封瓶,此时首先的处理是

A. 立即报告医生

B. 将胸腔导管返折捏闭

C. 嘱病人暂时屏住呼吸

D. 重新更换水封瓶

E. 给病人吸氧

11-50 胸腔闭式引流时,若需搬动病人则应

A. 保持引流通畅

B. 用2把血管钳交叉夹闭胸腔导管

C. 引流瓶不得倾斜

D. 观察长玻璃管中的水柱波动情况

E. 嘱病人暂时屏住呼吸

11-51 关于胸腔闭式引流装置的叙述,以下哪项不正确

A. 引流装置必须密闭

B. 引流瓶长玻璃管应在水平面下3~4 cm

C. 引流瓶应低于胸壁引流口平面30 cm

D. 引流管在床上妥善固定

E. 换瓶时用双钳夹闭引流管近端

11-52 有关闭式胸腔引流的拔管,下列哪项不正确

A. X线检查示肺膨胀良好

B. 拆除皮肤缝合的固定线

C. 准备好凡士林纱布和敷料

D. 嘱病人深呼气后屏气

E. 迅速拔管封闭伤口

11-53* 食管癌病人的典型症状是

A. 胸骨后针刺样痛

B. 进食有哽噎感

C. 胸痛、声音嘶哑

D. 进行性吞咽困难

E. 进行性厌食

11-54* 食管癌手术后最严重的并发症是

A. 肺炎、肺不张　　B. 吻合口瘘

C. 吻合口狭窄　　D. 乳糜胸

E. 出血

11-55* 食管癌根治术后应

A. 鼓励咳嗽　　B. 避免咳嗽

C. 鼓励排痰　　D. 避免排痰

E. 鼓励咳嗽、排痰

11-56* 下列关于食管癌术前胃肠道准备的说法中错误的是

A. 口服抗生素溶液

B. 术前3天流质饮食,术前1天禁食

C. 梗阻明显者经鼻胃管冲洗食管

D. 结肠代食管者,术前3~5天口服新霉素

E. 术前放置胃管通过梗阻部位困难时,应用力插入

11-57* 下列关于食管癌病人术后护理措施中错误的是

A. 肛门排气后即可进食

B. 胸腔闭式引流

C. 妥善固定,防止脱出

D. 维持水及电解质平衡

E. 鼓励病人深呼吸

11-58* 急性乳腺炎的早期症状下列哪项不正确

A. 体温升高

B. 乳房胀痛

C. 局部皮肤红肿、发热

D. 压痛性肿块

E. 出现波动

11-59 急性乳腺炎的主要病因是

A. 乳头破损　　B. 乳头内陷

C. 乳汁淤积　　D. 首次哺乳

E. 乳管堵塞

11-60 急性乳腺炎好发于

A. 妊娠期妇女

B. 初产哺乳的妇女

C. 哺乳6个月后的妇女

D. 乳头凹陷的妇女

E. 长期哺乳的妇女

11-61 急性乳腺炎的致病菌常见是

A. 大肠埃希菌

B. 金黄色葡萄球菌

C. 铜绿假单胞菌

D. 厌氧菌

E. 白色葡萄球菌

11-62　诊断乳房深部脓肿的主要依据是

A. 乳房红、肿、热、痛

B. 全身发热,乳房压痛

C. 局部检查有波动感

D. 穿刺抽得脓液

E. 超声检查提示液平段

11-63　乳房脓肿切开引流最常用的是下列哪种切口

A. 十字形切口

B. 乳晕边缘做弧形切口

C. 轮辐方向切口

D. 乳房下弧形切口

E. 平行肋骨斜切口

11-64　乳房脓肿引流的切口呈放射状,目的是

A. 有利于引流通畅

B. 有利于换药

C. 有利于伤口愈合

D. 避免损伤乳头

E. 避免损伤乳腺导管

11-65　下列急性乳腺炎的早期治疗护理不正确的是

A. 积极排空乳汁　　B. 局部热敷

C. 局部理疗　　　　D. 切开引流

E. 应用抗生素

11-66　下列急性乳腺炎的健康教育措施哪项是错误的

A. 避免乳头破损

B. 妊娠期经常擦洗乳头

C. 矫正乳头内陷

D. 预防性应用抗生素

E. 每次哺乳排尽乳汁

11-67　患急性乳腺炎时,终止哺乳的指征是

A. 乳房脓肿引流后并发乳瘘

B. 乳房轻度感染

C. 非手术疗法无效

D. 乳房脓肿切开引流术后

E. 大量乳汁分泌

11-68　哺乳期妇女预防急性乳腺炎的主要措施是

A. 纠正乳头内陷

B. 每次哺乳排空乳汁

C. 养成定时哺乳习惯

D. 及时治疗破损乳头

E. 婴儿睡觉时不含乳头

11-69　急性乳腺炎伴脓肿形成时,最重要的处理措施是

A. 及时用吸乳器吸净乳汁

B. 大剂量应用抗生素

C. 局部用硫酸镁湿热敷

D. 中药治疗

E. 脓肿切开引流

11-70* 关于急性乳腺炎,下列说法错误的是

A. 属外科感染

B. 好发于产后3～4周

C. 仅见于产后哺乳期

D. 以初产妇多见

E. 最常见原因为乳汁淤积

11-71　下列哪项不属于乳腺炎发病原因

A. 乳头发育不良

B. 乳汁分泌过多

C. 婴儿吸乳过多

D. 乳管不通畅

E. 乳头皲裂

11-72* 急性乳腺炎特征性表现是

A. 乳房疼痛

B. 乳房红肿、发热

C. 乳头溢液

D. 腋窝淋巴结肿大、压痛

E. 乳房脓肿形成

11-73　急性乳腺炎区别于炎性乳腺癌最重要的表现是

A. 患乳红肿、疼痛

B. 患侧腋窝淋巴结肿大

C. 有寒战、高热

D. 局部有脓肿形成

E. 常发病于哺乳期

11-74 早期乳腺癌最常见的表现是

    A. 乳头血性溢液　　B. 乳头抬高

    C. 橘皮样改变　　　D. 无痛性肿块

    E. 酒窝征

11-75 乳腺癌好发于乳房的

    A. 外上象限　　　　B. 外下象限

    C. 内上象限　　　　D. 内下象限

    E. 乳晕区

11-76 乳腺癌病人出现表面皮肤凹陷(酒窝征)是由于

    A. 癌性溃疡后遗症

    B. 淋巴管被癌细胞阻塞

    C. 乳腺癌伴有囊性增生病

    D. 肿瘤浸润库柏(Cooper)韧带

    E. 肿瘤浸润深筋膜、胸肌

11-77 乳腺癌最常见的淋巴转移部位是

    A. 腋窝　　　　　　B. 锁骨上

    C. 锁骨下　　　　　D. 胸骨旁

    E. 纵隔

11-78 下列哪项是乳腺癌的晚期体征

    A. 酒窝征　　　　　B. 乳头溢液

    C. 乳头内陷　　　　D. 橘皮样改变

    E. 乳头移位

11-79 下列哪项不是炎性乳腺癌的特点

    A. 病变发展迅速

    B. 整个乳房肿大、发硬

    C. 皮肤表面红、热

    D. 中心出现波动感

    E. 无局限性肿块

11-80 乳房肿块随月经期发生变化应首先考虑

    A. 乳腺纤维腺瘤

    B. 乳腺囊性增生病

    C. 乳管内乳头状瘤

    D. 乳腺癌

    E. 乳腺结核

11-81 有乳头溢血的乳晕深部肿块最可能是

    A. 乳腺癌

    B. 乳腺囊性增生病

    C. 乳腺结核

    D. 乳管内乳头状瘤

    E. 乳腺纤维腺瘤

11-82 对乳腺癌最具有诊断价值的检查方法是

    A. 钼靶　　　　　　B. 红外线扫描

    C. 乳管造影　　　　D. B超

    E. 活组织病理检查

11-83 Ⅰ期乳腺癌时乳房肿块直径不超过

    A. 1 cm　　　　　　B. 2 cm

    C. 3 cm　　　　　　D. 4 cm

    E. 5 cm

11-84 乳腺癌治疗的主要方法是早期应用

    A. 手术治疗　　　　B. 化疗

    C. 放疗　　　　　　D. 激素疗法

    E. 免疫疗法

11-85 对生育期乳腺癌病人的健康指导,下列哪项最重要

    A. 继续功能锻炼

    B. 定期乳房自我检查

    C. 加强营养

    D. 5年内避免妊娠

    E. 参加体育活动

11-86 与乳腺癌发生关系最密切的因素是

    A. 遗传基因

    B. 乳腺良性肿瘤

    C. 机体免疫力低下

    D. 性激素紊乱,卵巢功能失调

    E. 未生育

11-87 乳腺癌在病理上恶性程度最高的是

    A. 硬癌

    B. 炎性乳腺癌

    C. 髓样癌

    D. 乳头湿疹样癌

    E. 导管癌

11-88 提示早期乳腺癌的临床表现是

    A. 乳房内多个肿块

B. 乳房肿痛

C. 乳房内单个无痛肿块

D. 月经紊乱

E. 周期性乳房胀痛

11-89 关于乳腺囊性增生病的叙述,下列不正确的是

A. 中年妇女多见

B. 常见于双侧乳房

C. 与内分泌功能失调有关

D. 可发生癌变

E. 可见腺组织的萎缩化生等病变

11-90* 乳腺癌病人根治术后,患侧上肢水肿,主要原因是

A. 因术后清扫淋巴结引起

B. 因术后损伤了局部动脉引起

C. 术后包扎引起

D. 术后卧床引起

E. 术中清扫腋窝淋巴结及术后加压包扎引起

11-91* 乳腺癌常见病因中,与下列哪项无关

A. 雌酮含量增高　　B. 血型

C. 高脂饮食　　　　D. 生活方式

E. 遗传

11-92* 乳腺癌病人的乳房呈橘皮样改变是由于

A. 淋巴管堵塞

B. 静脉堵塞

C. 动脉堵塞

D. 乳管堵塞

E. Cooper 韧带受侵

11-93* 关于乳腺癌病人术后进行功能锻炼的说法,下列错误的是

A. 术后 24 小时内开始活动

B. 术后 1～3 天活动肘部

C. 术后 3 天可进行肩部活动

D. 术后 10 天后可进行手指爬墙运动

E. 病人负重不宜过久

11-94 乳腺癌根治术后 24 小时内,病人可进行

A. 伸指、握拳、屈腕

B. 用患肢进食

C. 用患肢梳头

D. 用患肢洗脸

E. 外展患肢

11-95 进行乳房自我检查的最合适时间是

A. 月经前 3 天

B. 月经前 1 天

C. 月经期间

D. 月经干净后 2～3 天

E. 月经干净后 5～7 天

11-96 乳腺癌根治术后内分泌治疗的常用药物是

A. 己烯雌酚

B. 绒毛膜促性腺激素

C. 他莫昔芬

D. 促肾上腺皮质激素

E. 黄体酮

✏ A2 型单项选择题(11-97～11-210)

11-97 病人,男性,21 岁。胸背部刀刺伤。体格检查:右前胸见 2 cm×1.5 cm 伤口,可闻及气体进出胸膜腔的声音;背部右肩胛骨处可见 2 处长 2.5 cm 的伤口,可探及骨质。目前首要的处理措施为

A. 剖胸探查

B. 清创术

C. 迅速封闭前胸伤口

D. 胸膜腔穿刺

E. 补液

11-98 病人,男性,28 岁。右胸部受伤后 3 小时。体格检查:P 133 次/分,BP 85/50 mmHg;听诊右肺呼吸音减弱。胸片示右侧胸膜腔大量积液,纵隔向左移位。胸膜腔穿刺抽出血液,但很快凝固。此时应采取的主要治疗措施为

A. 应用止血药

B. 应用大量抗生素

C. 剖胸探查

D. 输血

E. 继续观察

11-99　病人,男性,31 岁。胸部受伤后半小时。神志清楚,呼吸极度困难,前胸壁可触及皮下气肿,叩诊右侧呈鼓音,听诊右侧呼吸音消失。急救措施为

A. 输液　　　　B. 吸氧

C. 应用抗生素　　D. 排气减压

E. 气管插管

11-100　患儿,女性,11 岁。因咳嗽、胸痛、高热入院。右肺湿啰音,痰培养有金黄色葡萄球菌生长,抗感染治疗后症状缓解,4 天后体温又升至 39℃,且右胸痛,右胸呼吸运动减弱,呼吸音减弱。X 线片示右胸下部大片致密影,伴宽大液平面。血常规:WBC 18×10^9/L。可能的诊断是

A. 肺脓肿　　　　B. 脓胸

C. 大叶性肺炎　　D. 阻塞性肺炎

E. 肺不张

11-101　病人,男性,51 岁。行左肺上叶切除术后第 3 天,活动时胸腔闭式引流管脱出。护士应首先

A. 捏紧导管

B. 将引流管重新放入胸腔

C. 双手捏紧放置引流管皮肤处

D. 更换引流管

E. 立即缝合引流口

11-102　病人,男性,31 岁。因血气胸行胸腔闭式引流。术后,拔管指征错误的是

A. 胸部 X 线检查显示肺膨胀良好

B. 病人无呼吸困难

C. 24 小时引流量约 250 ml

D. 无皮下气肿

E. 引流瓶内无气体溢出

11-103　病人,女性,30 岁。行胸腔闭式引流后 24 小时,发现胸腔闭式引流装置中长玻璃管内无水柱波动,嘱病人做深呼吸后,水柱仍无波动,提示

A. 胸膜腔内负压尚未恢复

B. 胸膜腔内负压已恢复

C. 胸膜腔内负压过大

D. 胸膜腔内负压过小

E. 引流管阻塞

11-104　病人,男性,27 岁。交通肇事受伤后 5 小时送急诊室。体格检查:昏迷,左侧胸壁大面积软化,双肺可闻及大量痰鸣音。血气分析示 PaO_2 57 mmHg,$PaCO_2$ 50 mmHg。首先的处理为

A. 伤侧胸壁胶布固定

B. 伤侧胸壁牵引固定

C. 加压包扎

D. 气管插管或气管切开

E. 开胸探查

11-105　患儿,男性,3 岁。发热、咳脓痰 2 周。体温波动于 39.0～39.5℃,胸腔穿刺抽出脓性液体。最常见的致病菌是

A. 链球菌

B. 金黄色葡萄球菌

C. 大肠杆菌

D. 结核分枝杆菌

E. 铜绿假单胞菌

11-106　病人,男性,30 岁。胸部刺伤后致开放性气胸。其显著特点是

A. 胸膜腔内有气体

B. 肺萎陷

C. 呼吸困难

D. 呼吸时空气经伤口自由出入

E. 纵隔移位

11-107　病人,女性,34 岁。胸外伤后呼吸困难,发绀,脉快。提示为张力性气胸的是

A. X 线示胸腔大量积气

B. X 线示纵隔移位

C. 胸膜腔穿刺有高压气体冲出

D. 伤口处发出"嘶嘶"声响

E. 局部叩诊呈鼓音

11-108 病人，男性，35岁。外伤性大量血胸，5周后仍有伤侧肺受压萎缩，胸部X线显示大片密度增高影，术后曾行闭式胸腔引流治疗。采用下列哪种治疗方法最合适
A. 输血、输液
B. 胸腔穿刺排除液体
C. 闭式胸腔引流
D. 纤维支气管镜检查
E. 胸膜纤维板剥除术

11-109 病人，男性，40岁。因车祸导致胸部受伤，医生怀疑病人出现血胸。下列哪种方法可帮助确诊
A. 气管移位
B. 呼吸音减弱或消失
C. 胸部X线检查示胸腔积液
D. 胸腔穿刺抽出不凝血
E. 呼吸困难

11-110 病人，女性，49岁。开放性气胸，术后行胸腔闭式引流。护士在搬动病人时应
A. 保持引流通畅
B. 用2把血管钳交叉夹闭胸腔导管
C. 引流瓶不得倾斜
D. 观察长玻璃管中的水柱波动情况
E. 嘱病人暂时屏住呼吸

11-111 病人，男性，60岁。行肺段切除术后2小时，自觉胸闷，气促。检查其胸腔引流管是否通畅最简便的方法是
A. 检查呼吸音是否正常
B. 检查引流管有无扭曲
C. 观察水封瓶中长玻璃管内水柱波动情况
D. 观察水封瓶内有无液体
E. 检查引流管内有无液体

11-112 病人，男性，46岁。胸腔闭式引流管不慎脱出，应首先采取的措施为
A. 立即将引流管重新插入
B. 立即捏闭导管
C. 立即更换引流管
D. 立即送手术室
E. 立即用无菌敷料堵塞、包扎胸壁引流管处伤口

11-113 病人，男性，45岁。开胸术后行闭式胸腔引流已48小时。病人应采取下列哪种卧位
A. 平卧位
B. 低坡卧位
C. 半卧位
D. 头低足高位
E. 侧卧位

11-114 病人，男性，35岁。开胸术后行胸腔闭式引流。正常情况下可见水封瓶内长管中的水柱波动范围应是
A. 1～4 cm
B. 4～6 cm
C. 6～8 cm
D. 8～10 cm
E. 10～12 cm

11-115 病人，男性，35岁。在胸腔闭式引流过程中，水封瓶不慎被打破，护士应立即
A. 通知医生
B. 让病人平卧位
C. 给病人吸氧
D. 用床旁止血钳双重夹住引流管
E. 重新更换引流瓶

11-116* 病人，女性，20岁。患有重症哮喘，今天突然出现胸痛、极度呼吸困难、发绀、大汗、四肢厥冷，左侧肺部哮鸣音消失。考虑此时并发了
A. 休克
B. 呼吸衰竭
C. 心力衰竭
D. 自发性气胸
E. 肺不张

11-117* 病人，男性，41岁。胸外伤后呼吸困难、发绀、脉快。体格检查：胸壁有一长约3 cm开放性伤口，呼吸时伤口发出"嘶嘶"声音，伤侧呼吸音消失，叩诊呈鼓音。首先考虑为
A. 闭合性气胸
B. 开放性气胸
C. 张力性气胸
D. 损伤性血胸
E. 机化性血胸

11-118　病人,男性,24 岁。胸部受伤,急诊入院。呼吸困难,吸氧无好转,有发绀及休克体征。体格检查:左胸饱满,气管向右移位,左侧可触及骨擦音,叩诊鼓音,听诊呼吸音消失,皮下气肿明显。诊断首先考虑是

A. 肋骨多发骨折

B. 胸骨骨折合并开放性气胸

C. 心脏挫伤

D. 肋骨骨折合并张力性气胸

E. 闭合性气胸

11-119　慢性阻塞性肺疾病(COPD)合并自发性气胸病人,经过治疗准备出院。为减少气胸复发,护士应告知病人需特别注意的是

A. 避免进食生冷食物

B. 不能喝牛奶

C. 不能快步行走

D. 保持大便通畅

E. 坚持低蛋白饮食

11-120　病人,男性,35 岁。拔除胸腔闭式引流管时,应嘱病人

A. 深吸气后屏气

B. 深呼气后屏气

C. 正常呼吸

D. 浅呼气后屏气

E. 浅吸气后屏气

11-121　病人,女性,35 岁。车祸 30 分钟后,因极度呼吸困难送来急诊。体格检查:右胸部饱满,呼吸音消失,叩诊呈鼓音,有骨擦音,皮下气肿。首要的急救措施是

A. 输血、输液　　B. 镇静、吸氧

C. 胸壁固定　　D. 剖胸探查

E. 胸腔穿刺排气

11-122　病人,男性,40 岁。胸部外伤致开放性气胸,出现呼吸困难和发绀。立即封闭胸壁伤口,行胸膜腔闭式引流术。对该病人行胸膜腔闭式引流护理时,

促使胸内气体排出的措施不包括

A. 取半卧位

B. 水封瓶低于引流口 60 cm

C. 保持长玻璃管在水面下 3 cm

D. 尽量少咳嗽和深呼吸

E. 定时挤捏引流管

11-123　病人,男性,31 岁。右胸外伤后,对其进行治疗的原则是

A. 纠正酸碱平衡紊乱

B. 纠正水及电解质失调

C. 给予脱水利尿剂

D. 给予输血、止痛

E. 纠正循环、呼吸功能障碍

11-124　病人,男性,31 岁。开放性气胸。其病理改变不正确的是

A. 胸膜腔内压力几乎等于大气压

B. 伤侧肺萎陷

C. 纵隔向健侧移位

D. 纵隔扑动

E. 健侧肺功能正常

11-125　病人,男性,56 岁。有肺气肿病史多年。昨夜用力排便后出现右侧胸痛,呼吸困难进行性加重,发绀,冒冷汗。体格检查:气管向左侧移位,右侧胸廓饱满,叩诊呈鼓音,呼吸音消失,胸部有皮下气肿。诊断为自发性气胸。立即采用胸腔闭式引流治疗。造成病人呼吸困难、发绀的主要原因是

A. 静脉血回流受阻

B. 左侧肺受压迫

C. 广泛皮下气肿

D. 纵隔向健侧移位

E. 右侧胸膜腔压力不断升高导致肺不张

11-126　病人,男性,40 岁。胸部外伤致气胸。下列关于气胸的治疗原则,错误的是

A. 闭合性气胸肺萎陷在 30% 以下可不必特殊处理

B. 大量气胸应行胸腔闭式引流

C. 开放性气胸应立即封闭伤口

D. 张力性气胸应立即开胸探查

E. 穿刺抽气应在伤侧锁骨中线第 2 肋间

11-127 病人,男性,28 岁。因气胸行胸腔闭式引流。下列关于胸膜腔闭式引流的护理,正确的是

A. 为保持管道密闭,水封瓶的长度应置在液面下 7~8 cm

B. 引流瓶放置应低于胸腔引流出口 30 cm

C. 更换引流瓶时应用一把止血钳夹闭胸腔引流管

D. 鼓励病人经常深呼吸和咳嗽,促进胸腔气体与液体的排出

E. 24 小时引流液少于 80 ml 可拔出引流管

11-128 病人,男性,28 岁。因气胸行胸腔闭式引流。胸膜腔闭式引流管脱出后首先应

A. 报告医生

B. 用无菌凡士林纱布,厚层纱布封闭引流口

C. 把脱出的引流管重新置入

D. 立即给病人吸氧

E. 急送手术室处理

11-129 病人,女性,22 岁。上学路上被电动车撞倒,主诉右侧胸部疼痛,活动后加剧,呼吸幅度减弱。检查胸廓时疼痛明显,局部畸形。最可能是

A. 变异性哮喘　　B. 气胸

C. 肋骨骨折　　　D. 血胸

E. 心绞痛

11-130 病人,男性,34 岁。胸部受直接暴力撞击后来院急诊。体格检查:胸廓挤压试验阳性,伤侧肋间饱满,呼吸动度减弱,气管向健侧移位,伤侧上胸部叩诊呈鼓音,下胸部为浊音,听诊伤侧呼吸音消失。该病人除诊断肋

骨骨折外还应考虑并发

A. 气胸　　　　　B. 血胸

C. 血气胸　　　　D. 脓胸

E. 乳糜胸

11-131 某病人胸部术后第 4 天,护理时发现胸腔引流瓶中水柱停止波动,其最可能的原因是

A. 引流管扭曲

B. 引流装置不密封

C. 引流管堵塞

D. 引流管脱落

E. 肺膨胀良好

11-132* 病人,男性,26 岁。外伤导致闭合性单处肋骨骨折。其处理重点是

A. 骨折对线　　　B. 骨折对位

C. 固定胸廓　　　D. 应用抗生素

E. 功能锻炼

11-133* 病人,女性,50 岁。胸部被撞伤 1 小时入院,自觉左胸痛。体格检查:面色发绀,呼吸急促,左胸部出现反常呼吸运动。最重要的护理评估内容是

A. 血压　　　　　B. 呼吸

C. 脉搏　　　　　D. 意识

E. 体温

11-134 病人,女性,50 岁。胸部被撞后给予胸腔闭式引流。下列哪项不属于胸腔闭式引流的目的

A. 排除胸腔内液体、气体

B. 恢复和保持胸膜腔负压

C. 维持纵隔的正常位置

D. 促使患侧肺迅速膨胀

E. 减少呼吸道分泌物,防止感染

11-135 病人胸腔闭式引流期间,发现引流管内有血凝块堵塞,下列护理措施正确的是

A. 通过引流管注入少量 0.9%氯化钠溶液

B. 向引流管内注入少量肝素

C. 引流管接注射器回抽

D. 由内向外挤捏引流管

E. 更换胸腔引流管

11-136　病人,女性,31 岁。车祸造成损伤性血胸,来院后立即为其行胸腔闭式引流术,现有引流一处。在术后观察中,引流量(血量)为多少时提示病人有进行性血胸的可能

A. 30 ml/h　　　B. 50 ml/h

C. 100 ml/h　　D. 150 ml/h

E. 200 ml/h

11-137　病人,男性,51 岁。诊断为左肺癌,行左肺上叶切除、纵隔淋巴结扩清术。术后第 7 天,出现支气管胸膜瘘。下列处理正确的是

A. 左侧卧位

B. 禁食、禁水

C. 无需放置胸腔闭式引流管

D. 怀疑有支气管胸膜瘘时,应让病人口服亚甲蓝

E. 右侧卧位

11-138　病人,男性,64 岁。因肺癌行左肺肺叶切除。术后第 2 天,血压平稳,应取下列哪种体位最佳

A. 平卧位　　　B. 半坐卧位

C. 健侧卧位　　D. 患侧卧位

E. 头低脚高位

11-139　病人,男性。因肺癌行肺叶切除术。术后护理时,护士挤压胸腔引流管,其目的是

A. 重建胸膜腔负压

B. 防止引流液倒流

C. 保持引流管通畅

D. 防止引流管打折

E. 有利于预防感染

11-140　病人,男性,56 岁。诊断为食管癌。行食管癌切除、食管胃颈部吻合术后,其呼吸道护理不妥的是

A. 吸氧

B. 雾化吸入

C. 拍背,协助病人咳嗽

D. 痰液黏稠,随时鼻导管吸痰

E. 半卧位

11-141　病人,男性,55 岁。诊断为食管癌。行食管癌根治术后发生吻合口瘘,下列护理措施正确的是

A. 发生吻合口瘘,应立即禁食禁饮

B. 胃管脱落后,护士应立即单独重新下胃管

C. 口服亚甲蓝后无蓝色液体引流即排除吻合口瘘

D. 术后 7 天发生颈部吻合口瘘,必须手术修补

E. 发生吻合口瘘后,允许进少量普食

11-142　病人,男性,61 岁。因食管癌拟行手术治疗。代食管的最常用器官是

A. 胃　　　　　B. 回肠

C. 空肠　　　　D. 直肠

E. 乙状结肠

11-143　病人,男性,60 岁。喜饮烈性酒 30 余年,近 3 个月来出现进食梗阻感,1 个月前进食后出现胸骨后疼痛,现不能咽下米饭、馒头等干食,可咽下米汤、稀粥等。该病人应高度怀疑为

A. 食管癌

B. 贲门失弛缓症

C. 肠梗阻

D. 结肠癌

E. 肺癌

11-144　病人,男性,67 岁。进行性吞咽困难 2 个月余。X 线钡餐示食管狭窄,黏膜破坏,高度怀疑食管癌。目前出现声音嘶哑,说明肿瘤侵及

A. 迷走神经　　B. 喉上神经

C. 喉返神经　　D. 声带

E. 气管

11-145　病人,男性,65 岁。诊断为食管癌。

行食管癌根治术后第9天,肛门已排气,胸腔引流管引出小米汤样液体24小时约350 ml,目前的饮食应为

A. 禁食、禁水

B. 普食

C. 半流质

D. 低脂或无脂饮食

E. 肠外营养支持

11-146* 病人,男性,58岁。因进行性吞咽困难入院,诊断为食管癌。可能与其患病有关的是

A. 平时喜欢温凉食物

B. 喜食蔬菜

C. 大量饮酒

D. 不吸烟

E. 很少参加活动

11-147* 病人,男性,70岁。拟行食管癌切除、食管胃吻合术。为预防术后发生吻合口瘘,术前消除食道炎症的护理措施是

A. 餐后口服新霉素

B. 禁食

C. 营养支持

D. 全身应用抗生素

E. 留置胃管

11-148* 病人,男性,58岁。行食道癌根治术后第7天,进少量流食后出现高热、胸痛。最可能的并发症是

A. 脓胸　　　　B. 乳糜胸

C. 吻合口瘘　　D. 吻合口狭窄

E. 反流性食管炎

11-149 病人,男性,50岁。确诊为食管癌。下列临床表现中属于早期症状的是

A. 进食后呕吐

B. 进食时呛咳

C. 进行性吞咽困难

D. 吞咽粗硬食物时有哽噎感

E. 声音嘶哑

11-150* 病人,男性,55岁。食管癌切除术后

第3天,留置胃管出现不通畅,可采取下列哪项护理措施

A. 调整胃管的位置

B. 立即报告医生

C. 用少量0.9%氯化钠溶液低压冲洗

D. 拔出胃管,重新插入

E. 将胃管拔出一半,再插入

11-151* 病人,女性,64岁。因食管癌收治入院,准备行食管-胃吻合术。术前护理人员向其家属健康教育,下列叙述不正确的是

A. 术前常规留置胃管

B. 术前需清洁灌肠

C. 术后最严重的并发症是吻合口瘘

D. 术后可出现进食后呼吸困难

E. 术后应严格按护嘱进食

11-152* 病人,男性,58岁。行食管癌根治术。下列术后护理措施中哪项是错误的

A. 麻醉清醒后取半卧位

B. 拔除胃管后即可进食

C. 术后鼓励做深呼吸

D. 保持胃肠减压通畅

E. 进食需少量多餐,由稀到干

11-153* 病人,男性,62岁。已行食管癌根治术。术后护理最应注意的是

A. 保持大、小便通畅

B. 维持体液平衡

C. 做好心理护理

D. 鼓励早期下床活动

E. 严格掌握病人进食时间

11-154* 病人,女性,55岁。考虑为食管癌。最有可能是因为下列哪种典型症状引起怀疑

A. 进食有哽噎感

B. 胸骨后烧灼样痛

C. 食管内异物感

D. 胸骨后针刺样不适

E. 进行性吞咽困难

11-155 病人,男性,48 岁。于食管癌手术后第 4 天上午拔除胃管后即进食流质,第 5 天上午测体温,高达 39℃,并出现胸痛、呼吸困难及全身中毒症状。X 线检查提示手术侧胸腔积液。应首先考虑的并发症是

A. 胸膜炎   B. 肺部感染

C. 吻合口瘘   D. 乳糜胸

E. 脓胸

11-156 病人,女性,23 岁。初产后 2 周,出现乳房局部红肿、疼痛,触诊局部可扪及一包块,压痛明显,无波动感。目前的主要处理是

A. 应用广谱抗生素

B. 促进乳汁通畅排出

C. 局部注射抗生素

D. 切开引流

E. 局部热敷

11-157 病人,女性,26 岁。产后 3 周,右侧乳房肿胀、疼痛、伴畏寒、发热,血 WBC $13×10^9/L$。下列处理哪项错误

A. 切开引流

B. 局部热敷

C. 全身应用抗生素

D. 物理降温

E. 停止哺乳

11-158 某护士正在给育龄妇女做有关乳房自检的健康教育,病人问护士最好在什么时候进行自我检查,护士应告知最佳时间为

A. 发生排卵的星期

B. 月经来潮的星期

C. 月经后第 1 个星期

D. 月经前 1 个星期

E. 随便什么时间

11-159 病人,女性,22 岁。产后 1 个月,婴儿母乳喂养,2 天前发现右乳内有一直径约 4 cm 肿块,逐渐增大,按压疼

痛。考虑该肿块为

A. 乳腺癌

B. 炎性乳腺癌

C. 急性乳腺炎

D. 肉瘤

E. 乳腺囊性增生病

11-160 病人,女性,25 岁,哺乳期。右乳房红肿、胀痛 2 天,T 39.5℃。体格检查:右乳房外上象限可见 3 cm×3 cm×2.5 cm 红肿区,表皮温度高,有明显压痛,诊断为急性乳腺炎。下列治疗护理措施中哪项是错误的

A. 局部热敷

B. 局部理疗

C. 应用抗生素

D. 患乳继续哺乳

E. 物理降温

11-161 病人,女性,27 岁。左乳肿痛 10 天,伴高热。体格检查:左乳房红肿,压痛明显,无波动感,穿刺抽出 2 ml 黄白色黏稠脓液。脓肿切开引流的最佳切口应是

A. 以乳头为中心做放射状切口

B. 在波动明显处做切口

C. 做对口引流切口

D. 乳晕边缘做弧形切口

E. 沿乳房下缘做弧形切口

11-162 病人,女性,28 岁。初产,产后第 63 天,母乳喂养,近 2 天来左乳胀痛,局部发红,边界不清,可触及硬结,有触痛。下列各项治疗护理措施中不妥的是

A. 停止哺乳,改为人工喂养

B. 胸罩托起乳房

C. 吸乳器吸空乳汁

D. 用手、梳子背沿乳管方向加压按摩

E. 25% 硫酸镁溶液湿热敷

11-163 病人,女性,26 岁。产后第 33 天,出现畏寒、发热、左侧乳房疼痛。体格

检查:左侧乳房皮肤红肿明显,可扪及一压痛性硬块,同侧腋窝淋巴结肿大。护士为病人评估病情,首先考虑的疾病是

A. 炎性乳腺癌

B. 乳腺纤维腺瘤

C. 急性淋巴结炎

D. 乳腺囊性增生病

E. 急性乳腺炎

11-164 病人,女性,28岁。产后第43天出现左侧乳房疼痛,全身畏寒、发热、脉快。体格检查:左侧乳房皮肤红肿明显,可扪及一压痛性硬块。护士应告知病人预防该病的关键在于

A. 防止乳房皮肤破损

B. 保持乳房皮肤清洁

C. 预防性应用抗生素

D. 避免乳汁淤积

E. 尽量采用人工喂养

11-165 病人,女性,孕24周。孕期检查中发现其双侧乳头内陷。目前对她进行健康教育的内容是

A. 告知乳汁淤积的危害

B. 每天用清水清洗乳头

C. 教会她正确哺乳姿势

D. 每天挤捏、提拉乳头

E. 每天按摩乳房、乳晕

11-166 病人,女性,26岁。产后4周,出现体温升高、右侧乳房疼痛、局部红肿、有波动感。最主要的处理措施是

A. 及时用吸乳器吸净乳汁

B. 应用抗生素

C. 局部用25%硫酸镁湿热敷

D. 中药治疗

E. 脓肿切开引流

11-167* 病人,女性,27岁。顺产一健康女婴,为预防乳腺炎,护士对其健康教育的关键在于

A. 防止乳房皮肤破损

B. 保持乳头清洁

C. 纠正乳头内陷

D. 避免乳汁淤积

E. 尽量采用人工喂养

11-168* 病人,女性,26岁。产后突发右乳房肿痛、皮肤红热,T 38.9℃,患侧腋窝淋巴结肿大,压痛,拟诊断为急性乳腺炎。下列相关护理中不正确的是

A. 停止哺乳,人工喂养

B. 用吸乳器吸净乳汁

C. 局部用硫酸镁湿敷

D. 高热者给予物理降温

E. 脓肿切开引流术后定时换药

11-169 病人,女性,28岁。哺乳期患急性乳腺炎,畏寒发热,右侧乳房肿胀疼痛,表面皮肤红热,扪及触痛的硬块,无波动感。对患乳的护理下列哪项错误

A. 适当休息,注意营养及个人卫生

B. 消除乳汁淤积

C. 托起乳房

D. 有乳瘘时不要断乳

E. 局部热敷

11-170* 病人,女性,26岁。产后4周,右乳红肿疼痛已1周,T 38.5℃,WBC $14×10^9$/L。怀疑深部脓肿,有效的检查方法是

A. X线　　　　B. B超

C. CT　　　　D. 穿刺抽吸

E. 查波动感

11-171* 病人,女性,30岁。产后第42天,右乳剧烈胀痛3天,体格检查:右乳外下象限肿胀明显,触之疼痛,无明显波动感。血常规:WBC $13×10^9$/L。乳腺B超示乳房后壁有1个4 cm×4 cm暗区,经穿刺,可抽取少量黄白色脓性液体。下列治疗措施中正确的是

A. 穿刺抽出脓液后注入抗生素

B. 沿乳晕边缘做一弧形切口进行

引流

  C. 在外下象限肿胀明显处做一放射状切口进行引流

  D. 在患乳下侧做对口引流

  E. 沿患乳下缘做弧形切口进行引流

11-172* 病人，女性，29岁。哺乳期，右乳红肿胀痛，伴发热，头痛，乏力，食欲减退。临床诊断为急性乳腺炎。决定应用抗生素治疗。下列药物中，应避免应用的是

  A. 青霉素　　　B. 四环素

  C. 头孢菌素　　D. 苯唑西林钠

  E. 红霉素

11-173 病人，女性，40岁。她向护士询问在做乳房自检时应该更加注意乳房的哪个部分，护士应回答

  A. 乳房外上象限

  B. 乳房内上象限

  C. 乳房外下象限

  D. 乳房内下象限

  E. 乳头、乳晕区

11-174 病人，女性，48岁。患右侧乳腺癌，渐渐出现右上肢蜡白色水肿，这是癌细胞侵犯了

  A. 腋神经　　　B. 腋淋巴管

  C. 腋淋巴结　　D. 腋静脉

  E. 腋动脉

11-175 病人，女性，52岁。住院期间出现左侧乳房外上象限疼痛，护士对此首先应该

  A. 进行乳房检查并将结果报告医生

  B. 向病人保证疼痛不是乳腺癌的症状

  C. 向病人解释疼痛是由于激素水平波动引起的

  D. 向病人解释疼痛是由于局部受压引起的

  E. 给病人教会正确的乳房自检的步骤

11-176 病人在乳腺癌改良根治术后问护士为什么伤口要放置引流管并连接负压吸引，护士应回答

  A. 引流的目的是降低胸膜腔内压力，促进呼吸

  B. 引流是为了促进手术区域周围侧支淋巴循环的建立

  C. 引流可以防止手术区域胸壁与皮肤粘连

  D. 引流可以清除手术区域的积血及积液

  E. 引流可以促进上肢的血液循环

11-177 病人，女性，20岁。右乳房内侧可扪及一直径1 cm的肿块，质坚韧，表面光滑，可推动，疑为乳腺纤维腺瘤。应采取的处理方法是

  A. 切除肿块活检

  B. 观察

  C. 切除乳房

  D. 乳腺导管造影

  E. X线检查

11-178 病人，女性，35岁。半年前在左侧乳房扪及一约3 cm×5 cm肿块，质韧，活动，伴有乳房胀痛，与月经周期有关。该肿块可能是

  A. 乳腺癌

  B. 导管内乳头状瘤

  C. 乳腺囊性增生病

  D. 乳腺纤维腺瘤

  E. 乳腺脂肪坏死

11-179* 病人，女性，45岁。已婚未育，左侧乳房出现无痛性肿块，边界不清，质地坚硬，直径为4 cm，同侧腋窝2个淋巴结肿大，无粘连，诊断为乳腺癌，须手术治疗。该病人术前备皮范围是

  A. 胸部、同侧腋下及颈部

  B. 胸部、同侧腋下

  C. 胸部、同侧腋下及上臂

D. 胸部、双侧腋下

E. 胸部、上臂

11-180 病人,女性,37 岁。每逢月经来潮前数天自觉两侧乳房胀痛,并能触及边界不清的多个小结节,月经过后减轻,应考虑为

A. 乳腺癌

B. 乳管内乳头状瘤

C. 乳腺囊性增生病

D. 乳腺慢性炎症

E. 乳腺纤维腺瘤

11-181 病人,女性,20 岁。右乳房肿块,边缘清晰,活动度大,生长缓慢,最常见的可能是

A. 乳管内乳头状瘤

B. 乳腺结核

C. 乳腺炎性肿块

D. 乳腺囊性增生病

E. 乳腺纤维腺瘤

11-182 病人,女性,32 岁。右乳头分泌血性液体 2 个月余。体格检查:乳房内未扪及明显肿块。首先考虑

A. 乳腺纤维腺瘤

B. 乳腺结核

C. 乳管内乳头状瘤

D. 乳腺囊性增生病

E. 乳腺癌

11-183 病人,女性,48 岁。发现右乳房无痛性肿块,对侧乳房正常。体格检查:右乳外上象限可触及 2 cm×1 cm 肿块,质硬,活动度小。考虑的诊断为

A. 乳腺纤维腺瘤

B. 乳腺囊性增生病

C. 乳管内乳头状瘤

D. 乳腺癌

E. 乳腺结核

11-184 病人,女性,54 岁。洗澡时发现左腋窝结节,病理检查为部位不明的转移癌。最可能的原发肿瘤是

A. 胃癌　　　　　B. 肺癌

C. 乳腺癌　　　　D. 胰腺癌

E. 结肠癌

11-185 病人,女性,50 岁。无意中发现右乳房有一肿块,无疼痛,要求尽快明确肿块性质。应采取下列哪项检查

A. B 超

B. 红外线扫描

C. 肿块切除活检

D. 乳房钼靶

E. CT

11-186 病人,女性,55 岁。右侧乳头瘙痒 6 个月余。体格检查:右乳头及乳晕区皮肤潮红、渗出,有较多鳞屑,少量增厚,未扪及明显肿块。应除外

A. 乳管内乳头状瘤

B. 乳腺结核

C. 乳腺囊性增生病

D. 乳头湿疹样癌

E. 炎性乳腺癌

11-187* 病人,女性,56 岁。左侧乳腺癌,入院后接受乳腺癌根治术,术后患侧上肢皮肤出现青紫,手指发麻,温度降低,脉搏不能扪及。提示

A. 伤口内出血　　B. 伤口感染

C. 胸带包扎过紧　D. 引流管阻塞

E. 皮瓣坏死

11-188* 病人,女性,42 岁。乳腺癌根治术后。为了减少复发概率,最重要的健康指导是

A. 经常自查乳房

B. 5 年内避免妊娠

C. 加强营养

D. 参加体育活动

E. 定期来院检查

11-189 病人,女性,24 岁。因乳腺癌住院,准备手术治疗。病人焦虑万分,常暗自流泪,沉思,最重要的护理是

A. 报告主管医生前来诊治

B. 给予镇静药以缓解症状

C. 通知病人家属来医院探视

D. 允许病人家属陪住,以避免焦虑

E. 鼓励病人倾诉并给予疏导和安慰

11-190 病人,女性,32 岁。右侧乳腺癌根治术后,患侧上肢活动受限。护士指导其进行上肢功能锻炼,最理想的预期目标是

A. 臂能平举

B. 肘能屈伸

C. 手摸到同侧耳朵

D. 手经胸前摸到对侧肩膀

E. 手经头顶摸到对侧耳朵

11-191 病人,女性,76 岁。乳腺癌晚期、肝转移,极度衰弱,对其护理应该是

A. 让病人有尊严地度过余生

B. 提供根治疗法

C. 放弃特殊治疗

D. 延长生命过程

E. 实施安乐死

11-192 病人,女性,41 岁。行乳腺癌根治术,术后化疗期间,白细胞降至 3.5×10^9/L,血小板降至 80×10^9/L 时。处理应首选

A. 加强营养

B. 减少用药量

C. 输血

D. 改变用药方案

E. 暂停用药,服生血药

11-193 病人,女性,40 岁。近 2 个月来间断出现左侧乳头血性溢液。体格检查:局部乳房无明显红、肿、热、痛,挤捏乳头时血性溢液增多,乳房内未扪及肿块。首先考虑的疾病是

A. 乳腺纤维腺瘤

B. 乳腺囊性增生病

C. 乳管内乳头状瘤

D. 乳腺癌

E. 急性乳腺炎

11-194 病人,女性,38 岁。行乳腺癌根治术后第 2 天,宜取的体位是

A. 侧卧位　　　　B. 半卧位

C. 端坐位　　　　D. 头高足低位

E. 平卧位

11-195 病人,女性,54 岁。患炎性乳腺癌。下列选项不符合其临床特点的是

A. 年轻女性多见

B. 患侧乳房皮温升高

C. 预后极差

D. 恶性程度高,发展快

E. 可触及明显的肿块

11-196 病人,女性,62 岁。左侧乳腺癌切除术后 1 天,护士协助其更换衣裤时应

A. 先脱患侧,先穿健侧

B. 先脱患侧,先穿患侧

C. 先脱健侧,先穿患侧

D. 先脱健侧,先穿健侧

E. 后脱患侧,后穿患侧

11-197 病人,女性,37 岁。乳腺癌晚期。病人情绪低落,护士与其交流时应特别注意语言的

A. 趣味性　　　　B. 严谨性

C. 规范性　　　　D. 安慰性

E. 礼貌性

11-198 病人,女性,59 岁。今天在全麻下行乳腺癌根治术。为预防术后腋窝皮瓣移动,患侧肩部制动时间为

A. 术后 12 小时　B. 术后 24 小时

C. 术后 36 小时　D. 术后 48 小时

E. 术后 72 小时

11-199 病人,女性,37 岁。向护士了解下列乳房的自我检查中,正确的检查顺序是

A. 外上、外下、内下、内上、乳晕

B. 外上、外下、内上、内下、乳晕

C. 乳晕、内下、内上、外上、外下

D. 外上、内上、外下、内下、乳晕

E. 内上、外上、外下、内下、乳晕

11－200 病人,女性,20 岁。右乳房外上象限有一肿块,直径 3.3 cm,质韧、光滑、边界清楚、易推动,诊断首先考虑乳腺纤维肿瘤。病人的主要治疗措施是
　　A. 手术治疗　　　B. 化疗
　　C. 放疗　　　　　D. 内分泌治疗
　　E. 药物治疗

11－201 乳腺癌扩大根治术后,护士观察到病人出现胸闷、呼吸困难,应考虑
　　A. 胸带加压包扎过紧
　　B. 引流管堵塞
　　C. 气胸
　　D. 痰液堵塞呼吸道
　　E. 伤口出血

11－202* 病人,女性,49 岁。左侧乳腺癌,行改良乳腺癌根治术。术后预防皮下积液及皮瓣坏死的主要措施有
　　A. 抬高患肢
　　B. 不在患侧量血压
　　C. 每天伤口换药
　　D. 皮瓣下持续负压吸引
　　E. 清醒后半卧位

11－203* 病人,女性,49 岁。左侧乳腺癌,行乳腺癌根治术。术后伤口放置引流管主要目的是
　　A. 减轻疼痛
　　B. 预防感染
　　C. 减少渗出
　　D. 避免皮瓣和植皮片漂浮、坏死
　　E. 预防患侧上肢水肿

11－204 病人,女性,55 岁。左乳房肿块,被诊为乳腺癌。可以肯定下列哪种因素与其发病无关
　　A. 急性乳腺炎
　　B. 月经初潮早、绝经晚
　　C. 乳腺癌家族史
　　D. 乳腺良性疾病
　　E. 肥胖、高脂饮食

11－205* 病人,女性,60 岁。左侧乳腺癌,住院行根治术。下列术后护理中有利于伤口愈合的是
　　A. 加强口腔护理
　　B. 术后 3 天帮助病人活动患肢
　　C. 鼓励咳痰
　　D. 半卧位利于引流
　　E. 保持皮瓣下负压吸引通畅

11－206 病人,女性,58 岁。左侧乳腺癌,行乳腺癌根治术。术后造成患侧上肢活动受限的主要原因是
　　A. 腋窝瘢痕牵拉
　　B. 胸壁瘢痕牵拉
　　C. 腋窝和胸壁瘢痕牵拉
　　D. 术中损伤了神经
　　E. 术后神经受压

11－207* 病人,女性,55 岁。左乳房外侧肿块,直径约 2 cm,质较硬,无压痛,与皮肤有少许粘连。如发生淋巴转移,最常见的转移部位是
　　A. 锁骨下淋巴结
　　B. 腋窝淋巴结
　　C. 锁骨上淋巴结
　　D. 胸骨旁淋巴结
　　E. 肺部淋巴结

11－208 病人,女性,40 岁。她咨询乳腺癌最常见的早期表现是什么,护士的正确回答是
　　A. 乳房内无痛性肿块
　　B. 橘皮样改变
　　C. 乳头内陷
　　D. 酒窝征
　　E. 卫星结节

11－209 病人,女性,52 岁。右乳房无痛性肿块,确诊为乳腺癌早期。其治疗的主要方法是
　　A. 手术治疗　　　B. 化疗
　　C. 放疗　　　　　D. 激素疗法
　　E. 中药治疗

11－210 病人,女性,40 岁。护士在对其进行

乳房自我检查的指导,其中正确的自查间隔时间是

A. 每年 1 次　　B. 每半年 1 次

C. 每季度 1 次　D. 每月 1 次

E. 每周 1 次

A3/A4 型单项选择题(11 - 211～11 - 263)

(11 - 211～11 - 212 共用题干)

病人,男性,18 岁。体育课长跑后感胸闷、胀痛,气促,出冷汗。体格检查:神清,面色苍白,唇发绀,R 30 次/分,左上肺叩诊呈鼓音,呼吸音消失,HR 110 次/分,律齐。

11 - 211　该病人最可能的诊断是

A. 心绞痛　　　B. 自发性气胸

C. 肺炎　　　　D. 肋骨骨折

E. 肋间神经痛

11 - 212　为明确诊断,最佳辅助检查是

A. 血常规　　　B. 胸部 CT

C. 胸部 X 线　　D. 心电图

E. 血气分析

(11 - 213～11 - 215 共用题干)

病人,男性,32 岁。左胸外伤后肋骨骨折,极度呼吸困难,发绀、烦躁不安。体格检查:脉搏细速,BP 84/62 mmHg,皮肤湿冷,气管右移,颈静脉充盈,头颈部、右胸皮下气肿;左胸廓饱满、肋间隙增宽、呼吸幅度降低、叩诊呈鼓音,右肺呼吸音消失。

11 - 213　最可能的诊断是

A. 闭合性气胸　B. 开放性气胸

C. 张力性气胸　D. 创伤性气胸

E. 血气胸伴失血性休克

11 - 214　首要的急救措施是

A. 高流量给氧

B. 快速输血、补液

C. 剖胸探查

D. 排气减压

E. 气管切开辅助呼吸

11 - 215　若该病人行胸腔闭式引流 5 天后,仍严重漏气,呼吸困难未见好转,此时进一步的处理是

A. 剖胸探查

B. 持续大流量吸氧

C. 增加胸膜腔插管引流

D. 人工呼吸机辅助呼吸

E. 输血、输液,加强支持治疗

(11 - 216～11 - 217 共用题干)

病人,男性,30 岁。胸部外伤后右侧第 5 肋骨骨折并发气胸,呼吸极度困难,发绀,出汗。体格检查:BP 130/90 mmHg,气管左移,右胸饱满,叩诊为鼓音,呼吸音消失,颈、胸部有广泛的皮下气肿。采取胸腔闭式引流治疗。

11 - 216　造成病人极度呼吸困难、发绀的原因是

A. 健侧肺受压

B. 纵隔向健侧移位

C. 静脉血液回流受阻

D. 伤侧胸膜腔压力进行性升高

E. 广泛皮下气肿

11 - 217　该病人目前最适宜的体位是

A. 侧卧位　　　B. 半卧位

C. 平卧位　　　D. 头低足高位

E. 仰卧中凹位

(11 - 218～11 - 220 共用题干)

病人,男性,18 岁。半小时前从二楼坠下,右侧胸部着地。体格检查:神志清楚,呼吸极度困难,前胸壁可触及皮下气肿,叩诊右肺呈鼓音,听诊右侧呼吸音消失。

11 - 218　病人最可能是

A. 开放性气胸　B. 张力性气胸

C. 心包填塞　　D. 连枷胸

E. 肺挫伤

11 - 219　该病人的急救措施为

A. 输液　　　　B. 吸氧

C. 应用抗生素　D. 排气减压

E. 气管插管

11 - 220　该病人入院后的处理为

A. 输液

B. 吸氧

C. 胸腔闭式引流术

D. 排气减压

E. 气管插管

(11-221～11-222 共用题干)

病人,男性,21 岁。1 小时前被车撞伤,诉右胸剧烈疼痛、胸闷、呼吸困难。体格检查:胸壁反常呼吸运动。

11-221 病人的初步诊断为

A. 单根单处肋骨骨折

B. 多根多处肋骨骨折

C. 开放性气胸

D. 血胸

E. 心脏挫伤

11-222 现场急救方法是

A. 止痛

B. 吸氧

C. 肋骨牵引固定

D. 胸腔闭式引流

E. 加压包扎固定胸壁

(11-223～11-224 题共用题干)

患儿男性,6 岁。高热 1 周,T 39.0～39.5℃。胸部 X 线示右侧胸腔大量积液,胸腔穿刺抽出脓性液体。

11-223 该患儿的诊断应为

A. 脓胸　　　　B. 肺炎

C. 支气管扩张症　D. 肺癌

E. 肺结核

11-224 目前处于下列哪期

A. 急性期　　　　B. 慢性期

C. 亚急性期　　　D. 纤维化期

E. 早期

(11-225～11-228 共用题干)

病人,男性,37 岁。右胸被刀刺伤后 5 分钟,有明显呼吸困难,右胸伤口处随呼吸有气体进出。

11-225 病人的现场急救为

A. 迅速排气减压

B. 迅速封闭伤口

C. 输血、补液

D. 清创缝合

E. 手术

11-226 该病人发生呼吸循环功能紊乱的主要病理机制为

A. 肺受压萎陷　　B. 出血

C. 感染　　　　　D. 纵隔扑动

E. 疼痛

11-227 入院后行胸腔闭式引流术,其护理措施正确的是

A. 水封瓶长管应置于液平面下 8～10 cm

B. 正常水柱波动 4～6 cm

C. 术后初期每 30～60 分钟需向胸腔方向挤压引流管 1 次

D. 更换引流瓶时用 1 把止血钳夹闭胸引流管

E. 胸膜腔闭式引流装置中水封瓶内放置清水即可

11-228 下列哪种情况不可拔除胸腔闭式引流管

A. 胸片示肺复张良好

B. 听诊肺呼吸音好

C. 24 小时无气体引出

D. 24 小时引出血性液体 150 ml

E. 无呼吸困难

(11-229～11-233 共用题干)

病人,男性,65 岁。吸烟史近 40 年,咳嗽、痰中带血 1 个月,无发热。胸部 CT 示左肺上叶近肺门处一肿块影,呈分叶状,边缘毛糙。

11-229 该病人高度怀疑为

A. 肺结核　　　　B. 支气管扩张

C. 肺癌　　　　　D. 肺不张

E. 肺炎

11-230 入院后完善检查,拟行左肺上叶或左全肺切除术,术前护理正确的是

A. 术前无需戒烟

B. 最大通气量只要>30% 即可手术

C. 肺手术时口腔卫生无关紧要

D. 若发生心力衰竭,纠正心力衰竭 1 周后手术

E. 术前戒烟至少2周

11-231 病人行左全肺切除术后,其补液速度
应控制在

　　A. 6～8 滴/分　　B. 20～30 滴/分

　　C. 40～60 滴/分　　D. 60～80 滴/分

　　E. 因术中失血失液较多,应加快补
液速度

11-232 其术后护理措施正确的是

　　A. 始终保持胸腔闭式引流管通畅

　　B. 24 小时补液量应控制在 3 000 ml
以内

　　C. 补液速度不超过 60 滴/分

　　D. 尽量经静脉补液

　　E. 经常检查颈部气管的位置有无
变化

11-233 关于术后有效咳痰的方法,下列描述
错误的是

　　A. 先嘱病人轻咳几声,使痰液松动

　　B. 嘱病人深吸气使胸廓扩张,屏气
3～5秒,再使胸廓骤然收缩

　　C. 有效咳嗽的声音是低调、深沉

　　D. 有效咳嗽的声音是高调

　　E. 咳嗽时切忌只有呼吸道内的气体
流动,而无胸廓的扩张与收缩

(11-234～11-236 共用题干)

病人,男性,52 岁。因进行性吞咽困难 3 个
月就诊入院。体格检查:锁骨上无肿大淋巴结,
无声嘶。食管镜检查示食管中段 6 cm 长管腔
狭窄,黏膜中断,病检报告为鳞癌Ⅱ级。胸部 X
线检查示正常。

11-234 对病人行食管-胃吻合术,下列术后
护理措施中不妥的是

　　A. 听诊双肺呼吸音是否清晰

　　B. 保持气道通畅

　　C. 术后第 1 天每 2 小时鼓励病人使
用深呼吸训练器

　　D. 病人若出现呼吸浅快应立即行鼻
导管深部吸痰

　　E. 术后 2 天内持续胃肠减压

11-235 手术后最严重的并发症是

　　A. 胸膜腔感染

　　B. 反流性食管炎

　　C. 吻合口瘘

　　D. 吻合口狭窄

　　E. 术后肺不张或肺部感染

11-236 若出现该并发症,下列护理措施中错
误的是

　　A. 改流质饮食

　　B. 行胸腔闭式引流

　　C. 遵医嘱予以抗感染治疗

　　D. 营养支持

　　E. 严密观察生命体征

(11-237～11-238 共用题干)

病人,女性,24 岁。产后 3 周,左乳房胀痛
1 周,T 38.5～40℃。体格检查:整个左乳房红
肿明显,皮温较高,表面波动不明显。诊断为急
性乳腺炎。

11-237 诊断乳腺深部脓肿,下列哪项诊断方
法最简单明确

　　A. 乳房红、肿、热、痛

　　B. 全身毒血症状

　　C. 局部检查有波动感

　　D. 穿刺抽出脓液

　　E. B 超检查

11-238 乳腺深部脓肿切开引流的切口最佳
选择应是

　　A. "十"字形切口

　　B. "廿"字形切口

　　C. 以乳头为中心呈放射状切口

　　D. 乳晕边缘弧形切口

　　E. 沿乳房下缘弧形切口

(11-239～11-241 共用题干)

病人,女性,24 岁。产后 10 天,左乳房肿
痛,T 38～40℃,服用退热药体温可降至正常。
体格检查:左乳房红肿,无波动,全乳房压痛明
显。门诊行穿刺,进针约 10 cm,自乳房后部抽
出少量黄色、浓稠脓液。

11-239 最可能的诊断是

A. 乳腺浅部脓肿

B. 乳腺深部脓肿

C. 炎性乳腺癌

D. 乳腺脂肪液化

E. 积乳症

11-240 目前最重要的治疗方法是

A. 大剂量抗生素治疗

B. 脓肿切开引流

C. 乳腺癌根治术

D. 术后清除液化脂肪

E. 吸出积乳

11-241 该病人若进行手术治疗,其切口应选择

A. 以乳头为中心放射状切口

B. 乳晕边缘弧形切口

C. 沿乳房下缘弧形切口

D. 包含乳头的梭形切口

E. 对口引流切口

(11-242~11-244 共用题干)

病人,女性,26岁。产后2周,右乳房胀痛伴高热39℃。体格检查:右乳房外上象限明显红肿,有触痛,无波动感。诊断为急性乳腺炎。

11-242 急性乳腺炎最常见于

A. 妊娠期妇女

B. 初产哺乳期妇女

C. 长期哺乳期妇女

D. 乳房偏小妇女

E. 乳房丰满妇女

11-243 急性乳腺炎的主要原因是

A. 乳汁淤积

B. 乳汁分泌过多

C. 哺乳期长

D. 乳头皲裂

E. 细菌入侵

11-244 最主要的鉴别是要除外

A. 炎性乳腺癌

B. 乳腺纤维腺瘤

C. 乳腺结核

D. 乳腺外伤

E. 乳腺囊性增生病

(11-245~11-247 共用题干)

病人,女性,35岁。普查发现右乳房外上象限有一个直径1.5 cm肿块,质硬、活动、边界不清、表面不甚光滑。病理检查为右乳硬癌,拟手术治疗。入院后,病人紧张抑郁、失眠、不思饮食,不愿与人交流,担心治疗效果和孩子小、无人照顾。

11-245 据此,护理诊断应是

A. 知识缺乏

B. 焦虑

C. 睡眠型态改变

D. 皮肤完整性受损

E. 语言沟通障碍

11-246 根据护理诊断,护士应将下列哪项作为术前护理重点

A. 皮肤护理　　B. 饮食护理

C. 心理护理　　D. 伤口护理

E. 指导沟通方法

11-247 护士在出院指导中,告知该病人预防乳腺癌复发的关键是

A. 避免使用雌激素

B. 保持平衡饮食

C. 保持伤口清洁

D. 定期门诊随访

E. 5年内避免妊娠

(11-248~11-250 共用题干)

病人,女性,31岁。右侧乳腺癌晚期,行乳腺癌根治术后,继续化疗。期间病人恶心、呕吐较重,头发脱落,体质虚弱,悲伤、情绪低落、沉默和绝望。

11-248 病人处于心理反应分期中的

A. 接受期　　B. 协议期

C. 忧郁期　　D. 否认期

E. 愤怒期

11-249 针对该期病人,最佳的心理护理措施是

A. 陪伴病人,允许其以不同的方式发泄情感,如哭泣

B. 尊重病人,尽量不要打扰她

C. 认真倾听病人的倾诉

D. 运用善意的欺骗,不揭穿病人的防卫机制

E. 积极主动帮助病人了却未完成的心愿

11-250　针对病人的情况加强饮食护理,下列护理措施中错误的是

A. 少量多餐

B. 注意食物的色、香、味,尝试新的花样

C. 给予低蛋白、高热量、易消化的饮食

D. 多吃新鲜的水果和蔬菜

E. 创造良好的进食环境

(11-251~11-252 共用题干)

病人,女性,51 岁。左乳房内肿块 4 cm×3 cm,质硬、可活动,乳房皮肤表面出现酒窝征,右腋下 1.5 cm×1.0 cm 活动的淋巴结 2 个、质硬,病理证实为乳腺癌淋巴结转移。

11-251　按 TNM 分期法,此病变为

A. 晚期　　　　　B. Ⅰ期

C. Ⅱ期　　　　　D. Ⅲ期

E. Ⅳ期

11-252　病人乳房皮肤出现酒窝征的原因是

A. 癌肿侵及乳管

B. 癌细胞侵入大片皮肤

C. 癌肿侵及 Cooper 韧带

D. 癌细胞堵塞皮下淋巴管

E. 癌肿与皮肤或深部组织粘连

(11-253~11-254 共用题干)

病人,女性,32 岁。发现右侧乳房内无痛性肿块 2 个月。体格检查:右侧乳房外上象限可扪及一直径约 3 cm 的可活动肿块,表面不光滑,边界不清,质硬;局部乳房皮肤凹陷呈酒窝征;同侧腋窝可扪及 2 个肿大的淋巴结,可被推动。经活组织病理检查证实为乳腺癌。拟行乳腺癌根治术。

11-253　乳腺癌根治术后,预防皮下积液、积血的主要措施是

A. 半卧位

B. 高蛋白饮食

C. 患肢制动

D. 切口用沙袋压迫

E. 皮瓣下置管引流

11-254　若该病人术后第 3 天右侧手臂出现皮肤发绀,手指发麻,皮温下降,脉搏不能扪及。正确的处理是

A. 继续观察,不需特殊处理

B. 及时调整包扎胸带的松紧度

C. 立即拆除患处包扎胸带

D. 给予吸氧

E. 患处用沙袋加压

(11-255~11-257 共用题干)

病人,女性,46 岁。洗澡时无意发现左侧乳房肿块,无痛。入院后体格检查:肿块直径约 5 cm,质硬、不易推动,左侧腋下可扪及肿大淋巴结,尚可推动。

11-255　该病人宜选择的手术方法是

A. 脓肿切开引流

B. 单纯乳房切除

C. 乳腺癌根治术

D. 乳腺癌改良根治术

E. 乳腺癌扩大根治术

11-256　该病人的乳腺癌分期为

A. Ⅰ期　B. Ⅱ期　　C. Ⅲ期　　D. Ⅳ期

E. 晚期

11-257　病人近期出现乳头内陷是由于

A. 癌细胞堵塞皮下淋巴管

B. 癌肿侵犯 Cooper 韧带

C. 癌肿与胸肌粘连

D. 癌肿与皮肤粘连

E. 癌肿侵犯乳管

(11-258~11-260 共用题干)

病人,女性,55 岁。发现右乳房肿物 1 周。体格检查:右乳外上象限肿块 1.5 cm×1.0 cm,质硬,与周围组织分界不明显,活动度差;腋窝淋巴结未触及。

11-258 确定肿物性质最可靠的检查方法是
　　A. B超
　　B. 钼靶
　　C. 放射性核素扫描
　　D. CT
　　E. 活组织病理检查

11-259 该病人最可能的诊断是
　　A. 乳腺癌
　　B. 乳腺囊性增生病
　　C. 乳腺纤维腺瘤
　　D. 乳腺结核
　　E. 乳腺炎

11-260 该病人目前的治疗方法是
　　A. 乳腺癌根治术
　　B. 手术切除肿块
　　C. 即行切开引流
　　D. 放射治疗
　　E. 中医中药

(11-261～11-263 共用题干)

病人,女性,45岁。洗澡时无意中发现左乳房肿块,无痛。体格检查:左乳房外上象限可扪及直径为2 cm肿块,质硬、表面不甚光滑、可活动;左腋下可触及1 cm×0.5 cm淋巴结,质中、可活动。诊断为乳腺癌。行手术治疗。

11-261 术后第1天护士发现皮瓣下有少量积血、积液,采取的护理措施中不正确的是
　　A. 伤口加压包扎
　　B. 局部砂袋压迫
　　C. 引流管持续负压吸引
　　D. 止血药物
　　E. 及早活动患侧肩部

11-262 护士在指导病人进行有效的功能锻炼时,下列措施中不正确的是
　　A. 术后2～3天可做手指的主动和被动活动
　　B. 术后3～5天可活动肘部
　　C. 术后5～6天可活动肩部
　　D. 术后1周待皮瓣愈合后可活动

肩部
　　E. 10天后可鼓励病人进行肩关节外展运动

11-263 术后该病人患侧上肢肿胀,应避免以下哪种操作
　　A. 按摩肿胀上肢
　　B. 在肿胀上肢输液
　　C. 平卧时肿胀上肢下垫方枕
　　D. 肿胀上肢带弹力袖
　　E. 适当的上肢活动

❈ 名词解释题(11-264～11-279)

11-264 酒窝征
11-265 橘皮样变
11-266 乳腺癌改良根治术
11-267 急性乳腺炎
11-268 炎性乳腺癌
11-269 乳腺囊性增生病
11-270 反常呼吸
11-271 纵隔扑动
11-272 连枷胸
11-273 肋骨骨折
11-274 气胸
11-275 张力性气胸
11-276 开放性气胸
11-277 闭合性气胸
11-278 损伤性血胸
11-279 脓胸

❈ 简述问答题(11-280～11-297)

11-280 急性乳腺炎的主要病因是什么?
11-281 急性乳腺炎脓肿引流后为什么会产生乳瘘?如何处理?
11-282 简述急性乳腺炎的健康教育。
11-283 如何指导妇女定期乳房自我检查?
11-284 乳腺癌术后如何预防皮瓣下积液和皮瓣坏死?

11 - 285　如何指导乳腺癌病人的术后功能锻炼?

11 - 286　简述乳腺癌术后患肢水肿的原因及护理措施。

11 - 287　对乳腺癌病人进行放疗时,如何指导病人进行皮肤护理?

11 - 288　胸部外伤应如何观察病情?

11 - 289　临床出现哪些情况提示胸膜腔内活动性出血?

11 - 290　在胸膜腔闭式引流护理时,应如何进行观察和记录?

11 - 291　简述胸膜腔闭式引流拔管指征。

11 - 292　肺癌术后如何指导病人进行康复锻炼?

11 - 293　简述食管的 3 个生理狭窄。

11 - 294　为什么食管癌术后易发生吻合口瘘?

11 - 295　简述胸腔闭式引流管放置的原则(即插管部位)。

11 - 296　简述胸腔闭式引流的适应证。

11 - 297　简述食管癌切除术后进食原则及注意事项。

综合应用题(11 - 298～11 - 301)

11 - 298　病人,男性,41 岁。车祸 30 分钟后来院急诊,主诉右侧胸部剧痛。体格检查:T 36.8℃,P 108 次/分,R 30 次/分,BP 90/70 mmHg;意识清楚,面色苍白,呼吸急促,烦躁不安,脉搏细速,四肢湿冷,右侧胸壁可见一 3.5 cm×2.5 cm 裂伤,可见气、血从伤口处喷出。

请解答:

(1) 根据病情估计该病人已发生什么情况?

(2) 应采取哪些急救措施与护理?

(3) 护理诊断有哪些?

11 - 299　病人,男性,47 岁。刺激性干咳 2 个月,服用止咳化痰药和抗生素效果不明显。近 1 周来自感胸闷、胸痛,发现 2 次痰中带血丝,来院就诊。体格检查:T 36.8℃,P 86 次/分,R 20 次/分,BP 90/60 mmHg,两肺呼吸音稍粗。

请解答:

(1) 根据病情,该病人最可能的诊断是什么?有何依据?

(2) 进一步明确诊断的辅助检查有哪些?

(3) 护理诊断有哪些?

11 - 300　病人,女性,26 岁。产后 20 天,右乳房肿大伴疼痛 10 天,在外院经抗感染和对症治疗无明显好转。体格检查:T 39.6℃;右乳房外上象限可扪及硬块,触痛,有波动感,右腋窝可触及肿大淋巴结。诊断为右乳腺脓肿入院。

请解答:

(1) 提出目前的治疗原则。

(2) 叙述相应的护理措施。

11 - 301　病人,女性,40 岁。无意中发现右乳外上方质硬肿块,无疼痛。肿块穿刺细胞学诊断为乳腺癌,拟手术治疗入院。入院后病人食欲欠佳,沉闷不语。体格检查:营养中等,心肺无异常;右乳外上方可触及 2 cm×2 cm 肿块,质硬、边界不清、活动度小;右腋窝未触及肿大淋巴结。

请解答:

(1) 提出术前现有的主要护理诊断(2 个)。

(2) 叙述术后的护理要点。

答案与解析

选择题

A1 型单项选择题

11 - 1	B	11 - 2	B	11 - 3	B	11 - 4	B
11 - 5	E	11 - 6	E	11 - 7	C	11 - 8	B
11 - 9	E	11 - 10	B	11 - 11	B	11 - 12	B
11 - 13	D	11 - 14	A	11 - 15	E	11 - 16	A
11 - 17	E	11 - 18	B	11 - 19	C	11 - 20	B

11-21　D　11-22　E　11-23　E　11-24　E

11-25　E　11-26　A　11-27　C　11-28　C

11-29　D　11-30　E　11-31　A　11-32　E

11-33　C　11-34　A　11-35　C　11-36　C

11-37　A　11-38　B　11-39　C　11-40　B

11-41　D　11-42　A　11-43　E　11-44　B

11-45　A　11-46　D　11-47　B　11-48　C

11-49　B　11-50　B　11-51　C　11-52　D

11-53　　　11-54　　　11-55　E　11-56　E

11-57　A　11-58　　　11-59　C　11-60　B

11-61　B　11-62　　　11-63　C　11-64　E

11-65　D　11-66　D　11-67　A　11-68　B

11-69　E　11-70　C　11-71　B　11-72　A

11-73　D　11-74　　　11-75　A　11-76　D

11-77　A　11-78　　　11-79　D　11-80　B

11-81　D　11-82　　　11-83　B　11-84　A

11-85　D　11-86　　　11-87　B　11-88　C

11-89　E　11-90　E　11-91　B　11-92　A

11-93　C　11-94　A　11-95　D　11-96　C

A2 型单项选择题

11-97　C　11-98　C　11-99　D　11-100　B

11-101　C　11-102　C　11-103　E　11-104　D

11-105　B　11-106　D　11-107　C　11-108　E

11-109　D　11-110　B　11-111　C　11-112　E

11-113　C　11-114　　　11-115　D　11-116　D

11-117　B　11-118　D　11-119　D　11-120　A

11-121　E　11-122　D　11-123　E　11-124　E

11-125　E　11-126　D　11-127　D　11-128　B

11-129　C　11-130　C　11-131　E　11-132　C

11-133　B　11-134　E　11-135　D　11-136　E

11-137　A　11-138　B　11-139　C　11-140　D

11-141　A　11-142　A　11-143　A　11-144　C

11-145　A　11-146　C　11-147　A　11-148　C

11-149　D　11-150　C　11-151　B　11-152　B

11-153　　　11-154　E　11-155　C　11-156　B

11-157　A　11-158　C　11-159　C　11-160　D

11-161　E　11-162　A　11-163　E　11-164　D

11-165　D　11-166　E　11-167　D　11-168　A

11-169　D　11-170　D　11-171　E　11-172　B

11-173　A　11-174　B　11-175　A　11-176　D

11-177　A　11-178　C　11-179　C　11-180　C

11-181　E　11-182　C　11-183　D　11-184　C

11-185　C　11-186　B　11-187　D　11-188　C

11-189　E　11-190　E　11-191　A　11-192　E

11-193　C　11-194　B　11-195　B　11-196　C

11-197　D　11-198　B　11-199　A　11-200　A

11-201　C　11-202　D　11-203　D　11-204　C

11-205　E　11-206　C　11-207　B　11-208　A

11-209　A　11-210　D

A3/A4 型单项选择题

11-211　B　11-212　C　11-213　C　11-214　D

11-215　D　11-216　D　11-217　D　11-218　B

11-219　D　11-220　C　11-221　B　11-222　E

11-223　A　11-224　A　11-225　B　11-226　D

11-227　B　11-228　D　11-229　C　11-230　E

11-231　D　11-232　E　11-233　D　11-234　D

11-235　C　11-236　A　11-237　D　11-238　E

11-239　B　11-240　B　11-241　C　11-242　B

11-243　A　11-244　A　11-245　B　11-246　C

11-247　E　11-248　C　11-249　A　11-250　C

11-251　C　11-252　C　11-253　B　11-254　B

11-255　D　11-256　C　11-257　B　11-258　E

11-259　A　11-260　B　11-261　E　11-262　C

11-263　B

部分选择题解析

11-20 解析: 开放性气胸胸膜腔积气且气体经体表伤口随呼吸自由出入胸膜腔。当体表伤口大于气管口径时,空气入量多,胸膜腔压力几乎等于大气压,伤侧肺受压萎陷(萎陷的程度取决于肺顺应性和胸膜有无粘连),纵隔向健侧移位,出现纵隔扑动,使静脉血液回流受阻,心输出量减少,最终引起呼吸和循环障碍。

11-21 解析: 开放性气胸用凡士林纱布加棉垫盖住伤口,绷带包扎固定,将开放性气胸转变为闭合性气胸。送至医院后应给予输血、补液,纠正休克;给氧、清创、缝合伤口,并做胸腔闭式引流;给予抗生素,鼓励病人咳嗽排痰,预防感染。

11-38 解析:食管癌主要通过淋巴转移,血行转移发生较晚。

11-53 解析:A、B是食管癌早期症状,C是食管癌中晚期的症状,E不是食管癌的症状。食管癌首发症状是哽噎感,典型的症状是进行性吞咽困难。

11-54 解析:吻合口瘘是食管癌术后最严重的并发症,多发生在术后5~10天。病人表现为呼吸困难、胸腔积气、胸腔积液、高热,严重时发生休克。处理应立即禁食、禁水、胃肠减压、胸腔闭式引流、抗感染治疗和营养支持。

11-55 解析:食管癌术后易发生呼吸困难、缺氧,并发肺不张、肺炎,甚至呼吸衰竭。应鼓励咳嗽、排痰。

11-56 解析:食管癌术前胃肠道准备:①口服抗生素溶液,达到局部消炎抗感染作用;②术前3天改流质饮食,术前1天禁食;③对梗阻明显者冲洗食管,用抗生素0.9%氯化钠溶液冲洗食管,以减轻梗阻局部充血水肿,防止吻合口瘘;④结肠代食管手术病人,术前3~5天口服新霉素或甲硝唑等抗生素;⑤手术日晨放置胃管,术前放置胃管通过梗阻部位时不能强行插入,以免穿破食管。

11-57 解析:食管癌术后为防止吻合口瘘的发生应严格禁饮、禁食3~5天。

11-58 解析:乳腺炎后期脓肿形成,查体有波动感。

11-70 解析:急性乳腺炎是乳腺的急性化脓性感染,好发于产后3~4周,病人多是产后哺乳期妇女,以初产妇多见。乳汁淤积是最常见发病原因。乳头发育不良、乳汁过多、婴儿吸乳过少、乳管不通畅等是乳汁淤积的主要原因。乳头破损或皲裂,细菌沿淋巴管入侵是感染的主要途径。细菌也可直接侵入乳管,上行至腺小叶而致感染。常见致病菌为金黄色葡萄球菌。多数发生于初产妇,缺乏哺乳的经验,婴儿患口腔炎或口含乳头入睡均易导致乳头破损。6个

月以后的婴儿已长牙,易致乳头损伤。

11-72 解析:急性乳腺炎的临床表现。①局部表现:乳房疼痛、红肿、发热,常有患侧淋巴结肿大和压痛。起初呈蜂窝织炎样表现,数天后可形成单房或多房性脓肿,脓肿可向外溃破,深部脓肿还可穿至乳房与胸肌间的疏松组织中,形成乳腺后脓肿。②全身表现:随着炎症发展,病人可有寒战、高热、脉搏加快,常有患侧淋巴结肿大、压痛,感染严重者可并发脓毒血症。

11-90 解析:乳腺癌根治术后病人因腋窝淋巴结切除及术后静脉加压包扎导致淋巴、静脉回流受阻引起患侧上肢水肿,故选E。乳腺癌术后为预防患侧上肢水肿,术后3天内患侧肩部制动,肘部垫一软枕,并抬高上肢,以减轻水肿。同时,禁止在患侧测血压、注射或抽血,以免加重循环障碍。

11-91 解析:病因尚不清楚。目前认为与下列因素有关:①雌酮和雌二醇;②营养过剩、肥胖和高脂饮食;③环境因素和生活方式;④乳腺癌家族史;⑤月经初潮早于12岁,绝经晚于50岁,不孕和未哺乳或初次足月产晚于35岁;⑥乳腺良性疾病。乳腺癌的发病与血型无关。

11-92 解析:乳腺癌细胞脱落后阻塞皮内或皮下淋巴管可引起淋巴管阻塞,淋巴液回流不畅,出现真皮下水肿,乳房皮肤出现橘皮样变。乳腺癌乳房局部表现:①局部隆起。②酒窝征,肿瘤累及Cooper韧带所致。③乳头回缩、内陷,癌肿侵及乳管所致。④橘皮样改变,皮下淋巴管被癌细胞堵塞引起淋巴回流障碍所致。

11-93 解析:乳腺癌病人术后功能锻炼:①术后24小时,活动手指和腕部,如伸指、握拳、屈腕等;②术后1~3天,进行上肢肌肉等长收缩,开始肘关节伸屈活动;③术后4~7天,做肩关节小范围活动,逐渐增加活动范围,做上举运动,鼓励病人用患侧的手进行日常自理活动,如刷牙、梳头、洗脸、进食等;④术后第10~12天,上臂全范围关节活动,如手指爬墙运动、画图运动、划"C"动作、手臂摇摆等;⑤功能锻炼达标的标准:患侧手指跨过头顶摸到对侧的耳

尖。故选 C。考点速记：术后第 1 天活动腕和手；第 1～3 天伸屈肘；第 4～7 天练练肩，对肩同耳用患手；第 7～10 天不外展，皮瓣移动愈合难；第 10 天上臂全运动，轮滑臂摇和画圈。

11-116 解析：该病人有重症哮喘的病史，突然出现了胸痛、极度呼吸困难，是自发性气胸的典型表现，左侧肺部哮鸣音消失为自发性气胸的诊断进一步提供依据。

11-117 解析：开放性气胸病人有明显的呼吸困难、发绀，甚至休克，伤侧叩诊呈鼓音，典型的表现是在胸壁伤口处能听到空气出入胸膜腔的吹风声，该病人具备上述症状和体征，是典型的开放性气胸。

11-132 解析：单根单处肋骨骨折，当出现明显错位时，才需要复位并注意骨折对线、对位，排除 A 和 B；开放性肋骨骨折术后应用抗生素和破伤风抗毒素预防感染，排除 D；四肢骨折一般注重功能锻炼，排除 E；闭合性单处肋骨骨折的处理要点是镇痛、固定胸壁和防治并发症，故选 C。闭合性单处肋骨骨折多数情况并不严重，给予病人镇痛、固定胸壁并注意观察病情，一般不会出现各种并发症，属于各种肋骨骨折中比较轻的类型，如果出现并发症，强调以处理并发症为主。

11-133 解析：该病人胸部被撞伤，出现反常呼吸运动，考虑为多根多处肋骨骨折，因出现反常呼吸和纵隔扑动导致呼吸衰竭，入院最重要的评估内容是呼吸，故选 B。胸廓的节律性呼吸运动是实现肺通气的原动力，肺通气是整个呼吸过程的基础，故多根多处肋骨骨折时出现反常呼吸运动，影响换气和静脉回流，导致体内缺氧和二氧化碳潴留，严重者可发生呼吸和循环衰竭。

11-146 解析：食管癌的病因至今尚不完全清楚。亚硝胺类化合物有较强的致癌作用，某些真菌能促进或合成亚硝胺。长期饮烈性酒，吸烟，饮食粗硬、过热或进食过快，可造成食管慢性刺激和损伤，增加了对致癌物的易感性。另外，龋齿、口腔不洁、食管慢性炎症等刺激，与食

管癌的发生也有关系。

11-147 解析：食管癌的术前护理：术前 3 天给流质饮食；在餐后饮温开水漱口，以冲洗食管；每餐后或睡前口服新霉素及甲硝唑溶液，以达到食管黏膜消炎的作用。对食管梗阻的病人，术前 3 天每晚插胃管用抗生素 0.9% 氯化钠溶液冲洗食管，以减轻组织水肿，降低术后感染及吻合口瘘的发生率。

11-148 解析：吻合口瘘是食管癌手术后最严重的并发症，多发生在术后 5～10 天。消化道内容物的漏出，导致胸膜腔感染，表现为持续高热、呼吸困难、胸痛、患侧胸膜腔积气积液，全身中毒症状明显，重者可发生感染性休克。应立即禁食、禁饮、胃肠减压、胸腔闭式引流、抗感染治疗和营养支持等。

11-150 解析：食管癌切除行胃代食管术后，胃肠减压应保持胃管通畅，若引流不畅时，可用少量 0.9% 氯化钠溶液低压冲洗。

11-151 解析：行结肠代食管者应做好肠道准备，术前晚行清洁灌肠或全肠道灌洗后禁饮禁食。

11-152 解析：食管癌术后病人容易发生吻合口瘘，为预防此并发症，术后早期病人要严格禁食，拔除胃管后进食时也要加倍小心，从饮水开始，逐渐过渡到流质、半流质等。

11-153 解析：由于食管的解剖特点、手术方式等，食管癌术后病人吻合口愈合比较困难，容易发生吻合口瘘。为预防吻合口瘘，术后早期病人要严格禁食，能进食时也要加倍小心，从饮水开始，逐渐过渡到流质、半流质等。

11-154 解析：食管癌的临床表现：早期症状多不明显，偶有咽下食物哽噎感、停滞感或异物感；胸骨后闷胀不适或疼痛，疼痛多为隐痛、刺痛或烧灼样痛，间歇期可无症状，易被病人忽略；中、晚期的典型症状为进行性吞咽困难，初为吞咽干食困难，继而半流质，最后流质也难以咽下。

11-167 解析：预防急性乳腺炎的措施：避免乳汁淤积（告知病人此乃预防的关键），保持乳头

清洁,纠正乳头内陷,防止乳房皮肤破损,养成良好的哺乳习惯。

11-168 解析:急性乳腺炎病人的护理包括:病情观察,患乳停止哺乳、用吸乳器吸净乳汁,局部热敷等,高温者予物理降温,脓肿切开后保持引流通畅,及时更换敷料。

11-170 解析:在乳房肿块搏动最明显的部分或压痛最明显的区域进行穿刺,抽到脓液表明脓肿已形成,脓液应做细菌培养和药物敏感性试验。

11-171 解析:脓肿形成后,主要治疗措施是切开引流。一般切口呈放射状至乳晕处;乳晕部脓肿可沿乳晕边缘做弧形切口;深部脓肿可在B超引导下定位穿刺,明确诊断后做"弓"形切口。引流条应放在脓腔最低部位,必要时另加切口做对口引流。

11-172 解析:可选用青霉素、苯唑西林钠和头孢菌素等治疗。若过敏,则应用红霉素。四环素、氨基糖苷类、磺胺药和甲硝唑等可分泌至乳液,因此乳母应避免应用。

11-179 解析:该病人诊断为乳腺癌,考虑已出现同侧腋窝淋巴结转移,需行乳腺癌根治术,手术范围包括整个乳房、胸大肌、胸小肌、同侧腋窝及锁骨下淋巴结。为清扫同侧淋巴结,需消毒至同侧上臂,该病人备皮范围应包括胸部、同侧腋下及上臂。

一般手术部位的备皮:①目的,清除术野的毛发和污垢,防止切口感染。②范围,距手术切口周围15~20 cm,其中四肢的手术应包括整个肢体。③时间,一般部位的备皮在术前2小时内(最迟不超过24小时)进行,但骨、关节、头颅等部位术前3天即开始清洁术野皮肤。

11-187 解析:左侧手臂出现皮肤发绀,手指发麻,皮温下降,脉搏不能扪及,可能出现皮瓣血液循环不良,应及时放松胸带,以免发生皮瓣坏死。

乳腺癌术后为保持皮瓣血供良好,应做到:①手术部位用弹性绷带加压包扎,以使皮瓣紧贴胸壁,松紧度以维持正常血运为宜;②观察

皮瓣颜色及创面愈合情况;③观察患侧上肢远端血液循环情况,若手指发麻、皮肤发绀、皮温下降、动脉搏动不能扪及,提示腋窝血管受压,应及时报告医生调整绷带的松紧度。若绷带松脱,应及时重新加压包扎。

11-188 解析:乳腺癌的发生与雌激素有关,因此乳腺癌术后5年内应避免妊娠。

11-202 解析:乳腺癌根治术后保持引流通畅,皮瓣下引流管作持续负压吸引,使皮瓣下的潜在间隙始终保持负压状态,有利于创面渗液的排出,也使皮瓣均匀地附着于胸壁,便于皮瓣建立新的血液循环,促进皮瓣与皮下组织愈合。

11-203 解析:乳腺癌根治术后保持引流通畅,皮瓣下引流管作持续负压吸引,使皮瓣下的潜在间隙始终保持负压状态,有利于创面渗液的排出,也使皮瓣均匀地附着于胸壁,便于皮瓣建立新的血液循环,促进皮瓣与皮下组织愈合,避免皮瓣和植皮片漂浮、坏死。

11-205 解析:乳腺癌根治术后保持引流通畅,皮瓣下引流管作持续负压吸引,使皮瓣下的潜在间隙始终保持负压状态,有利于创面渗液的排出,也使皮瓣均匀地附着于胸壁,便于皮瓣建立新的血液循环,促进皮瓣与皮下组织愈合。

11-207 解析:乳腺癌淋巴结转移多见于同侧腋窝,开始为少数散在的淋巴结肿大,质硬,无压痛,尚可推动。随后肿大的淋巴结增多,并融合成团,甚至与皮肤和深部组织粘连,不易推动。

名词解释题

11-264 酒窝征是指乳腺肿瘤侵及库柏(Cooper)韧带,使之收缩,使皮肤表面出现凹陷。

11-265 橘皮样改变是指癌细胞侵入并阻塞乳房皮内和皮下淋巴管,引起局部淋巴水肿,使毛囊处出现许多点状凹陷,皮肤呈"橘皮样"外观。

11-266 乳腺癌改良根治术是指乳腺癌手术切除范围包括患侧全部乳腺组织,覆盖肿瘤表面的皮肤,腋窝和锁骨下脂肪及淋巴组织,腋动

脉、腋静脉向腋下的分支。

11-267 急性乳腺炎是指乳腺的急性化脓性感染,是乳腺管内和周围结缔组织炎症,多发生于产后哺乳期的妇女,尤其是初产妇更为多见。

11-268 炎性乳腺癌是一种罕见的特殊类型乳腺癌,肿瘤特点酷似急性炎症改变,乳腺弥漫性增生,乳房皮肤红、肿、热、痛,易误诊为急性乳腺炎。

11-269 乳腺囊性增生病是女性多发病,常见于中年妇女。本病是乳腺组织的良性增生,可发生于腺管周围并伴有大小不等的囊肿形成;也可发生于腺管内,表现为不同程度的乳头状增生伴乳管囊性扩张;也有发生在小叶实质者,主要为乳管及腺泡上皮增生。

11-270 反常呼吸是指肺叶或其一部分在吸气时呈萎缩塌陷,而呼气时则呈充满膨胀的异常现象。

11-271 开放性气胸患者在呼、吸气时,两侧胸膜腔压力不均衡出现周期性变化,使纵隔在吸气时移向健侧,呼气时移向伤侧,称为纵隔扑动。

11-272 多根多处肋骨骨折后,特别是前侧局部胸壁可因失去完整肋骨的支撑而软化,产生反常呼吸运动,吸气时软化区的胸壁内陷,呼气时该区胸壁向外鼓出,此类胸廓称为连枷胸。

11-273 肋骨骨折是指暴力直接或间接作用于肋骨,使肋骨的完整性和连续性中断,是最常见的胸部损伤。

11-274 胸膜腔内积气称为气胸。

11-275 张力性气胸是指肺裂伤或支气管破裂处形成活瓣,气体只能进入胸膜腔而不能排出,使胸腔逐渐形成高压。

11-276 开放性气胸是指胸壁伤口与胸膜腔相通,呼吸运动时空气自由进出胸膜腔。

11-277 闭合性气胸是指空气通过胸壁或肺的伤道进入胸膜腔后,伤道立即闭合,气体不再进入胸膜腔,胸腔内负压被抵消,但胸膜腔内压仍低于大气压,使病人肺部分萎缩,有效气体交换面积减少,影响肺的通气和换气功能。

11-278 损伤性血胸是指利器损伤胸部或肋骨断端刺破肺、心脏和大血管或胸壁血管,引起胸膜腔积血,而影响呼吸和循环功能。

11-279 脓胸是指脓性渗出液积聚于胸膜腔内的化脓性感染。

简述问答题

11-280 急性乳腺炎的病因主要有以下两方面:①乳汁淤积,积乳有利于细菌生长繁殖。原因有:乳头发育不良妨碍哺乳;乳汁过多或婴儿吸乳过少;乳管不通。②细菌入侵,乳头皮肤破损是造成细菌入侵乳房的主要途径,致病菌以金黄色葡萄球菌为主。

11-281 乳瘘的产生是由于脓肿切开引流时损伤了乳腺导管,引流口可排出较多的乳汁,致伤口不易愈合,应终止乳汁分泌,可口服雌激素。

11-282 急性乳腺炎的健康教育:①养成良好的哺乳习惯,定时哺乳,排空乳汁;②保持乳头、乳晕清洁,孕产期、哺乳前后清洁乳头;③矫正乳头内陷;④乳头、乳晕破损或皲裂者要暂停患侧哺乳,吸出乳汁,积极治疗。

11-283 乳房自我检查方法:①定期每月自查一次,停经前妇女一般在月经第7～10天进行;②镜前观察双侧乳房皮肤颜色、是否对称、皮肤有否凹陷;③于不同体位(直立位和仰卧位)用手指平放于乳房,从外向内逐圈检查有无肿块,着重乳房外上象限;④用拇指及食指轻轻挤压乳头查有无溢液;⑤两手交叉检查有无腋窝淋巴结肿大或压痛。

11-284 乳腺癌术后预防皮瓣积液和坏死的方法:①保持皮瓣下引流管的持续、有效的负压吸引;②手术部位胸带加压包扎,及时调整松紧度;③观察患侧上肢远端血液循环,皮肤是否呈青紫色或伴皮温降低;④观察创面颜色,及时处理皮瓣下积液。

11-285 乳腺癌术后功能锻炼:①术后3天内避免上肢外展,限制肩关节活动;②术后3天内做手指的主动、被动活动(伸指、握拳、屈伸腕);③术后3～5天活动肘部;④术后1周待皮瓣愈合后开始肩关节活动(爬墙运动、钟摆运动、拉绳运动等);⑤循序渐进直至患侧手指能高举过头,自行梳理头发。

11-286 乳腺癌术后患肢水肿主要原因与术后患侧上臂淋巴回流不畅、皮瓣坏死后感染、腋部无效腔积液等有关。护理措施:①术后避免在患侧上肢静脉穿刺、测量血压;②及时处理皮瓣下积液;③患侧手臂抬高;④出现水肿时可按摩患侧上肢,适当手臂运动,腋区及上肢热敷等。

11-287 乳腺癌病人放疗时皮肤护理:①用温和的肥皂水或清水清洗照射部位,保持局部干燥;②选择柔软的内衣;③避免戴胸罩;④局部避免冷热刺激。

11-288 胸部外伤后观察病情方法:①严密观察生命体征,注意神志、瞳孔、胸腹部和肢体活动等情况;②有无气促、发绀、呼吸困难等症状,注意呼吸频率、节律、幅度及缺氧等症状;③有无气管移位、皮下气肿等;④必要时测定中心静脉压和尿量等,注意观察有无心包压塞征象。

11-289 提示胸膜腔活动性出血征象:①脉搏逐渐增快,血压持续下降;②血压虽有短暂回升,又迅速下降;③血红蛋白、红细胞计数、血细胞比容持续降低;④胸膜腔闭式引流血量≥200 ml/h,并持续2～3小时以上;⑤胸膜腔穿刺抽血很快凝固或因凝血抽不出,且胸部 X 线示胸膜腔阴影继续增大。

11-290 胸膜腔闭式引流护理内容:①注意观察长玻璃管中的水柱波动,因水柱波动的幅度反映无效腔的大小与胸膜腔内负压的大小。一般情况下水柱上下波动为4～6 cm;若水柱波动过高,可能存在肺不张;若无波动,则示引流不畅或肺已扩张;若病人出现胸闷气促、气管向健侧移位等肺受压症状,应考虑为引流管堵塞的可能,需设法挤压或使用负压间断抽吸,促使通畅。②观察引流液的量、性质、颜色,并准确记录。

11-291 一般胸膜腔闭式引流48～72小时后,

临床观察无气体溢出,或引流量明显减少且颜色变浅,24小时引流液<50 ml,脓液<10 ml,X线胸片示肺膨胀良好无漏气,病人无呼吸困难,即可拔管。

11-292 肺癌术后病人康复锻炼指导:①练习腹式深呼吸及有效咳嗽,可减轻疼痛,促进肺扩张,增加肺通气量;②练习使用深呼吸训练器,吹气球等促使肺膨胀;③进行抬肩、抬臂、手搭对侧肩部、举手过头或拉床单活动,可预防术侧肩关节强直,有利于血液循环,防止血栓形成。

11-293 食管的3个生理狭窄:①在环状软骨下缘平面,即食管入口处;②在主动脉弓平面,有主动脉和左支气管横跨食管;③在食管下端,即食管穿过膈肌裂孔处。

11-294 食管癌术后吻合口瘘的原因:①由于食管无浆膜覆盖,肌纤维呈纵形走向,易发生撕裂;②食管血液供应呈节段性,易造成吻合口缺血;③吻合口张力太大;④感染、营养不良、贫血、低蛋白血症等。

11-295 由于积气多向上聚集,气胸引流一般在前胸壁锁骨中线第2肋间隙,胸腔积液则在腋中线与腋后线间第6肋间隙插管引流,脓胸通常选择脓液积聚的最低位置进行置管。

11-296 胸膜腔闭式引流适应证:①中量、大量气胸,开放性气胸,张力性气胸;②胸腔穿刺术治疗后肺无法复张者;③剖胸手术后。

11-297 食管癌术后进食原则及注意事项:①术后早期,吻合口处于充血水肿期,需禁饮、禁食3～4天,禁食期间持续胃肠减压,注意经静脉补充营养。②停止胃肠减压24小时后,若无呼吸困难,胸内剧痛,患侧呼吸音减弱及高热等吻合口瘘的症状时,可开始进食。先试饮少量水,术后5～6天可进全流食,每2小时给100 ml,每天6次,术后3周若无特殊不适可进普食,但应少食多餐,不宜过多过快,避免生、冷、硬的食物,以防后期吻合口瘘。③食管癌切除术后,胃液可反流至食管,致反酸、恶心等症状,平卧时加重,嘱病人进食后2小时内勿平卧,睡眠时将床头抬高。

综合应用题

11-298 (1) 该病人已发生:开放性肋骨骨折和开放性气胸。

(2) 急救措施:立即用厚敷料封闭伤口并加压包扎。

护理措施:①首先做好心理护理;②迅速建立静脉通道;③做好清创或剖胸探查的术前准备;④及时应用抗生素和破伤风抗毒素;⑤备好胸腔闭式引流装置等用品;⑥密切观察病情变化,定时测定生命体征。

(3) 护理诊断:①恐惧;②气体交换受损;③心输出量减少;④疼痛;⑤潜在并发症:如肺部或胸腔感染。

11-299 (1) 最可能的诊断是肺癌。依据是该病人为男性,47 岁,出现刺激性咳嗽,久咳不愈,同时有胸闷、胸痛和痰中带血丝等症状。

(2) 进一步明确诊断的辅助检查措施:①胸部 X 线检查;②痰脱落细胞学检查;③支气管镜检查;④其他,如纵隔镜检查、放射性核素扫描等。

(3) 护理诊断:①气体交换受损;②低效性呼吸型态;③焦虑/恐惧;④疼痛;⑤潜在并发症:出血、感染、肺不张、支气管胸膜瘘、肺水肿等。

11-300 (1) 治疗原则:①应用抗生素;②及时切开引流。

(2) 护理措施:①病情观察,定时测量体温、脉搏、呼吸;②伤口护理,脓肿切开后,保持引流通畅,定时换药,注意观察脓液的量和色泽;③对症处理,物理降温,必要时给予镇痛药;④生活护理,保持室内清洁,注意个人卫生。

11-301 (1) 护理诊断。①焦虑:与担心手术预后有关;②自我形象紊乱:与手术造成身体外观改变有关。

(2) 术后护理要点:①观察生命体征;②胸带加压包扎,及时调整松紧;③皮瓣下引流管妥善固定,保持持续负压吸引,观察色、质、量;④术后 3 天内患肢肩部制动;⑤鼓励和协助、指导病人进行患肢功能锻炼,循序渐进,直至患手能高举过头,自行梳理头发;⑥做好化疗护理;⑦心理护理;⑧健康教育,包括定期随访、巩固化疗、乳房自我检查和避免妊娠。

(庄惠人)

第十二章

腹部疾病病人的护理

A1 型单项选择题（12-1～12-178）

12-1　急性腹膜炎病人腹痛的特点是
　　A. 阵发性绞痛
　　B. 持续性疼痛伴阵发性加剧
　　C. 腹痛向肩背部放射
　　D. 持续性疼痛,多较剧烈
　　E. 钻顶样绞痛

12-2　引起继发性腹膜炎最常见的致菌病是
　　A. 肺炎球菌　　　B. 变形杆菌
　　C. 大肠杆菌　　　D. 厌氧类杆菌
　　E. 链球菌

12-3　急性化脓性腹膜炎的主要症状是
　　A. 腹痛　　　　　B. 发热
　　C. 恶心、呕吐　　D. 心悸
　　E. 疲乏无力

12-4　急性化脓性腹膜炎早期出现呕吐的原因是
　　A. 膈肌受刺激　　B. 中枢性呕吐
　　C. 胃肠道痉挛　　D. 反射性呕吐
　　E. 麻痹性肠梗阻

12-5　腹膜炎的标志性体征是
　　A. 腹式呼吸减弱或消失
　　B. 压痛、反跳痛、腹肌紧张
　　C. 肠鸣音消失
　　D. 移动性浊音阳性
　　E. 明显腹胀

12-6　继发性腹膜炎的腹痛特点是
　　A. 阵发性绞痛
　　B. 逐渐加重的腹痛
　　C. 疼痛与体位无关
　　D. 先发热后腹痛
　　E. 持续性剧烈腹痛,以原发病灶部位为显著

12-7　判断膈下脓肿的部位和大小,首选的检查是
　　A. CT　　　　　　B. X线
　　C. B超　　　　　D. MRI
　　E. 放射性核素

12-8　最重要的治疗腹膜炎的原则是
　　A. 引流、排除脓性渗出物
　　B. 消除引起腹膜炎的病因
　　C. 禁食、胃肠减压
　　D. 解除腹痛
　　E. 减轻中毒症状

12-9　急性腹膜炎时,提示病情恶化的征象是
　　A. 脉搏加快、体温下降
　　B. 体温升高
　　C. 恶心、呕吐
　　D. 脉搏加快
　　E. 腹痛加重

12-10　原发性腹膜炎与继发性腹膜炎的主要鉴别点是
　　A. 发病的年龄
　　B. 腹痛、发热的先后顺序
　　C. 有无腹部手术史
　　D. 腹腔内有无原发病灶
　　E. 腹膜刺激征的轻重

12－11 继发性腹膜炎的病因不包括
  A. 急性阑尾炎
  B. 胃穿孔
  C. 急性胆囊炎
  D. 胃肠吻合口瘘
  E. 肝硬化腹水

12－12 急性腹膜炎的临床表现不包括
  A. 发热　　　　　B. 呃逆
  C. 腹痛　　　　　D. 呕吐
  E. 脉速

12－13 急性腹膜炎伴休克病人应采用的体位是
  A. 头低足高位
  B. 头抬高 20°～30°,足抬高 15°～20°
  C. 半卧位
  D. 平卧位
  E. 侧卧位

12－14 腹部闭合性损伤时,最常见的实质性脏器损伤为
  A. 肝　　　　　　B. 脾
  C. 胰　　　　　　D. 膈
  E. 肾

12－15 判断腹腔实质性脏器与空腔性脏器破裂的最主要依据是
  A. 腹痛性质
  B. 腹膜刺激程度
  C. 腹部损伤程度
  D. 腹腔穿刺液的性质
  E. 影像学检查结果

12－16 疑有腹腔内脏损伤和生命体征不稳定的病人观察期间,下列哪项措施是错误的
  A. 禁食、禁水
  B. 观察病情
  C. 用吗啡暂时止痛
  D. 不随意搬动病人
  E. 积极做好手术准备

12－17 疑有空腔脏器损伤时,首选影像学检查方法是

  A. B 超　　　　　B. CT
  C. MRT　　　　　D. 介入
  E. X 线

12－18 实质性脏器损伤时最有助于明确诊断的依据是
  A. 腹膜刺激征　　　B. 肠鸣音亢进
  C. 呕血　　　　　　D. B 超检查
  E. 腹腔穿刺抽出不凝固血液

12－19 腹部损伤合并失血性休克时的处理原则是
  A. 给予止血药物
  B. 快速补充液体
  C. 应用抗生素控制感染
  D. 输新鲜血
  E. 治疗休克同时手术探查止血

12－20 腹部损伤伴有少量肠管脱出时,首先的急救措施是
  A. 迅速将肠管还纳腹腔
  B. 用消毒纱布覆盖并包扎
  C. 用凡士林纱布覆盖并包扎
  D. 用盐水纱布覆盖并包扎
  E. 用消毒或清洁器皿覆盖并包扎

12－21 腹部损伤合并以下哪种情况时应优先处理
  A. 窒息　　　　　B. 气胸
  C. 昏迷　　　　　D. 出血
  E. 休克

12－22 下列哪种脏器损伤的临床表现为细菌性腹膜炎
  A. 肝　　　　　　B. 脾
  C. 胰　　　　　　D. 肾
  E. 胃

12－23 腹部损伤合并其他损伤时,以下哪种合并伤不影响腹腔内脏损伤的诊断
  A. 颅脑伤　　　　B. 胸外伤
  C. 脊柱骨折　　　D. 窒息
  E. 前臂骨折

12－24 下列哪种腹腔内脏器损伤时,腹膜刺激征不明显的是

A. 肝破裂　　　　B. 脾破裂

C. 胰破裂　　　　D. 肠穿孔

E. 胃穿孔

12－25　关于腹腔穿刺的叙述，以下错误的是

　　A. 髂前上棘与脐连线的中外 1/3 交界处为穿刺点

　　B. 抽出不凝固血液提示腹腔内出血

　　C. 抽出血液迅速凝固提示误穿入血管

　　D. 抽出胃内容物提示胃肠道损伤

　　E. 穿刺阴性，说明无腹腔内脏器损伤

12－26　胃肠减压护理中，最重要的是

　　A. 保持减压持续通畅

　　B. 使用胃肠减压时可给病人饮水

　　C. 每天用等渗盐水 50～100 ml，冲洗胃管 2 次

　　D. 观察并准确记录减压液的色、质、量

　　E. 及时更换收集瓶

12－27　胃肠减压的禁忌证是

　　A. 小肠破裂

　　B. 食管静脉曲张

　　C. 急性出血性坏死性胰腺炎

　　D. 肠梗阻

　　E. 胃穿孔

12－28　腹外疝发病原因中最重要的是

　　A. 腹壁薄弱　　　　B. 慢性便秘

　　C. 慢性咳嗽　　　　D. 排尿困难

　　E. 腹水

12－29　腹外疝最常见的内容物是

　　A. 大网膜　　　　B. 小肠

　　C. 结肠　　　　　D. 膀胱

　　E. 阑尾

12－30　内脏器官成为疝囊壁的一部分，此种疝称

　　A. 腹外疝　　　　B. 肠疝

　　C. 滑动疝　　　　D. 脐疝

　　E. 白线疝

12－31　嵌顿性疝与绞窄性疝的区别是

A. 疝囊有无压痛

B. 疝内容物能不能回纳

C. 疝内容物有无血运障碍

D. 是否有休克

E. 是否有机械性肠梗阻的表现

12－32　最常见的腹外疝是

　　A. 脐疝　　　　　B. 股疝

　　C. 切口疝　　　　D. 腹股沟斜疝

　　E. 腹股沟直疝

12－33　腹股沟深环的体表投影位于

　　A. 腹股沟中点上方 1 cm

　　B. 腹股沟中点上方 2 cm

　　C. 腹股沟中点

　　D. 腹股沟中点下方 1 cm

　　E. 腹股沟中点下方 2 cm

12－34　腹股沟斜疝发生嵌顿的最主要原因是

　　A. 疝环小，疝内容物有粘连

　　B. 疝环小，腹内压突然增高

　　C. 疝环大，疝内容物脱出过多

　　D. 腹壁肌紧张内环收缩

　　E. 腹壁肌紧张外环收缩

12－35　下列关于腹股沟直疝的叙述中不正确的是

　　A. 容易嵌顿

　　B. 多见于老年男性，常双侧发生

　　C. 疝块呈半球形

　　D. 绝大多数为后天性

　　E. 疝囊从腹壁动脉内侧腹股沟三角区突出

12－36　下列关于股疝的叙述中不正确的是

　　A. 多见于中年以上的妇女

　　B. 易发生嵌顿和绞窄

　　C. 透光试验阴性

　　D. 易发生嵌顿不宜紧急手术

　　E. 腹腔内脏经股环、股管，从卵圆孔突出

12－37　发生腹部切口疝的最主要原因是

　　A. 腹壁肌被切断　　B. 缝线滑脱

　　C. 切口感染　　　　D. 切口过长

E. 缝合时强行拉拢创缘

12－38 胃腺主细胞主要分泌
A. 盐酸和抗贫血因子
B. 胃蛋白酶原和凝乳酶原
C. 碱性因子
D. 胃泌素
E. 生长因子

12－39 十二指肠和空肠分界标志是
A. 胃膈韧带　　B. 胃肝韧带
C. 胃脾韧带　　D. 胃结肠韧带
E. Treitz 韧带

12－40 胃窦癌的突出表现是
A. 嗳气、反酸　　B. 营养障碍
C. 大量呕吐宿食　　D. 食欲缺乏
E. 进食梗阻感

12－41 胃癌根治术后顽固性呃逆的护理,下列不正确的是
A. 立即拔出胃管　　B. 压迫眶上缘
C. 穴位针灸　　D. 让病人放松
E. 遵医嘱给予镇静或解痉药

12－42 下列哪项不属于胃癌根治术的早期并发症
A. 胃出血　　B. 吻合口瘘
C. 倾倒综合征　　D. 吻合口梗阻
E. 十二指肠残端破裂

12－43 胃十二指肠溃疡的发病因素与下列无关的是
A. 幽门螺杆菌感染
B. 胃酸分泌过多
C. 遗传
D. 高糖饮食
E. 应用非类固醇类抗炎药

12－44 服用下列哪种药可以诱发胃十二指肠溃疡大出血
A. 抗生素　　B. 化学药物
C. 抗酸药　　D. 阿司匹林
E. 降压药

12－45 瘢痕性幽门梗阻最突出的表现是
A. 上腹部肿胀

B. 大量呕吐宿食
C. 上腹部膨隆
D. 营养不良
E. 便秘

12－46 胃十二指肠溃疡大出血的主要表现是
A. 恶心、呕吐
B. 上腹部胀痛
C. 有便意感
D. 头晕、心悸、出冷汗
E. 呕血和排柏油样便

12－47 十二指肠溃疡的好发部位是
A. 十二指肠球部
B. 十二指肠水平部
C. 十二指肠降部
D. 十二指肠升部
E. 十二指肠和空肠交接处

12－48 十二指肠溃疡疼痛的特点是
A. 上腹部刀割样绞痛
B. 阵发性腹部绞痛
C. 餐后痛
D. 饥饿痛
E. 饱胀痛

12－49 以下诊断胃十二指肠溃疡急性穿孔的最有意义的根据是
A. 上腹部明显压痛
B. 板状腹
C. 腹式呼吸减弱
D. 移动性浊音阳性
E. X 线检查示膈下有游离气体

12－50 诊断胃十二指肠溃疡的首选检查是
A. X 线钡餐
B. 粪便隐血实验
C. 胃镜
D. 胃酸测定
E. B 超

12－51 胃十二指肠溃疡外科治疗的适应证不包括
A. 伴有急性穿孔
B. 伴有急性大出血

C. 溃疡恶变

D. 瘢痕性幽门梗阻

E. 影响工作和学习

12-52 关于瘢痕性幽门梗阻病人的术前准备,下列最重要的是

A. 心理护理

B. 皮肤护理

C. 补碱性药

D. 连续 3 个晚上用温盐水洗胃

E. 配血,皮试

12-53 毕Ⅱ式胃大部切除术后并发吻合口梗阻时的呕吐特点是

A. 呕吐胃内容物,不含胆汁

B. 呕吐食物和胆汁

C. 频繁呕吐,量少,不含胆汁

D. 呕吐量大,呕吐物为酸臭味宿食

E. 呕吐物带粪臭味

12-54 关于倾倒综合征病人的饮食护理,以下不正确的是

A. 少食多餐

B. 餐后散步

C. 高蛋白饮食

D. 进餐时限制饮水

E. 避免过甜、过咸的食物

12-55 毕Ⅱ式胃大部切除术后发生胃出血时,最主要的表现是

A. 脉搏细速,血压下降

B. 烦躁不安,面色苍白

C. 尿液减少,四肢湿冷

D. 头晕,心悸,出冷汗

E. 从胃管内吸出大量血性液体

12-56 毕Ⅱ式胃大部切除术后若伴有输出袢梗阻,其呕吐物特点是

A. 食物和胆汁 B. 食物,无胆汁

C. 粪臭性呕吐物 D. 血性呕吐物

E. 胆汁,无食物

12-57 皮革胃多见于

A. 早期胃癌

B. 结节型胃癌

C. 溃疡局限性胃癌

D. 溃疡浸润性胃癌

E. 弥漫浸润性胃癌

12-58 毕Ⅱ式胃大部切除术后并发症不包括

A. 胃潴留 B. 术后出血

C. 术后梗阻 D. 倾倒综合征

E. 十二指肠残端破裂

12-59 胃肠道手术后留置胃管,拔胃管的指征是

A. 肠鸣音恢复

B. 引流液转清

C. 术后 48~72 小时

D. 肛门排气

E. 无腹胀、呕吐

12-60 胃癌的好发部位是

A. 贲门部 B. 幽门部

C. 胃大弯 D. 胃小弯

E. 胃窦部

12-61 麦氏点位于

A. 左髂前上棘与脐连线中外 1/3 交界处

B. 右髂前上棘与脐连线中外 1/3 交界处

C. 左髂前上棘与脐连线中内 1/3 交界处

D. 右髂前上棘与脐连线中内 1/3 交界处

E. 右髂前上棘与脐连线中外 2/3 交界处

12-62 阑尾手术切口的标志点为

A. 麦氏点 B. 华氏点

C. 墨氏点 D. 雷氏点

E. 左下腹

12-63 下列哪项不是急性阑尾炎术后给予半卧位的主要目的

A. 利于呼吸

B. 减轻切口张力

C. 预防肠粘连

D. 利于腹腔引流

E. 腹腔渗液积聚于盆腔

12-64 阑尾炎症时可引起

A. 小肠脓肿

B. 结肠脓肿

C. 胰腺脓肿

D. 门静脉炎和肝脓肿

E. 脾脓肿

12-65 急性阑尾炎最典型的症状为

A. 转移性脐周疼痛

B. 转移性右下腹痛

C. 固定性脐周疼痛

D. 固定的右下腹痛

E. 腹痛位置无规律

12-66 急性阑尾炎时最有诊断意义的体征是

A. 腹肌紧张

B. 腰大肌试验阳性

C. 结肠充气试验阳性

D. 闭孔试验阳性

E. 麦氏点固定性压痛

12-67 急性阑尾炎腹痛起始于脐周或上腹的机制是

A. 胃肠功能紊乱

B. 内脏神经反射

C. 躯体神经反射

D. 阑尾位置不固定

E. 阑尾管壁痉挛

12-68 护理阑尾切除术后病人,第1天应注意观察的并发症是

A. 内出血   B. 盆腔脓肿

C. 肠粘连   D. 门静脉炎

E. 切口感染

12-69 对于急性阑尾炎行阑尾切除术病人,术后鼓励其早期下床活动的目的是

A. 防止术后出血

B. 减轻术后疼痛

C. 防止肠瘘

D. 防止切口感染

E. 预防肠粘连

12-70 提示阑尾炎的体格检查错误的是

A. 结肠充气试验阳性

B. 腰大肌试验阳性

C. 麦氏点压痛

D. 阑尾压痛

E. 墨菲征阳性

12-71 小儿急性阑尾炎的特点是

A. 病情进展慢

B. 不易发生穿孔

C. 并发症发生率低

D. 不会出现高热

E. 右下腹体征不明显

12-72 妊娠期急性阑尾炎的特点是

A. 体温无明显升高

B. 呕吐不明显

C. 腹部体征明显

D. 中毒症状不明显

E. 压痛点上移

12-73 老年人急性阑尾炎的特点是

A. 体温明显升高

B. 腹部体征典型

C. 临床表现重而病理改变轻

D. 临床表现轻而病理改变重

E. 临床表现及病理改变均不典型

12-74 阑尾炎病人出现寒战、高热和轻度黄疸,提示

A. 胆囊炎   B. 急性肝炎

C. 急性胰腺炎   D. 急性胃肠炎

E. 化脓性门静脉炎

12-75 临床最常见的引起肠梗阻的原因是

A. 肠蛔虫堵塞   B. 肠扭转

C. 肠套叠   D. 肠粘连

E. 肠肿瘤

12-76 对于肠梗阻病人,以下护士的观察判断最正确的是

A. 呕吐早、频繁且含有胆汁应疑为高位肠梗阻

B. 呕吐呈喷射状说明是麻痹性肠梗阻

C. 腹痛减轻且肠鸣音不再亢进说明

D. 腹痛转为持续性胀痛说明出现绞窄性肠梗阻

E. 病人有一次排便说明是不完全性肠梗阻

12-77 发生单纯性机械性肠梗阻时,典型的局部病理生理变化是

A. 梗阻部位以上肠段蠕动减弱或消失

B. 低位肠梗阻的肠腔扩张多不明显

C. 肠管内积气多源于细菌分解

D. 不存在肠管血运障碍

E. 梗阻部位以上肠腔扩张,梗阻部位以下肠管瘪陷

12-78 关于低位肠梗阻病人的全身病理生理变化,以下说法正确的是

A. 体液主要丢失在体外

B. 以代谢性碱中毒为主

C. 以氯离子丢失为主

D. 可致中毒性休克

E. 不影响肺的气体交换

12-79 肠梗阻最常见的类型为

A. 急性不完全性肠梗阻

B. 慢性完全性肠梗阻

C. 机械性肠梗阻

D. 麻痹性肠梗阻

E. 血运性肠梗阻

12-80 下列哪项有助于绞窄性肠梗阻的诊断

A. 腹部阵发性绞痛

B. 呕吐出现早且频繁

C. 全腹胀

D. 肠鸣音亢进

E. 腹腔穿刺抽出血性液体

12-81 应考虑为绞窄性肠梗阻的腹部 X 线表现是

A. 多个阶梯状排列的气液平面

B. 上段肠腔扩张

C. 膈下游离气体

D. 孤立、胀大的肠祥且位置较固定

E. 胀气肠祥呈鱼肋骨刺样改变

12-82 对肠梗阻病人的术前护理正确的是

A. 予流质饮食,促进肠蠕动

B. 予止痛剂,缓解腹痛症状

C. 予缓泻剂,以解除梗阻

D. 禁食,胃肠减压

E. 腹部热敷缓解腹痛

12-83 关于肠扭转引起的肠梗阻,以下说法正确的是

A. 可见全腹胀

B. 常在腹中部扪及条索状团块

C. 腹膜刺激征轻微

D. 移动性浊音阳性

E. 全腹叩诊呈鼓音

12-84 关于肠梗阻,下列说法错误的是

A. 回肠梗阻属高位梗阻

B. 梗阻肠管有血运障碍者属绞窄性梗阻

C. 绞窄性肠梗阻必然是急性血运性肠梗阻

D. 肠梗阻多表现为腹痛、呕吐、腹胀和停止排便、排气

E. 肠鸣音亢进和气过水声为机械性肠梗阻的表现

12-85 肠梗阻病人可出现以下全身性病理改变,但除外

A. 水及电解质缺失

B. 休克和酸碱失衡

C. 急性中毒性肠扩张

D. 感染和毒血症

E. 呼吸和循环功能障碍

12-86 下列不属于肠梗阻的基本处理的是

A. 禁食　　　　B. 胃肠减压

C. 灌肠　　　　D. 应用抗生素

E. 补液,纠正水、电解质及酸碱失衡

12-87 对疑有肠梗阻的病人禁忌做下列哪项检查

A. X 线透视或摄片

B. 肛门直肠指检

C. 钡剂灌肠造影

D. 口服钡餐透视

E. 血气分析

12-88 单纯性肠梗阻与绞窄性肠梗阻的主要区别是

A. 梗阻的病因

B. 梗阻的时间

C. 梗阻的严重程度

D. 肠管壁有无血运障碍

E. 有无并发症

12-89 急性肠梗阻病人非手术治疗时,正确的措施为

A. 去枕平卧位　　B. 胃肠减压

C. 及早进食　　　D. 吗啡镇痛

E. 高压灌肠

12-90 绞窄性肠梗阻的临床表现不包括

A. 持续性剧烈腹痛

B. 呕吐带臭味的粪样物

C. 腹膜刺激征阳性

D. 肠鸣音活跃

E. 腹腔穿刺抽出血性腹水

12-91 肠梗阻发生后,最重要的是了解

A. 肠梗阻的原因

B. 肠梗阻的部位

C. 肠梗阻的程度

D. 肠梗阻是否发生绞窄

E. 肠梗阻的发生速度

12-92 腹膜炎引起的肠梗阻属于

A. 机械性绞窄性肠梗阻

B. 机械性单纯性肠梗阻

C. 麻痹性肠梗阻

D. 血运性肠梗阻

E. 痉挛性肠梗阻

12-93 肠梗阻的共同临床表现不包括

A. 腹痛　　　　　B. 休克

C. 呕吐　　　　　D. 腹胀

E. 停止排气、排便

12-94 不属于机械性肠梗阻的是

A. 肠麻痹　　　　B. 肠内肿瘤

C. 肠外肿瘤　　　D. 肠蛔虫团

E. 肠扭转

12-95 属于动力性肠梗阻的是

A. 肠粘连　　　　B. 嵌顿疝

C. 肠痉挛　　　　D. 肠扭转

E. 肠内粪块

12-96 属于血运性肠梗阻的是

A. 肠痉挛　　　　B. 肠肿瘤

C. 肠系膜血栓　　D. 腹膜炎

E. 肠扭转

12-97 单纯性肠梗阻的病理特点是

A. 肠壁血循环供血不足

B. 肠壁供血基本正常

C. 肠壁供血完全停止

D. 肠壁穿孔

E. 肠壁坏死

12-98 有关肠梗阻的呕吐,以下说明哪项是错误的

A. 高位小肠梗阻呕吐出现早、频繁

B. 低位小肠梗阻呕吐出现迟,呕吐物为胃内容物

C. 结、直肠梗阻很晚才出现呕吐

D. 麻痹性的肠梗阻为溢出性呕吐

E. 绞窄性肠梗阻呕吐物为血性

12-99 以下哪项可以考虑有绞窄性肠梗阻,除外

A. 膨胀突出的孤立肠袢不改变位置

B. 扩张肠段呈阶梯样排列

C. 腹痛由阵发性发展为持续性

D. 血性呕吐物或血便

E. 有明显腹膜刺激征

12-100 粘连性肠梗阻最多见于

A. 肠道畸形

B. 腹部外伤后

C. 腹腔手术后

D. 胎粪性腹膜炎

E. 结核性腹膜炎

12-101 肠梗阻病人一般情况较稳定的体位是

A. 平卧位

B. 平卧头转向一侧

C. 半卧位

D. 侧卧位

E. 头低卧位

12-102　高位肠梗阻呕吐的特点是

A. 出现迟,次数多,量少

B. 出现早,次数多,量少

C. 出现早,次数少,量少

D. 出现早,次数多,量多

E. 出现迟,次数少,量多

12-103　高位小肠梗阻除腹痛外,主要症状是

A. 呕吐　　　　B. 血便

C. 腹胀　　　　D. 腹部包块

E. 停止排便、排气

12-104　下列哪种类型的肠梗阻可出现大便隐血试验阳性

A. 单纯性肠梗阻

B. 麻痹性肠梗阻

C. 血运性肠梗阻

D. 绞窄性肠梗阻

E. 痉挛性肠梗阻

12-105　麻痹性肠梗阻引起腹痛的特点是

A. 持续性绞痛

B. 持续性剧痛伴阵发性加剧

C. 阵发性剧痛

D. 持续性胀痛

E. 钻顶样剧痛

12-106　小儿肠套叠大便的特点是

A. 黏液便　　　　B. 脓血便

C. 柏油样便　　　D. 陶土样便

E. 果酱样便

12-107　下列肠梗阻病人的护理措施中错误的是

A. 禁食、禁饮

B. 胃肠减压

C. 生命体征平稳者可取半卧位

D. 应用吗啡镇痛

E. 做好术前准备

12-108　预防肠扭转最重要的措施是避免

A. 腹部受凉

B. 进食高脂肪饮食

C. 进食辛辣饮食

D. 进食高蛋白饮食

E. 饱餐后剧烈运动

12-109　小肠扭转多见于

A. 长期负重者　　B. 习惯性便秘

C. 排尿困难者　　D. 晚期妊娠者

E. 饱餐后剧烈运动者

12-110　结肠癌病人手术前的肠道准备正确的是

A. 全身应用抗生素

B. 术前口服维生素 K

C. 术前晚肥皂水灌肠

D. 术前应禁食 3 天

E. 无论是否合并肠梗阻均需清洁灌肠

12-111　右半结肠癌的临床特点是

A. 晚期有排便习惯改变

B. 右腹肿块及消瘦、低热、乏力等全身症状为主

C. 以便秘、便血等症状为主

D. 早期可有腹胀、腹痛等肠梗阻症状

E. 进食后腹泻加重,排便后腹泻减轻

12-112　诊断直肠癌最重要且简便易行的方法是

A. 血清癌胚抗原(CEA)测定

B. 大便隐血试验

C. 直肠指检

D. 纤维结肠镜检查

E. CT 检查

12-113　成人排便次数增加且大便为黏液血便,应考虑为

A. 一期内痔　　　B. 血栓性外痔

C. 肛裂　　　　　D. 直肠癌

E. 肛瘘

12－114 关于大肠癌病人术前行全肠道灌洗术,以下说法正确的是
A. 灌洗液温度约为 25℃
B. 量约为 300 ml
C. 灌洗速度先慢后快
D. 灌洗全过程应控制在 2 小时内
E. 年迈体弱、脏器功能障碍及肠梗阻病人不宜灌肠

12－115 以下哪项检查可作为大肠癌高危人群的初筛方法
A. 内镜
B. X 线钡剂灌肠
C. CEA 测定
D. 直肠指检
E. 粪便隐血试验

12－116 结肠癌最早出现的临床表现多为
A. 排便习惯及粪便性状改变
B. 腹痛
C. 肠梗阻症状
D. 腹部肿块
E. 贫血

12－117 直肠癌最常见的临床症状是
A. 直肠刺激症状
B. 黏液血便
C. 肠梗阻症状
D. 会阴部持续性剧烈疼痛
E. 贫血

12－118 对于直肠癌病人,当肿块距齿状线 5cm 以上时,宜采用的手术方式为
A. 经会阴部联合直肠癌根治术
B. 短路手术
C. 结肠造瘘术
D. 经腹直肠癌切除术
E. 肿瘤切除,结肠造瘘,不保留肛门

12－119 人工肛门的护理方法正确的是
A. 禁忌扩张造口
B. 定时结肠灌洗,训练排便习惯
C. 造口袋内排泄物超过 70% 时应更换造口袋

D. 肛门袋宜长期持续使用
E. 根据病人体型、体重选择造口袋大小

12－120 下列有关直肠癌的描述中错误的是
A. 多有里急后重、肛门下坠感
B. 常以完全性肠梗阻就诊
C. 组织学类型主要为腺癌
D. 多有带黏液的血便
E. 早期可表现为大便习惯改变

12－121 直肠癌根治术术式的选择主要取决于
A. 肿瘤的大小
B. 肿瘤是否转移
C. 病人全身状况
D. 肿瘤距肛缘距离
E. 肿瘤的类型

12－122 下列结肠造口的护理措施中错误的是
A. 术后 2～3 天,取左侧卧位
B. 保护腹部切口不受污染
C. 用氧化锌软膏涂抹造口周围皮肤
D. 造口袋可以持续性使用
E. 经常清洗消毒造口周围皮肤

12－123 结肠造口病人术后应取
A. 平卧位　　　B. 半坐卧位
C. 左侧卧位　　D. 右侧卧位
E. 头低足高位

12－124 结肠造口病人出院后可以进食的蔬菜是
A. 芹菜　　　　B. 韭菜
C. 洋葱　　　　D. 辣椒
E. 菜花

12－125 直肠指检时,扪及质软可推动的圆形肿块,指套染有新鲜血迹者应考虑
A. 内痔　　　　B. 肛瘘
C. 外痔　　　　D. 直肠息肉
E. 直肠癌

12－126 直肠指检时,肠壁上扪及高低不平肿块,肠腔狭窄,指套染有脓血和黏液者应考虑

A. 内痔 B. 肛瘘

C. 外痔 D. 直肠息肉

E. 直肠癌

12-127 直肠指检时，扪及条索状肿块，伴有轻压痛，挤压时外口有脓性分泌物流出者应考虑

A. 内痔 B. 肛瘘

C. 外痔 D. 直肠息肉

E. 直肠癌

12-128* 肛管和直肠的长度为

A. 8～14 cm B. 15～18 cm

C. 19～24 cm D. 25～28 cm

E. 29～33 cm

12-129 关于直肠肛管解剖结构的描述，下列哪项是错误的

A. 齿状线以上是黏膜，以下是皮肤

B. 齿状线以上由直肠上、下动脉供应

C. 齿状线以下的静脉丛属直肠下静脉丛

D. 齿状线以下的淋巴回流到腹股沟淋巴结

E. 齿状线以上的直肠黏膜受阴部内神经支配

12-130 直肠肛管交界的齿状线在临床上的重要性是

A. 齿状线以上的直肠有神经反射弧

B. 齿状线以上的直肠易受感染

C. 齿状线上、下的血液供应，神经支配，淋巴引流各异

D. 齿状线、肛管容易受伤

E. 齿状线以下是外括约肌所在部位

12-131 直肠肛管的生理功能是

A. 单纯排便

B. 吸收少量钠离子及排便

C. 吸收多量液体及排便

D. 吸收少量钾离子及排便

E. 排便及吸收少量液体

12-132 直肠肛管的检查体位中哪项是不常用的

A. 膝胸位 B. 截石位

C. 蹲位 D. 右侧卧位

E. 左侧卧位

12-133 直肠镜、乙状结肠镜、纤维光束结肠镜检查最危险的并发症是

A. 肛门撕裂引起大便失禁

B. 直肠大出血

C. 交叉感染及癌细胞种植性转移

D. 直肠穿孔

E. 内痔出血

12-134 关于肛裂的描述，下列哪项是错误的

A. 肛裂是肛管皮肤全层裂开并形成慢性溃疡

B. 肛裂是肛管皮肤浅层裂开

C. 肛裂可继发于肛窦炎

D. 肛裂主要因粪便干燥、排便用力过猛

E. 肛管括约肌痉挛致溃疡不易愈合

12-135 肛裂常发生在肛管的

A. 前正中位 B. 后正中位

C. 左侧 D. 右前位

E. 右后位

12-136 大便时和便后肛门剧痛并带少量鲜血的病是

A. 肛管直肠周围脓肿

B. 直肠息肉

C. 肛裂

D. 混合痔

E. 血栓性外痔

12-137 肛裂最突出的表现是

A. 排便时和便后肛门剧烈疼痛

B. 经常便秘

C. 排便时粪便表面有血迹

D. 排便后鲜血滴出

E. 肛门瘙痒

12-138 肛管直肠周围脓肿常继发于

A. 肛裂 B. 肛瘘

C. 嵌顿性内痔 D. 肛窦炎

E. 直肠息肉继发感染

12-139 肛管直肠周围脓肿最多见的是
A. 肛门旁皮下脓肿
B. 坐骨肛管间隙脓肿
C. 直肠后间隙脓肿
D. 骨盆直肠间隙脓肿
E. 直肠黏膜下脓肿

12-140 坐骨直肠间隙脓肿早期切开引流的指征是
A. 体温升高
B. 白细胞计数升高
C. 局部有波动
D. 局部发红,触痛明显
E. 伴有排尿困难

12-141 肛瘘多由肛门部位哪种手术引起
A. 内痔注射疗法
B. 肛裂切除术
C. 血栓性外痔切开取栓术
D. 肛周脓肿切开术
E. 内痔环切术

12-142 肛瘘的类型颇多,其中常见者为
A. 全外瘘
B. 单口外瘘
C. 复杂性内、外瘘
D. 单纯性内、外瘘
E. 单口内瘘

12-143 肛瘘手术治疗中,最重要的是
A. 麻醉充分
B. 肛管括约肌松弛
C. 明确瘘管与括约肌关系
D. 找出外口
E. 手术后呈"V"形创面

12-144 高位肛瘘治疗的最佳方法是
A. 1:5 000 高锰酸钾温水坐浴
B. 挂线疗法
C. 局部换药治疗
D. 切除瘘管
E. 应用抗生素

12-145 肛管的括约肌功能主要依靠哪种结构的作用
A. 外括约肌的深部
B. 内括约肌
C. 肛提肌
D. 肛管直肠环
E. 外括约肌皮下部

12-146 肛管直肠周围间隙有几个
A. 2　　B. 3
C. 4　　D. 5
E. 7

12-147 引起肛瘘最常见的原发病是
A. 痔疮
B. 直肠息肉
C. 肛裂
D. 直肠肛管周围脓肿
E. 直肠癌

12-148 挂线疗法主要适用于
A. 肛门周围脓肿　B. 内痔
C. 外痔　　D. 肛裂
E. 肛瘘

12-149 肛门周围脓肿的最常见症状是
A. 肛周持续性跳痛
B. 里急后重
C. 排便时肛门疼痛
D. 肛门瘙痒
E. 无痛性便血

12-150 直肠肛管疾病病人肛门坐浴的水温为
A. 28～32℃　　B. 38～40℃
C. 43～46℃　　D. 45～50℃
E. 50～60℃

12-151 下列直肠肛管疾病病人护理中错误的是
A. 直肠指检时,体弱者应安置左侧卧位
B. 肛门坐浴时水温以36℃为宜
C. 肛瘘手术后,应保持引流通畅
D. 内镜检查前应先排便或灌肠
E. 术后注意观察伤口出血情况

12-152 下列与肛管术后尿潴留无关的因素是

A. 不习惯床上排尿

B. 麻醉作用

C. 伤口疼痛

D. 伤口出血

E. 肛管内填塞敷料

12-153 下列直肠肛管术后护理中不正确的是

A. 术后 1~2 天内应适当给予止痛剂

B. 术后排尿困难可热敷、按摩

C. 大便干结可服液状石蜡

D. 便后高锰酸钾温水坐浴

E. 腹胀时可行肛管排气

12-154 下列直肠肛管手术后尿潴留的护理中错误的是

A. 止痛　　　　B. 诱导排尿

C. 下腹部热敷　　D. 挤压下腹部

E. 按摩下腹部

12-155 混合痔是指

A. 痔与瘘同时存在

B. 内痔与外痔分别在不同位置存在

C. 直肠上、下静脉丛彼此相通所形成的痔

D. 2 个以上内痔

E. 内痔多发,遍布肛周

12-156 内痔的常见早期症状是

A. 肛门疼痛　　　B. 大便时滴血

C. 痔核脱出　　　D. 黏液血便

E. 肛门周围红肿

12-157 下列形成痔的因素中错误的是

A. 喜食辛辣食物

B. 长期排尿困难

C. 门静脉高压

D. 长期腹泻

E. 久坐久站

12-158 病理学上区分内痔与外痔的分界线为

A. 直肠肛门移行带

B. 内括约肌

C. 齿状线

D. 白线

E. 肛垫

12-159 某痔疮病人行膝胸位检查时病变在 11 点方向,截石位时对应的是几点

A. 1 点　　　　　B. 3 点

C. 5 点　　　　　D. 7 点

E. 9 点

12-160 排便时无痛性出血,痔块不脱出肛门外的是

A. 内痔Ⅰ期　　　B. 内痔Ⅱ期

C. 内痔Ⅲ期　　　D. 内痔Ⅳ期

E. 血栓性外痔

12-161 便血量减少,痔块脱出不能自行回纳,需手托回的是

A. 内痔Ⅰ期　　　B. 内痔Ⅱ期

C. 内痔Ⅲ期　　　D. 内痔Ⅳ期

E. 血栓性外痔

12-162 肛门剧痛,肛管皮下可见暗紫色肿物的是

A. 内痔Ⅰ期　　　B. 内痔Ⅱ期

C. 内痔Ⅲ期　　　D. 内痔Ⅳ期

E. 血栓性外痔

12-163 与内痔病人预防便秘的措施无关的是

A. 每天坚持适当运动

B. 多饮水、多吃蔬菜

C. 忌酒和辛辣食物

D. 养成每天定时排便习惯

E. 坚持每晚肛门坐浴

12-164 下列有关急腹症的说法哪项不正确

A. 急腹症是一类以急性腹痛为主要表现的疾病

B. 急腹症是一类必须早期诊断并紧急处理的疾病

C. 急腹症的特点为发病急,病情重,进展快,变化多

D. 急腹症的病因多与外科、内科、妇产科有关

E. 急腹症仅指发生于腹部的急性疾病

12-165 内脏痛的特点是

A. 疼痛的传导度快

B. 对压力和张力性刺激极为敏感

C. 与躯体疼痛同时出现

D. 感觉敏锐,定位准确

E. 感觉迟钝,定位准确

12-166 外科急腹症的基本特点是

A. 腹痛和发热同时出现

B. 先有发热后有腹痛

C. 先有腹痛后有发热

D. 仅表现为腹痛

E. 先有腹痛后有呕吐

12-167 以下不属于急腹症病人术前评估的内容的是

A. 腹痛的发生时间

B. 腹痛的性质和程度

C. 腹痛的部位

D. 腹痛与饮食的关系

E. 有无腹痛的家族史

12-168 急腹症明确诊断前,下列治疗措施不正确的是

A. 慎用吗啡类止痛剂

B. 严密观察生命体征的变化

C. 定时检查腹部体征的发展

D. 灌肠通便,观察大便的性质

E. 非手术治疗期间病情未见好转,甚至加剧者,须腹部探查

12-169 消化道穿孔的急腹症病人禁食、胃肠减压的目的是

A. 减轻腹胀

B. 避免消化液和食物残渣继续流入腹腔

C. 减轻腹胀和腹痛

D. 减轻腹痛

E. 有利于穿孔闭合

12-170 下列有关急腹症病人并发症的预防和护理措施中错误的是

A. 遵医嘱应用抗生素

B. 保持腹腔引流通畅

C. 注意观察引流的量和性质

D. 预防性应用抗真菌药

E. 血压正常的外科急腹症病人取斜卧位

12-171 下列消化性溃疡穿孔所致急腹症的临床表现中错误的是

A. 腹痛剧烈,可呈刀割样

B. 肝浊音界消失

C. 腹膜刺激征明显

D. 可有移动性浊音

E. 改变体位可减轻疼痛

12-172 急腹症病人行直肠指检如指套染有血性黏液应考虑

A. 急性阑尾炎　　　B. 急性胆囊炎

C. 急性胰腺炎　　　D. 消化道出血

E. 肠管绞窄

12-173* 炎性急腹症疼痛的特点是

A. 腹痛突然发生或加重,呈持续性剧痛

B. 起病缓慢,腹痛由轻至重,呈持续性

C. 腹痛较轻呈持续性

D. 起病急,呈持续性阵发性加重

E. 起病急,呈阵发性腹部绞痛

12-174 急性腹痛诊断未明时严禁随意使用

A. 针灸　　　　　B. 解痉药

C. 舒适体位　　　D. 强效镇痛药

E. 局部热敷

12-175 对诊断尚未明确的急腹症病人可以采取的措施是

A. 用吗啡止痛

B. 用阿托品解痉

C. 给病人灌肠

D. 服用泻药

E. 用热水袋热敷

12-176 下列属外科急腹症特点的是
 A. 先发热或先呕吐,后才腹痛
 B. 先有腹痛,后出现发热等伴随症状
 C. 无明显腹肌紧张
 D. 有停经史,月经不规则
 E. 腹痛或压痛部位不固定,程度均较轻

12-177 下列对急腹症进行的初步判断中不正确的是
 A. 压痛最显著的部位常为原发病灶处
 B. 无膈下游离气体,就可排除消化性溃疡穿孔
 C. 实质性脏器破裂可出现移动性浊音
 D. 肠梗阻出现腹膜刺激征,提示病情加重
 E. 腹腔穿刺可进一步明确诊断

12-178 占外科急腹症发病率首位的疾病是
 A. 急性肠梗阻
 B. 嵌顿性腹外疝
 C. 急性胆囊炎
 D. 溃疡病急性穿孔
 E. 急性阑尾炎

A2 型单项选择题(12-179~12-255)

12-179 病人,男性,28 岁。突发上腹部疼痛,进而漫延到全腹,呈持续性,6 小时后来院诊治。体格检查:急性痛苦病容;腹壁呈轻度板状腹,全腹有明显压痛及反跳痛,肝浊音界缩小,移动性浊音(-),肠鸣音消失。WBC 18×10^9 /L。该病人应考虑为
 A. 急性胆囊穿孔腹膜炎
 B. 胃十二指肠溃疡急性穿孔腹膜炎
 C. 急性阑尾炎穿孔腹膜炎
 D. 重症胰腺炎并感染
 E. 肠梗阻并腹膜炎

12-180 病人,男性,32 岁。急性腹膜炎手术后 1 周,体温升高至 38℃,伴腹泻、里急后重。下列检查最有意义的是
 A. 内镜
 B. 腹部 X 线平片
 C. 大便常规
 D. 腹腔穿刺术
 E. 直肠指检

12-181 病人,男性,32 岁。与朋友聚餐后,突发上腹部剧烈疼痛。体格检查:腹部膨隆,上腹压痛明显,有反跳痛和腹肌紧张。下列处理不正确的是
 A. 禁食
 B. 肠内营养支持
 C. 应用抗生素控制感染
 D. 静脉输液
 E. 半卧体位

12-182 病人,女性,58 岁。急性化脓性腹膜炎术后第 1 天,病人对留置胃管的作用不理解,要求拔出。下列护士对胃管作用的解释不妥的是
 A. 可以预防胃出血
 B. 有利于胃肠功能的恢复
 C. 可以减轻腹胀
 D. 避免胃肠内积气积液
 E. 有利于胃肠吻合口的愈合

12-183 患儿,女性,9 岁。有肾病史,1 周前有上呼吸道感染史,经对症治疗后流涕症状有所好转,但有咳嗽,昨起体温升高至 39.5℃,伴恶心、呕吐、腹痛,腹痛呈持续性。体格检查:神志清;两肺呼吸音粗;全腹膨隆,压痛,伴轻度反跳痛及肌紧张,肠鸣音减弱。WBC 19×10^9 /L,N 0.9。考虑可能为
 A. 肺炎
 B. 肠道蛔虫症
 C. 原发性腹膜炎
 D. 肠系膜淋巴结炎

E. 阿米巴肠炎

12-184 病人,女性,30岁,农民。2小时前劳动中无诱因突然上腹刀割样疼痛,迅速波及全腹,不敢直腰。体格检查:肝浊音界消失,舟状腹,有腹膜刺激征。应诊断为
A. 阑尾炎穿孔,弥漫性腹膜炎
B. 宫外孕破裂
C. 溃疡病穿孔
D. 绞窄性肠梗阻
E. 急性出血性胰腺炎

12-185 病人,男性,50岁。急性腹膜炎行腹腔引流术后第5天,出现下腹部坠胀感,大便次数增多,黏液便,伴尿频、尿急、排尿困难等症状。考虑并发
A. 急性肠炎　　　B. 膀胱炎
C. 膈下脓肿　　　D. 盆腔脓肿
E. 肠襻间脓肿

12-186 病人,女性,44岁。胃溃疡穿孔合并急性弥漫性腹膜炎,手术后第5天,T 39℃,每天大便次数7~8次,有排不完感。下列哪项可能性最大
A. 肠炎　　　B. 细菌性痢疾
C. 肠粘连　　　D. 盆腔脓肿
E. 肠间隙脓肿

12-187 病人,男性,54岁。外伤性肠穿孔修补术后2天,肠蠕动未恢复,腹胀明显。下列护理措施哪项最重要
A. 半卧位　　　B. 禁食、输液
C. 胃肠减压　　　D. 肛管排气
E. 针刺穴位

12-188 病人,男性,42岁。因严重交通事故,致全身多发性损伤。其急救措施不包括
A. 首先处理危及生命的损伤
B. 脱出的肠管应及时还纳
C. 置病人于恰当的体位
D. 及时包扎损伤部位
E. 对腹腔内脏破裂出血者应在抗休

克同时手术止血

12-189 病人,女性,34岁。从马背上掉下,局部腹壁淤斑,阵发性腹痛,住院期间若需手术探查,下列哪项指征错误
A. 腹痛进行性加重
B. 血压明显下降
C. 全腹胀、肠鸣音消失
D. X线检查示膈下游离气体
E. 板状腹

12-190 病人,女性,51岁。腹部撞伤、腹痛1小时。体格检查:一般状况良好;BP 130/90 mmHg,P 100次/分;腹部平坦,腹壁皮肤有擦伤,局部压痛,伴肌紧张,但无反跳痛。此时的处理原则为
A. 腹壁局部涂外用药
B. 入院急诊行剖腹探查术
C. 注射吗啡止痛
D. 禁饮食,输液并留院观察
E. 应用抗生素

12-191 病人,男性,26岁。腹部撞伤3小时,左上腹疼痛伴恶心、呕吐,心悸,出冷汗。体格检查:BP 80/60 mmHg,P 120次/分;全腹压痛、反跳痛、腹肌紧张,以左上腹为重,移动性浊音(+)。腹穿抽出不凝血液7 ml。该病人最可能的情况是
A. 肝破裂　　　B. 脾破裂
C. 胰腺破裂　　　D. 胃穿孔
E. 肠破裂

12-192 病人,男性,24岁。腹部开放性损伤,见少量肠管脱出。现场紧急措施是
A. 用清洁碗覆盖后再包扎
B. 用塑料袋覆盖后加压包扎
C. 用清洁水冲洗后敷料包扎
D. 迅速还纳肠管入腹腔再包扎
E. 用清洁毛巾遮盖并急送医院

12-193 病人,男性,35岁。车祸致腹痛半小时,有明显的休克表现。临床诊断脾

破裂、失血性休克。对该病人的处理
措施为

A. 立即剖腹探查

B. 抗休克,密切观察

C. 抗休克,好转后再手术

D. 先抗休克,无好转再手术

E. 抗休克的同时剖腹探查

12-194 病人,男性,40 岁。腹部刀刺伤后考
虑肠破裂。该病人手术前护理中最
重要的是

A. 应用抗生素　　B. 输液

C. 留置导尿　　　D. 胃肠减压

E. 输血

12-195 病人,男性,50 岁。左上腹撞伤伴腹
痛 4 小时,伤后曾呕吐 1 次,为少量
胃内容物,无血液。体格检查:神志
清;BP 100/76 mmHg, P 88 次/分;
上腹部有压痛、反跳痛及肌紧张,移
动性浊音(-),腹腔穿刺(-)。腹部
平片示两侧膈下有游离气体。考
虑为

A. 腹壁挫伤

B. 脾包膜下血块

C. 胰腺损伤

D. 肝破裂

E. 腹腔内空腔器官破裂

12-196 病人,男性,68 岁。右侧腹股沟区可
复性肿块 7 年,肿块有时可进入阴
囊。体格检查:右腹股沟区肿块,可
还纳,外环口容 2 指,压迫内环口后,
肿块不再出现。鉴别该病人为腹股
沟斜疝或直疝时,最有意义的鉴别
点是

A. 发病年龄

B. 突出途径

C. 疝块外形

D. 疝内容物是否进入阴囊

E. 还纳疝内容物、压迫深环后疝内
容物是否再突出

12-197 患儿,男性,3 岁。被确诊为右腹股沟
斜疝。首选的术式是

A. 单纯疝囊高位结扎术

B. Ferguson 法

C. Mcvay 法

D. Bassini 法

E. 疝成形术

12-198 患儿,女性,3 个月。脐部可复性肿
块,在哭闹、咳嗽时疝块脱出,安静平
卧时消失,诊断为脐疝。关于脐疝下
列叙述不正确的是

A. 对该患儿应积极采取手术疗法

B. 婴儿脐疝多为易复性疝

C. 婴儿脐疝可自行愈合

D. 婴儿脐疝比成人多见

E. 多因脐环闭锁不全或脐部组织不
够坚韧所致

12-199 病人,男性,36 岁。昨天在硬膜外麻
醉下行疝修补术,今天 T 38℃、P 88
次/分。最可能是

A. 肺部感染　　B. 泌尿道感染

C. 伤口感染　　D. 吸收热

E. 切口感染

12-200 病人,男性。患右腹股沟斜疝,1 小时
前背重物时疝块突然增大,不能回
纳,疝块紧张发硬伴疼痛和压痛。可
能是

A. 易复性疝　　　B. 难复性疝

C. 滑动性疝　　　D. 嵌顿性疝

E. 绞窄性疝

12-201 病人,男性,69 岁。右侧腹股沟斜疝
嵌顿 2 小时,经手法复位成功。目前
对病人观察的重点是

A. 疝块有无再次嵌顿

B. 呼吸、脉搏、血压

C. 腹痛、腹膜刺激征

D. 呕吐、腹胀、发热

E. 疝块部位有无红、肿、痛

12-202 病人,女性,30 岁。胃溃疡穿孔行毕Ⅰ

式胃大部切除术。术后第 4 天,诉腹部胀痛,恶心,停止排气、排便。体格检查:T 37.8℃,P 90 次/分,BP 112/78 mmHg;全腹膨隆,未见肠型;全腹压痛,以中上腹最为显著,轻度肌紧张;肠鸣音消失。WBC 12×10^9/L,N 0.86。腹部 X 线平片见肠腔积气及小液气平面。以下护理措施中错误的是

A. 禁食,胃肠减压

B. 可适当用 654 - 2 止痛

C. 协助病人取低半坐位

D. 及时、准确记录出入液量

E. 应用抗生素预防感染

12 - 203　病人,男性,45 岁。毕Ⅱ式胃大部分切除术后第 6 天,突然右上腹剧痛,伴全腹压痛、反跳痛、肌紧张。应考虑

A. 胃出血

B. 十二指肠残端破裂

C. 吻合口梗阻

D. 吻合口近侧空肠段梗阻

E. 吻合口远侧空肠段梗阻

12 - 204　病人,女性,60 岁。有溃疡病史 10 余年,突然出现呕血约 500 ml,伴有黑便,急诊入院。体格检查:神志清楚,BP 100/60 mmHg,P 110 次/分。以下护理措施中正确的是

A. 平卧位,头部略抬高

B. 三腔二囊管压迫止血

C. 呕吐时头偏向一侧,防止误吸和窒息

D. 快速滴入血管加压素

E. 暂时给予流质饮食

12 - 205　病人,男性,46 岁。胃溃疡伴瘢痕性幽门梗阻。行毕Ⅱ式胃大部切除术后第 8 天,突发上腹部剧痛,呕吐频繁,每次量少,不含胆汁,呕吐后症状不缓解。体格检查:上腹部偏右有压

痛。首先考虑并发了

A. 吻合口梗阻

B. 倾倒综合征

C. 十二指肠残端破裂

D. 急性输入袢梗阻

E. 输出袢梗阻

12 - 206　病人,女性,62 岁。胃溃疡伴瘢痕性幽门梗阻。行毕Ⅱ式胃大部切除术后第 1 周,进食后上腹部饱胀,恶心、呕吐,呕吐物含胆汁和食物。首先考虑的并发症是

A. 吻合口梗阻

B. 急性输入袢梗阻

C. 输出袢梗阻

D. 倾倒综合征

E. 十二指肠残端破裂

12 - 207　病人,女性,47 岁。十二指肠溃疡穿孔,行毕Ⅱ式胃大部切除术后第 1 天,护士查房时发现胃管内吸出咖啡样胃液约 280 ml。正确的处理是

A. 继续观察,不需特殊处理

B. 加快静脉补液速度

C. 应用止血药

D. 胃管内灌注冰盐水

E. 马上做手术止血的准备

12 - 208　病人,男性,59 岁。患胃溃疡 5 年余,晨起突然排出大量柏油样便,并出现心悸、头晕、无力,送至医院急诊。体格检查:T 36.1℃,BP 95/55 mmHg,P 105 次/分;面色苍白、出冷汗、四肢湿冷。急查血常规示红细胞计数、血红蛋白值、血细胞比容明显下降。考虑并发了

A. 急性穿孔

B. 胃溃疡大出血

C. 瘢痕性幽门梗阻

D. 胃溃疡恶性变

E. 胃溃疡伴溃疡性结肠炎

12 - 209　病人,男性,62 岁。患十二指肠溃疡

8 年余,行迷走神经切断术,术后第 5 天拔出胃管,今晨进食后出现上腹部不适、饱胀、呕吐胆汁和食物。X 线造影见胃扩张、大量潴留、无排空。考虑发生了

A. 腹泻

B. 胃潴留

C. 输出袢梗阻

D. 胃小弯坏死穿孔

E. 吻合口梗阻

12-210　病人,男性,50 岁。近半年来反复出现上腹部无规律疼痛,食欲减退,明显消瘦,粪便隐血试验持续阳性。最可能是

A. 胃癌　　　　B. 胃溃疡

C. 食管癌　　　D. 壶腹部癌

E. 十二指肠溃疡

12-211　病人,女性。胃大部切除术后 2 周,进食 10～20 分钟后出现上腹饱胀不适、恶心、呕吐、头晕、心悸、出汗、腹泻等。应考虑

A. 吻合口炎症　　B. 吻合口梗阻

C. 倾倒综合征　　D. 低钾血症

E. 代谢性酸中毒

12-212　病人,男性,70 岁。胃癌根治术后第 8 天,咳嗽时腹部切口裂开,部分小肠脱出,应首先采取的措施是

A. 用蝶形胶布固定

B. 无菌盐水纱布覆盖包扎

C. 将脱出肠管还纳腹腔

D. 立即将病人送往手术室

E. 静脉滴注抗生素

12-213　病人,男性,36 岁。因急性阑尾炎穿孔行阑尾切除术。术后第 5 天,感腹部持续性胀痛,伴恶心、呕吐,未排便排气。体格检查:全腹膨胀,肠鸣音消失,未触及腹部肿块。腹部 X 线检查见小肠及结肠均有大量充气及气液平面。对于该病人的处理,最适宜

的是

A. 立即剖腹探查

B. 口服钡剂全胃肠道透视

C. 腹腔穿刺,灌洗

D. 钡剂灌肠

E. 胃肠减压及支持疗法

12-214　病人,男性,65 岁。有长期便秘史,今天突发腹部绞痛、腹胀、不排气排便,钡剂灌肠见鸟嘴样影。考虑为

A. 乙状结肠癌

B. 乙状结肠扭转

C. 小肠扭转

D. 肠蛔虫堵塞

E. 粘连性肠梗阻

12-215　病人,男性,40 岁。因急性阑尾炎入院,入院后腹痛曾有短暂的缓解,以后呈持续性加剧。应考虑

A. 单纯性阑尾炎

B. 化脓性阑尾炎

C. 坏疽性阑尾炎

D. 穿孔性阑尾炎

E. 阑尾周围脓肿

12-216　病人,男性,35 岁。诊断为阑尾周围脓肿。病人行阑尾切除的时间应在体温正常

A. 1 个月后　　　B. 2 个月后

C. 3 个月后　　　D. 4 个月后

E. 5 个月后

12-217　病人,女性。蛛网膜下隙麻醉下行阑尾切除术,术后 4 小时病人烦躁不安,主诉腹胀。测血压、脉搏、呼吸均正常。体格检查:下腹部膨隆,叩诊浊音(+)。首先考虑

A. 肠梗阻　　　　B. 急性胃扩张

C. 腹腔内出血　　D. 急性腹膜炎

E. 尿潴留

12-218　病人,男性,38 岁。因急性阑尾炎入院,入院后拒绝手术,予以抗感染治疗后,出现寒战、高热,右上腹痛。体

格检查:急性病容,巩膜黄疸,右上腹压痛,肝大,肝区叩击痛明显。WBC $20×10^9/L$,N 0.90。B超提示肝占位病变。该病人可能的诊断是

A. 原发性肝癌

B. 继发性肝癌

C. 阿米巴性肝脓肿

D. 肝囊肿

E. 细菌性肝脓肿

12‐219 病人,男性,45岁。因突发性中上腹剧痛12小时来院急诊,体检发现板状腹。腹部立位平片示膈下有游离气体,生命体征尚平稳。既往有消化性溃疡病和不规则服药史。对该病人目前首先应采取的必要措施为

A. 高浓度吸氧

B. 应用镇痛药

C. 立即输血

D. 禁食并胃肠减压

E. 立即应用抗生素

12‐220 病人,女性,48岁。阑尾炎术后第2天。预防术后肠粘连的最关键措施为

A. 给予半坐卧位

B. 观察腹部情况

C. 进行深呼吸运动

D. 早期下床活动

E. 合理增加营养

12‐221 患儿,男性,1岁。因阵发性哭闹、呕吐6小时伴果酱样便2次入院。体格检查:右中上腹扪及腊肠样肿块。首先考虑

A. 蛔虫性肠梗阻　　B. 肠扭转

C. 肠套叠　　　　　D. 肠道畸形

E. 急性胃肠炎

12‐222 病人,男性,45岁。因腹痛伴呕吐1天入院。体格检查:腹部膨隆,未见肠型及蠕动波,腹式呼吸减弱,下腹压痛,听诊肠鸣音亢进。X线示肠祥

胀气及多个气液平面。首先考虑

A. 急性腹膜炎　　　B. 急性胃穿孔

C. 急性阑尾炎　　　D. 急性肠梗阻

E. 急性胰腺炎

12‐223 患儿,女性,6个月。阵发性哭闹,右上腹触及腊肠样包块,怀疑为肠套叠。首选的检查是

A. 结肠镜　　　　　B. 空气灌肠

C. 直肠活检　　　　D. 腹部CT

E. 钡剂灌肠

12‐224 病人,男性,35岁。胃肠道手术后第1天尚未排气,但病人感觉饥饿,要求进食。首先应采取的措施是

A. 直接拒绝病人请求

B. 询问病人想进的食物

C. 告知其不能进食的原因

D. 告知可进食的食物种类

E. 直接将此情况报告医生

12‐225 病人,女性,63岁。胃穿孔修补术后,为预防发生粘连性肠梗阻,应指导病人

A. 早期取半卧位

B. 早起离床活动

C. 早期进食

D. 保持排便通畅

E. 多饮水

12‐226 病人,女性,57岁。4个月来经常便秘,2天前出现腹部持续疼痛,阵发性加剧,呕吐2次,均含胆汁性胃内容物,约500 ml,过去无类似发作史。体格检查:BP 130/90 mmHg,T 38℃;腹部膨隆,右下腹轻微压痛,腹软,未扪及肿块,肠鸣音亢进。WBC $9×10^9/L$。该病人腹部X线检查最可能出现的影像学变化是

A. 多个阶梯状排列的气液平面

B. 口服造影剂后可见充盈缺损

C. 膈下游离气体

D. 孤立、胀大的肠祥且位置较固定

E. 马蹄状充气肠袢

12-227 病人,男性,52 岁。因绞窄性肠梗阻行回肠部分切除术,术后第 4 天出现腹痛,以脐周最明显,腹腔引流管间断引出血性液每天约 200 ml。体格检查:T 38.5℃,R 22 次/分,P 95 次/分,BP 135/76 mmHg;腹胀,脐周中度压痛,未扪及肿块,肠鸣音弱。WBC 13.5×10⁹/L,N 0.83。关于该病人的护理,以下错误的是
A. 取低半坐卧位
B. 予全胃肠外营养
C. 充分负压引流
D. 若引流管堵塞,应高压冲洗
E. 如行灌洗,应用等渗盐水

12-228 病人,男性,70 岁。间断性便秘 15 年,时有腹部胀痛,便后缓解,1 天前用力排便时突发腹部剧痛,腹胀,恶心,未呕吐,停止排便排气。体格检查:P 112 次/分,BP 80/60 mmHg;全腹膨胀,以左侧为明显,全腹压痛,以左下腹为重,伴肌紧张,反跳痛,移动性浊音(+),肠鸣音消失。对该病人应首先考虑
A. 急性胰腺炎
B. 粪块堵塞引起肠梗阻
C. 空腔脏器破裂
D. 乙状结肠扭转
E. 肠套叠

12-229 病人,女性,45 岁。直肠低分化腺癌,距肛门 7 cm,术中见肿块巨大,与盆腔及骶部固定,最适宜的手术选择为
A. Miles 手术
B. Dixon 手术
C. 拉下式直肠癌手术
D. Hartmann 手术
E. 仅做乙状结肠造口术

12-230 病人,男性,40 岁。直肠癌,B 超检查见肝左叶孤立转移结节,余无异常。

适宜的治疗是
A. 乙状结肠造口术
B. 根治术+肝左叶切除
C. 单纯放疗
D. 单纯化疗
E. 暂不手术

12-231 病人,男性,45 岁。过去 10 年经常大便带血,无其他症状,近 1 年便血加重,便后不适。需立即进行的有效诊断方法是
A. X 线钡剂灌肠
B. 直肠指检
C. 纤维光束结肠镜
D. 乙状结肠镜
E. 常规体检及化验

12-232 病人,男性,35 岁。近 3 个月来排便次数增加,每天 3~4 次,伴里急后重感,大便表面带血及黏液。首选的检查方法是
A. 直肠指检
B. X 线钡剂灌肠
C. CEA 测定
D. 直肠镜
E. 大便隐血试验

12-233 病人,男性,35 岁。直肠癌根治术后。造口周围皮肤保护的健康指导不包括
A. 擦干后涂上氧化锌软膏
B. 注意有无红、肿、破溃
C. 及时清洁皮肤
D. 常规用乙醇消毒
E. 防止粪水浸渍

12-234 病人,男性,65 岁。因直肠癌入院治疗,择期行结肠造口。错误的宣教内容是
A. 术后 5 天开放造口
B. 避免粪便污染切口
C. 造口周围涂氧化锌软膏
D. 取左侧卧位

E. 避免食用产气性.刺激性食物

12-235 病人,男性,35 岁。因外伤致骨盆骨折,行切开复位内固定及结肠造口术。不可实施的是
A. 多食含膳食纤维丰富的食物
B. 置气垫床
C. 平卧和患侧卧相互交替
D. 保持造口周围皮肤清洁
E. 进行上肢伸展运动

12-236 病人,女性,56 岁。直肠癌,距肛门5 cm,未累及浆膜,病理检查回报病理类型为腺癌。应选择哪种治疗
A. 拉下式直肠癌切除术
B. 经腹直肠癌切除术
C. 经腹会阴联合直肠癌根治术
D. 保留肛门,直肠癌切除,腹壁造瘘
E. 姑息乙状结肠造瘘术

12-237 病人,男性,56 岁。拟行 Miles 术,咨询结肠造瘘口的管理。下列解释哪项是错误的
A. 大便成形后不可用肛袋
B. 造瘘口开放后取右侧卧位
C. 备有 3～4 个肛袋交替使用
D. 及时清除流出的粪液
E. 造口周围皮肤涂氧化锌软膏

12-238 病人,女性,56 岁。痔疮术后第 3 天,出现心慌、出冷汗、面色苍白并伴有肛门坠胀感,敷料渗血较多。考虑病人可能出现了
A. 创面出血   B. 切口感染
C. 尿潴留   D. 便秘
E. 肛门狭窄

12-239 病人,男性,62 岁。便秘数年,半年来排便时有肿物自肛门脱出,便后自行还纳。检查时病人的体位应取
A. 平卧位   B. 侧卧位
C. 俯卧位   D. 膝胸位
E. 蹲位

12-240 病人,男性,50 岁。间歇性便血 10 余年,近 1 个月持续便血,量多,常呈喷射状,感头晕。肛诊齿状线上黏膜呈较大的串球形隆起,应诊断为
A. 外痔   B. 内痔
C. 混合痔   D. 直肠癌
E. 直肠息肉

12-241 患痔疮多年的病人突感肛门剧痛,排便、走路、咳嗽时疼痛加剧。体格检查:肛门有一圆形肿块突出,与周围分界清楚,触痛。应诊断为
A. 内痔嵌顿
B. 直肠息肉脱出
C. 肛门旁皮下脓肿
D. 外痔血栓形成
E. 外痔合并感染

12-242 病人,男性,60 岁。患慢性支气管炎多年,经常便秘,近来大便带血,便后觉得有肿物自肛门脱出,可以还纳。考虑为
A. 内痔脱出
B. 直肠部分脱出
C. 直肠完全脱出
D. 直肠息肉脱出
E. 环痔

12-243 病人,女性,32 岁。内痔术后。护士在对其出院指导中不恰当的是
A. 少吃水果
B. 提肛运动
C. 定时排便
D. 避免辛辣食物
E. 排便后清洁肛周皮肤

12-244 病人,男性,34 岁。诊断有痔疮,在他的治疗中采用的是使痔核逐步缺血坏死脱落的方法。这种治疗方法是
A. 切除法   B. 冷冻疗法
C. 注射疗法   D. 剥离法
E. 结扎法

12-245 病人,男性,65 岁。痔切除术后最常见的并发症是

A. 伤口感染　　B. 伤口出血

C. 肛门失禁　　D. 肛瘘形成

E. 肛门狭窄

12-246　病人，女性，29 岁。因肛瘘行瘘管切除术。术后护士指导其进行肛门坐浴，下列指导内容错误的是

A. 用 1：5 000 高锰酸钾温水坐浴

B. 溶液 2 000 ml

C. 水温为 50～60℃

D. 每次为 20～30 分钟

E. 浴后擦干局部，涂以抗生素软膏

12-247　病人，女性，19 岁。肛管直肠手术后医嘱高锰酸钾坐浴。下列不正确的坐浴方法是

A. 坐浴盆用前应消毒

B. 高锰酸钾溶液浓度为 1：5 000

C. 坐浴时间 20 分钟

D. 水温 30～32℃

E. 感觉头晕不适时立即停止坐浴

12-248　病人，男性，23 岁。直肠肛周脓肿切开引流术后 3 天。在饮食指导中错误的是

A. 多喝水

B. 均衡饮食

C. 少吃水果、蔬菜

D. 避免辛辣食物

E. 避免油炸食物

12-249　病人，女性，43 岁。1 周前肛门周围持续性跳痛，皮肤红肿，并有局部压痛及波动感，诊断为肛门周围脓肿，行手术治疗，并应用抗生素。下列选择抗生素的方法中正确的是

A. 对铜绿假单胞菌有效的抗生素

B. 对革兰阴性杆菌和厌氧菌有效的抗生素，宜联合用药

C. 对金黄色葡萄球菌有效的抗生素

D. 对厌氧菌有效的抗生素

E. 对革兰阳性菌有效的抗生素

12-250　病人，男性，45 岁。排便后肛门痛，昨

天突然加剧，肛口可及一肿块，直径 1.5 cm，紫色，触痛。应采取哪种治疗最合适

A. 坐浴　　　　B. 封闭

C. 口服药　　　D. 注射硬化剂

E. 血栓外痔剥离术

12-251*　门诊疑为痔、慢性痢疾、结肠炎或直肠癌的病人，要提高诊断率，首先应进行下列哪项检查

A. 粪便常规

B. X 线钡剂灌肠

C. 直肠指检

D. X 线钡餐

E. 直肠乙状结肠镜

12-252　病人，男性，36 岁，畏寒、发热 3 天，觉肛管内胀痛，排尿困难，继之肛周发红，出现压痛区，切开后排出脓汁 60 ml，应诊断为哪种脓肿

A. 肛门旁皮下脓肿

B. 坐骨肛管间隙脓肿

C. 骨盆直肠间隙脓肿

D. 直肠后间隙脓肿

E. 以上均不是

12-253　病人，女性，39 岁。半年前因肛旁脓肿切开引流，之后局部皮肤反复红肿，破溃，局部痒。应考虑为

A. 肛旁疖肿　　B. 肛瘘

C. 混合痔　　　D. 血栓性外痔

E. 肛旁慢性肉芽肿

12-254　病人，男性，25 岁。肛门胀痛，排尿困难 5 天，畏寒，高热。体格检查：肛门外观无异常，直肠指检发现肛管左侧局限性隆起，压痛明显。可诊断为

A. 骨盆直肠间隙脓肿

B. 肠后间隙脓肿

C. 坐骨肛管间隙脓肿

D. 前列腺脓肿

E. 直肠黏膜下脓肿

12-255　病人，女性，27 岁。反复便秘出现肛

裂。在其治疗中最重要的是

A. 扩张肛管

B. 保持大便通畅

C. 温水坐浴

D. 止痛

E. 手术切除

A3/A4 型题 (12-256~12-423)

(12-256~12-258 共用题干)

病人,男性,20 岁。被汽车撞击右上腹后收住入院。住院期间腹部偶有胀痛,生命体征正常,2 天后因用力排便,突然出现腹痛、面色苍白、出冷汗。体格检查:T 37.5℃,P 120 次/分钟,BP 80/60 mmHg;腹部有明显的压痛、反跳痛和移动性浊音。腹腔穿刺抽出不凝固血液。

12-256 应考虑

A. 脾破裂 　　B. 肠穿孔

C. 肝破裂 　　D. 肾破裂

E. 胃穿孔

12-257 若对该病人行扩充血容量治疗时,首先应输入

A. 5%葡萄糖溶液

B. 平衡盐溶液

C. 0.9%氯化钠溶液

D. 10%葡萄糖溶液

E. 全血

12-258 若该病人休克指数为1,提示血容量丢失量为

A. 5%~10% 　　B. 10%~20%

C. 20%~30% 　　D. 30%~40%

E. 40%~50%

(12-259~12-264 共用题干)

病人,女性,52 岁。因腹部刀刺伤行剖腹探查术,术中见脾、回肠、结肠数处刀刺伤口,边缘整齐。

12-259 术中处理数处刀刺伤的顺序应是

A. 脾→回肠→盲肠

B. 回肠→脾→盲肠

C. 盲肠→回肠→脾

D. 脾→盲肠→回肠

E. 没有特定次序,找到一处伤口处理一处

12-260 术后 18 小时见病人腹腔引流管流出少量粪渣,此时应考虑病人出现了

A. 肠粘连

B. 肠瘘

C. 吻合口狭窄

D. 术中冲洗不彻底

E. 肠坏死

12-261 体格检查:T 37.9℃,BP 100/75 mmHg;全腹尚软,除切口部位外,无明显压痛、反跳痛,移动性浊音(一),肠鸣音尚未恢复。病人的处理应首选

A. 手术补瘘

B. 加强腹腔灌洗及负压吸引引流

C. 手术扩张狭窄的吻合口

D. 油纱布填塞瘘口

E. 手术切除坏死肠段

12-262 此时病人应采取的体位是

A. 半卧位 　　B. 平卧位

C. 中凹卧位 　　D. 头低脚高位

E. 俯卧位

12-263 病人的营养补充主要依靠

A. 无渣饮食

B. 管饲肠内营养剂

C. 鼻饲流质饮食

D. 肠外营养和肠内营养

E. 全胃肠外营养

12-264 病人出院后 1 个月,因腹痛、腹胀、呕吐胃内容物及胆汁 1 小时入院,该病人可能发生了

A. 肠梗阻 　　B. 肠瘘

C. 吻合口狭窄 　　D. 肠痉挛

E. 肠坏死

(12-265~12-266 共用题干)

病人,男性,45 岁。因外伤性小肠穿孔,在

硬膜外麻醉下行肠穿孔修补、腹腔引流术。手术顺利,返回病室时测 BP 120/80 mmHg,P 90次/分。

12-265 术后进食的指征是

    A. 腹胀消失

    B. 肛门排气

    C. 术后 2~3 天

    D. 胃肠减压吸出液减少

    E. 无恶心、呕吐

12-266 下列该病人腹腔引流管的护理中错误的是

    A. 妥善固定,避免脱落

    B. 保持引流通畅

    C. 观察引流量及性质

    D. 每天定时冲洗引流管

    E. 严格掌握拔管指征

(12-267~12-268 共用题干)

病人,女性,35 岁。4 小时前被汽车撞伤腹部,感腹部疼痛,伴恶心、呕吐,呕吐物为胃内容物,轻度畏寒发热。体格检查:T 38.5℃,P 108次/分,BP 90/70 mmHg;急性痛苦病容;心肺正常;腹稍隆,腹式呼吸减弱,全腹有压痛、反跳痛、肌紧张,肝浊音界存在,移动性浊音(十),肠鸣音减弱。

12-267 该病人应首先考虑

    A. 肝破裂   B. 脾破裂

    C. 胰腺损伤   D. 小肠破裂

    E. 结肠破裂

12-268 正确的处理方法是

    A. 立即手术治疗

    B. 边抗休克、边手术

    C. 待休克纠正后手术

    D. 密切观察病情变化,必要时手术

    E. 输液,抗感染等非手术治疗

(12-269~12-272 共用题干)

病人,女性,35 岁。腹部被车撞伤 2 天,由当地卫生院转来医院,腹痛,恶心、呕吐,发热,尿少。体格检查:T 38.8℃,BP 80/60 mmHg,P 120 次/分;腹胀,全腹压痛及反跳痛,以右下腹最明显,伴肌紧张,移动性浊音(十)。

12-269 考虑引起该病人休克的主要原因是

    A. 感染中毒   B. 失血、失液

    C. 疼痛   D. 液体量不足

    E. 创伤

12-270 该病人还有可能存在

    A. 低氯血症

    B. 呼吸性酸中毒

    C. 代谢性酸中毒

    D. 低钙血症

    E. 代谢性碱中毒

12-271 该病人目前最主要的治疗措施为

    A. 应用抗生素   B. 吸氧

    C. 输血   D. 剖腹探查

    E. 输液

12-272 该病人的护理措施不正确的是

    A. 输液   B. 半卧位

    C. 做好术前准备   D. 心理支持

    E. 禁食

(12-273~12-275 共用题干)

某男性病人腹部被车撞伤 5 小时,腹痛明显,伴面色苍白,四肢厥冷。体格检查:BP 75/55 mmHg,P 140 次/分;全腹轻度压痛、反跳痛,伴肌紧张,腹部透视无异常发现。腹腔穿刺抽出不凝固血液。

12-273 首先考虑该病人为

    A. 严重的腹壁软组织挫伤

    B. 腹膜后血肿

    C. 十二指肠破裂

    D. 肝、脾破裂

    E. 空肠破裂

12-274 以下护理措施中错误的是

    A. 避免活动

    B. 观察生命体征变化

    C. 注意腹部症状、体征变化

    D. 输液、给氧

    E. 给予清淡流质饮食

12-275 该病人腹腔穿刺液中血液不凝固的原因是

A. 凝血因子消耗

B. 出血量过大

C. 凝血功能障碍

D. 腹膜有脱纤维作用

E. 误穿入血管

(12-276~12-280 共用题干)

病人,男性,48 岁。餐后 1 小时,被马踢伤中上腹后,突感上腹部剧烈疼痛呈持续性刀割样,短时间内腹痛逐渐扩至全腹。体格检查:左上腹明显压痛、反跳痛、肌紧张。X 线检查示膈下有游离气体。

12-276 应首先考虑

A. 胃穿孔 B. 肾破裂

C. 脾破裂 D. 结肠破裂

E. 肝破裂

12-277 为进一步明确诊断,宜选以下哪种辅助检查

A. B超 B. 实验室检查

C. 腹腔穿刺 D. MRI

E. CT

12-278 该病人目前最主要的护理诊断为

A. 体液不足 B. 焦虑

C. 体液过多 D. 疼痛

E. 躯体移动障碍

12-279 为缓解腹痛应首选采取以下哪种卧位

A. 平卧位 B. 仰卧屈膝位

C. 头高脚低位 D. 头低脚高位

E. 半卧位

12-280 为尽快减少消化液的刺激,首选的护理措施应为

A. 禁食和胃肠减压

B. 避免随意搬动病人

C. 禁止灌肠

D. 慎用止痛剂

E. 仰卧屈膝位

(12-281~12-283 共用题干)

病人,男性,28 岁。8 年来站立或腹压增高时反复出现右阴囊肿块,平卧安静时肿块明显缩小或消失,10 小时前因提重物肿块又出现,伴腹痛、呕吐,肛门停止排气、排便。体格检查:右阴囊红肿,可见一梨形肿块,平卧后肿块不消失。

12-281 最有可能的诊断是

A. 睾丸扭转

B. 嵌顿性腹股沟直疝

C. 绞窄性股疝

D. 睾丸鞘膜积液

E. 嵌顿性腹股沟斜疝

12-282 该病人最有效的治疗措施

A. 试行手法复位

B. 应用止痛剂

C. 紧急手术

D. 静脉补液纠正酸碱失衡

E. 热敷、抗生素治疗

12-283 腹外疝术后,对病人正确的要求是

A. 24 小时后可床边活动

B. 3 个月内不宜从事重体力劳动

C. 半月后可恢复轻松的工作

D. 不从事体力劳动

E. 2 天后可户外散步

(12-284~12-286 共用题干)

病人,女性,50 岁。腹股沟韧带内侧的下方突然出现半球形包块,疼痛、不能回纳,伴恶心、呕吐,肛门不排气。腹透检查示:腹腔胀气,有数个液平面。

12-284 该病人可能的诊断是

A. 腹股沟斜疝

B. 腹股沟直疝

C. 腹股沟淋巴结肿大

D. 粘连性肠梗阻

E. 股疝

12-285 最易发生嵌顿的腹外疝是

A. 切口疝 B. 股疝

C. 直疝 D. 斜疝

E. 脐疝

12-286 嵌顿性疝的急诊术前准备,下列错误的是

A. 灌肠

B. 输液,维持水及电解质平衡

C. 配血

D. 禁食

E. 胃肠减压

(12-287～12-289 共用题干)

病人,男性,50 岁。有便秘多年,每次排便必须十分用力,近半年来发现,站立劳动时阴囊出现肿块,呈梨形、平卧时可还纳。局部检查:触诊发现外环扩大,嘱病人咳嗽指尖有冲击感,手指压迫内环处,站立咳嗽,肿块不再出现。拟诊腹外疝,准备手术治疗。

12-287 该病人正确的诊断应为

A. 腹股沟斜疝 B. 腹股沟直疝

C. 股疝 D. 脐疝

E. 切口疝

12-288 可避免术后疝复发的术前处理是

A. 排尿 B. 备皮

C. 治疗便秘 D. 灌肠

E. 麻醉前用药

12-289 术后预防血肿的措施是

A. 仰卧位

B. 保持敷料清洁、干燥

C. 应用抗生素

D. 托起阴囊、伤口沙袋压迫

E. 不可过早下床活动

(12-290～12-294 共用题干)

病人,男性,62 岁。有长期便秘史和吸烟史。右腹股沟可复性肿块 10 年。肿块在站立时明显,平卧时消失,有时可进入阴囊,可还纳。体格检查:右腹股沟区肿块,约 10 cm×8 cm,质软,可还纳,外环口容 2 指,压迫内环口后,肿块不再出现。透光试验阴性。

12-290 该病人可能的诊断是

A. 股疝

B. 腹股沟直疝

C. 腹股沟斜疝

D. 睾丸鞘膜积液

E. 精索静脉曲张

12-291 护理评估时必须询问以下有关内容,除外

A. 慢性咳嗽史 B. 慢性便秘史

C. 尿频、尿急史 D. 工作种类

E. 工作单位

12-292 准备为该病人行高位疝囊结扎＋疝修补术,手术前准备措施不包括

A. 皮肤准备

B. 积极处理腹内压增高因素

C. 局部热敷

D. 戒烟

E. 安慰病人,以免紧张

12-293 该病人术后下床活动的适宜时间是

A. 术后第 1～2 天

B. 术后第 4 周

C. 术后第 2 周

D. 术后第 5～7 天

E. 不作限制

12-294 下列腹股沟疝的术后护理中错误的是

A. 血压平稳后给予半卧位

B. 切口部位放置砂袋

C. 手术侧下肢膝下垫一小枕使髋部稍屈

D. 预防便秘

E. 术后应用提睾带或"丁"字带将阴囊托起

(12-295～12-297 共用题干)

病人,男性,46 岁。便秘多年,出现右腹股沟可复性肿块 1 年,10 小时前搬举重物时肿块突然增大,腹痛难忍,呕吐数次,伴发热、全身不适。体格检查:右腹股沟及阴囊肿块,张力高,明显触痛,皮肤红肿。血白细胞计数增高。入院后准备急症手术治疗。

12-295 该病人的临床诊断应是

A. 腹外疝、难复性疝

B. 腹外疝、嵌顿性疝

C. 腹股沟斜疝、绞窄性疝

D. 腹股沟直疝、绞窄性疝

E. 股疝、难复性疝

12 - 296 下列手术前护理措施中哪项不正确
A. 禁饮、禁食
B. 备皮
C. 排空膀胱
D. 灌肠
E. 给镇痛药

12 - 297 手术后护理措施应除外下列哪项
A. 仰卧位,腘部垫枕
B. 保持排便通畅
C. 应用抗生素
D. 托起阴囊,切口压沙袋
E. 术后第 2 天鼓励下床活动

(12 - 298～12 - 300 共用题干)

病人,男性,44 岁。胃窦部溃疡,在蛛网膜下隙麻醉下行胃大部切除术,手术顺利,术后安返病房。

12 - 298 手术结束后返回病房采用的体位是
A. 头偏向一侧　　B. 半卧位
C. 平卧位　　　　D. 俯卧位
E. 中凹卧位

12 - 299 护士 12 小时内应注意观察的并发症是
A. 胃肠吻合口瘘
B. 吻合口梗阻
C. 吻合口出血
D. 吻合口破裂
E. 十二指肠残端瘘

12 - 300 术后出现倾倒综合征,其症状消失在什么时间
A. 1 个月以内　　B. 2～3 个月
C. 4～5 个月　　　D. 6～12 个月
E. 12 个月以后

(12 - 301～12 - 303 共用题干)

病人,男性,50 岁。因胃溃疡穿孔,在全麻下行毕Ⅰ式胃大部切除、腹腔引流术。术后返回病室,病人已清醒,生命体征稳定,切口敷料干燥,胃肠减压吸出暗红色血性液体 50 ml。

12 - 301 全麻已完全清醒的依据是
A. 睫毛反射恢复

B. 呼之能睁眼看人
C. 能正确回答问题
D. 四肢有主动活动
E. 针刺有痛苦表情

12 - 302 该病人术后拔出胃管的指征是
A. 术后 2～3 天
B. 生命体征平稳
C. 无腹胀
D. 肛门排气
E. 有饥饿感

12 - 303 该病人术后容易发生的并发症是
A. 胃肠吻合口出血
B. 十二指肠残端瘘
C. 输入断肠襻梗阻
D. 输出断肠襻梗阻
E. 倾倒综合征

(12 - 304～12 - 306 共用题干)

病人,男性,42 岁。溃疡病史 20 余年。近 20 天来出现反复呕吐大量宿食,明显消瘦,皮肤干燥,弹性明显下降。入院后诊断为十二指肠溃疡并发瘢痕性幽门梗阻。经充分术前准备,行胃大部切除术。

12 - 304 下列属于术前特殊护理措施的是
A. 心理护理　　B. 皮肤准备
C. 每晚洗胃　　D. 术前用药
E. 静脉补液

12 - 305 术后胃肠吻合口出血最早出现的征象是
A. 脉搏细速,血压下降
B. 烦躁不安,面色苍白
C. 尿量减少,四肢湿冷
D. 头晕,心悸,出冷汗
E. 胃管内引流出大量血液

12 - 306 若病人手术后 5～7 天突然出现急性腹膜炎的症状和体征,应考虑
A. 胃肠吻合口破裂
B. 空肠输入段梗阻
C. 吻合口梗阻
D. 术后胃出血

E．倾倒综合征

（12－307～12－311 共用题干）

病人，女性，58 岁。患十二指肠溃疡 6 年。晨起突然排出大量柏油样便，并出现心悸、头晕、无力，送至医院急诊。体格检查：T 36.2℃，BP 85/50 mmHg，P 115 次/分；面色苍白、出冷汗、四肢湿冷；腹部稍胀，上腹部有轻度压痛，肠鸣音亢进。初步考虑十二指肠溃疡大出血。

12－307* 考虑有十二指肠溃疡大出血的主要依据是

    A．恶心

    B．头晕，心悸，无力

    C．血压下降，脉搏细速

    D．排出大量柏油样便

    E．面色苍白，出冷汗，四肢湿冷

12－308* 十二指肠溃疡大出血的常见部位是

    A．十二指肠球部

    B．十二指肠水平部

    C．十二指肠降部

    D．十二指肠升部

    E．十二指肠与空肠交界处

12－309* 初步估计病人的失血量为

    A．300 ml   B．400 ml

    C．500 ml   D．800 ml

    E．1 000 ml

12－310* 目前病人主要的护理问题是

    A．焦虑、恐惧

    B．体液不足

    C．疼痛

    D．有感染的危险

    E．营养障碍

12－311* 该病人应采取哪种体位

    A．高坡半卧位   B．低坡半卧位

    C．中凹位   D．头低足高位

    E．头高足低位

（12－312～12－316 共用题干）

病人，男性，65 岁。患胃溃疡 9 年余。近 1 个月来，上腹部饱胀不适，反复呕吐带酸臭味的宿食，呕吐后病人自觉胃部舒适。体格检查：皮肤干燥、弹性差，唇干，上腹部膨隆，可见胃型和蠕动波，触诊上腹部有振水声。经检查后拟行手术治疗而收入院。

12－312* 胃溃疡的好发部位是

    A．贲门部   B．幽门部

    C．胃大弯   D．胃小弯

    E．胃窦部

12－313* 该病人发生了

    A．胃溃疡穿孔

    B．胃溃疡复发

    C．肠梗阻

    D．合并十二指肠溃疡

    E．瘢痕性幽门梗阻

12－314* 下列哪项不符合胃溃疡的临床表现

    A．餐后痛

    B．进食后疼痛不能缓解

    C．疼痛节律较十二指肠溃疡有规律

    D．抗酸治疗后容易复发

    E．易并发急性大出血

12－315* 该病人行手术治疗的原因是

    A．长期患胃溃疡

    B．合并胃溃疡穿孔

    C．合并溃疡大出血

    D．合并瘢痕性幽门梗阻

    E．胃溃疡疑有恶变

12－316 目前病人最主要的护理问题是

    A．疼痛

    B．焦虑与恐惧

    C．知识缺乏

    D．有感染的危险

    E．体液不足与营养失调

（12－317～321 共用题干）

病人，男性，45 岁。1 个月前感上腹部不适，疼痛，食欲减退，并有反酸、嗳气，服抗酸药未见好转，3 天前出现黑便。近 1 个月以来体重下降 4 kg。

12－317 初步考虑的诊断是

    A．胃溃疡   B．胃出血

    C．胃癌   D．胃息肉

E. 萎缩性胃炎

12-318 为尽快明确诊断,首选的检查是
A. 胃酸测定　　B. 胃镜
C. X线钡餐　　D. B超
E. 粪便隐血试验

12-319 该病的发生与下列哪项因素无关
A. 进食腌制食物　B. 胃溃疡
C. 遗传　　　　D. 内分泌失调
E. 幽门螺杆菌感染

12-320 若发生血行转移,最常见部位是
A. 肝　　　　B. 肺
C. 胰　　　　D. 肾
E. 骨骼

12-321 若行手术治疗,术前准备不包括的是
A. 备皮　　　　B. 配血
C. 洗胃　　　　D. 肠道清洁
E. 口服肠道不吸收的抗菌药

(12-322~12-325 共用题干)

病人,女性,28岁。7天前因弥漫性腹膜炎、胃十二指肠破裂行剖腹探查术,术中行胃十二指肠修补、十二指肠造瘘减压术,空肠造瘘置营养管,放置腹腔引流管。1天前病人诉腹痛,T 39.2℃,见小网膜孔附近引流管引出含胆汁样液体,量约1 500 ml。

12-322 该病人最可能出现下列哪种术后并发症
A. 肠动力异常　B. 吻合口瘘
C. 胆囊穿孔　　D. 腹腔脓肿
E. 引流不畅

12-323 以下哪种检查最有利于吻合口瘘的诊断
A. 口服亚甲蓝
B. 腹部X线平片
C. B超
D. 腹腔穿刺
E. 血常规

12-324 处理方法应除外
A. 禁食
B. 保持各引流管通畅

C. 尽早封闭瘘口
D. 予胃肠外营养
E. 腹腔灌洗

12-325 对于该病人的护理,以下说法错误的是
A. 半坐卧位
B. 保持腹腔引流通畅
C. 予以负压吸引
D. 予以肠内营养
E. 及时清洁瘘口周围皮肤

(12-326~12-332 共用题干)

病人,男性,53岁。患十二指肠溃疡10年。近1个月来上腹部胀满不适,反复呕吐带酸臭味宿食,呕吐后病人自觉胃部舒适。体格检查:皮肤干燥、弹性差,唇干;上腹部膨隆,可见胃型和肠蠕动波,触诊上腹部有振水声。拟行手术治疗。

12-326 诊断该病人有瘢痕性幽门梗阻的主要依据
A. 长期患十二指肠溃疡
B. 上腹部胀满不适
C. 反复呕吐带酸臭味宿食
D. 呕吐后病人自觉胃部舒适
E. 上腹部膨隆,可见胃型和肠蠕动波

12-327 该病人最易出现下列哪种电解质和酸碱失衡
A. 高钾性酸中毒
B. 低钾低氯性碱中毒
C. 低钙低镁性碱中毒
D. 低钠低钾性碱中毒
E. 高氯性酸中毒

12-328 下列术前护理措施中不正确的是
A. 纠正电解质和酸碱失衡
B. 记录出入量
C. 提供营养支持
D. 留置胃管
E. 每晚用盐水洗胃

12-329 病人行毕Ⅱ式胃大部切除术后第1

天,应重点观察的并发症是

A. 倾倒综合征　　B. 吻合口梗阻

C. 胃排空延迟　　D. 术后出血

E. 输入祥梗阻

12-330 术后第 2 周,病人进食 29 分钟后出
现上腹饱胀、恶心、呕吐,并觉头晕,
心悸,出冷汗。考虑可能发生了

A. 倾倒综合征

B. 吻合口梗阻

C. 十二指肠残端破裂

D. 术后出血

E. 急性输入祥梗阻

12-331 发生该并发症的主要原因是

A. 手术切除胃过多

B. 术后过早饮食

C. 术后过早活动

D. 术后营养不良

E. 餐后大量高渗性食物和液体快速
进入肠道

12-332 针对该并发症,正确的处理是

A. 输液输血

B. 禁食,胃肠减压

C. 饮食调节,餐后平卧

D. 按医嘱应用抗生素

E. 吸氧

(12-333～12-339 共用题干)

病人,男性,65 岁。胃溃疡伴瘢痕性幽门
梗阻。今晨在气管内麻醉下行毕Ⅱ式胃大部切
除术,留置胃管、腹腔引流管,术后回病房。现
麻醉未醒。

12-333 目前最主要的护理问题是

A. 疼痛

B. 潜在并发症:窒息

C. 潜在并发症:出血

D. 潜在并发症:吻合口瘘

E. 潜在并发症:梗阻

12-334 应该给病人安置体位是

A. 低坡半卧位

B. 平卧,头侧向一边

C. 仰卧位

D. 头低足高位

E. 头高足低位

12-335 术后第 1 天,最主要观察的是有无

A. 胃排空延迟　　B. 吻合口瘘

C. 倾倒综合征　　D. 肛门排气

E. 术后出血

12-336 术后第 1 天,胃管引流出鲜红色血性
液 400 ml,正确的处理是

A. 继续观察

B. 停止胃肠减压

C. 应用止血药、输血

D. 加快补液速度

E. 马上手术止血

12-337 拔出胃管后第 3 天,病人问护士可以
吃什么,护士的回答应是

A. 面条

B. 蛋汤、菜汤、藕粉

C. 牛奶

D. 豆浆

E. 米饭

12-338 病人进食后出现上腹部饱胀、呕吐,
呕吐物为食物,不含胆汁。考虑并发
症是

A. 倾倒综合征

B. 吻合口梗阻

C. 十二指肠残端破裂

D. 输出祥梗阻

E. 输入祥梗阻

12-339 怀疑有上述并发症时,首选检查是

A. X 线钡餐检查

B. 大便隐血试验

C. 胃镜

D. 胃酸测定

E. 血常规

(12-340～12-345 共用题干)

病人,男性,45 岁。胃溃疡病史 8 年。近 1
个月来上腹部不适,疼痛、反酸、嗳气等症状明
显加重,体重下降 3 kg。经胃镜检查确诊为胃

癌,拟行胃大部切除术。

12-340 下列疾病中不属于胃癌癌前病变的是

　　A. 胃下垂　　　　B. 萎缩性胃炎

　　C. 胃息肉　　　　D. 胃溃疡

　　E. 残胃炎

12-341 腌制食品中含有哪种成分与胃癌的发生密切相关

　　A. 脂肪含量高

　　B. 氯化钠含量高

　　C. 亚硝酸盐

　　D. 防腐剂

　　E. 添加剂

12-342 胃癌发生淋巴转移,最先转移到的部位是

　　A. 胃左动脉旁　　B. 胃周淋巴结

　　C. 肝总动脉旁　　D. 腹腔动脉旁

　　E. 脾动脉旁

12-343 胃癌的最早表现是

　　A. 无明显症状　　B. 上腹部绞痛

　　C. 黑便　　　　　D. 呕血

　　E. 体重明显下降

12-344 若行手术治疗,术前不予洗胃的原因是

　　A. 避免引起胃出血

　　B. 避免引起急性胃扩张

　　C. 避免引起胃穿孔

　　D. 避免洗胃造成癌细胞的脱落种植

　　E. 避免出现虚脱

12-345 关于胃管的护理,下列不正确的是

　　A. 妥善固定和防止脱落

　　B. 保持通畅

　　C. 观察引流液的色、质和量

　　D. 若胃管堵塞可以用大量 0.9% 氯化钠溶液冲洗

　　E. 胃肠蠕动恢复后可以拔胃管

(12-346～348 共用题干)

　　病人,男性。十二指肠溃疡并发瘢痕性幽门梗阻,反复呕吐宿食,消瘦,皮肤干燥、弹性减

退。入院后经充分术前准备,行胃大部切除术。

12-346 该病人入院时主要护理诊断是

　　A. 心输出量减少

　　B. 体液不足

　　C. 组织灌注量改变

　　D. 活动无耐力

　　E. 知识缺乏

12-347 术前 2～3 天应做好的特别护理是

　　A. 心理护理　　　B. 皮肤准备

　　C. 每晚洗胃　　　D. 呼吸道准备

　　E. 术前用药

12-348 手术后若发生胃肠吻合口出血,最早出现的临床表现是

　　A. 脉搏细速,血压下降

　　B. 烦躁不安,面色苍白

　　C. 尿量减少,四肢湿冷

　　D. 头晕,心悸,出冷汗

　　E. 胃管内吸出大量血液

(12-349～12-352 共用题干)

　　病人,男性,58 岁。有冠心病病史。主诉右上腹部疼痛伴恶心、呕吐 6 小时。体格检查:T 37.2℃,P 110 次/分,BP 155/90 mmHg;右下腹压痛,肌紧张,无反跳痛,肠鸣音减弱。WBC 0.8×10^9/L,N 0.75。B 超可见阑尾肿大。急诊行手术治疗。术后主诉胸闷、气急,夜间不能平卧,心电图检查提示有 ST-T 改变。

12-349 首先应考虑

　　A. 急性胃炎　　　B. 急性肠炎

　　C. 急性阑尾炎　　D. 急性胰腺炎

　　E. 心绞痛发作

12-350 手术切口的缝合应选择

　　A. Ⅰ 期缝合　　　B. Ⅱ 期缝合

　　C. Ⅲ 期缝合　　　D. Ⅳ 期缝合

　　E. Ⅴ 期缝合

12-351 在给该病人补液治疗时,最重要的护理措施是

　　A. 选择上肢静脉

　　B. 给予半坐卧位

　　C. 控制补液速度

D. 观察尿量

E. 记录呕吐量

12-352 该病人可能会出现哪种血液成分的紊乱

A. 维生素　　　　B. 白蛋白

C. 血浆　　　　　D. 电解质

E. 凝血因子

(12-353~12-356 共用题干)

病人,女性,21 岁。自诉疼痛开始于上腹及脐周,位置不定,以后疼痛位置转移到右下腹部,并出现全腹持续性疼痛。体格检查:T 39.2℃,P 124 次/分,BP 105/65 mmHg;右下腹压痛、肌紧张、反跳痛、肠鸣音消失,闭孔内肌试验(+)。WBC 12.5×10^9/L,N 0.82。腹部 X 线平片可见盲肠扩张和气液平面。行急症手术治疗,术后第 3 天病人体温为 38.9℃,切口红肿、压痛。

12-353 入院时应考虑

A. 急性单纯性阑尾炎

B. 化脓性阑尾炎

C. 坏疽性阑尾炎

D. 穿孔性阑尾炎

E. 急性胰腺炎

12-354 该病人阑尾位置最可能为

A. 靠近盲肠后方

B. 靠近盲肠前方

C. 靠近腰大肌前方

D. 靠近腰大肌后方

E. 靠近闭孔内肌

12-355 该病人术后发生

A. 腹腔内出血　　B. 切口感染

C. 腹腔感染　　　D. 盆腔感染

E. 腹腔脓肿

12-356 手术第 3 天后,下列哪项护理措施最关键

A. 继续静脉补液

B. 做好引流管护理

C. 及时更换被渗液污染的敷料

D. 做好生活护理

E. 康复知识教育

(12-357~12-358 共用题干)

病人,男性,50 岁。急性阑尾炎穿孔,行阑尾切除术后第 6 天,T 39℃,出现下腹部坠胀感,大便次数增多,伴里急后重。直肠指检发现直肠前壁有触痛,并有波动感。

12-357 此时考虑并发

A. 急性肠炎　　　B. 膀胱炎

C. 膈下脓肿　　　D. 盆腔脓肿

E. 肠间脓肿

12-358 目前最主要的处理是

A. 禁食、胃肠减压

B. 大量应用抗生素

C. 脓肿切开引流

D. 物理降温

E. 灌肠

(12-359~12-364 共用题干)

病人,男性,30 岁。急性阑尾炎穿孔致弥漫性腹膜炎,行阑尾切除术,术中安置腹腔引流管,术后引流 1 周时,体温已恢复正常,但近 2 天体温又复升至 39℃,主诉右肋缘下有持续性钝痛,深呼吸时加重,并伴呃逆。体格检查:切口愈合良好,无红、热、肿、痛,腹部无腹膜刺激征。X 线检查:右侧膈肌升高,肋膈角模糊。

12-359 该病人可能并发

A. 盆腔脓肿　　　B. 肠间脓肿

C. 膈下脓肿　　　D. 切口感染

E. 不完全性粘连性肠梗阻

12-360 下列有关上述并发症的叙述正确的是

A. 以脾切除术后并发左膈下感染为多

B. 最常见的病原菌是溶血性链球菌

C. 多数有胆道感染史

D. 是腹部手术后最常见的并发症

E. 腹部手术后不明原因的发热应考虑该病

12-361 对已出现上述并发症病人的最适宜体位应是

A. 头低足高位　　B. 侧卧位

C. 斜坡卧位　　　D. 平卧位

E. 头抬高20°～30°,足抬高15°～20°

12-362　该病人采取上述体位的主要目的是

A. 缓解腹痛

B. 减轻腹胀

C. 减少肠粘连

D. 减少继发感染的机会

E. 有利于渗出液、漏出液或血液局限于盆腔

12-363　腹膜刺激征是指

A. 腹痛、腹胀、发热

B. 腹痛、压痛、腹肌紧张

C. 恶心、呕吐、腹泻

D. 压痛、反跳痛、腹肌紧张

E. 腹胀、压痛、反跳痛

12-364　对该病人的针对性护理措施中不妥的是

A. 物理降温

B. 有效引流

C. 发现问题,及时报告医生

D. 切口勤换药

E. 加强心理护理

(12-365～12-368 共用题干)

病人,男性。转移性右下腹痛2天,伴呕吐。腹部检查全腹肌紧张、压痛、反跳痛,以右下腹为著,肠鸣音消失。

12-365　该病人目前情况是

A. 阑尾炎合并右下腹局限性腹膜炎

B. 阑尾炎合并全腹弥漫性腹膜炎

C. 胃穿孔合并右下腹局限性腹膜炎

D. 胃穿孔合并全腹弥漫性腹膜炎

E. 胆囊炎合并全腹弥漫性腹膜炎

12-366　该病人目前最重要的护理是

A. 急症手术前准备

B. 疼痛护理

C. 安置半卧位

D. 输液

E. 胃肠减压

12-367　该病人目前甚为重要的护理诊断应是

A. 恐惧

B. 疼痛

C. 体温过高

D. 营养失调:低于机体需要量

E. 潜在并发症:休克

12-368　该病人术后最常见的并发症是

A. 切口感染　　B. 肠粘连

C. 粪瘘　　　　D. 内出血

E. 阑尾残株炎

(12-369～12-374 共用题干)

病人,男性,25岁。主诉右下腹剧烈疼痛,腹痛开始于脐周,然后转移至右下腹。体格检查:T 39.1℃,P 113次/分,BP 120/85 mmHg;右下腹压痛、肌紧张、反跳痛,肠鸣音减弱,腰大肌试验(＋)。WBC 12.5×10⁹/L,N 0.82。

12-369　该病人阑尾位置最可能位于

A. 靠近闭孔内肌

B. 盲肠后位或腰大肌前方

C. 盲肠前位

D. 腰大肌后方

E. 腰大肌侧面

12-370　急性阑尾炎最常见的病因为

A. 阑尾管腔阻塞　　B. 细菌入侵

C. 急性肠炎　　　　D. 血吸虫病

E. 经常进食高脂肪

12-371　B超检查可见

A. 阑尾缩小

B. 阑尾形态正常

C. 阑尾扭曲

D. 阑尾肿大

E. 阑尾破裂

12-372　根据该病人的临床表现,下列哪种情况最不可能

A. 阑尾穿孔　　　　B. 阑尾坏疽

C. 阑尾化脓　　　　D. 炎性渗出

E. 炎症局限于黏膜下层

12-373　下列哪项治疗措施最不合适

A. 非手术治疗

B. 手术切除阑尾

C. 腹腔镜阑尾切除

D. 阑尾切除及胶片引流

E. 阑尾切除及放置腹腔引流管

12-374 该病人行手术治疗后,为预防术后肠粘连的最关键措施为

A. 给予半坐卧位

B. 观察腹部情况

C. 进行深呼吸运动

D. 早期下床活动

E. 合理增加营养

(12-375~12-379 共用题干)

病人,男性,40 岁。突发上腹剧痛 3 小时,转移至右下腹 2 小时后就诊。体格检查:T 38.4℃,BP 120/70 mmHg,P 84 次/分,R 20 次/分;全腹压痛、反跳痛,腹肌紧张呈板样,以剑突下及右下腹为显著,肠鸣音消失,移动性浊音($\pm$)。WBC 9.0×10^9/L,N 0.78。

12-375 考虑该病人最可能的病因是

A. 急性阑尾炎穿孔

B. 急性胆囊炎穿孔

C. 胃十二指肠急性穿孔

D. 出血坏死性胰腺炎

E. 绞窄性肠梗阻

12-376 若该病人病因诊断不明,在病情观察期间以下护理措施正确的是

A. 吸氧　　　　B. 口服镇痛剂

C. 酒精擦浴　　D. 半卧位

E. 进食清淡流质饮食

12-377 为明确病因和诊断,首先检查项目是

A. 急诊腹部 CT　B. 腹部 B 超

C. 腹腔穿刺　　　D. 直肠指诊

E. 腹部立位平片

12-378 若病人拟行非手术治疗,以下措施最重要的是

A. 半卧位

B. 禁食,胃肠减压

C. 输液治疗

D. 应用有效抗生素

E. 镇静止痛

12-379 若病人需要手术治疗,下列哪种情况可除外

A. 非手术治疗 4 小时后仍不缓解

B. 病因不明且病情无局限趋势

C. 继发性腹膜炎病因明确

D. 感染中毒症状加重

E. 严重的肠麻痹症状

(12-380~12-382 共用题干)

病人,女性,45 岁。12 小时前出现脐周痛伴恶心、呕吐,呕吐物为胃内容物、量少,2 小时前扩散至全腹痛,伴压痛、反跳痛、腹肌紧张,以右下腹为著,结肠充气试验(十)。WBC 26×10^9/L,N 0.91。

12-380 该病人可能的诊断是

A. 右侧输尿管结石

B. 急性穿孔性胆囊炎

C. 右侧输卵管妊娠破裂

D. 急性胰腺炎合并急性腹膜炎

E. 急性坏疽性阑尾炎合并弥漫性腹膜炎

12-381 该病人目前最重要的治疗措施是

A. 严密观察病情

B. 禁饮食、吸氧

C. 持续胃肠减压

D. 紧急手术治疗

E. 应用抗生素控制感染

12-382 手术后第 3 天,病人体温升高,切口红肿、疼痛,可能的并发症为

A. 切口感染　　B. 盆腔脓肿

C. 急性肠炎　　D. 内出血

E. 肠瘘

(12-383~12-386 共用题干)

病人,男性,45 岁。暴饮暴食后出现上腹阵发性疼痛,并伴有腹胀、恶心、呕吐,呕吐物为宿食,停止肛门排气,病人半年前曾作阑尾切除术。体格检查:腹胀,见肠型,腹软,轻度压痛,肠鸣音亢进。

12-383 下列检查最有意义的是

　　A. 腹部 CT

　　B. 腹部穿刺

　　C. 钡剂灌肠

　　D. 腹部 X 线平片

　　E. 纤维结肠镜

12-384 该病人出现肠梗阻,最可能的原因为

　　A. 肠粘连　　　B. 肿瘤

　　C. 粪块堵塞　　D. 肠扭转

　　E. 肠麻痹

12-385 目前该病人发生的肠梗阻类型,不可能是

　　A. 急性肠梗阻

　　B. 完全性肠梗阻

　　C. 绞窄性肠梗阻

　　D. 单纯性肠梗阻

　　E. 机械性肠梗阻

12-386 下列哪项护理措施是错误的

　　A. 取半卧位

　　B. 胃肠减压

　　C. 禁饮食

　　D. 可给予吗啡止痛

　　E. 防治感染和中毒

(12-387～12-390 共用题干)

　　病人,男性,40 岁。1 小时前午餐后打篮球时出现腹部剧烈疼痛,持续性,腹胀,呕吐宿食,含少量血性液体,口渴,烦躁不安。体格检查:中腹部可扪及压痛包块,移动性浊音(＋),肠鸣音减弱。WBC 13.4×10⁹/L,发病以来未排便排气。

12-387 根据病情,应考虑

　　A. 急性单纯水肿性胰腺炎

　　B. 输尿管结石

　　C. 胆囊结石

　　D. 肠结核

　　E. 肠扭转

12-388 最合适的处理是

　　A. 禁食、胃肠减压

　　B. 口服液状石蜡

　　C. 低压灌肠

　　D. 手术探查

　　E. 抗休克

12-389 该病人目前主要的护理诊断为

　　A. 排便困难

　　B. 体液不足

　　C. 皮肤完整性受损

　　D. 疼痛

　　E. 活动无耐力

12-390 以下哪项不是肠梗阻病人围手术期的常见并发症

　　A. 吸入性肺炎　　B. 腹腔感染

　　C. 肠瘘　　　　　D. 肠粘连

　　E. 倾倒综合征

(12-391～12-393 共用题干)

　　病人,男性,45 岁。昨晚暴饮暴食后出现脐周阵发性腹痛,并有腹胀、呕吐、肛门停止排便排气,自诉去年曾做过阑尾切除手术。诊断为单纯性粘连性肠梗阻。

12-391 与上述诊断相符的体征是

　　A. 腹式呼吸消失

　　B. 不对称性腹胀

　　C. 肠鸣音亢进

　　D. 移动性浊音阳性

　　E. 全腹压痛和肌紧张

12-392 非手术治疗期间,如出现下列哪种性质的腹痛,说明产生了肠绞窄

　　A. 持续性胀痛

　　B. 腹痛突然减轻

　　C. 钻顶样绞痛

　　D. 阵发性疼痛

　　E. 持续性疼痛阵发性加剧

12-393 经治疗后,肠梗阻解除的主要标志是

　　A. 腹痛减轻

　　B. 呕吐减少

　　C. 腹胀减轻

　　D. 肛门排便排气

　　E. 肠鸣音减弱

(12-394～12-399 共用题干)

病人,男性,53 岁。腹痛、腹胀,呕吐胃内容物及胆汁 3 小时,近 4 个月来时有腹胀,大便带黏液,次数增加,每天 2～3 次,无排便不尽及里急后重感。体格检查:T 36℃,P 90 次/分,BP 115/70 mmHg;腹膨隆,未见肠型,腹软,右下腹可触及一斜行肿块,质韧、压痛。腹部透视见一气液平面。WBC 9×10^9/L,N 0.75。发病以来,病人体重减轻 5 kg,睡眠欠佳。

12-394 根据该病人的症状,初步考虑为
　　　A. 幽门梗阻　　　B. 胆道梗阻
　　　C. 急性胃肠炎　　D. 肠梗阻
　　　E. 急性胰腺炎

12-395 该病人的症状最可能是由于以下哪种原因引起
　　　A. 阑尾周围脓肿
　　　B. 结肠结核
　　　C. 结肠肿瘤
　　　D. 回盲部肠套叠
　　　E. 肠扭转

12-396 该病人目前存在的护理诊断,不正确的是
　　　A. 体液不足
　　　B. 疼痛
　　　C. 自我形象紊乱
　　　D. 营养失调:低于机体需要量
　　　E. 睡眠形态紊乱

12-397 针对该病人的处理原则是
　　　A. 口服液状石蜡通便
　　　B. 低压灌肠
　　　C. 紧急手术解除梗阻
　　　D. 抗结核治疗
　　　E. 解痉止痛

12-398 下列针对该病人的术前准备中错误的是
　　　A. 生命体征平稳可取半坐卧位
　　　B. 合理输液并记录出入量
　　　C. 禁食
　　　D. 胃肠减压

　　　E. 从胃管注入等渗平衡溶液清洁肠道

12-399 若在术后第 8 天拔除腹腔引流管,2 天后病人出现腹部持续性疼痛,体温升高达 39℃,肠鸣音减弱。应考虑病人并发了
　　　A. 肠麻痹
　　　B. 肠痉挛
　　　C. 吻合口瘘
　　　D. 粘连性肠梗阻
　　　E. 肿瘤破裂

(12-400～12-401 共用题干)

病人,男性,52 岁。近 4 个月来排便次数增加,每天 3～4 次,伴里急后重感,大便表面带血及黏液。

12-400 该病人可能患
　　　A. 肠梗阻　　　B. 肠扭转
　　　C. 结肠癌　　　D. 直肠癌
　　　E. 肛门周围脓肿

12-401 有助于确诊上述疾病的方法是
　　　A. 直肠指检
　　　B. X 线钡剂灌肠
　　　C. CEA 测定
　　　D. 直肠镜
　　　E. 大便隐血试验

(12-402～12-405 共用题干)

病人,男性,41 岁。肛周肿痛 3 天,肛门左侧皮肤发红伴疼痛,以坐时及排便时明显,2 天前加剧并局部肿胀,无畏寒,发热。体格检查:膝胸位肛门 11 点处局部肿胀约 2 cm×2 cm,有脓头,周围皮肤发红,波动感(+)。

12-402 引起该病的最常见原因是
　　　A. 外伤
　　　B. 肛周皮肤感染
　　　C. 肛腺感染
　　　D. 痔行药物注射治疗后
　　　E. 血栓性外痔剥离术后

12-403 目前对该病人生活影响最大的护理问题是

A. 体位过高

B. 疼痛

C. 皮肤完整性受损

D. 便秘

E. 个人应对无效

12 - 404 考虑病人的病变部位是

A. 肛门周围

B. 坐骨肛管间隙

C. 骨盆直肠间隙

D. 直肠后间隙

E. 直肠黏膜下

12 - 405 对该病人的处理方法首选

A. 抗生素控制感染

B. 局部理疗

C. 口服缓泻剂减轻排便时的疼痛

D. 高锰酸钾溶液坐浴

E. 手术切开引流

(12 - 406～12 - 407 共用题干)

病人,男性,40 岁。肛门周围不断有少量脓性分泌物溢出,并有气体排出 5 天,肛周皮肤瘙痒。肛门指检:肛门周围皮肤有一乳头状隆起的开口,挤压可见少量脓性分泌物。

12 - 406 根据病人上述症状,应考虑为

A. 内痔　　　B. 外痔

C. 肛裂　　　D. 肛瘘

E. 肛门周围脓肿

12 - 407 可以确诊的检查是

A. 直肠指检

B. 肛门镜

C. 从皮肤开口插入探针

D. 局部穿刺

E. X 线钡剂灌肠

(12 - 408～410 共用题干)

病人,男性,68 岁。长时间便秘,近 2 周排便时感疼痛并伴出血,经检查诊断为肛裂,拟采用肛门坐浴等非手术治疗。

12 - 408 该病人进行肛门检查时最合适的体位是

A. 左侧卧位　　　B. 右侧卧位

C. 膝胸位　　　D. 截石位

E. 蹲位

12 - 409 病人进行肛门坐浴的水温应为

A. 20～26℃　　　B. 30～36℃

C. 43～46℃　　　D. 50～56℃

E. 60～66℃

12 - 410 下列该病人有关处理不妥的是

A. 避免肛门指检

B. 避免辛辣食物

C. 少食水果

D. 可服缓泻剂

E. 外用消炎药物

(12 - 411～12 - 413 共用题干)

病人,女性,39 岁。排便时有一组织团块脱出肛门,便后可自行还纳,伴无痛性出血。

12 - 411 对脱出肛门的组织团块进行视诊时病人应采取的体位是

A. 右侧卧位　　　B. 左侧卧位

C. 蹲位　　　D. 截石位

E. 膝胸位

12 - 412 该病人属于

A. Ⅲ期内痔　　　B. Ⅱ期内痔

C. 前哨痔　　　D. Ⅰ期内痔

E. 血栓性外痔

12 - 413 术后针对该病人的护理措施中错误的是

A. 术后 1～2 天内可适当给予止痛剂

B. 术后 3 天内给予流质饮食

C. 术后 3 天便秘者可给予灌肠

D. 便后用 1∶5 000 高锰酸钾温水坐浴

E. 及时处理尿潴留

(12 - 414～12 - 416 共用题干)

病人,男性,49 岁。6 年前出现排便时出血,多为便纸上带血,时有鲜血附于粪便表面,无局部疼痛,无肿块脱出,往往于进食辛辣食物、大便硬结时发作和症状加重。体格检查:截石位,在齿状线上 1 cm 约 7 点处触及柔软团状

肿块,无触痛,指套退出无染血。

12-414 引起该病人便血的原因首选
A. Ⅰ期内痔 B. Ⅱ期内痔
C. Ⅲ期内痔 D. 血栓性外痔
E. 混合痔

12-415 下列对于该病人的处理方案中错误的是
A. 鼓励病人多饮水,增加膳食中纤维含量
B. 注射硬化剂
C. 便后用 1∶5 000 高锰酸钾温水坐浴
D. 胶圈套扎疗法
E. 痔切除术

12-416 对于该病人的护理,以下说法不妥的是
A. 嘱病人多吃粗粮
B. 服用泻药助排便
C. 养成定时排便习惯
D. 避免久站、久坐、久蹲
E. 便后用 1∶5 000 高锰酸钾温水坐浴

(12-417~12-420 共用题干)
病人,男性,35 岁。4 年前出现鲜血便,常见便纸上有血迹,有时有鲜血覆盖于大便表面,并伴肛门肿块脱出,平卧时可自行回纳。1 个月前出现排便时及便后肛门口剧痛,便后鲜血滴出,疼痛可持续数小时。

12-417 该病人属于
A. Ⅰ期内痔 B. Ⅱ期内痔
C. Ⅲ期内痔 D. 血栓性外痔
E. 混合痔

12-418 引起肛门口剧痛的原因最可能是
A. 直肠息肉脱出
B. 内痔脱出嵌顿
C. 血栓性外痔
D. 内痔并发感染
E. 肛裂

12-419 关于该病人的处理,以下说法中错误的是
A. 口服缓泻剂或液状石蜡以保持大便通畅
B. 行直肠指诊以协助诊断
C. 便后用 1∶5 000 高锰酸钾温水坐浴
D. 可行扩肛疗法
E. 非手术治疗无效时可改为手术治疗

12-420 该病人术后应少摄入
A. 水 B. 香蕉
C. 辣椒 D. 菠菜
E. 鱼

(12-421~12-423 共用题干)
病人,男性,51 岁。反复出现排便后肛门疼痛,时有瘙痒 4 年余,站立或行走过久时肛门有肿胀感,昨天突发便后肛门剧烈疼痛,咳嗽时疼痛加重加剧。体格检查:肛门处有一紫红色肿块,有触痛感,直径约 2 cm。

12-421 最可能的诊断是
A. 直肠息肉脱出
B. 血栓性外痔
C. 肛管周围脓肿
D. 内痔并发感染
E. 肛裂

12-422 病人进行手术治疗,术后正确的护理措施是
A. 术后 48 小时内控制排便
B. 术后当天下床活动
C. 术后当天可进普食
D. 术后尽量减少或不适用镇痛剂
E. 术后每天用 1∶5 000 的高锰酸钾溶液坐浴

12-423 病人术后不会出现的情况是
A. 伤口出血 B. 尿潴留
C. 肛门疼痛 D. 伤口渗血
E. 肠粘连

特点?

12-482 急性阑尾炎穿孔手术后病人为何宜取半坐卧位?

12-483 肠梗阻非手术治疗期间的护理措施是什么?

12-484 肠梗阻按其发生原因可分为哪几种?

12-485 病人出现哪些情况提示绞窄性肠梗阻?

12-486 肛肠科辅助检查的体位有哪些?

综合应用题(12-487～12-501)

12-487 病人,男性,28岁。2小时前用餐后突然出现上腹部刀割样疼痛,迅速波及全腹,伴出冷汗、恶心、呕吐,呕吐物为胃内容物。体格检查:T 36.9℃,P 104次/分,R 24次/分,BP 80/50 mmHg;急性面容,面色苍白;全腹肌紧张,压痛、反跳痛,肝浊音界消失,移动性浊音(±)。

请解答:

(1)引起该病人临床表现的可能原因是什么?

(2)目前存在的主要护理诊断有哪些?

(3)目前的护理措施有哪些?

12-488 病人,男性,42岁。患胃溃疡8年,近几个月来自觉症状加重,6小时前进食后突感上腹部刀割样剧痛,快速波及全腹,伴呕心、呕吐。体格检查:T 37.1℃,P 106次/分,R 24次/分,BP 110/80 mmHg;腹式呼吸消失,板状腹,全腹压痛和反跳痛,肠鸣音明显减弱,肝浊音界消失,移动性浊音(+)。

请解答:

(1)病人最可能发生了什么问题?

(2)病人目前的主要护理诊断及护理措施?

12-489 病人,男性,28岁。突发性上腹部疼痛,蔓延至全腹6小时,腹痛呈持续性。体格检查:腹部呈板样,全腹有明显压痛及反跳痛,肝浊音界缩小,移动性浊音(±),肠鸣音消失。

WBC $18×10^9$/L,N 0.92。既往史:十二指肠球部溃疡。

请解答:

(1)该病人可能的诊断病?

(2)如何做好该病人的术前护理评估?

(3)若该病人行手术治疗,请简述手术的主要并发症及护理措施。

(4)如何对病人进行健康教育?

12-490 病人,男性,24岁。从3米高处跌下4小时,由同事送来急诊室。他问的第一句话是"护士,我有没有生命危险?"接着说"我很渴,想喝水"。体格检查:T 37.5℃,P 100次/分,BP 60/45 mmHg;急性痛苦面容,呻吟,面色苍白,精神紧张;呼吸急促,四肢发凉,浅静脉萎缩;左季肋部皮肤挫伤;腹平坦,左上腹有明显压痛、轻度腹肌紧张,移动性浊音(+)。未进行任何实验室检查。

请解答:

(1)病人现在的医疗诊断是什么?

(2)还需做什么检查来支持医疗诊断?检查时注意什么问题?

(3)病人现在的主要护理诊断是什么?相关因素和诊断依据是什么?

(4)该病人的处理原则是什么?如手术治疗,手术前主要的护理措施是什么?

12-491 病人,男性,30岁,司机。不慎发生交通事故,伤后有一过性神志不清,受伤经过不详,清醒后感右上腹部剧烈疼痛,呈持续性、刀割样,短时间内腹痛逐渐扩至全腹,并出现头晕、心悸、面色苍白,肢端发凉,恶心、呕吐2次,呕吐物为咖啡样液体,量不多,被急送到医院。体格检查:T 36.5℃,P 110次/分,BP 105/75 mmHg,R 22次/分;腹略胀,腹式呼吸减弱,全腹压痛、反跳痛、肌紧张,肝区叩痛(+),移动性浊音(+),肠鸣音消失。腹部穿刺抽出不凝固血并混有胆汁。诊断为肝破裂。

请解答:

(1)诊断为肝破裂的依据包括哪些?

(2) 肝破裂引起上腹剧痛的原因是什么?

(3) 针对病人的剧烈腹痛应紧急采取哪种应对措施?

(4) 该病人急症手术前应做哪些准备?

12-492 病人,男性,65 岁。长期便秘,5 年前发现右腹股沟区肿块,约 3 cm×3 cm,2 年来肿块逐渐增大至 10 cm×5 cm,可坠入阴囊,肿块突出时感下腹坠胀,隐痛。体格检查:右腹股沟区约 10 cm×5 cm 肿块,质软,无压痛,回纳后压迫内环,不再出现。病人为农民,小学文化程度。

请解答:

(1) 该病人最可能的诊断是什么?列出诊断依据。

(2) 该病人拟行手术,存在哪些主要护理诊断/问题?

(3) 应给予哪些主要护理措施?

12-493 病人,女性,50 岁。2 个月前开始出现上腹不适、疼痛、食欲减退,有反酸、嗳气,服抗酸药无明显好转,2 个月来体重下降 3 kg。经胃镜检查诊断为胃癌,在全麻下行胃癌根治术留置胃管和引流管,现麻醉未醒。

请解答:

(1) 术后应重点观察哪些并发症?

(2) 胃肠减压应如何护理?

(3) 术后第 2 周,病人进食 10~20 分钟后出现上腹部饱胀、头晕、心悸、出冷汗、恶心、呕吐。考虑可能发生了什么问题?应如何处理?

12-494 病人,男性,78 岁。入院前 1 周无明显诱因出现腹胀、腹痛,疼痛位于脐周,伴呕吐胃内容物数次,无畏寒,偶有排气、排便,平均每 3 天仅排少量黄色便。体格检查:T 37.5℃,P 72 次/分,R 18 次/分,BP 130/80 mmHg;腹平软,未见肠型、蠕动波,脐周轻压痛,无反跳痛,未触及包块,墨菲征(一),叩诊鼓音,移动性浊音(一),肠鸣音 2 次/分;肛门指诊未触及包块,指套退出无染血。腹部 X 线检查示:中上腹部分肠管扩张,可见数个气液平面,下腹部普遍密度增高。WBC 14.6×10⁹/L,N 0.77。2 年前

曾行阑尾切除术。入院以来,精神、睡眠差,大、小便正常,体重下降。

请解答:

(1) 请判断该病人最可能的入院诊断是什么?

(2) 该病人主要的护理诊断/问题?

(3) 对该病人的观察要点是什么?

12-495 病人,男性,31 岁。上腹部、脐周疼痛 6 小时入院,急性病容。体格检查:T 38.9℃,P 108 次/分,BP 112/88 mmHg;右下腹压痛、肌紧张、反跳痛。WBC 12×10⁹/L,N 0.82。B 超检查提示阑尾肿大。临床诊断为急性阑尾炎。

请解答:

(1) 该病人的处理原则是什么?

(2) 应采取哪些针对性护理措施?

(3) 通过护理达到哪种预期目标?

12-496 病人,男性,36 岁。因急性阑尾炎入院,入院后拒绝手术,予以抗感染治疗后,出现寒战、高热、右上腹痛。体格检查:急性病容,巩膜黄染,右上腹压痛,肝大,肝区叩击痛明显。WBC 20×10⁹/L,N 0.90。B 超检查提示肝占位病变。

请解答:

(1) 该病人可能的诊断是什么?

(2) 该病人脓肿较大,应采取哪种治疗措施?

(3) 该病人存在哪些主要护理诊断?

(4) 应给予哪些护理措施?

12-497 病人,女性,60 岁。因阵发性腹痛、腹胀、肛门无排气排便 4 天住院。8 年前因十二指肠球部溃疡穿孔手术治疗。体格检查:T 38.5℃,P 112 次/分,BP 100/70 mmHg;腹膨隆,不对称,可见肠型蠕动波,腹部压痛及反跳痛,无腹水征,肝浊音界缩小,肠鸣音亢进,有气过水声及金属音。腹部 X 线检查示:中下腹见小肠有数个气液平面,盲肠胀气。诊断为急性低位性完全性机械性肠梗阻。

请解答:

（1）导致该病人肠梗阻的病因有哪些？

（2）此时最佳的治疗方案是什么？

（3）对该病人的术前病情观察的重点内容有哪些？

12－498　病人，男性，36岁。因腹痛，腹胀，停止排气、排便2天入院，曾于5年前行胃大部切除术。体格检查：心肺无异常；腹膨隆，可见肠型，全腹轻度压痛，无反跳痛、肌紧张，叩诊呈鼓音，肠鸣音亢进，偶尔可闻及气过水声。立位腹平片，可见多个液平面。

请解答：

（1）该病人最可能患什么疾病？诊断依据是什么？

（2）治疗原则是什么？

（3）病人的主要护理诊断有哪些？

（4）如何对病人进行出院健康指导？

12－499　病人，女性，50岁。近半年来出现排便次数增多，时而出现腹泻及便秘交替进行。近2个月出现脓血便及黏液血便，同时伴有右中上腹部疼痛，为持续性钝痛。曾到医院就诊，服用肠道抗生素后，大便次数有所减少，脓血便消失。近1个月来，上述症状重新出现并逐渐加重，疼痛转为阵发性，排便后减轻。自觉无力，消瘦，食欲缺乏，并有低热，故住院治疗。体格检查：T 37℃，P 86次/分，BP 120/75 mmHg；腹略膨隆，右中上腹轻度压痛，无反跳痛，无肌紧张，右中腹可触及一包块，边界不清，活动度欠佳，肝脾未触及，移动性浊音（－），肠鸣音略亢进，无气过水声；肛门指诊未触及肿物。腹部X线检查示：腹腔肠管明显积气，右中上腹可见2个液气平面；钡剂灌肠可见升结肠钡剂通过受阻，升结肠黏膜可见充盈缺损。

请解答：

（1）该病人诊断为升结肠癌伴不完全性肠梗阻，其诊断依据是什么？

（2）诊断结肠癌最有效且最可靠的检查方法是什么？

（3）最主要的术前准备是什么？包括哪些措施？

（4）如病人术后放置人工肛门袋，应如何指导病人进行结肠造口的护理？

12－500　病人，男性，50岁，某合资公司总经理。因大便稀薄、血便、便次增多3个月入院。3个月前出现大便稀薄，血便，次数由每天1～2次，增加至每天2～3次，伴有腹部隐痛。曾按慢性菌痢治疗，不见好转，逐渐食欲减退，体重由80 kg减至69 kg，体乏无力。近来自感所患疾病严重，提醒自己工作再忙也要治病，可是又脱不开身，时常失眠，情绪不稳，近日又有重要工作，但因住进了医院，心里很焦躁。住院后得知自己所患可能是结肠癌，治疗效果不明确，内心焦虑、压抑。体格检查：形体消瘦，体重69 kg，倦怠，容易激动，焦躁不安，语速快，语气生硬。谈到需要做检查、需要手术治疗和需要住院的时间时，表现出不知所措。脉搏增快，手心出汗。实验室检查：Hb 80 g/L；总蛋白58 g/L，球蛋白21 g/L。

请解答：

（1）确定该病人的疾病诊断可采用哪些检查方法？

（2）根据以上资料，找出该病人现存的2个主要护理诊断，列出相关因素和诊断依据。

12－501　病人，男性，60岁。1年前无明显诱因出现便血，伴腹泻，在外院按痔疮治疗。近3个月来出现脓血便、排便费力，排不尽感，肛门坠胀感明显。1天前出现腹胀，阵发性腹痛。1年来体重下降7 kg。体格检查：腹部轻压痛，肠鸣音亢进；胸膝位肛诊，距肛门7 cm处扪及一质硬肿块。

请解答：

（1）考虑该病人患什么病？

（2）术前重点护理内容是什么？

（3）根据以上所提供的资料，试提出2个主要的护理诊断。

答案与解析

选择题

A1 型单项选择题

12-1 D	12-2 C	12-3 A	12-4 D
12-5 B	12-6 D	12-7 C	12-8 B
12-9 E	12-10 D	12-11 E	12-12 B
12-13 B	12-14 B	12-15 D	12-16 C
12-17 E	12-18 E	12-19 E	12-20 E
12-21 A	12-22 E	12-23 E	12-24 B
12-25 E	12-26 A	12-27 B	12-28 A
12-29 B	12-30 C	12-31 C	12-32 D
12-33 B	12-34 B	12-35 A	12-36 D
12-37 C	12-38 B	12-39 E	12-40 C
12-41 A	12-42 C	12-43 D	12-44 D
12-45 B	12-46 E	12-47 A	12-48 D
12-49 E	12-50 C	12-51 E	12-52 D
12-53 C	12-54 B	12-55 E	12-56 A
12-57 E	12-58 A	12-59 D	12-60 E
12-61 E	12-62 A	12-63 C	12-64 D
12-65 B	12-66 E	12-67 B	12-68 A
12-69 E	12-70 E	12-71 E	12-72 E
12-73 D	12-74 E	12-75 D	12-76 A
12-77 E	12-78 D	12-79 C	12-80 E
12-81 D	12-82 D	12-83 B	12-84 C
12-85 C	12-86 C	12-87 D	12-88 D
12-89 B	12-90 D	12-91 D	12-92 C
12-93 B	12-94 A	12-95 C	12-96 C
12-97 B	12-98 B	12-99 B	12-100 C
12-101 C	12-102 B	12-103 A	12-104 D
12-105 D	12-106 E	12-107 D	12-108 E
12-109 E	12-110 E	12-111 B	12-112 C
12-113 D	12-114 E	12-115 E	12-116 A
12-117 A	12-118 D	12-119 B	12-120 B
12-121 D	12-122 D	12-123 C	12-124 E
12-125 D	12-126 E	12-127 B	12-128 B
12-129 B	12-130 C	12-131 E	12-132 D
12-133 D	12-134 B	12-135 B	12-136 C
12-137 A	12-138 D	12-139 A	12-140 C
12-141 D	12-142 D	12-143 C	12-144 B
12-145 A	12-146 E	12-147 E	12-148 E
12-149 A	12-150 C	12-151 B	12-152 D
12-153 E	12-154 D	12-155 C	12-156 B
12-157 D	12-158 C	12-159 C	12-160 A
12-161 B	12-162 E	12-163 E	12-164 E
12-165 B	12-166 E	12-167 E	12-168 D
12-169 B	12-170 D	12-171 E	12-172 E
12-173 D	12-174 D	12-175 B	12-176 B
12-177 B	12-178 E		

A2 型单项选择题

12-179 B	12-180 E	12-181 B	12-182 A
12-183 C	12-184 C	12-185 D	12-186 D
12-187 C	12-188 B	12-189 E	12-190 D
12-191 B	12-192 A	12-193 E	12-194 D
12-195 E	12-196 E	12-197 A	12-198 A
12-199 D	12-200 D	12-201 C	12-202 E
12-203 B	12-204 C	12-205 D	12-206 C
12-207 A	12-208 B	12-209 B	12-210 A
12-211 C	12-212 B	12-213 E	12-214 B
12-215 D	12-216 C	12-217 E	12-218 E
12-219 D	12-220 D	12-221 C	12-222 D
12-223 B	12-224 C	12-225 B	12-226 A
12-227 D	12-228 D	12-229 B	12-230 B
12-231 B	12-232 A	12-233 D	12-234 A
12-235 A	12-236 C	12-237 B	12-238 A
12-239 E	12-240 B	12-241 A	12-242 A
12-243 A	12-244 E	12-245 E	12-246 C
12-247 D	12-248 C	12-249 B	12-250 E
12-251 C	12-252 B	12-253 B	12-254 C
12-255 B			

A3/A4 型单项选择题

12-256 C	12-257 E	12-258 C	12-259 A
12-260 B	12-261 B	12-262 A	12-263 E
12-264 A	12-265 B	12-266 D	12-267 D
12-268 C	12-269 B	12-270 A	12-271 D
12-272 B	12-273 D	12-274 E	12-275 D
12-276 A	12-277 C	12-278 D	12-279 E
12-280 A	12-281 E	12-282 C	12-283 B
12-284 E	12-285 B	12-286 A	12-287 A
12-288 C	12-289 D	12-290 C	12-291 E
12-292 C	12-293 C	12-294 D	12-395 C
12-296 D	12-297 E	12-298 C	12-299 C
12-300 C	12-301 C	12-302 D	12-303 E
12-304 C	12-305 E	12-306 A	12-307 D
12-308 A	12-309 D	12-310 B	12-311 C
12-312 D	12-313 E	12-314 C	12-315 D
12-316 E	12-317 C	12-318 C	12-319 D
12-320 B	12-321 C	12-322 B	12-323 A
12-324 C	12-325 D	12-326 C	12-327 B
12-328 D	12-329 D	12-330 A	12-331 E
12-332 C	12-333 B	12-334 B	12-335 E
12-336 E	12-337 B	12-338 E	12-339 A
12-340 A	12-341 C	12-342 B	12-343 A
12-344 C	12-345 D	12-346 B	12-347 C
12-348 E	12-349 E	12-350 A	12-351 B
12-352 D	12-353 D	12-354 E	12-355 B
12-356 C	12-357 D	12-358 C	12-359 C
12-360 C	12-361 C	12-362 E	12-363 D
12-364 C	12-365 B	12-366 A	12-367 B
12-368 A	12-369 B	12-370 A	12-371 D
12-372 E	12-373 A	12-374 D	12-375 A
12-376 C	12-377 C	12-378 D	12-379 C
12-380 E	12-381 D	12-382 A	12-383 D
12-384 E	12-385 C	12-386 A	12-387 E
12-388 C	12-389 D	12-390 E	12-391 C
12-392 E	12-393 C	12-394 C	12-395 C
12-396 A	12-397 C	12-398 E	12-399 A
12-400 D	12-401 A	12-402 C	12-403 B
12-404 A	12-405 E	12-406 D	12-407 C
12-408 A	12-409 C	12-410 C	12-411 C
12-412 B	12-413 C	12-414 A	12-415 E
12-416 B	12-417 B	12-418 B	12-419 D
12-420 C	12-421 B	12-422 C	12-423 E

部分选择题解析

12-173 解析: 炎性急腹症起病缓慢,腹痛由轻逐渐加重,呈持续性痛。穿孔性急腹症常突然发生,呈持续性剧烈疼痛。阵发性绞痛为空腔脏器平滑肌阵发性痉挛所致,常提示消化道、胆道或输尿管存在梗阻因素,如机械性肠梗性、胆道结石、蛔虫、狭窄或肿瘤,输尿管结石等。持续性疼痛阵发性加剧,表示梗阻与炎症并存,常见于绞窄性肠梗阻早期、胆道结石合并胆管炎、胆囊结石合并胆囊炎等。

12-307 解析: 胃十二指肠溃疡急性大出血的主要症状是呕血和排柏油样便,严重者可出现休克。

12-308 解析: 十二指肠溃疡大出血的常见部位是十二指肠球部。

12-309 解析: 该病人已有休克表现:头晕、心悸、无力、面色苍白、出冷汗、四肢湿冷、血压下降、脉搏细速。估计出血量达到 800 ml。

12-310 解析: 目前该病人因溃疡大出血引起血容量不足,因此体液不足是最主要的护理问题。

12-311 解析: 该病人已出现休克(BP 85/50 mmHg, P 115 次/分)症状,故应采取中凹位。

12-312 解析: 胃溃疡好发于胃小弯近胃窦侧,特别是幽门部。

12-313 解析: 该病人患胃溃疡 9 年余,近来反复呕吐酸臭味的宿食,上腹部可闻及振水声,是较典型的瘢痕性幽门梗阻症状。

12-314 解析: 胃溃疡的临床特点是:腹痛多于进餐后 0.5～1 小时开始,进食后疼痛不能缓解,服用抗酸药物疗效不明显,腹痛的节律性不如十二指肠溃疡明显,经抗酸治疗后容易复发。除易发生大出血、急性穿孔等严重并发症外,约有 5% 胃溃疡可发生恶变。

12-315 解析：根据病人的病史，反复呕吐酸臭味的宿食，判断病人合并了瘢痕性幽门梗阻，属外科治疗适应证之一，故应手术治疗。

名词解释

12-424 腹膜炎是指发生于腹腔脏腹膜和壁腹膜的炎症，可由细菌感染、化学性（如胃液、胆汁、血液）或物理性损伤等因素引起。按发病机制分为原发性与继发性 2 类；按病因分为细菌性与非细菌性 2 类；按临床过程可将其分为急性、亚急性和慢性 3 类；按累及范围分为弥漫性与局限性 2 类；各类型间可以转化。急性腹膜炎多指继发性的化脓性腹膜炎，是一种常见的外科急腹症。

12-425 继发性腹膜炎是最常见的腹膜炎。腹腔内空腔脏器穿孔、外伤引起的腹壁或内脏破裂，是急性化脓性腹膜炎最常见的原因，如胃十二指肠溃疡急性穿孔常先引起化学性腹膜炎，继发细菌感染后成为化脓性腹膜炎；胆囊壁的坏死穿孔常造成极为严重的胆汁性腹膜炎；腹腔内脏器缺血及炎症扩散也是急性化脓性腹膜炎的常见原因，如绞窄性疝、绞窄性肠梗阻、急性阑尾炎、急性胰腺炎等，含有细菌的渗出液在腹腔内扩散引起腹膜炎；其他原因还有腹部手术中的腹腔污染、胃肠道吻合口瘘等。

12-426 原发性腹膜炎又称自发性腹膜炎，腹腔内无原发病灶，病原菌多为溶血性链球菌、肺炎双球菌或大肠杆菌。细菌进入腹腔的途径一般为：①血行播散；②上行性感染，如女性生殖道的细菌通过输卵管直接扩散至腹腔；③直接扩散；④透壁性感染。

12-427 腹部压痛、反跳痛、肌紧张是腹膜炎的标志性体征，称为腹膜刺激征。

12-428 腹部损伤是指由各种原因所致的腹壁和（或）腹腔内脏器损伤。在平时和战时都较多见，平时其发生率占各种损伤的 4%～18%。按腹壁有无伤口分为开放性和闭合性 2 类。

12-429 开放性损伤时，腹壁伤口穿破腹膜者为穿透伤（多伴内脏损伤），无腹膜破损者为非穿透伤。

12-430 疝是指体内任何脏器或组织离开其正常解剖部位，通过先天或后天形成的薄弱点、缺损或空隙进入另一部位。

12-431 腹外疝是指腹腔内某一脏器或组织连同腹膜壁层，经腹壁薄弱点或空隙向体表突出。

12-432 易复性疝是指腹外疝在病人站立行走腹内压增高时突出，平卧休息或用手向腹腔推送时疝内容很容易回纳入腹腔者。

12-433 难复性疝是指疝内容物不能或不能完全回纳入腹腔但并不引起严重症状者。

12-434 嵌顿性疝是指疝囊颈较小而腹内压突然增高时，疝内容物可强行扩张囊颈而进入疝囊，随后因囊颈的弹性收缩，将内容物卡住使其不能回纳，又称箝闭性疝。

12-435 绞窄性疝是指疝环较小而腹内压骤增时，疝内容物可强行扩张疝囊，随后因囊颈的弹性回缩将内容物卡住，使其不能回纳。

12-436 腹股沟斜疝是指疝囊经过腹壁下动脉外侧的腹股沟管内环突出，向内、向下、向前斜行经过腹股沟管，再穿出腹股沟管外环，并可进入阴囊者。

12-437 股疝指腹内脏器通过股环经股管向股部卵圆窝突出形成的疝。

12-438 切口疝是发生于腹壁手术切口处的疝。

12-439 胃十二指肠溃疡是指胃十二指肠局限性圆形或椭圆形的全层黏膜缺损，也称消化性溃疡。

12-440 胃大部切除术后，由于失去了幽门的节制功能，导致胃内容物排空过快，产生一系列临床症状，称为倾倒综合征，多见于毕Ⅱ式吻合。

12-441 低血糖综合征又称晚期倾倒综合征，为高渗食物迅速进入小肠快速吸收引起高血糖，后者致使胰岛素大量释放，继而发生反应性低血糖。

12-442 残胃癌指胃十二指肠溃疡行胃大部切

除术后 5 年以上,残胃发生的原发癌。

12 - 443 任何原因引起的肠腔内容物正常运行或顺利通过发生障碍即称为肠梗阻。

12 - 444 血运性肠梗阻是指由于肠系膜血管栓塞或血栓形成,致肠管血运障碍,继而发生肠蠕动障碍而使肠管失去运动能力。

12 - 445 单纯性肠梗阻指无肠壁血运障碍,仅为肠管内容物通过受阻。

12 - 446 绞窄性肠梗阻指不仅有肠管内容物通过受阻,同时有肠壁血运障碍。可因肠系膜血管受压、栓塞或血栓形成等使相应肠段急性缺血,也可在单纯性肠梗阻时,因肠管高度膨胀,使肠壁小血管受压而出现血运障碍。

12 - 447 粘连性肠梗阻是肠粘连或腹腔内粘连所致的肠梗阻,是临床上较为常见的一种类型,占各类肠梗阻发生率的 20%～40%。

12 - 448 肠扭转是一段肠袢沿其系膜长轴旋转而致的闭袢性肠梗阻,因肠系膜血管受压,易发展为绞窄性肠梗阻。

12 - 449 一段肠管套入其相连的肠腔内称为肠套叠,是小儿肠梗阻的常见病因,80% 发生在 2 岁以内的婴幼儿,三大典型症状为腹痛、血便和腹部肿块。

12 - 450 蛔虫性肠梗阻是一种单纯性机械性肠梗阻,多见于 2～10 岁儿童,可采用非手术治疗。

12 - 451 Dixon 手术即经腹直肠癌切除术,用于距齿状线 5 cm 以上的直肠癌。

12 - 452 Miles 手术即经腹会阴联合直肠癌切除术,适用于腹膜返折以下的直肠癌。手术范围包括乙状结肠远端、全部直肠及其系膜、肛管及肛门周围约 5 cm 直径的皮肤、皮下组织及全部肛管括约肌,然后将乙状结肠近端在左下腹行永久性结肠造口。

12 - 453 Hartmann 手术即经腹直肠癌切除、近端造口、远端封闭手术,适用于全身一般情况差、不能耐受 Miles 手术或急性梗阻不宜行 Dixon 手术的直肠癌病人。

12 - 454 结肠造口是指将肠管固定于腹壁下,

粪便由此出,也称为人工肛门。

12 - 455 肛裂是指肛门皮肤全层裂开的慢性溃疡,常发生在肛管后正中线。

12 - 456 前哨痔、肛裂与肛乳头肥大常同时存在,合称肛裂三联症。

12 - 457 痔是人体直肠末端黏膜下和肛管皮肤下静脉丛发生扩张和屈曲所形成的柔软静脉团,是一种常见的肛肠疾病,又名痔疮、痔核、痔病、痔疾等。

12 - 458 直肠肛周脓肿是指肛管、直肠周围软组织内或其周围间隙内发生急性化脓性感染,并形成脓肿。其特点是自行破溃,或在手术切开引流后常形成肛瘘,是常见的肛管直肠疾病。

12 - 459 肛瘘是肛门直肠瘘的简称,指发生在肛门直肠周围的脓肿溃破或切口引流的后遗病变。

简述问答题

12 - 460 急性化脓性腹膜炎的手术适应证:①非手术治疗 48 小时后,腹膜炎症状不缓解或反而加重者;②严重腹膜炎,如胃肠或胆囊穿孔、绞窄性肠梗阻、腹腔内脏器破裂等所致;③腹腔内炎症较重,出现严重的肠麻痹或中毒症状,或合并休克;④腹膜炎病因不明,且无局限趋势。

12 - 461 急性化脓性腹膜炎的术后护理要点是:①病人安置,给予平卧位,保持呼吸道通畅,注意各引流装置,平卧 6 小时,血压、脉搏平稳后改为半卧位,多翻身、多活动,预防肠粘连;②禁食、胃肠减压;③观察病情变化,监测生命体征、腹部体征及有无膈下或盆腔脓肿的表现,对危重病人尤应注意循环、呼吸、肾功能的监测;④补液、给药和营养支持;⑤切口和引流管护理。

12 - 462 继发性腹膜炎非手术治疗措施:禁食、禁水,取斜坡位,胃肠减压,补充液体,纠正水、电解质紊乱和酸碱平衡,必要时输血或血浆以维持血容量。诊断未明确之前,原则上不用止痛药。

12-463 经观察仍不能排除腹腔内脏器损伤或在观察期间出现以下情况时,应终止观察,行剖腹探查术:①腹痛和腹膜刺激征进行性加重或范围扩大;②肠鸣音逐渐减弱、消失或出现明显腹胀;③全身情况有恶化趋势,出现口渴、烦躁、脉率增快或体温及白细胞计数上升;④膈下见游离气体;⑤红细胞计数进行性下降;⑥血压由稳定转为不稳定甚至休克,或经积极抗休克治疗情况不见好转反而恶化;⑦腹腔穿刺抽得气体、不凝固血液、胆汁或胃肠内容物;⑧胃肠道出血不易控制。

12-464 病情观察期间若出现下列情况之一,应高度警惕腹腔内脏器损伤:①持续性剧烈腹痛,呈进行性加重,同时伴恶心、呕吐等消化道症状;②早期出现明显的失血性休克表现;③明显的腹膜刺激征;④肝浊音界缩小或消失;⑤腹部明显胀气、肠蠕动减弱或消失;⑥腹部出现移动性浊音;⑦便血、呕血或尿血;⑧直肠指检示前壁有压痛或波动感,或指套染血。

12-465 腹部闭合性损伤后出现以下征象提示可能发生了腹腔内脏器官损伤:①持续性剧烈腹痛,呈进行性加重,同时伴消化道症状;②出现明显口渴、烦躁、脉率增快、血压不稳或下降等失血性休克表现;③有明显的腹膜刺激征;④肝浊音界缩小或消失、腹部出现移动性浊音;⑤便血、呕血或尿血;⑥直肠指检示前壁有压痛或波动感,或指套染血;⑦膈下见游离气体或腹腔穿刺抽得不凝固血液、胆汁或胃内容物;⑧红细胞计数进行性下降或白细胞计数明显升高。

12-466 开放性腹部损伤病人有肠管脱出时,现场急救应采取以下护理措施:对已脱出的肠管,应用消毒或清洁器皿覆盖保护,以免肠管受压、缺血而坏死,切忌将脱出的内脏强行回纳腹腔,防止加重腹腔污染,初步包扎伤口后,迅速转送医院抢救。

12-467 对腹部损伤病人,在病情观察期间应注意:①观察生命体征、尿量及腹部症状和体征;②不随意搬动病人,以免诱发出血、加重病情;③禁食和避免灌肠,以免因胃肠道穿孔而造成腹腔感染或加重病情。

12-468 腹外疝嵌顿多发生于强体力劳动或用力排便等腹内压骤增时。临床表现为:疝块突然增大,伴有明显疼痛;平卧或用手推送不能使之回纳,肿块紧张且硬,有明显触痛,嵌顿内容物若为肠袢,可伴有腹部绞痛、腹胀、恶心、呕吐、肛门停止排便及排气等机械性肠梗阻的表现。

12-469 预防腹内压增高的措施包括:①戒烟;②积极治疗支气管炎、前列腺增生和便秘;③多饮水、多吃含粗纤维的食物,以软化大便和保持大便通畅;④注意保暖,避免呼吸道感染;⑤术后,病人咳嗽时用手将腹部伤口向内按压;⑥避免过早半卧位、下床活动及剧烈活动。

12-470 斜疝与直疝的鉴别点见表12-1。

表12-1 斜疝与直疝的鉴别点

鉴别点	斜疝	直疝
发病年龄	多见于儿童及青壮年	多见于老年
突出途径	经腹股沟管突出,可进入阴囊	由直疝三角突出,不进入阴囊
疝块外形	椭圆或梨形,上部呈蒂柄状	半球形,基底较宽
还纳疝块后压住深环	疝块不再突出	疝块仍可突出
精索与疝囊的关系	精索在疝囊后方	精索在疝囊前外方
疝囊颈与腹壁下动脉的关系	疝囊颈在腹壁下动脉外侧	疝囊颈在腹壁下动脉内侧
嵌顿机会	较多	极少

12-471 腹外疝术后护理要点:①体位,取平卧位,膝下垫一软枕,次日可改为半卧位。②饮食,术后6～12小时若无恶心、呕吐,可进流质;行肠吻合术者术后应禁食,待肠功能恢复后,方可进流质饮食。③活动,一般于术后3～5天可考虑离床活动。④防止腹内压升高,术后避免

各种因素引起的剧烈咳嗽和用力大小便,咳嗽时用手掌按压,保护切口。⑤预防阴囊水肿,术后可用丁字带将阴囊托起,密切观察阴囊肿胀情况。⑥预防切口感染,应用抗生素,保持敷料清洁、干燥,避免大、小便污染,注意观察体温和脉搏,及切口有无红肿痛。⑦尿潴留的处理,可肌内注射氨甲酰胆碱以促进膀胱平滑肌的收缩,必要时导尿。

12-472 胃十二指肠溃疡穿孔诊断要点:①病史和症状,病人多有溃疡病史,突然发生持续性上腹部剧烈疼痛,并迅速扩散至全腹。②体征,舟状腹,有腹膜刺激征,腹肌呈板样强直,肝浊音界减弱或消失。③X线检查,多数病人有膈下游离气体。④腹腔穿刺,可抽出白色或黄色浑浊液体。⑤实验室检查,腹腔感染后可有血白细胞计数及中性粒细胞比例增高。

12-473 胃十二指肠溃疡大出血手术指征:①严重大出血,短期内出现休克;②非手术治疗出血不止或暂时止血又复发;③60岁以上的老年人,血管硬化,难以自止;④不久前曾发生过类似大出血;⑤同时存在溃疡穿孔或幽门梗阻。

12-474 十二指肠残端破裂一般多发生在术后3~6天,也有早在术后1~2天,表现为右上腹突发剧痛和局部明显压痛、腹肌紧张等急性弥漫性腹膜炎症状,类似十二指肠溃疡穿孔,应立即手术处理,并分别于十二指肠内和腹腔置管,术后予以持续减压引流,同时纠正水及电解质的失衡;给予肠外营养或术中行空肠造瘘,术后予以肠内营养;应用抗生素抗感染;用氧化锌软膏保护引流管周围皮肤。

12-475 胃肠减压病人的护理:①妥善固定胃肠减压管,防止松动和脱出;更换固定用胶布时,应确保胃管固定在规定的位置;②保持胃管通畅,使之持续处于负压引流状态,可用少量0.9%氯化钠溶液冲洗胃管,防止胃管堵塞;③观察引流液的性质和量,术后24小时内可由胃管引流出少量血液或咖啡样液体100~300 ml,若有较多鲜血,应警惕有吻合口出血,需

及时与医生联系并处理;④注意口腔护理,给予超声雾化吸入,每天2次,减轻病人咽喉疼痛并使痰液易于咳出;⑤术后3~4天,胃肠引流液量减少,肠蠕动恢复后即可拔除胃管。

12-476 胃癌根治术后吻合口瘘的观察、预防和护理:①观察,术后吻合口瘘多发生在术后3~7天,主要表现为体温升高,上腹部疼痛和腹膜刺激征,胃管引流液突然减少而腹腔引流管的引流液突然增加,引流管周围敷料可以被胆汁浸湿。②预防,术前充分的胃肠道准备、维持有效的胃肠减压和纠正营养不良。③护理,一旦发生瘘,应该做好腹腔引流的护理,保护好瘘口周围皮肤,做好支持治疗的护理,并且根据医嘱合理应用抗生素。

12-477 胃癌根治术后的饮食护理:拔出胃管后当天可少量饮水或米汤;第2天半量流质饮食,每次50~80 ml;第3天进全量流质饮食,每次100~150 ml;若进食后无腹痛、腹胀等不适,第4天可以进半流质饮食;第10~14天可进饮食。少食牛奶、豆类等产气食物,忌生、冷、硬和刺激性食物。注意少食多餐,逐渐减少进食次数并增加每次进餐量,直至恢复正常饮食。

12-478 倾倒综合征表现为胃肠道和心血管两大系统症状:胃肠道症状为上腹部饱胀不适,恶心、呕吐,肠鸣频繁,可有绞痛,继而腹泻;循环系统症状有全身无力、头昏、晕厥、面色潮红或苍白、大汗淋漓、心悸等。症状持续60~90分钟后自行缓解。多数病人经调整饮食后,症状可减轻或消失,包括少食多餐,避免过甜、过咸、过浓流质,宜进低碳水化合物、高蛋白饮食,餐时限制饮水,进餐后平卧10~20分钟,多数病人在术后半年到1年内能逐渐自愈。

12-479 胃十二指肠溃疡大出血病人的护理为:①心理护理,缓解焦虑和恐惧;②维持体液平衡,平卧位、休息,补充血容量;③遵医嘱用止血药或给予冰盐水洗胃;④严密观察病情;⑤暂禁食,出血停止后,可进流质或半流质饮食。

12-480 不同病理类型阑尾炎所致的腹痛特点

为：①单纯性阑尾炎仅表现轻度隐痛；②化脓性阑尾炎呈阵发性胀痛和剧痛；③坏疽性阑尾炎表现为持续性剧烈腹痛；④穿孔性阑尾炎因阑尾腔压力骤降，腹痛可暂时缓解，但并发腹膜炎后，腹痛又呈持续加剧。

12-481 妊娠期急性阑尾炎的临床表现特点：妊娠期急性阑尾炎多发生在妊娠期的前 6 个月。①由于妊娠中期子宫增大较快，盲肠和阑尾被推挤、移向右上腹，压痛点亦随之上移；②腹壁被抬高，阑尾炎症不能刺激壁腹膜，故腹肌紧张、压痛、反跳痛均不明显；③大网膜难以包裹炎症阑尾，腹膜炎不易局限而致腹腔内扩散；④炎症刺激子宫易致流产或早产，威胁母子安全。

12-482 急性阑尾炎穿孔后，腹腔内有大量炎性或脓性渗液，术后病人取半坐卧位，有利于腹腔内渗液局限和积聚于盆腔、减少毒素吸收，一旦形成腹腔脓肿，有利于引流。

12-483 肠梗阻手术治疗期间的护理措施：①禁食，如梗阻解除、症状消失可过渡饮食。②胃肠减压，保持通畅，观察引流液的性状和量。③纠正水、电解质紊乱和酸碱失衡，准确记录出入液量。④防止感染和脓毒血症，常规应用抗生素。⑤解痉和镇痛，确定无绞窄性肠梗阻后，可应用解痉药物如阿托品等，但禁用吗啡。⑥观察病情变化，严密观察腹痛、腹胀、呕吐及腹部体征情况。⑦非手术治疗无效，做好手术治疗准备。

12-484 肠梗阻按其发生原因可分为：①机械性肠梗阻，系各种原因引起肠腔变窄，肠内容物通过障碍所致；②动力性肠梗阻，肠壁本身没有病变，系由于神经反射或毒素刺激引起肠壁肌功能紊乱，致肠内容物不能通过；③血运性肠梗阻，由于肠系膜血管受压、栓塞或血栓形成，使肠管血运障碍，继而发生肠麻痹，肠内容物不能通过。

12-485 病人出现以下情况提示绞窄性肠梗阻：①腹痛发作急骤，发病开始即表现为持续性剧痛或持续性疼痛伴阵发性加重；②呕吐出现早、剧烈而频繁；③腹胀不对称，腹部有局限性隆起或触痛性肿块；④呕吐物、胃肠减压液或肛门排出物为血性，或腹腔穿刺抽出血性液体；⑤出现腹膜刺激征，肠鸣音可不亢进或由亢进转为减弱甚至消失；⑥体温升高、脉率增快、白细胞计数升高；⑦病情进展迅速，早期出现休克，抗休克治疗无效；⑧经积极非手术治疗而症状、体征未见明显改善；⑨腹部 X 线检查可见孤立、突出、胀大的肠袢，位置固定不变，或有假肿瘤状阴影，或肠间隙增宽，提示腹腔积液。

12-486 肛肠科辅助检查体位：①膝胸位，临床上最常用，病人屈膝跪伏于床上，双肘着床；②侧卧位，多取左侧卧位，左下肢微屈，适用于年老体弱病人；③截石位，适用于肛门手术。

综合应用题

12-487（1）可能原因：胃十二指肠穿孔引起继发性腹膜炎。

（2）主要护理诊断。①体液不足：主要与胃十二指肠穿孔致腹腔内大量液体渗出有关；②疼痛：与胃十二指肠穿孔、腹腔渗出液刺激腹膜有关。

（3）目前护理措施：①禁食、胃肠减压；②开放静脉通道，遵医嘱补液、维持水及电解质平衡；③严密观察病情变化，包括腹部体征变化；④遵医嘱抗生素治疗；⑤向病人解释疼痛的原因；⑥迅速做好手术前准备；⑦给予心理支持。

12-488（1）该病人最可能是胃溃疡伴急性穿孔。首选站立位腹部 X 线检查，80% 病人可见膈下新月形游离气体影。

（2）主要的护理诊断。①疼痛：与胃溃疡穿孔后消化液对腹膜的刺激有关。缓解疼痛的护理措施为禁饮食、胃肠减压，以减少胃肠内容物继续流入腹腔；伴有休克者取平卧位，无休克者或休克改善后取半卧位。②体液不足：与溃疡急性穿孔后大量液体流入腹腔有关。护理措施为维持体液和酸碱平衡，根据出入液量，予以静脉输液和电解质,观察病情变化。③潜在并发症:腹腔脓肿。护理措施为无休克者或休克改善者取半卧位,以利于漏出的消化液积聚盆腔最低部位和引流,并可减少毒素的吸收;按医嘱应用抗生素控制感染;保持腹腔引流通畅。

12－489(1)该病人可能的诊断:消化性溃疡穿孔所致急性腹膜炎。

(2)评估要点:①健康史及相关因素。a.一般情况:病人的年龄、性别、婚姻和职业;如为女性病人,评估月经史和有无不规律的阴道流血等现象。b.腹痛的病因和诱因:与腹部外伤史、饮食、致敏原、情绪波动和劳累程度的关系。c.腹痛的缓急和发生时间:本次腹痛为突发性且速度加重,还是缓慢发生并逐渐加重;腹痛发生的时间和与病因的关系。d.腹痛的性质:是突发性的剧痛、绞痛、刀割样疼痛,还是逐渐加重的钝痛或胀痛;是阵发性疼痛,还是持续性疼痛或持续性疼痛伴阵发性加剧;有无放射痛或牵涉痛。e.腹痛的程度。f.既往史:有无消化性溃疡、胆道和泌尿系统结石、心房颤动等病史;有无类似疼痛发作史;有无(服)用药史、过敏史及腹部手术史。②身体状况。a.局部:包括腹痛部位,腹部形态,腹膜刺激征的程度。b.全身:包括生命体征,巩膜和皮肤的颜色,消化道症状,如恶心、呕吐、排便情况、粪便颜色和性状等。c.辅助检查:包括尿、血、粪便常规;重要器官功能的检测结果;影像学和其他辅助检查等。③心理和社会支持状况:病人及家属对本次疾病的认识和担忧,心理承受程度及期望。

(3)并发症有腹腔内残余脓肿、瘘和出血。护理措施。①腹腔内残余脓肿和瘘:a.取斜坡卧位。b.有效引流,腹腔内置引流管时,必须保持引流通畅,并观察引流物的量、色和质。c.加强观察,若引流物为肠内容物或浑浊脓性液体,病人腹痛加剧,出现腹膜刺激征,同时伴发热,白细胞计数及中性粒细胞比例上升,多为腹腔内感染或瘘可能,应及时报告医生。d.遵医嘱合理、正确应用抗菌药物。e.处理发热,对伴有高热的病人,可用药物或物理方法降温,以减少

病人的不适。②出血:a.加强生命体征的观察并做好记录,包括病人的呼吸、脉搏、血压、体温和尿量变化。若脉搏增快,面色苍白,皮肤湿冷,多为休克征象;若红细胞计数及血压进行性下降,提示有腹腔内出血。b.根据医嘱输液、输血、补充血容量和应用止血药物。

(4)健康教育:①养成良好的饮食和卫生习惯;②保持清洁和易消化的均衡膳食;③积极控制诱发急腹症的各类诱因;④急腹症行手术治疗者,术后应早期开始活动,以预防粘连性肠梗阻。

12－490(1)医疗诊断是腹部闭合性损伤伴创伤性休克、腹腔脏器破裂(脾破裂可能)。

(2)检查:①腹腔穿刺,如抽出不凝固血液,支持诊断,但抽不出血液并不能完全排除诊断,可重复穿刺。②床边B超检查,如发现腹内积液可支持诊断,但不可搬动病人。③血常规检查,若红细胞、血红蛋白减少,红细胞比容增高,支持诊断。

(3)主要护理诊断如下。①体液不足:与内脏破裂出血较多有关。依据:口渴、脉搏100次/分、血压70/50 mmHg。②组织灌流量改变:与组织破裂引起出血致有效循环血量减少有关。依据:四肢发凉、浅静脉瘪陷、精神紧张。③疼痛:与腹壁损伤与内脏损伤有关。依据:表情痛苦、呻吟。④焦虑和恐惧:与意外事件刺激、突遭暴力打击、疼痛有关。依据:紧张、担心生命危险。⑤皮肤完整性受损:与皮肤受损有关。依据:左季肋部皮肤擦伤。

(4)处理原则:边抗休克边手术。护理措施:①安慰病人,精神支持;②平卧,绝对卧床,减少搬动;③监测生命体征和腹部症状、体征并记录;④禁食;⑤快速输入平衡盐溶液;⑥急查血型、配血、备皮;⑦静脉用抗生素;⑧麻醉前用药。

12－491(1)肝破裂的诊断依据:病人有外伤史;右上腹部剧烈疼痛,并有明显失血表现,如口渴,心悸,面色苍白,脉搏110次/分,血压105/75 mmHg;移动性浊音(＋),腹腔抽出不凝

血液且混有胆汁。

(2)肝破裂后引起上腹剧痛的原因:肝破裂后并较大肝管破裂,大量胆汁流入腹腔,刺激腹膜发生化学性腹膜炎而引起剧烈腹痛。

(3)针对病人的剧烈疼痛,应该采取的措施:①体位,仰卧屈膝位,以减轻腹肌紧张;②禁食、胃肠减压;③遵医嘱应用抗生素,控制腹腔感染;④采用非药物或药物止痛;⑤避免随意搬动病人。

(4)急症手术止血前应做的准备:①立即建立静脉通道,快速输液、输血、抗休克;②采血进行交叉配血实验和备血;③禁食、留置胃管、尿管等;④腹部备皮;⑤术前用药;⑥做好急症手术病人的病情解释和安慰工作,以减轻病人的焦虑和恐惧。

12-492 (1)该病人最可能的诊断是右腹股沟斜疝。诊断依据:①右腹股沟区可复性肿块5年,站立或咳嗽时出现,平卧后消失,可坠入阴囊;②体检见右腹股沟区肿块,回纳后压迫内环,肿块不再出现。

(2)该病人的主要护理诊断如下。①知识缺乏:缺乏预防腹内压升高的有关知识。②潜在并发症:术后阴囊水肿、切口感染。

(3)主要护理措施。① 提供相关知识:a.消除致腹内压增高的因素,术前积极处理致腹内压升高的因素;术后避免用力排便,防止腹内压升高。b.促进切口愈合,术后平卧3天,膝下垫一软枕,髋关节微屈,以减轻腹壁切口张。②预防潜在并发症:a.预防阴囊水肿,术后离床活动时用"丁"字带将阴囊托起,并密切观察阴囊肿胀情况。b.预防切口感染,手术前皮肤准备时避免损伤皮肤;术后保持切口敷料清洁、干燥。

12-493 (1)胃癌根治术后病人全麻未醒,应观察有无窒息的危险,同时应观察有无术后并发症的迹象。早期并发症:出血、十二指肠残端破裂、吻合口瘘或破裂、胃排空延迟、吻合口梗阻、输入袢梗阻和输出袢梗阻。远期并发症:碱性反流性胃炎、倾倒综合征和营养障碍等。

(2)胃肠减压的护理:妥善固定和防止滑脱;保持引流通畅,若胃管被堵塞,可用少量无菌0.9%氯化钠溶液冲洗胃管;观察引流液的颜色、性质和量。若胃管引流通畅而引流胃液量逐渐减少,则是胃肠蠕动恢复的标志。

(3)可能发生了倾倒综合征。处理:①调整饮食,包括少食多餐,避免过甜、过咸、过浓的流质饮食;②应进食低碳水化合物、高蛋白饮食;③餐时限制饮水、喝汤,进餐后平卧10～20分钟。多数病人经调整饮食后,症状可减轻或消失,极少数症状严重而持久的病人需手术治疗。

12-494 (1)该病人最可能的入院诊断:不完全性粘连性肠梗阻。

(2)该病人的主要护理诊断如下。①疼痛:与肠内容物不能正常运行有关;②体温升高:与毒素吸收有关;③睡眠形态紊乱:与疼痛所致睡眠质量下降有关;④潜在并发症:肠绞窄、腹腔感染。

(3)该病人的观察要点:①意识和生命体征;②腹痛、呕吐情况、腹部体征和有无排便排气;③胃肠减压液的量和色泽;④出入液量。

12-495 (1)该病人处理原则:减轻或控制疼痛;根据疼痛的程度,采取非药物或药物方法止痛。①采取半坐卧位或斜坡卧位,以减轻腹壁紧张;②指导病人有节律的深呼吸,达到放松和减轻疼痛的作用;③遵医嘱给予禁食,胃肠减压,防止腹胀引起的疼痛;④遵医嘱应用抗生素、解痉或止痛药。

(2)针对腹腔脓肿的预防和护理措施:①术后血压平稳后给予病人半坐卧位,以利于腹腔内渗液集聚于盆腔或引流;②保持引流管通畅,防止腹腔积液和脓肿形成;③遵医嘱应用足量、敏感的抗菌药;④密切观察病人腹部体征及体温变化,早期发现和处理腹腔感染和脓肿。针对切口感染的预防和护理措施:①保持切口敷料清洁和干燥,定时更换切口敷料,若切口渗液较多时,应及时更换被渗液污染的敷料;②密切观察手术切口愈合情况及体温变化,及时发现和处理切口感染。

（3）通过护理达到以下护理目标：①病人腹痛缓解或减轻；②病人未发生并发症或并发症得以及时发现和处理。

12-496（1）该病人可能的诊断是细菌性肝脓肿。

（2）治疗措施为手术切开引流。

（3）主要护理诊断：①体温过高；②潜在并发症：腹膜炎、膈下脓肿、胸膜腔感染、休克；③营养失调，低于机体需要量。

（4）护理措施：①高热护理，保持合适的温度和湿度；保持舒适；观察体温的动态变化；保证病人液体的摄入量；物理降温；药物降温；观察抗生素的作用与不良反应。②病情观察，生命体征和腹部体征的观察，是否破溃引起严重并发症或继发全身性感染。③引流管护理，妥善固定；半卧位；冲洗、观察和记录；更换引流瓶；拔管护理。④营养支持，增加营养摄入，保证足够的液体摄入量；必要时经静脉输注血制品或提供肠内、外营养支持。⑤其他，给予适宜的止痛措施。

12-497（1）引起该病人肠梗阻的可能病因为腹部手术导致的粘连性肠梗阻。

（2）此时最佳的治疗方案是手术探查。

（3）对该病人的术前病情观察重点包括：①生命体征的变化；②腹部症状、体征，有无进行性加重，腹痛性质和肠鸣音有无改变，呕吐的频率和呕吐物的性状等；③辅助检查结果；④胃肠减压液、腹腔穿刺液是否呈血性。

12-498（1）该病人最可能的诊断：机械性肠梗阻。诊断依据：①症状，腹痛、腹胀、停止排气、排便。②病史，有手术史。③体征，腹部膨隆，可见肠型，叩诊鼓音，肠鸣音亢进，并闻及气过水声。④X线检查，立位腹平片见多个液平面。

（2）治疗原则：纠正因肠梗阻所引起的全身性生理紊乱和解除梗阻。

（3）护理诊断。①疼痛：与肠梗阻有关；②体液不足：与呕吐、肠腔积液有关；③潜在并发症：腹腔感染、肠坏死、休克。

（4）出院健康指导：①出院后应注意饮食卫生，多吃易消化的食物，不宜暴饮暴食；②避免饭后剧烈活动；③经常保持大便通畅；④有腹痛等不适，应及时就诊。

12-499（1）诊断依据：①近期出现排便习惯的改变；②出现脓血便及黏液便；③出现腹部的持续性钝痛；④自觉无力、消瘦、食欲减退；⑤腹部肿块；⑥X线检查可见肠腔肠管明显积气，右中腹可见2个液气平面；⑦钡剂灌肠可见升结肠钡剂通过受阻，升结肠黏膜可见充盈缺损。

（2）诊断结肠癌最有效且可靠的方法是结肠镜检查。

（3）最主要的术前准备是肠道准备。包括：①控制饮食，术前2～3天进流质。②清洁肠道，术前2～3天给口服缓泻剂，术前1天晚及术日晨作清洁灌肠。③药物使用，术前口服肠道不吸收抗生素，同时补充维生素K。

（4）指导病人进行结肠造口的自我护理：学会使用人工肛门袋；提供造瘘病人饮食方面的知识；指导病人学会造口扩张；改善造口病人在日常社交活动中的知识不足。

12-500（1）确定该病人疾病诊断可采用：①X线造影（钡灌肠）检查；②内镜（结肠镜）检查；③免疫学（CEA）检查。

（2）该病人的主要护理诊断如下。①营养失调：低于机体需要量，与肿瘤本身消耗过多的营养、血便和进食量减少有关。诊断依据：体乏无力、体重明显降低、血红蛋白80 g/L、总蛋白58 g/L、白蛋白37 g/L。②焦虑：与担心住院影响工作、担心预后有关。诊断依据：焦躁不安、失眠、易激动、手心出汗、脉搏增快、听不进别人的意见和劝说。

12-501（1）该病人考虑为直肠癌。

（2）术前重点护理内容：①心理护理，需做永久性人工肛门时，会给病人带来生活上不便和精神上的负担，应关心病人，讲明手术的必要性，使其能以最佳心理状态接受手术治疗。心理护理是直肠癌的手术前护理关键内容。②加强营养,纠正贫血,增强机体抵抗力。尽量给予高蛋白、高热量、高维生素、易于消化的少渣饮食,以增加对手术的耐受力。③直肠癌的护理需要做好充分的肠道准备,以增加手术的成功率与安全性。④术前3天给肠道抗生素抑制肠道细菌,预防术后感染。给流质,术前1天禁食,以减少粪便和容易清洗肠道。⑤术前1天根据病情行全肠道灌洗,同时应观察灌洗效果,是直肠癌的护理最重要的内容。

(3)主要护理诊断。①营养失调:低于机体需要量,与肿瘤消耗等因素有关。②知识缺乏:缺乏配合手术及术前肠道准备和术后自我护理造瘘等方面的知识。③有感染的危险:与经腹会阴联合直肠癌切除术后留置导尿管时间较长有关。④自我形象紊乱:与经腹会阴联合直肠癌切除术后需永久留置人工肛门有关。

(周逸峰　高仁甫)

第十三章

肝胆胰疾病病人的护理

A1型单项选择题(13-1~13-60)

13-1 门静脉压力增高致血液淤滞时,最先出现的变化是
A. 交通支血管
B. 充血性脾大
C. 肝功能受损害
D. 急性上消化道大出血
E. 形成腹水

13-2* 门静脉高压症病人容易出现休克的原因主要是
A. 内痔出血
B. 胆道出血
C. 牙龈出血
D. 鼻腔黏膜出血
E. 食管胃底曲张静脉破裂出血

13-3 对门静脉高压症诊断意义最大的是
A. 脾大和脾亢   B. 呕血和黑便
C. 腹水形成   D. 肝功能受损
E. 食管下段、胃底静脉曲张

13-4* 门静脉高压症手术适应证不包括
A. 内痔形成
B. 急性食管胃底曲张静脉破裂大出血
C. 脾大伴明显脾亢
D. 反复食管下段曲张静脉破裂出血
E. 肝硬化导致顽固性腹水

13-5 门静脉高压症食管下段静脉曲张手术治疗的目的为
A. 防止肝癌发生   B. 防止出血

C. 防止肝功能衰竭   D. 减少腹水
E. 改善脾功能

13-6* 以下关于门静脉高压症分流术的说法正确的是
A. 通过某些血管吻合,使门静脉血分流入肝静脉
B. 食管胃底曲张静脉出血,应立即行分流术
C. 分流术可有效降低门静脉压,改善肝硬化
D. 门静脉血径直流入体循环,易致肝性脑病
E. 分流术后需半坐卧位卧床2天

13-7 门静脉高压并发上消化道出血易合并肝性脑病,下列哪项有利于消除肠内的积血,减少氨的形成
A. 弱酸性溶液灌肠
B. 0.9%氯化钠溶液灌肠
C. 弱碱性溶液灌肠
D. 肥皂水灌肠
E. 50%硫酸镁溶液口服

13-8 门静脉高压症分流手术后发生肝性脑病的主要原因为
A. 氨中毒   B. 胃肠道出血
C. 饥饿   D. 感染
E. 摄入大量蛋白质

13-9 门静脉高压症并发上消化道出血首选的处理方法为
A. 三腔二囊管压迫   B. 断流术
C. 输血   D. 分流术

E. 脾切除手术

13-10* 肝硬化合并食管静脉曲张,手术前护理不包括

A. 卧床休息,控制咳嗽

B. 避免粗硬食物

C. 饮食温度适宜

D. 口服药片要研磨成粉状

E. 术前常规放置胃管,动作轻柔

13-11 为防止门静脉高压症分流术后出血,手术后应卧床至少

A. 1天　　　　B. 3天

C. 1周　　　　D. 2周

E. 1个月

13-12 在我国,与原发性肝癌的发生关系最密切的是

A. 胆道感染

B. 血吸虫性肝硬化

C. 肝炎后肝硬化

D. 酒精中毒性肝硬化

E. 肝脏良性肿瘤

13-13* 原发性肝癌病人常见的首发症状是

A. 发热　　　　B. 贫血

C. 消瘦　　　　D. 黄疸

E. 肝区疼痛

13-14 下列哪项为肝癌晚期表现

A. 腹胀、乏力　　B. 食欲缺乏

C. 肝区疼痛　　　D. 体重下降

E. 肝区肿块

13-15 原发性肝癌最主要的传播途径是

A. 淋巴转移

B. 血液传播

C. 直接转移

D. 肝内门静脉系统转移

E. 种植转移

13-16 小肝癌的诊断标准为直径小于

A. 1 cm　　　　B. 2 cm

C. 3 cm　　　　D. 4 cm

E. 5 cm

13-17 诊断原发性肝癌的特异性检查是

A. 放射性核素肝扫描

B. B超

C. CT

D. 选择性肝动脉造影术

E. 血清甲胎蛋白(AFP)测定

13-18 肝脏手术后最严重的并发症是

A. 出血

B. 肺部感染

C. 腹腔感染

D. 胆汁性腹膜炎

E. 腹水

13-19* 肝癌术后护理下列哪项不妥

A. 专人护理

B. 常规吸氧

C. 主要靠静脉营养

D. 密切观察并发症的发生

E. 早期下床活动

13-20 细菌性肝脓肿最常见的病因是

A. 坏疽性阑尾炎

B. 溃疡性结肠炎

C. 细菌性心内膜炎

D. 胃十二指肠溃疡穿孔

E. 胆道感染

13-21 阿米巴肝脓肿主要感染途径为

A. 阿米巴原虫经肠道上行进入肝脏

B. 阿米巴原虫经肠系膜动脉进入肝脏

C. 阿米巴原虫经淋巴系统进入肝脏

D. 阿米巴原虫经腔静脉系统进入肝脏

E. 阿米巴原虫从结肠经门静脉进入肝脏

13-22 胆道疾病首选的检查方法为

A. CT　　　　B. PTC

C. ERCP　　　D. B超

E. BMI

13-23* 胆固醇结石形成的主要原因为

A. 胆汁成分改变

B. 胆道感染

C. 葡萄糖醛酸酶增加

D. 胆道内蛔虫残体存留

E. 胆道梗阻

13-24 胆绞痛常发生在下列哪种情况下

A. 甜食后　　　　B. 脂餐后

C. 早餐后　　　　D. 晚餐后

E. 运动后

13-25* 急性胆囊炎主要病因是

A. 细菌感染

B. 结石梗阻

C. 创伤

D. 胰液进入胆囊

E. 十二指肠液进入胆囊

13-26 对急性胆囊炎病人进行腹部触诊,常见的压痛点位于

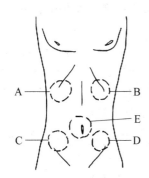

A. A　　　　　　B. B

C. C　　　　　　D. D

E. E

13-27 墨菲(Murphy)征阳性多见于下列哪种疾病

A. 急性胆囊炎

B. 急性胰腺炎

C. 胃十二指肠溃疡穿孔

D. 胆总管结石

E. 胆道蛔虫病

13-28 Charcot 三联征的典型表现依次为

A. 寒战高热、黄疸、腹痛

B. 腹痛、寒战高热、黄疸

C. 黄疸、寒战高热、腹痛

D. 寒战高热、腹痛,黄疸

E. 腹痛、黄疸、寒战高热

13-29* 急性梗阻性化脓性胆管炎常见的病因为

A. 胆囊炎

B. 胆管结石

C. 胆囊结石

D. 胰头癌

E. 胆总管囊肿

13-30 急性梗阻性化脓性胆管炎的表现包括

A. Charcot 三联征,休克和意识障碍

B. Charcot 三联征,休克

C. Charcot 三联征,意识障碍

D. Charcot 三联征,抽搐

E. Charcot 三联征,DIC

13-31* 急性梗阻性化脓性胆管炎如何处理

A. 先抢救休克,后手术

B. 抢救休克,禁行手术

C. 边抢救休克,边手术

D. 抢救休克,并用大量抗生素

E. 以上都不对

13-32* 肝外胆管结石出现下列哪项表现时,应立即做好术前准备

A. 黄疸进行性加深

B. 脉压减小,意识不清

C. 胆囊肿大,有压痛

D. 体温升高,脉速

E. 血白细胞计数增高

13-33 胆源性休克的治疗关键为

A. 迅速扩容

B. 应用大剂量抗生素

C. 应用血管活性药物

D. 纠正酸碱平衡紊乱

E. 胆道减压引流

13-34* 胆总管结石合并胆管炎的病人保守治疗时应重点观察

A. 寒战、高热、腹痛　B. 呼吸、体温

C. 面色、体温　　　D. 血压、意识

E. 腹膜刺激征

13-35 胆道蛔虫症的腹痛特点为

A. 上腹部刀割样剧痛

B. 剑突下阵发性钻顶样绞痛

C. 右上腹持续性绞痛

D. 脐周阵发性绞痛

E. 右上腹闷胀痛

13－36 胆道疾病腹痛剧烈,症状与体征不相符的是

A. 急性胆囊炎　　B. 慢性胆囊炎

C. 胆囊积液　　　D. 胆道蛔虫病

E. 胆总管结石

13－37* 胆道蛔虫病的典型表现,下列哪项描述不妥

A. 上腹部钻顶样剧烈绞痛

B. 腹痛常突然发作、突然缓解

C. 常伴恶心及呕吐

D. 常出现上腹肌紧张及反跳痛

E. 症状与体征不符合

13－38* 胆道手术后 T 形管引流病人的护理不包括下列哪项

A. 妥善固定 T 形管

B. 观察 24 小时胆汁引流量

C. 必要时可用无菌盐水冲洗导管

D. 置管 7 天可以拔管

E. 拔管前须试行夹管 1～2 天

13－39 下列关于胆道 T 形管的护理哪项不正确

A. 妥善固定

B. 保持通畅

C. 每天按时冲洗

D. 每天更换引流瓶

E. 记录引流量和性质

13－40 下列胆道 T 形管护理中有误的是

A. 必须记录胆汁引流量

B. 必须记录引流胆汁的颜色

C. 必须保证引流通畅

D. 必须保证引流系统无菌

E. T 形管留置 2 周必须拔除

13－41 放置 T 形管引流的目的不包括下列哪项

A. 有利于胆汁引流

B. 防止胆汁渗漏

C. 促进炎症消退

D. 防止胆道狭窄

E. 有利于腹壁伤口愈合

13－42 下列 T 形管护理正确的是

A. 下床活动时引流袋应高于腰部

B. T 形管阻塞时可加压冲洗

C. 胆总管下端阻塞时引流量增多

D. 正常胆汁为深绿色,较稀薄

E. T 形管造影显示通畅即可拔管

13－43 引起急性胰腺炎最常见的原因是

A. 暴饮暴食

B. 酒精中毒

C. 流行性腮腺炎

D. 胆总管末端梗阻和胆汁逆流

E. 胰腺外伤

13－44* 急性胰腺炎的诱因不包括下列哪项

A. 酗酒　　　　　B. 吸烟

C. 胆管结石　　　D. 脂肪餐

E. 暴饮暴食

13－45 急性胰腺炎血清淀粉酶达高峰是在发病后

A. 3～5 小时　　　B. 6～8 小时

C. 10～14 小时　　D. 12～24 小时

E. 24～48 小时

13－46 急性胰腺炎尿淀粉酶开始上升是发病后

A. 3～5 小时　　　B. 6～7 小时

C. 8～10 小时　　 D. 12～24 小时

E. 36 小时以上

13－47* 下列关于水肿性胰腺炎的处理中不妥的是

A. 抗胆碱药物

B. 腹痛严重者给予吗啡

C. 胃肠减压

D. 应用抗生素

E. 静脉补液

13－48 急性胰腺炎时,病人的血清淀粉酶(苏

氏法)应超过

A. 600 u/L B. 1 200 u/L

C. 2 500 u/L D. 3 200 u/L

E. 5 000 u/L

13-49 急性胰腺炎保守治疗最主要的护理措施为

A. 抑制胰液分泌

B. 快速静脉补液

C. 正确应用抗生素

D. 密切观察生命体征

E. 纠正电解质紊乱

13-50 非手术治疗急性胰腺炎,如何进行饮食护理

A. 禁食,不禁饮 B. 禁饮、禁食

C. 低脂流质 D. 低糖

E. 低脂、低糖流质

13-51 急性胰腺炎术后营养最初2~3周为

A. 液化饮食

B. 要素饮食

C. 全胃肠外饮食

D. 流质

E. 低脂、低糖流质

13-52 预防急性胰腺炎的重要措施为

A. 注意饮食卫生

B. 经常应用抗生素预防感染

C. 经常服用消化酶类药物

D. 控制糖尿病

E. 防治胆道疾病

13-53 胰腺癌的好发部位为

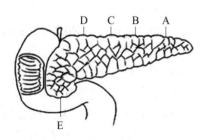

A. A B. B

C. C D. D

E. E

13-54 胰腺癌常见的早期表现是

A. 上腹部痛和上腹部饱胀不适

B. 黄疸

C. 消化道症状

D. 消瘦和乏力

E. 发热

13-55 胰头癌的典型表现为

A. 腹部绞痛 B. 腹部胀痛

C. 呕血 D. 进行性黄疸

E. 便血

13-56 对胰腺癌有确诊意义的检查是

A. B超

B. CT

C. 细胞学检查

D. CEA测定

E. X线造影

13-57 与胰头癌相比,壶腹部癌预后较好的原因是

A. 恶性程度低

B. 多为腺癌

C. 发病年龄大

D. 手术创伤小,操作简单

E. 症状出现较早而且就诊率较高

13-58 无痛性梗阻性黄疸伴胆囊增大最可能的诊断为

A. 硬化性胆管炎 B. 胆囊结石

C. 壶腹部癌 D. 胆道结石

E. 十二指肠乳头炎

13-59 壶腹部癌的早期表现常为

A. 绞痛 B. 黑便

C. 呕血 D. 贫血

E. 黄疸

13-60 对壶腹部癌有重要诊断与鉴别诊断意义的检查是

A. B超

B. CT

C. 低张十二指肠造影

D. PTC

E. ERCP

A2 型单项选择题(13-61～13-122)

13-61 病人,男性,28 岁。因食管下段胃底曲张静脉破裂出血第 2 次入院,经适当处理后出血已暂时停止,现准备手术治疗。下列哪项护理措施不妥
A. 注意休息
B. 做好心理护理
C. 避免腹内压增加
D. 加强营养,饮食不需限制
E. 预防感染

13-62* 病人,男性,55 岁。肝硬化合并门静脉高压症,准备行分流术。手术前的护理下列哪项正确
A. 鼓励体育锻炼
B. 高蛋白,低脂饮食
C. 注射维生素 K
D. 术日晨放置胃管
E. 术前保留灌肠

13-63* 病人,男性,50 岁。2 天前呕血 1 次约 800 ml,排柏油样便 2 次,既往有肝炎病史。体格检查:面色苍白,四肢发凉,血压下降。B 超示肝大。查血:全血细胞减少。病人可能的诊断为
A. 溃疡病出血
B. 胆道出血
C. 肺咯血
D. 门静脉高压症
E. 出血性肠炎

13-64* 病人,男性,46 岁。3 年前确诊患有肝硬化,8 天前因呕血约 500 ml 急诊入院。体格检查:神志清楚,消瘦,腹部膨隆。实验室检查:腹水为漏出液;Hb 86 g/L;血清白蛋白 28 g/L,血氨正常;二便常规正常;门静脉压力 2.6 kPa。下列对该病人的饮食指导中正确的是
A. 高热量、高蛋白、低纤维素、低盐、易消化饮食
B. 高热量、低蛋白、低纤维素、低盐、

C. 高热量、高蛋白、低维生素、低盐、易消化饮食
D. 高热量、低蛋白、高维生素、低盐、易消化饮食
E. 高热量、高蛋白、高维生素、低盐、易消化饮食

13-65* 病人,男性,60 岁。患肝硬化合并食管胃底静脉曲张 5 年,1 小时前因大量呕血入院。体格检查:脉搏细速,呼吸急促,BP 70/50 mmHg。应为病人安置的体位为
A. 中凹卧位 B. 半坐卧位
C. 俯卧位 D. 头高脚低位
E. 去枕仰卧位

13-66* 病人,女性,65 岁。肝硬化 10 余年,伴大量腹水及门静脉高压症。下列哪项不属于门脉高压症的主要病理变化
A. 脾大
B. 痔静脉扩张
C. 肝性脑病
D. 食管胃底静脉曲张
E. 腹水

13-67* 病人,男性,45 岁。肝硬化合并上消化道大出血,经三腔二囊管压迫止血 24 小时后出血暂时停止。下一步最妥善的处理是
A. 三腔管继续压迫 24 小时
B. 气囊放气后留置三腔管观察 24 小时
C. 继续压迫至大便隐血试验转阴后放气拔管
D. 放气拔管,继续内科治疗
E. 放气拔管,转外科手术治疗

13-68 病人,女性,51 岁。突然呕吐鲜血约 500 ml,有肝炎病史 8 年,痔 2 年。体格检查:嗜睡,巩膜黄染可疑,肝、脾大,腹部移动性浊音(+)。目前护理诊断为"潜在并发症:休克",主要的相

关因素为

A. 腹水形成

B. 痔的出血

C. 食管胃底静脉破裂出血

D. 感染

E. 肝性脑病

13-69 病人,女性,32 岁。因肝硬化门静脉高压症行贲门周围血管离断术。手术后第 2 天,T 39℃,膈下引流管见较多血性渗出液排出。下列护理措施中正确的是

A. 常规卧床 2 周

B. 常规应用维生素 K 及其他止血药

C. 常规低脂、高蛋白饮食

D. 常规应用抗生素至体温正常

E. 常规膈下引流 1 周

13-70* 病人,男性,50 岁。肝硬化门静脉高压症,脾-肾静脉分流术后 1 个月。下列护士对其的护理指导中不妥的是

A. 避免体力活动

B. 有足够的休息

C. 必须戒烟、戒酒

D. 制订饮食管理计划

E. 定期高压氧治疗

13-71 病人,男性,60 岁。门静脉高压症,脾切除、贲门周围血管离断术后第 5 天,感左上腹胀痛明显,次日有显著的局部压痛和叩击痛,T 39.5℃。X 线透视显示膈肌左侧抬高、运动受限、左侧有少量胸腔积液。血 WBC 18×10^9/L。目前可能情况为

A. 左肺感染   B. 左肺不张

C. 左侧胸膜炎   D. 左膈下感染

E. 左膈下积血

13-72* 病人,女性,35 岁。肝硬化门静脉高压症行分流术,手术后第 4 天。下列不妥的饮食是

A. 高糖饮食

B. 高蛋白质饮食

C. 高维生素饮食

D. 低脂饮食

E. 低盐饮食

13-73 病人,女性,32 岁。因门静脉高压症准备行断流术而入院,住院 2 天来少言寡语,目光呆滞。护士能帮助她的最有效的方法为

A. 鼓励她谈论心中的忧愁

B. 解释手术前后的并发症

C. 讲解手术方法和步骤

D. 介绍常用的缓解疼痛方法

E. 提供舒适的病室环境

13-74 病人,女性,55 岁。1 周前 B 超检查发现肝占位性病变,查肝功能正常。下列哪项阳性最有助于诊断原发性肝癌

A. γ-GT   B. AFP

C. MRI   D. CT

E. B-US

13-75 病人,男性,45 岁。已确诊为原发性肝癌晚期,无明显诱因突然发生右上腹痛,面色苍白,大汗淋漓。应首先考虑

A. 胃溃疡穿孔

B. 十二指肠穿孔

C. 肝癌破裂

D. 胆绞痛

E. 肾绞痛

13-76 病人,男性,42 岁。体检发现肝大,有触痛,B 超显示 1 个 5 cm×9 cm 的肿块。AFP 400 μg/L。拟诊为肝癌。预后最危险的情况是

A. 肝癌继发感染

B. 肝癌破裂出血

C. 肺转移

D. 肝性脑病

E. 大量腹水形成

13-77 病人,男性,55 岁。肝硬化病史 8 年。近 1 个月来出现肝脏进行性增大以及肝区持续性疼痛,腹水呈血性。该病人最可能出现的并发症为

A. 上消化道出血　　B. 感染

C. 活动性肝炎　　D. 原发性肝癌

E. 肝脓肿

13-78* 病人,男性,48 岁。肝癌,行肝叶切除术后 3 天,出现嗜睡、烦躁不安、扑翼样震颤等表现。应考虑该病人可能出现

A. 胆瘘　　　　B. 肝性脑病

C. 内出血　　　D. 胰瘘

E. 膈下脓肿

13-79 病人,女性,48 岁。肝癌,拟行根治性肝癌切除术。手术前护理措施不包括下列哪项

A. 如贫血,输血

B. 如低蛋白血症,输白蛋白

C. 肌内注射维生素 K_1

D. 测量腹围

E. 给予高脂、高蛋白、高维生素饮食

13-80 病人,男性,42 岁。肝癌,肝叶切除术后 8 小时,能够正确回答问题。现在护士应如何指导其卧位

A. 可尽量活动,有利于胃肠道功能恢复

B. 高半坐卧位,有利于引流

C. 低半坐卧位,有利于血液回流

D. 绝对平卧休息 24 小时以上

E. 鼓励其咳嗽,有利于保持呼吸通畅

13-81 病人,女性,60 岁。近 3 个月来右上腹不适,经检查诊断为原发性肝癌,行肝动脉插管化疗。为了防止导管堵塞应做到

A. 持续性静脉滴注化疗药物

B. 化疗后给 0.9％氯化钠溶液维持

C. 全身性抗凝治疗

D. 注药后用肝素液冲管

E. 不需要行特殊处理

13-82 病人,男性,65 岁。肝炎病史 20 余年,经检查诊断为巨块型肝癌,行保守治疗。下列护理措施中不妥的为

A. 给予富含纤维素的饮食,防止便秘

B. 避免过于剧烈的活动

C. 给予化痰和止咳剂,避免剧烈咳嗽

D. 避免引起腹压增加的因素

E. 预防性给予止血剂

13-83 病人,男性,36 岁。B 超检查发现肝右叶有一直径约 3 cm 的实性肿块,AFP 500 μg/L,肝功能正常,有 10 年肝炎病史。最佳处理方法是

A. 肝叶切除术

B. 肝移植手术

C. 化疗

D. 肝动脉栓塞治疗

E. 放疗

13-84* 病人,男性,45 岁。突然出现寒战、高热,T 39～40℃,弛张热,肝大,临床诊断为细菌性肝脓肿。细菌性肝脓肿常见护理诊断不包括

A. 体温过高

B. 营养失调:低于机体需要量

C. 体液过多

D. 疼痛

E. 潜在并发症:腹膜炎、膈下脓肿、胸腔内感染、休克

13-85 病人,女性,45 岁。肝区疼痛伴高热、畏寒 3 天。体格检查:巩膜轻度黄染;右季肋区饱满有叩击痛,肝右肋下 2 cm。CT 检查显示右肝后叶低密度灶,边界清,6 cm×5 cm×4 cm 大小。该病人的临床诊断为

A. 原发性肝癌

B. 细菌性肝脓肿

C. 阿米巴肝脓肿

D. 肝包虫病

E. 肝囊肿

13-86 病人,男性,35 岁。高热,右上腹痛 1 周,B 超和 CT 检查提示肝脓肿,1 年前曾有胆道感染病史。引起该疾病最可能的原因为

A. 胆道化脓性感染

B. 坏疽性阑尾炎

C. 肝包虫病

D. 右侧膈下脓肿

E. 开放性肝损伤

13-87 病人,男性,36 岁。因急性阑尾炎入院,拒绝手术,故予以抗感染治疗。3 天后出现寒战、高热、右上腹痛。体格检查:急性病容,巩膜黄染;右上腹压痛,肝大,肝区明显叩击痛。WBC 20×10⁹/L,N 0.90。B 超提示肝占位性病变。该病人可能的诊断为

A. 原发性肝癌

B. 继发性肝癌

C. 阿米巴性肝脓肿

D. 肝囊肿

E. 细菌性肝脓肿

13-88* 病人,男性,36 岁。梗阻性黄疸 7 天,B 超显示胆总管及肝内胆管均不扩张。进一步应选择下列哪项检查

A. 放射性核素胰腺扫描

B. 十二指肠低张造影术

C. 经皮肝穿刺胆管造影术

D. 逆行胆胰管造影术

E. 腹腔镜

13-89 病人,女性,65 岁。急性腹痛 3 天。体格检查:T 39℃,胆囊肿大,有压痛,巩膜黄染。血清胆红素高;WBC 2.3×10⁹/L,N 0.90。最可能的诊断为

A. 急性胆囊炎　　B. 胆总管结石

C. 急性胰腺炎　　D. 胆道蛔虫病

E. 肝脓肿

13-90* 病人,女性,45 岁。进油腻食物后出现右上腹阵发性绞痛。应首选的检查方法是

A. B 超

B. 静脉胆道造影

C. 口服胆囊造影

D. PTC

E. CT

13-91* 病人,女性,45 岁。进食油条后出现右上腹绞痛,寒战、高热,自测 T 39℃,2 小时前在急诊就诊时突然出现意识障碍,入院诊断为急性重症胆管炎。其治疗原则为

A. 纠正体液代谢失衡

B. 应用抗生素

C. 应用扩血管药物

D. 应用激素

E. 紧急手术治疗

13-92* 病人,女性,36 岁。发病具备腹痛、寒战高热、黄疸特点(即 Charcot 三联征)。首先考虑下列哪种疾病

A. 胆囊结石　　B. 慢性胆囊炎

C. 急性胆管炎　　D. 急性胆囊炎

E. 急性胰腺炎

13-93 病人,女性,43 岁。突发上腹剧烈疼痛并向右肩背部放射痛,恶心、呕吐 1 天,3 小时前开始出现寒战、高热。体格检查:T 39.2℃,P 118 次/分,BP 83/60 mmHg;表情淡漠,意识模糊;巩膜黄染;腹部压痛、反跳痛、肌紧张,肠鸣音减弱。WBC 20×10⁹/L。诊断为急性梗阻性化脓性胆管炎。现病人最主要的治疗措施为

A. 应用足量的有效抗生素

B. 立即应用升压药物

C. 静脉补液扩充血容量

D. 解除胆道梗阻,畅通引流

E. 纠正水及电解质平衡紊乱

13-94* 病人,男性,40 岁。胆道梗阻出现黄疸,尿中含有胆红素。其尿液颜色是

A. 浅黄色　　B. 淡红色

C. 乳白色　　D. 酱油色

E. 黄褐色

13-95* 病人,女性,30 岁。进食油腻食物后出现右上腹绞痛,伴恶心、呕吐,右肩部疼痛,考虑可能为急性胆囊炎。病

人肩部疼痛为

A. 内脏痛　　　　B. 躯体痛

C. 牵涉痛　　　　D. 转移痛

E. 胆绞痛

13-96* 病人,男性,45 岁。以急性梗阻性化脓性胆管炎急诊入院,T 41℃,BP 85/65 mmHg,尿 15 ml。病人的休克类型为

A. 感染性休克

B. 创伤性休克

C. 低血量性休克

D. 心源性休克

E. 过敏性休克

13-97* 病人,女性,50 岁。多年胆石症病史,3 天前出现腹痛、寒战、高热和黄疸,在门诊进行抗生素静脉滴注效果不显著,今天病人神志不清,BP 80/50 mmHg。考虑为

A. 急性坏疽性胆囊炎

B. 胆总管结石

C. 胆囊穿孔致腹膜炎

D. 急性重症胆管炎

E. 胆道蛔虫病伴感染

13-98* 病人,女性,40 岁。以急性胆管炎、胆总管结石收住院,5 天后行胆总管切开取石＋T 形管引流术。有关 T 形管护理下列哪项不妥

A. 需妥善固定

B. 要保持通畅

C. 每天按时冲洗

D. 每天更换引流袋

E. 观察并记录引流量和性质

13-99* 病人,女性,45 岁。突发上腹部剧烈疼痛,可向右肩背部放射,同时伴恶心、呕吐,给予解痉、抗感染等处理。下列哪种药物严禁应用

A. 阿托品　　　　B. 吗啡

C. 安定　　　　　D. 哌替啶

E. 山莨菪碱

13-100 病人,男性,42 岁。右上腹部胀痛不适,全身皮肤黄染 7 天,食欲缺乏,粪便为陶土色,尿为茶色。体格检查:肝大、胆囊肿大。为明确诊断,首选检查为

A. B 超　　　　　B. CT

C. MRCP　　　　D. PTC

E. 肝功能

13-101 病人,女性,40 岁。右上腹痛伴阵发性加重 6 小时。体格检查:T 39℃,巩膜黄染,右上腹有明显压痛、反跳痛及肌紧张。B 超示胆囊内有较多大小不等的结石,肝功能正常。应准备的手术为

A. 腹腔镜胆囊切除术

B. 开腹胆囊切除术

C. 胆囊造瘘术

D. 胆囊切除并胆总管探查术

E. oddi 括约肌切开术

13-102 病人,男性,51 岁。以胆总管结石并发急性重症胆管炎急诊入院。病人烦躁不安、面色苍白、血压低。现在最重要的处理为

A. 吸氧、应用镇静药、输液输血

B. 迅速扩充血容量

C. 向家属解释病情

D. 大量应用抗生素

E. 抗休克同时做胆总管切开引流术

13-103 病人,男性,39 岁。3 天前突然出现剑突下阵发性绞痛,近 1 天来腹痛为持续性、阵发性加剧,同时伴寒战、高热。体格检查:T 39℃,巩膜黄染,剑突下偏右处明显压痛。最可能的诊断为

A. 胆总管结石并发胆管炎

B. 胆道蛔虫病

C. 胆囊结石

D. 急性胰腺炎

E. 急性胆囊炎

13-104 病人,女性,35 岁。右上腹持续性疼痛并阵发性加重 1 天,可向右肩背部放射。体格检查:T 39℃,巩膜黄染。B 超显示胆总管结石。为警惕出现急性梗阻性化脓性胆管炎,护士应特别注意观察下列哪项

A. 腹部体征　　　B. 体温

C. 血压、神志　　D. 尿色、尿量

E. 血白细胞计数

13-105 病人,女性,39 岁。以胆总管结石并急性胆管炎收住院。全身皮肤黄染、瘙痒。下列护理措施中不妥的是

A. 温水擦浴

B. 外用止痒的药物

C. 应用镇静剂

D. 轻柔拍打及按摩皮肤

E. 搔抓揉搓皮肤

13-106 病人,男性,47 岁。1 年来反复发作右上腹绞痛 3 次,B 超显示胆囊结石影像,入院准备行腹腔镜下胆囊切除术。护士应告知病人禁食

A. 富含蛋白质的食物

B. 油腻性食物

C. 富含纤维素的食物

D. 富含维生素的食物

E. 热量较高的食物

13-107 病人,男性,13 岁。右上腹阵发性钻顶样疼痛 3 小时,疼痛发作时大汗淋漓,辗转不安,疼痛间歇期恢复如常。体格检查:剑突偏右方深压痛,无腹肌紧张、反跳痛。目前首选的检查方法是

A. B 超

B. 右上腹 X 线平片

C. 测定血清淀粉酶

D. 十二指肠引流液检查

E. ERCP

13-108 病人,女性,45 岁。近 3 个月来常感上腹部胀痛不适,5 小时前吃炒鸡蛋后,突发右上腹阵发性绞痛,然后发展为持续性腹痛并阵发性加剧,曾呕吐 2 次,均为胃内容物。体格检查:T 39℃,右上腹压痛明显,肌紧张,肠鸣音减弱。WBC $18×10^9$/L,血清淀粉酶正常(Somogyi 法 1 280 u/L)。X 线腹部透视阴性。B 超见胆囊壁增厚,未见结石影像。最可能的诊断是

A. 急性阑尾炎

B. 急性胰腺炎

C. 胃十二指肠溃疡穿孔

D. 急性化脓性胆囊炎

E. 胆道蛔虫病

13-109 病人,女性,40 岁。胆道手术后放置 T 形管引流。2 周后准备拔管前先试行夹管 1～2 天,期间应注意观察

A. 体温、意识、血压

B. 血压、腹痛、体温

C. 腹痛、体温、呕吐

D. 黄疸、意识、血压

E. 腹痛、体温、黄疸

13-110 患儿,男性,11 岁。急性右上腹痛 3 天入院,腹痛为钻顶样,间断发作。体格检查:T 37.8℃,右上腹深压痛,无肌紧张、反跳痛。应考虑是

A. 胆囊炎、胆石症　B. 胰腺炎

C. 胆管炎　　　　　D. 胃痉挛

E. 胆道蛔虫病

13-111* 病人,男性,42 岁。饱餐后出现上腹部剧痛 6 小时,伴恶心、呕吐,呕吐物为胃内容物,呕吐后腹痛不缓解,如刀割样。体格检查:T 37.8℃,P 124 次/分,BP 80 mmHg;痛苦面容;腹胀、全腹肌紧张、压痛、反跳痛,以上腹部疼痛为重,肠鸣音消失。右下腹穿刺为淡红色血性液体。WBC $12×10^9$/L,血淀粉酶 3 100 u/L,血清钙 2.5 mmol/L。诊断应考虑为

A. 溃疡病穿孔致弥漫性腹膜炎

B. 胆囊穿孔致弥漫性腹膜炎

C. 急性胃炎

D. 急性出血性坏死型胰腺炎

E. 急性绞窄性肠梗阻

13-112* 病人,男性,42 岁。酒宴后上腹部疼痛伴恶心、呕吐,6 小时后来院就诊。体格检查:全腹肌紧张、压痛、反跳痛,BP 74/50 mmHg。腹腔穿刺抽出淡粉色液体。诊断为急性胰腺炎。下列哪项为其发病原因

A. 暴饮暴食

B. 胆道梗阻及胆汁反流

C. 精神因素

D. 细菌感染

E. 甲亢

13-113 病人,男性,50 岁。患胰头癌行胰十二指肠切除术。术后并发胰瘘,每天从腹腔引流管中丢失大量胰液,易导致

A. 代谢性酸中毒

B. 代谢性碱中毒

C. 呼吸性酸中毒

D. 呼吸性碱中毒

E. 低钾血症

13-114* 病人,男性,47 岁。以胰头癌收住院。胰头癌的主要表现为

A. 进行性黄疸　　B. 上腹痛

C. 食欲缺乏　　　D. 消化不良

E. 乏力、消瘦

13-115* 病人,男性,32 岁。暴饮暴食后出现腹部剧痛 5 小时,可向腰背部放射,疑为急性胰腺炎。首选的检查是

A. 血清钾、钙浓度测定

B. 尿淀粉酶值测定

C. 血清淀粉酶测定

D. 血清脂肪酶测定

E. 血常规

13-116* 病人,男性,48 岁。以胰腺癌收住院,肿瘤位于胰头部。治疗的有效方

法是

A. 化疗　　　　B. 放疗

C. 免疫治疗　　D. 手术治疗

E. 中药治疗

13-117 病人,男性,44 岁。饱餐后出现上腹部剧烈绞痛,血、尿淀粉酶均增高,以急性胰腺炎收住院。治疗过程中下列哪种药物禁用

A. 西咪替丁　　B. 阿托品

C. 抑肽酶　　　D. 吗啡

E. 施他宁

13-118* 病人,男性,52 岁。上腹部疼痛不适、黄疸 1 个月余入院,体检发现肝大,B 超提示胆总管增粗。下列哪项临床表现是胰腺癌与胆总管结石的主要鉴别点

A. 胆囊肿大

B. 皮肤瘙痒

C. 淀粉酶改变

D. 进行性黄疸加重

E. 肝功能改变

13-119* 病人,男性,30 岁。5 天前因急性坏死型胰腺炎入院。病人神志清楚,自述腹痛、腹胀,呕吐咖啡渣样胃内容物。体格检查:上腹部压痛明显,无反跳痛及肌紧张,肠鸣音减弱,T 38.6℃。目前,对该病人首要的处理措施是

A. 用阿托品抑制胃酸分泌

B. 用吗啡解痉镇痛

C. 早期行 TPN 营养支持

D. 选用敏感抗生素

E. 持续胃肠减压

13-120 病人,女性,40 岁。全身皮肤黄染,食欲缺乏 2 个月。体格检查:巩膜、皮肤黄染,肝大,胆囊可触及。血清胆红素 171 μmol/L,碱性磷酸酶 30 u(金氏法),免疫学检查未发现异常。可能的临床诊断为

A. 溶血性黄疸

B. 急性病毒性肝炎

C. 壶腹部癌

D. 肝外胆管结石

E. 肝内胆管结石

13-121 病人,男性,55岁。上腹部隐痛不适伴黄疸2个月,肝大。B超显示胆总管增粗,胰头部有1个3 cm×4 cm肿块。宜采取的手术方式为

A. 胰十二指肠切除术

B. 全胰腺切除术

C. 胰头切除术

D. 全胰十二指肠切除术

E. 胆囊空肠吻合术

13-122 病人,男性,47岁。胰头癌手术后腹腔双套管引流。下列哪项护理措施不妥

A. 正确连接,妥善固定

B. 保持引流通畅

C. 每天更换引流管和引流袋

D. 管腔堵塞用肝素冲洗

E. 需维持引流管内有一定负压

✎ A3型单项选择题(13-123~13-140)

(13-123~13-125共用题干)

病人,男性,35岁。以反复呕血、黑便3个月余收住院,慢性肝炎病史5年。体格检查:肝肋下未触及,脾肋下5 cm。肝功能尚正常。X线食管胃底钡餐检查显示食管下段静脉曲张。诊断为门静脉高压症。准备择期进行手术治疗。

13-123 最合适该病人的手术方式为

A. 胃镜下曲张静脉套扎术

B. 单纯脾切除手术

C. 脾-肾静脉分流术

D. 贲门周围血管离断术

E. 门-腔静脉分流术

13-124 目前最主要的护理诊断是

A. 焦虑

B. 恐惧

C. 知识缺乏

D. 营养失调:低于机体需要量

E. 潜在并发症:食管曲张静脉再出血、休克

13-125 术前最重要的护理措施是

A. 心理护理

B. 采取保肝措施

C. 皮肤准备

D. 放置胃管

E. 遵医嘱应用抗生素

(13-126~13-127共用题干)

病人,男性,60岁。近期肝区持续性胀痛。体格检查:轻度黄疸,肝肋下3 cm,质地硬,结节感较明显,压痛。

13-126* 对病人最有确诊价值的检查是

A. 肝细胞活组织检查

B. B超

C. CT

D. MRI

E. 肝动脉造影

13-127* 该病人对护士说他对化疗十分害怕,护士应回答

A. 病已经发生了,有什么可怕的

B. 所有病人都会害怕,但没有什么好害怕

C. 您能不能告诉我您对化疗害怕什么

D. 只要配合就不要害怕

E. 您这样的年龄已经没有什么好怕的了

(13-128~13-131共用题干)

病人,女性,65岁,体形较肥胖。7天来出现畏寒、发热、右上腹痛、乏力。住院后CT检查显示肝内多发性小的低密度区。22岁时曾患肺结核,1年后治愈;糖尿病病史19年,日常坚持服用相应的药物;近3个月来,面部、颈部等处多次发生疖,已愈合。

13-128 该病人的临床诊断是

A. 原发性肝癌

B. 细菌性肝脓肿

C. 阿米巴肝脓肿

D. 继发性肝癌

E. 胆道感染

13-129　该病人抵抗力较弱的相关因素中最应该得到重视的是

A. 结核病病史

B. 病人年龄较大

C. 病人体形肥胖

D. 病人为女性

E. 糖尿病的控制情况

13-130　目前针对其感染最适合的治疗方法是

A. 切开引流

B. 大剂量联合应用抗生素

C. 抗癌药物

D. 反复穿刺抽脓

E. 肝叶切除术

13-131　最重要的护理措施是

A. 指导病人应用抗阿米巴药

B. 观察化疗、放疗的并发症

C. 静脉滴注抗生素

D. 高糖、高维生素饮食

E. 发热的护理

(13-132～13-134 共用题干)

病人,女性,38 岁。午宴后突然出现右上腹疼痛 3 小时,腹痛呈持续性伴阵发性加重,向右肩背部放射,伴恶心、呕吐,呕吐 2 次均为胃内容物。体格检查:T 39℃,P 110 次/分,BP 100/60 mmHg;右上腹压痛、轻度肌紧张,胆囊区可触及核桃大小肿块并有明显的触痛。B 超检查显示胆囊内有多个结石影。

13-132　该病人的临床诊断可能是

A. 急性胆囊炎

B. 急性胆管炎

C. 急性重症胆管炎

D. 急性胰腺炎

E. 急性胃炎

13-133　最主要的护理诊断是

A. 体液不足　　　B. 疼痛

C. 体温过高　　　D. 知识缺乏

E. 潜在并发症:胆囊穿孔

13-134*　缓解疼痛的措施主要是

A. 禁饮食

B. 针灸法

C. 注射哌替啶和阿托品

D. 采取半卧位

E. 穴位封闭治疗

(13-135～13-137 共用题干)

病人,男性,60 岁,体重 45 kg。因黄疸、腹痛 40 天入院。病人皮肤发黄,持续腹痛并逐渐加重,放射到腰背部,不敢平卧,夜间难以入睡,痛苦难忍。体格检查:消瘦、面容憔悴、精神萎靡、表情痛苦,皮肤、黏膜黄染。诊断为胰腺癌(晚期)。

13-135　胰腺癌的好发部位

A. 全胰腺　　　B. 胰腺头颈部

C. 胰腺尾部　　　D. 胰腺体尾部

E. 胰腺颈体部

13-136　首选的护理诊断

A. 疼痛

B. 营养失调,低于机体需要量

C. 活动无耐力

D. 恐惧

E. 焦虑

13-137　最重要的护理措施是下列哪项

A. 表示同情和关心

B. 观察疼痛的规律

C. 安置合适的体位

D. 观察疼痛部位

E. 定时应用镇痛剂

(13-138～13-140 共用题干)

病人,男性,53 岁。平素体健,无不良嗜好,2 个月来感上腹部饱胀不适、乏力、消瘦,最近 1 周出现巩膜、全身皮肤黄染,进行性加重,3 天前粪便为陶土色、尿液颜色加深、周身瘙痒。

13-138　下列哪项症状对诊断梗阻性黄疸最

有意义

 A. 瘙痒   B. 尿色加深

 C. 粪便呈陶土色 D. 上腹饱胀

 E. 乏力、消瘦

13-139 如果经检查确诊为壶腹部癌,下列哪项治疗最适合

 A. 胰十二指肠切除术

 B. 胆肠吻合术

 C. 局部切除或电灼术

 D. 胆总管切开＋T形管引流

 E. 放疗或化疗

13-140 手术后出院健康指导时,护士应嘱其每隔多长时间到医院复查

 A. 1～2个月   B. 2～3个月

 C. 3～4个月   D. 3～6个月

 E. 6～8个月

A4型单项选择题(13-141～13-165)

(13-141～13-144 共用题干)

 病人,女性,39岁。突然呕血2次急诊来院,呕血量约1000 ml以上,颜色鲜红。病人否认肝炎等急、慢性病史。

13-141* 为明确诊断,生命体征平稳后应首选的检查是

 A. 肝、脾B超

 B. 纤维胃镜

 C. X线上消化道钡餐摄片

 D. 选择性腹腔动脉造影

 E. 用三腔管判断出血原因

13-142 经多项检查诊断为肝硬化、食管静脉曲张,决定手术治疗。其主要目的是

 A. 保护肝脏功能

 B. 预防腹水的形成

 C. 消除脾功能亢进

 D. 预防肝性脑病的发生

 E. 控制食管胃底曲张静脉出血

13-143 病人得知手术治疗的计划后,当晚诉说心烦心慌,不能入睡,表示很怕手术。语调发颤,流泪。测得血压较

高。目前最主要的护理诊断是

 A. 睡眠形态紊乱:失眠

 B. 悲伤

 C. 焦虑

 D. 恐惧

 E. 绝望

13-144 手术前的护理措施不妥的是

 A. 预防性应用抗生素

 B. 低脂、低蛋白饮食

 C. 保持卧床休息

 D. 安置胃管

 E. 放置尿管

(13-145～13-149 共用题干)

 病人,女性,45岁。以肝硬化、上消化道出血收入院。

13-145* 病人进入病房感到环境陌生而比较紧张,此时护士首先应使用

 A. 安慰性语言   B. 礼貌性语言

 C. 规范性语言   D. 迎送性语言

 E. 教育性语言

13-146* 在询问病史时,护士与病人之间进行有意识、有目的地沟通,指的是

 A. 护患语言沟通的目标性

 B. 护患语言沟通的规范性

 C. 护患语言沟通的尊重性

 D. 护患语言沟通的治疗性

 E. 护患语言沟通的情感性

13-147* 在护患沟通中,为了确保获信息的准确性,同时也为了使病人感受到自己被重视,护士往往通过重述、澄清等方式进行反馈,这体现的是

 A. 移情   B. 提问

 C. 核实   D. 阐释

 E. 鼓励

13-148* 病人因上消化道出血而插入鼻腔三腔二囊管压迫止血,插管时护士轻轻地握住病人的手使其感到安慰,甚至一定程度上减轻了插管的不适感。这体现的是

A. 触摸能够给予病人心理安慰

B. 触摸能够传递各种信息

C. 触摸可以优化形象

D. 触摸可以促进沟通

E. 触摸有助于进行护理评估

13-149* 经过有效的治疗和护理,病人基本康复,准备出院,护士与病人共同评价护理目标的完成情况,制订出院后休养的注意事项,表明护患关系进入了

A. 初始期   B. 熟悉期

C. 工作期   D. 结束期

E. 以上均不是

(13-150～13-152 共用题干)

病人,女性,44 岁。以急性重症胆管炎急诊入院。体格检查:T 39.4℃,BP 90/50 mmHg,P 100 次/分;右上腹压痛、反跳痛、肌紧张,意识模糊不清,不能诉说其他不适。

13-150 该病人休克是

A. 过敏性休克

B. 感染性休克

C. 心源性休克

D. 低血容量性休克

E. 神经源性休克

13-151 当前有效的处理方法是

A. 手术

B. 抢救休克

C. 手术与抢救休克同时进行

D. 禁忌手术

E. 应用大量抗生素

13-152 病人的 T 形管一般需放置

A. 1 周   B. 3 天

C. 2 周   D. 3 周

E. 10 天

(13-153～13-155 共用题干)

病人,男性,33 岁。行胆管切开取石＋T 形管引流术,术后第 3 天。

13-153* 下列关于 T 形管护理不恰当的是

A. 妥善固定

B. 保持引流通畅

C. 观察及记录引流液的颜色及量

D. 每天定时冲洗

E. 更换引流袋时要注意无菌操作

13-154* 查房时发现 T 形管无胆汁流出,应首先采取的措施是

A. 用无菌盐水冲洗

B. 检查管道是否受压

C. 用注射器抽吸

D. 继续观察,暂时不处理

E. T 形管造影检查

13-155* 胆汁引流量一般每天

A. 100 ml 以内

B. 100～300 ml

C. 300～700 ml

D. 700～1 000 ml

E. 1 000～1 200 ml

(13-156～13-158 共用题干)

病人,男性,49 岁。3 天前进食油腻食物后出现右上腹阵发性绞痛,而后渐转为持续性疼痛伴阵发性加重。巩膜轻度黄染。既往患胆囊结石多年。

13-156 为了进一步明确诊断,首选下列哪项辅助检查

A. B 超   B. MRCP

C. ERCP   D. CT

E. PTC

13-157 病情观察中见病人腹痛加重,T 39℃,巩膜黄染明显。应考虑

A. 胆道蛔虫病

B. 胆总管结石及胆管炎

C. 急性胰腺炎

D. 胰腺癌

E. 十二指肠溃疡穿孔

13-158 病情观察中如疑出现急性重症胆管炎,其表现多是

A. 腹痛、恶心、呕吐及脉搏增快、呼吸浅快

B. 腹痛、发热、黄疸及脉搏增快、血压下降

C. 腹痛、发热、黄疸及意识障碍、血
压下降

D. 恶心、呕吐、黄疸及意识障碍、血
压下降

E. 腹痛、呕吐、黄疸及烦躁不安、脉
压小

(13-159～13-162共用题干)

病人,女性,40岁。昨晚突发上腹部阵发
性绞痛,可向右肩背部放射,伴恶心、呕吐,3小
时前腹痛变为持续性伴阵发性加重,出现寒战、
高热,急诊转入院。体格检查:T 39.4℃,P 118
次/分,BP 80/60 mmHg;面色苍白,神志淡漠;
巩膜轻度黄染;上腹部压痛、轻度反跳痛、肌紧
张,肠鸣音减弱。WBC 22×10⁹/L。

13-159 该病人的初步诊断考虑是

A. 急性胰腺炎

B. 胆道蛔虫病

C. 急性结石性胆囊炎

D. 胆总管结石

E. 急性梗阻性化脓性胆管炎

13-160 目前最主要的护理诊断是

A. 腹痛

B. 体温过高

C. 心输出量减少

D. 潜在并发症:感染性休克

E. 体液不足

13-161 病人住院后行急症手术,进行胆道T
形管引流。正确的护理方法是

A. T形管阻塞时可加压冲洗

B. 鼓励病人术后当日下床活动

C. 下床时引流袋应高于腹部引流管
出口

D. 夹管2天无异常应立即拔管

E. T形管造影示胆道通畅可考虑
拔管

13-162 手术后病情观察时应特别注意

A. 黄疸的改变

B. 伤口有无渗出

C. 胆汁引流量和性质

D. 腹膜刺激征的表现

E. 神志及生命体征

(13-163～13-165共用题干)

病人,女性,50岁。3小时前出现上腹部持
续性疼痛,可向腰背部放射,轻度腹胀,一天未排
气、排便,1小时前曾呕吐,之后腹痛无缓解,既
往有胆总管结石病史,否认糖尿病史。体格检查:
BP 110/80 mmHg,P 90次/分,T 38℃;神志清楚,
巩膜轻度黄染;腹部稍膨隆,上腹正中部压痛,轻
度肌紧张、反跳痛,Murphy征(-),移动性浊音
(-),肠鸣音减弱。WBC 20×10⁹/L,血清钾
4 mmol/L,血清钠135 mmol/L,血清氯106 mmol/
L,血清钙2.5 mmol/L,血糖10.5 mmol/L。

13-163 该病人最可能的临床诊断是

A. 急性胆囊炎　　B. 急性胰腺炎

C. 急性阑尾炎　　D. 急性肠梗阻

E. 重症胆管炎

13-164 此时应首选下列哪项检查

A. 尿硝酸盐测定

B. 血细菌学培养

C. 呕吐物隐血试验

D. 大便真菌检查

E. 血清淀粉酶检查

13-165 血清淀粉酶开始升高的时间是发
病后

A. 6～8小时　　B. 3～4小时

C. 1～2小时　　D. 24～48小时

E. 10～12小时

名词解释题(13-166～13-175)

13-166 肝硬化

13-167 门静脉高压症

13-168 阿米巴性肝脓肿

13-169 细菌性肝脓肿

13-170 墨菲征

13-171 Charcot三联征

13-172 Reynolds五联征

13-173 经皮肝穿刺胆管造影(PTC)

13-174 经内镜逆行性胰胆管造影(ERCP)

13-175 急性出血性坏死型胰腺炎

✿ 简述问答题(13-176~13-187)

13-176 门静脉压增高的状态下机体常发生哪些病理生理变化?

13-177 门静脉高压症的临床表现有哪些?

13-178 外科治疗门静脉高压主要包括哪些目的?

13-179 门静脉高压症非手术治疗期间如何提供营养?

13-180 肝癌病人的术前护理要点有哪些?

13-181 肝癌手术后为防止肝功能衰竭应采取哪些护理措施?

13-182 简述胆道疾病病人保守治疗时的对症护理措施。

13-183 胆道探查及 T 形管引流术后,如存在胆总管远端梗阻,可观察到哪些情况?

13-184 简述胆道引流管拔除前的护理措施。

13-185 急性胰腺炎护理时减少胰液外分泌的方法有哪些?

13-186 胰十二指肠切除术后各种引流管的护理要点有哪些?

13-187 简述胰腺癌和壶腹部癌病人的身体状况特点。

✿ 综合应用题(13-188~13-192)

13-188 病人,男性,48 岁。因食管下段胃底静脉曲张破裂出血第 2 次入院,经保守治疗后出血已暂停,恢复情况较好,现准备行脾-肾分流术。

请解答:

(1) 该手术的优点和缺点有哪些?

(2) 术后护理应特别注意哪些问题?

13-189 病人,女性,45 岁。7 天前因呕血、黑便急诊入院,既往有乙型肝炎病史多年。体格检查:肝肋下 2 cm,质硬;脾肋下 6 cm。实验室检查:血白细胞和血小板计数明显降低;血清白蛋白与球蛋白比例倒置。X 线食管钡餐摄片显示食管下段静脉曲张。诊断为肝硬化合并门静脉高压症。

请解答:

(1) 临床诊断的依据是什么?

(2) 现在还需要做哪些检查?

(3) 请说明目前的治疗原则、主要的护理诊断以及相应的护理措施。

13-190 病人,男性,49 岁。既往乙肝病史 20 年,肝区隐痛 6 个月。查体无特殊发现。反复检查 AFP 阳性。

请解答:

(1) 初步临床诊断是什么?

(2) 进一步明确诊断首选哪种检查方法?

(3) 目前应做哪些护理措施?

13-191 病人,女性,60 岁。剑突下持续性疼痛 6 小时,寒战、高热伴黄疸,既往有相似发作史。体格检查:神志淡漠,T 39℃,BP 80/60 mmHg,P 120 次/分,剑突下压痛、肌紧张,肝区叩击痛。WBC 2.8×10^9/L。

请解答:

(1) 临床诊断和治疗原则。

(2) 主要的护理诊断和护理要点。

13-192 病人,男性,54 岁。昨天晚餐后突发右上腹部阵发性绞痛,可向右肩胛区放射,呕吐胃内容物 2 次,在当地医院进行输液、抗感染、止痛等处理,腹痛未缓解而转院。今晨体格检查:T 38.5℃,右上腹压痛明显、肌紧张。WBC 15×10^9/L,N 0.89。B 超显示胆囊结石。

请解答:

(1) 该病人的临床诊断是什么?

(2) 请写出当前主要的护理诊断和相应的护理措施。

(3) 病人保守治疗 6 小时后中转手术,术后留置 T 形管引流,应如何做好 T 形管护理?

(4) 术后恢复顺利,病人出院时应做哪些健康指导?

答案与解析

选择题

A1 型单项选择题

13-1	B	13-2	E	13-3	E	13-4	A
13-5	B	13-6	D	13-7	A	13-8	A
13-9	A	13-10	E	13-11	C	13-12	C
13-13	E	13-14	E	13-15	D	13-16	E
13-17	E	13-18	A	13-19	E	13-20	E
13-21	E	13-22	D	13-23	A	13-24	B
13-25		13-26		13-27		13-28	
13-29	B	13-30	A	13-31	C	13-32	B
13-33	E	13-34		13-35	B	13-36	D
13-37	D	13-38	D	13-39	C	13-40	E
13-41	E	13-42	C	13-43	D	13-44	B
13-45	D	13-46	D	13-47	B	13-48	E
13-49	A	13-50	B	13-51	C	13-52	E
13-53	E	13-54	A	13-55	D	13-56	C
13-57	E	13-58	C	13-59	E	13-60	E

A2 型单项选择题

13-61	D	13-62	C	13-63	D	13-64	E
13-65	A	13-66	C	13-67	B	13-68	C
13-69	D	13-70	E	13-71	D	13-72	B
13-73	A	13-74	B	13-75	C	13-76	B
13-77		13-78	B	13-79	E	13-80	D
13-81	D	13-82	E	13-83	A	13-84	C
13-85	B	13-86	A	13-87	E	13-88	D
13-89	B	13-90	A	13-91	E	13-92	C
13-93	E	13-94	E	13-95	C	13-96	A
13-97	D	13-98	C	13-99	B	13-100	A
13-101	D	13-102	E	13-103	A	13-104	C
13-105	E	13-106	B	13-107	A	13-108	D
13-109	E	13-110	E	13-111	D	13-112	C
13-113	A	13-114	A	13-115	C	13-116	D
13-117	D	13-118	D	13-119	E	13-120	C
13-121	A	13-122	D				

A3 型单项选择题

13-123	E	13-124	E	13-125	B	13-126	A
13-127	C	13-128	B	13-129	E	13-130	B
13-131		13-132	A	13-133	B	13-134	C
13-135	B	13-136	A	13-137	E	13-138	C
13-139	A	13-140	D				

A4 型单项选择题

13-141	B	13-142	E	13-143	D	13-144	D
13-145		13-146	A	13-147	C	13-148	A
13-149		13-150		13-151	C	13-152	C
13-153		13-154		13-155		13-156	A
13-157		13-158	C	13-159		13-160	D
13-161		13-162		13-163		13-164	E
13-165	B						

部分选择题解析

13-2 解析:考点为门静脉高压症的临床表现。门静脉高压症病人食管下段胃底静脉曲张,常由于门脉压力明显增高、粗糙坚硬的食品机械损伤或剧烈咳嗽、呕吐导致腹内压突然增高而引起曲张静脉破裂,发生呕血、黑便及休克等症状。

13-4 解析:考点为门静脉高压症手术治疗的适应证。包括食管胃底曲张静脉破裂出血、严重的脾大或伴明显的脾亢、肝硬化引起顽固性腹水,不包括内痔形成。

13-6 解析:考点为门静脉高压症分流术的优缺点及护理。分流术选择门静脉系和腔静脉系的主要血管进行手术吻合,从而使压力较高的门静脉血分流入腔静脉,降低门静脉系的压力,进而间接控制食管胃底静脉的曲张及破裂出血。但同时分流术会使门静脉向肝的灌注量减少从而加重对肝功能的损害;部分门静脉血(含有氨等毒性物质)未经肝脏处理而直接流入体循环,容易致肝性脑病。分流手术后 48 小时内应平卧位,翻身时动作要轻柔,一般手术后需卧床1周,并做好相应的生活护理。

13-10 解析:考点为肝硬化合并食管静脉曲张的术前护理。手术前应嘱病人避免劳累以及恶心、呕吐、便秘、咳嗽、负重等能使腹内压增高的因素;避免食用干硬的食物或辛辣、酒类等刺激性食物;饮食不宜过热;如口服药片应研磨成粉末后冲服。手术前一般不放置胃管。

13-13 解析:考点为原发性肝癌的临床表现。肝区疼痛是最常见和最主要的症状,约半数以上病人以此为首发症状,多呈间歇性或持续性的钝痛或刺痛。

13-19 解析:考点为肝癌术后护理。包括以下几个方面:严密观察病情,注意病人生命体征的变化;病情平稳后取半卧位,注意病人的神志情况,如有嗜睡、烦躁等症状,应警惕肝性脑病的发生;如手术后体温持续不降,或降至正常后再次升高,同时伴血象增高,则可能并发术后感染如膈下脓肿、胸腔脓肿、肺部感染等;术后卧床休息1周,避免剧烈咳嗽和过早的活动,防止肝断面出血;肠蠕动恢复前应禁食,主要靠静脉输入营养,肠蠕动恢复后可拔除胃管,术后2周内适量补充白蛋白和血浆,以提高机体抵抗力;应继续加强保肝措施;做好引流管的护理,观察有无胆汁漏出,防止胆瘘形成。

13-23 解析:考点为胆固醇结石形成的原因。胆固醇结石又称代谢性结石,好发于胆囊,其形成的原因主要与胆汁中胆固醇的浓度增高以及胆汁酸盐和卵磷脂的含量减少等代谢因素导致的胆汁成分改变有关。

13-25 解析:考点为胆囊炎的病因。急性胆囊炎的病因包括:①胆囊管梗阻,由于结石阻塞或嵌顿导致;②细菌感染,细菌多来源于胃肠道。

13-29 解析:考点为急性梗阻性化脓性胆管炎的病因。大多数急性梗阻性化脓性胆管炎病人有胆道结石的病史,结石容易导致胆管梗阻,从而使胆汁淤积,继发细菌感染导致胆管组织充血、水肿、渗出而形成急性胆管炎;胆管完全梗

阻时,感染病变加重,胆管黏膜充血水肿、有坏死溃疡形成,此时胆管内充满脓性胆汁,管腔内压力升高,从而导致严重的脓毒血症甚至感染性休克。

13-31 解析:考点为急性梗阻性化脓性胆管炎的治疗。急性梗阻性化脓性胆管炎一旦确诊,应在抗休克的同时紧急行胆总管切开减压+T形管引流术。

13-32 解析:考点为急性梗阻性化脓性胆管炎的临床表现。肝外胆管结石的病人在Charcot三联征——腹痛、寒战高热、黄疸的基础上,如出现休克和意识改变则应考虑病人可能发生急性梗阻性化脓性胆管炎,应立即做好术前准备。

13-34 解析:考点为胆石症病人的护理措施。密切观察病人病情变化,如出现寒战、高热、腹痛加重、腹痛范围扩大等表现应考虑病情加重,要及时报告医生,积极进行相应的处理。

13-37 解析:考点为胆道蛔虫病的临床表现。其典型表现为突然发生的剑突下阵发性钻顶样剧烈绞痛,向右肩背部放射。发作时病人辗转不安,呻吟不止,大汗淋漓,可伴有恶心、呕吐或呕吐蛔虫。疼痛可突然缓解,又突然再发,持续时间不一,无规律。体征较少或较轻,病人胆绞痛发作时,除剑突下方深压痛外,并无其他阳性体征,体温多不增高。另外,蛔虫致胆道梗阻多不完全,故黄疸少见或较轻。

13-38 解析:考点为T形管引流的护理。T形管引流的护理措施:①妥善固定T形管,连接管不宜太短,尽量不要固定在床上,以防因翻身、搬动、起床活动时牵拉而脱落。②保持引流通畅,病人起床活动时应将引流袋放置在低于腹部切口的高度;随时检查T形管是否通畅,避免其受压、折叠、扭曲,可经常向远端挤捏;术后5~7天内禁止加压冲洗引流管,因为此时引流管周围组织与腹壁间尚未形成粘连,如冲洗有可能导致脓液或胆汁随冲洗液流入腹腔,从而引发腹腔或膈下感染;如有阻塞,并且允许冲洗时,可以用少量无菌盐水缓慢冲洗,切勿用力。一切操作均需注意无菌原则。③观察并记录胆

汁的量及性状,必要时送检和细菌培养。正常的胆汁呈深绿色或棕黄色,较清晰无沉淀物;颜色过淡或过于稀薄表示肝功能不佳,浑浊表示可能有感染,伴有泥沙样沉淀表示可能有结石;胆汁引流量一般为每天 300～700 ml,量少可能是因为 T 形管阻塞或肝功能衰竭所致,量多则可能是由于胆总管下端不够通畅。④密切观察病人的病情变化。如出现体温下降、大便颜色加深、黄疸消退等表现,说明胆道炎症消退,部分胆汁已进入肠道。否则表示胆管下端尚不通畅;⑤T 形管一般放置 2 周左右,拔除 T 形管前应做胆管造影,如显示胆道畅通无残余结石,则继续放开 T 形管引流胆汁 1 天;另外,拔管前必须先试行夹管 1～2 天,夹管时注意观察病人腹痛、发热、黄疸是否又出现。若有以上现象出现,则表示胆总管下端仍有阻塞,暂时不能拔管;若观察无异常,可拔管。

13-44 解析:考点为急性胰腺炎的诱因。引起急性胰腺炎的诱因很多,常见的包括胆道疾病、大量饮酒、暴饮暴食等。

13-47 解析:考点为急性胰腺炎的治疗。吗啡可引起 Oddi 括约肌痉挛,进而加重疼痛,因此急性胰腺炎病人禁用吗啡。

13-62 解析:考点为门静脉高压症的术前护理。门静脉高压症的术前护理包含以下几个方面:限制蛋白质的摄入量,对于营养不良、低蛋白血症者可静脉输入支链氨基酸;肌内注射或静脉滴注维生素 K,以防止食管胃底曲张静脉破裂出血;手术前 2～3 天口服肠道杀菌药,术前 1 天晚清洁灌肠。

13-63 解析:考点为肝硬化的临床表现。呕血、排柏油样便提示有消化道出血(可能是食管胃底曲张静脉破裂出血导致),全血细胞减少是脾大晚期表现,又有肝大,高度怀疑门静脉高压症。

13-64 解析:考点为肝硬化的饮食护理。应给予高热量、高蛋白、高维生素、易消化的食物,忌酒,避免进食油炸、粗糙、尖锐、干硬或刺激性食物。

13-65 解析:考点为常用卧位。病人因患肝硬化合并食管胃底静脉曲张破裂出血,血压低,因此应采取中凹卧位,抬高头部有利于缓解呼吸困难,抬高下肢则有利于增加回心血量,保证重要脏器的供血。

13-66 解析:考点为门静脉高压症的表现。门静脉高压症的三大表现:脾大、侧支循环的建立和开放(包括食管下段胃底静脉曲张、腹壁及脐周静脉曲张和痔静脉扩张)、腹水。不包括肝性脑病。

13-67 解析:考点为三腔管的护理。出血停止后,应放出囊内气体,继续观察 24 小时,未再出血则可考虑拔管。

13-70 解析:考点为门静脉高压症脾-肾静脉分流术后的健康指导。包括以下几个方面:保持心情乐观愉快;保证足够休息,避免从事较重的体力活动;做好饮食管理,禁忌烟酒和粗糙、干硬、过热、刺激性的食物;避免引起腹内压增高的因素。不包括高压氧治疗。

13-72 解析:考点为门静脉高压症分流术后的饮食护理。肠蠕动恢复后给流质饮食,而后渐改为半流食或普食;需限制蛋白质;忌粗糙和过热的食物;禁烟酒。

13-78 解析:考点为肝癌手术后并发症的观察。如病人出现嗜睡、烦躁等表现应警惕肝性脑病的出现,而扑翼样震颤是肝性脑病的典型表现。

13-84 解析:考点为细菌性肝脓肿的护理问题。包括疼痛;体温过高;潜在并发症:腹膜炎、膈下脓肿、胸腔内感染、休克;营养失调等。

13-88 解析:考点为经内镜逆行性胰胆管造影(ERCP)的作用。在纤维十二指肠镜直视下通过十二指肠乳头将导管插入胆管或胰管内进行造影,可显示胆道梗阻的部位及原因。

13-90 解析:考点为急性胆囊炎的临床表现和辅助检查。进食油腻食物后出现右上腹阵发性绞痛是急性胆囊炎的典型表现,应考虑急性胆囊炎的可能,辅助检查首选 B 超。

13-91 解析:考点为急性重症胆管炎治疗原

则。应紧急手术解除胆道梗阻并减压。手术以切开减压并引流胆管、挽救生命为主要目的,力求简单有效,但也要尽可能地仔细探查胆管,力争解除梗阻因素。

13-92 解析:考点为外科腹痛特点。胆管结石及急性胆管炎病人表现为典型的 Charcot 三联症,即腹痛、寒战高热和黄疸。

13-94 解析:考点为尿液颜色异常的观察。含有胆红素的尿液颜色为黄褐色。

13-95 解析:考点为急性胆囊炎的临床表现。多数病人有上腹部疼痛史,表现为右上腹阵发性绞痛,在饱餐、进食油腻食物后或夜间发作,疼痛可放射至右肩及其下部,属于牵涉痛。

13-96 解析:考点为急性梗阻性化脓性胆管炎的临床表现。急性梗阻性化脓性胆管炎可出现感染性休克,体温可高达 39～40℃ 或者更高,脉搏快而弱,达 120 次/分以上,血压降低,病人呈急性重病容,甚至可出现皮下淤血或全身发绀,以及躁动、谵妄等。该病人可能出现了感染性休克。

13-97 解析:考点为急性梗阻性化脓性胆管炎的临床表现。Charcot 三联征即腹痛、寒战高热、黄疸再加上休克和中枢神经症状可诊断为急性重症胆管炎。

13-98 解析:考点为胆石症的术后护理。每天更换一次外接的连接管和引流瓶,而不是每天定时冲洗。

13-99 解析:考点为胆石症的术前护理。胆绞痛发作时,遵医嘱给予解痉、镇静和止痛,常用的药物为哌替啶 50 mg、阿托品 0.5 mg 肌内注射,但勿用吗啡,以免引起胆道下端括约肌痉挛,使胆道梗阻加重。

13-111 解析:考点为胰腺炎的表现及实验室检查。胰腺炎的典型表现为上腹部刀割样剧烈绞痛,伴恶心、呕吐,腹膜刺激征阳性。实验室检查显示血淀粉酶显著升高,血钙降低。

13-112 解析:考点为胰腺炎的发病原因。包括梗阻、酒精、血管、外伤、感染、代谢等多方面的因素。在本病例中,病人大量饮酒和暴食,胰

酶大量分泌,导致胰腺管内压力骤然上升,从而引起胰腺泡破裂,胰酶进入腺泡之间的间质而促发急性胰腺炎。酒精与高蛋白、高脂肪食物同时摄入,不仅使胰酶分泌增加,同时又可引起高脂蛋白血症。这时胰脂肪酶可分解甘油三酯释放出游离脂肪酸而损害胰腺。

13-114 解析:考点为胰腺癌的临床表现。黄疸是胰头癌最主要的表现,一般是进行性加重,可伴有瘙痒,大便呈陶土色。

13-115 解析:考点为急性胰腺炎的辅助检查。急性胰腺炎时,血清和尿中淀粉酶常明显升高,血清(胰)淀粉酶起病后 6～12 小时开始升高,48 小时下降,持续 3～5 天,血清(胰)淀粉酶超过正常值 3 倍则可确诊本病。但病情的严重程度与淀粉酶升高的程度并不一致,出血坏死性胰腺炎淀粉酶值可正常甚至低于正常。

13-116 解析:考点为胰腺癌的治疗原则。胰腺癌的治疗原则是早发现、早诊断和早治疗。手术切除是治疗胰腺癌的有效方法。

13-118 解析:考点为胰腺癌的鉴别诊断。胰腺癌黄疸的特征为肝外阻塞性黄疸,持续性进行性加深,伴皮肤瘙痒,尿色为浓茶色,粪便呈陶土色。胆总管结石黄疸则呈间歇性和波动性。

13-119 解析:考点为急性胰腺炎的治疗原则。急性胰腺炎病人应立即禁食并给予胃肠减压,以防止食物及胃液进入十二指肠,刺激胰腺分泌消化酶。

13-126 解析:考点为肝癌的辅助检查。多在 B 超引导下进行细针穿刺活检,具有确诊意义。

13-127 解析:考点为肝癌的心理护理。对肝癌病人要加强心理支持,鼓励病人和家属说出对癌症诊断、预后的感觉及对治疗的认识,对病人解释各种治疗、护理的知识,通过各种心理护理,促进病人的适应性反应。

13-134 解析:考点为胆囊炎的疼痛护理。胆绞痛发作时,遵医嘱给予解痉、镇静和止痛,常用药物为哌替啶 50 mg、阿托品 0.5 mg 肌内注射,切勿用吗啡,以免引起 Oddi 括约肌痉挛,使

胆道梗阻加重。

13-141 解析：考点为门静脉高压症的检查。纤维胃镜检查有助于了解出血原因和部位，同时可以在直视下看到是否有食管胃底静脉曲张。

13-145 解析：考点为护士与病人交谈的技巧。护士此时应安慰病人，巧用安抚性语言，注意语言的艺术，注意情感的交流。

13-146 解析：考点为护患语言沟通的原则。指的是护患语言沟通的目标性。护患之间的语言沟通是一种有意识和有目标的沟通活动。护士向病人询问一件事、说明一个事实，或者提出一个要求，都应做到目标明确、有的放矢，从而达到沟通的目的。

13-147 解析：考点为护患交谈的技巧。体现的是核实。具体是指在交谈过程中，为了验证自己对内容的理解是否准确而采用的沟通策略，是一种反馈机制。"核实"既可以在确保护士接受信息准确性的同时，也可以使病人感受到自己的谈话得到护士的重视。护士可以通过重述、澄清两种方式进行核实。

13-148 解析：考点为护士非语言沟通的主要形式。触摸是一种无声的安慰和重要的心理支持方式，有助于传递关心、理解、体贴、安慰等。产妇分娩时，护士抚摸病人的手，会使病人感到安慰，甚至感觉到疼痛的减轻。

13-149 解析：考点为护患关系的发展过程。这表明护患关系进入了结束期。经过治疗和护理，病人的病情已好转或基本康复，达到预期目标，可以出院休养，护患关系即转入结束期。此期工作重点是与病人共同评价护理目标的完成情况，同时根据尚存的或可能出现的问题制订相应的对策。

13-153 解析：考点为 T 形引流管的护理。T 形管不通畅时可以低压冲洗，反复冲洗则会引起胆道感染，因此应尽量不冲洗。

13-154 解析：考点为 T 形引流管的护理。如观察胆汁引流量突然减少，应注意是否有沉淀阻塞或蛔虫堵塞，是否存在管道扭曲、压迫。如

有阻塞，可用手由近端向远端挤压引流管或用少量无菌 0.9% 氯化钠溶液缓慢进行冲洗，切勿用力推注。

13-155 解析：考点为胆石症病人的 T 形管护理。胆汁引流量一般每天 300～700 ml。

名词解释题

13-166 肝硬化是指一种或多种致病因素长期或反复作用于肝脏，从而造成肝组织弥漫性损害，引起以肝功能障碍和肝门静脉高压为主要临床表现的常见慢性肝病。

13-167 门静脉高压症是指由肝门静脉血流受阻、血液淤滞引起肝门静脉系统压力增高的临床综合征。

13-168 阿米巴性肝脓肿是指阿米巴原虫从结肠溃疡处侵入门静脉所属分支进入肝脏内而引起的肝脏脓肿。

13-169 细菌性肝脓肿是指在机体抵抗力低下时细菌侵入肝内导致局部炎症反应，形成单个或多个脓肿。脓肿毒素吸收入血，可出现脓毒症表现，多继发于胆道逆行感染。

13-170 墨菲征是指急性胆囊炎时，检查者左手拇指置于胆囊区，嘱病人缓慢地深呼吸，当呼气时向下移位的胆囊触及检查者拇指时，病人因疼痛而突然屏气。墨菲征阳性表明胆囊有急性炎症。

13-171 Charcot 三联征是结石阻塞胆管继发急性胆管炎时病人出现腹痛、寒战高热和黄疸的表现。

13-172 Reynolds 五联征是指急性梗阻性化脓性胆管炎时，病人突然发生剑突下或右上腹剧痛、寒战高热、黄疸、休克及神志变化。

13-173 经皮肝穿刺胆管造影（PTC）是对胆管严重梗阻病人，用特制的穿刺针经皮肤直接穿刺肝内胆管，注入造影剂摄片，以明确病变部位。

13-174 经内镜逆行性胰胆管造影（ERCP）是在纤维十二指肠镜直视下通过十二指肠乳头将导管插入胆管或胰管内进行造影从而协助疾病

的诊断和治疗。

13-175 急性出血性坏死型胰腺炎是胰酶在胰腺内激活后引起胰腺组织自身消化的化学性炎症,并发胰腺出血坏死,伴有腹膜炎、休克,死亡率高。

简述问答题

13-176 门静脉高压状态下机体病理生理变化:①脾淤血肿大及脾功能亢进;②消化系统器官淤血,有 4 处门-腔静脉交通支曲张,最重要的为食管下段胃底交通支,其他还有肛管直肠下段交通支、腹前壁脐周交通支、腹膜后交通支;③门静脉系毛细血管滤过压增加等多种因素促使腹水形成。

13-177 门静脉高压症的临床表现:①食管胃底交通支曲张静脉破裂出血,病人呕吐鲜红色血液或排出柏油样便,甚至导致休克;②肛管及直肠下段静脉丛曲张形成痔,病人可表现为排便出血;③体检可见脐周静脉曲张,腹水形成时有移动性浊音阳性,脾大;④食欲减退、腹胀、腹泻、恶心、呕吐等消化功能吸收障碍的表现,以及疲倦乏力、体重下降、贫血、水肿等营养不良的表现。

13-178 外科治疗门静脉高压的目的是:制止急性食管胃底曲张静脉破裂引起的上消化道大出血,解除或改善脾大、脾功能亢进及顽固性腹水。

13-179 门静脉高压症病人在非手术治疗期间大多需要高糖、高维生素和高蛋白(肝性脑病病人除外)且易消化的饮食。缺乏维生素的病人,适当补充维生素。脂肪吸收不佳的病人,应特别补充脂溶性维生素。有明显低蛋白血症的病人,宜输入白蛋白。但若病人有肝性脑病先兆时,应暂时给予低蛋白饮食。有严重贫血病人宜输入全血或红细胞。

13-180 肝癌病人的术前护理要点:①心理护理,消除恐惧紧张心理,树立战胜疾病的信心。②提供适当的营养,宜给予高蛋白、高热量饮食。③适当补充液体和电解质,纠正因腹水和

水肿引起的体液失衡。④肌内注射维生素 K,以防止术中出血。⑤遵医嘱给予白蛋白、血浆、全血和保肝药物。⑥清洁灌肠,以减少血氨来源,避免诱发肝性脑病。

13-181 肝癌术后的护理措施:①术后早期应密切观察病人的神志,如有无嗜睡、烦躁不安等肝性脑病的前驱症状。②严密观察血氨的变化。血氨高时应防止便秘,清洁肠道,减少血氨产生,可用 0.9% 氯化钠溶液 100 ml 加入食醋 50 ml,每天灌肠 1~2 次。③切除半肝以上的病人,需持续吸氧 3~4 天,并定时检测血氧饱和度,使其维持在 95% 以上。④补充血容量以增加门静脉血流。⑤遵医嘱补充葡萄糖、氨基酸、维生素 C 及白蛋白、血浆等保肝药物,避免应用巴比妥类等对肝脏有损害的药物。

13-182 对症护理措施为:①皮肤瘙痒时可外用止痒剂,温水擦浴;②高热时可物理降温;③胆绞痛发作者,遵医嘱给予解痉、镇静和止痛药物,常用哌替啶和阿托品肌内注射,禁用吗啡;④有腹膜炎者,按腹膜炎病人护理。

13-183 可观察到胆汁引流量少,病人体温不降,大便颜色未加深,黄疸未消退,拔管前试行夹管时病人出现腹痛、发热、黄疸等表现。

13-184 胆道 T 形管一般于术后 2 周左右考虑拔管,如体温正常,黄疸消失,胆汁减少至每天 200~300 ml,可试行夹管 1~2 天,同时细心观察,若无腹胀、腹痛、发热、黄疸出现,行 T 形管逆行胆道造影,如显示胆道通畅,开放引流胆道造影剂 1~2 天后拔管。

13-185 减少胰液外分泌措施:①发病初就要禁食,同时行胃肠减压,可抑制胰液分泌功能,从而减轻腹痛和腹胀;②遵医嘱应用药物抑制胰腺外分泌,常用药物有抗胆碱能药、H_2 受体阻滞剂、胰高血糖素、降钙素和生长抑素等,并同时注意观察用药反应。

13-186 护理要点:①了解各种引流导管的引流部位和作用,如胃肠减压管、胆道引流管、胰管引流管、腹腔引流管等。②观察与记录每天引流量和引流液的色泽、性质,警惕胰瘘或胆瘘

的发生。③腹腔引流管一般需放置5～7天,胃肠减压管一般留至胃肠蠕动恢复,胆管引流管约需放置2周左右,胰管引流一般在2～3周后可拔出。

13－187 胰腺癌早期无特异症状,仅表现为上腹部不适、饱胀或消化不良等症状;壶腹部癌症状出现则相对较早。具体为:①最早出现的症状为上腹部痛和饱胀不适,疼痛可向肩背部或后腰部放射;②食欲缺乏、腹泻、恶心、呕吐等消化道症状;③胰腺癌尤其是胰头癌的典型症状为进行性加重的黄疸;壶腹部癌早期即可出现黄疸,黄疸深浅呈波浪式变化。

综合应用题

13－188 (1)该手术优点:切除脾脏消除脾功能亢进,同时明显降低门静脉压力。缺点:由于肠道内产生的氨被部分或全部吸收以后经肝解毒而转成尿素的量减少,容易引起肝性脑病。

(2)术后护理应特别注意:①为防止分流术后血管吻合口破裂出血,应嘱病人平卧24～48小时,避免过多的体位变动,卧床时间为1周;②采用低蛋白、以糖类为主的饮食,减少氨的产生;③按医嘱应用非肠道吸收的抗生素,用缓泻剂刺激排泄,保持大便通畅,促进氨从肠道排出。

13－189 (1)临床诊断的依据:病人呕血黑便的症状、肝炎病史、体检肝和脾大、实验室检查结果显示血白细胞和血小板计数明显降低、白/球比值倒置和X线显示食管下段静脉曲张,这些均为肝硬化门静脉高压症的表现。

(2)现在还需做肝、肾功能检验,血清胆红素测定,凝血酶原时间,B超检查等。

(3)治疗原则是手术治疗(断流术或分流术),加强保肝措施。主要护理诊断是"潜在并发症:食管胃底曲张静脉破裂出血、甚至休克和肝功能衰竭"。护理措施:①注意休息。②做好心理护理。③执行保肝措施。限制蛋白质摄入量,营养不良、低蛋白血症者可静脉输液给支链氨基酸,肌内注射或静脉滴注维生素K,适当

给保肝药,促进肝细胞的营养储备。④防止食管胃底曲张静脉破裂出血。避免劳累及恶心、呕吐、便秘、咳嗽、负重等可能使腹压增高的因素;避免干硬及辛辣刺激性食物;口服药片应研磨成粉末后冲服;手术前不放置胃管。⑤遵医嘱给予抗生素预防感染。⑥做好术前准备。手术前2～3天口服肠道杀菌药,手术前1晚清洁灌肠。

13－190 (1)病人的初步诊断:原发性肝癌。

(2)为进一步明确诊断首选肝穿刺活组织检查。

(3)护理措施有:①告诫病人尽量避免剧烈咳嗽、用力排便等使腹压增高的动作;②预防肝性脑病的发生;③采取保肝措施。

13－191 (1)临床诊断:急性梗阻性化脓性胆管炎。治疗原则:抗休克同时积极准备胆总管切开减压引流术。

(2)护理诊断。①腹痛:与梗阻性化脓性胆管炎有关;②体温过高:与梗阻性化脓性胆管炎有关;③体液不足:与并发休克有关。

护理要点:①禁食,观察腹痛的部位、性质,注意腹痛、发热、黄疸症状的发展趋势;②严密观察生命体征,进行物理降温;③配合医生迅速采取抢救休克措施;④立即做好手术准备,及时完成术前准备工作。

13－192 (1)临床诊断为胆囊结石合并胆道感染。

(2)护理诊断。①疼痛:与胆道结石、胆道感染有关。②体温过高:与胆道感染有关。③体液不足:与呕吐有关。④营养失调:低于机体需要量,与食欲减退、高热呕吐、感染有关。⑤潜在并发症:肝脓肿。

(3)T形管的护理:①妥善固定T形管,连接管不宜太短,防止翻身、搬动、起床活动时牵拉而脱落。②保持引流通畅,病人起床活动时引流袋位置应低于腹部切口的高度。随时检查引流管是否通畅,避免其受压、折叠、扭曲,术后5～7天内禁止加压冲洗。③观察记录胆汁的量和性状,胆汁引流量一般每天300～700 ml,

量少可能由于T形管堵塞或肝功能衰竭所致，量多则可能是胆总管下端不够通畅。④观察病人的全身情况。体温是否下降、大便颜色有无加深、黄疸有无消退。⑤T形管一般放置2周左右，拔管前必须试行夹管1～2天，如病人无异常表现，行T形管造影确定胆道畅通后方可拔管。

（4）健康指导：①平时宜低脂肪饮食；②告知病人如出现腹痛、发热、黄疸时可能为结石复发，应及早来院治疗；③注意休息，劳逸结合。

（刘娟萍）

第十四章

周围血管疾病病人的护理

A1型单项选择题(14-1~14-22)

14-1* 原发性下肢静脉曲张的病因主要为

A. 深静脉血栓形成

B. 静脉壁损坏

C. 静脉壁薄弱,内压增高

D. 妊娠子宫压迫

E. 盆腔肿块压迫

14-2* 决定能否做大隐静脉剥脱术或结扎术的检查是

A. 浅静脉瓣膜功能试验

B. 深静脉瓣膜功能试验

C. 交通支瓣膜功能试验

D. 深静脉通畅试验

E. 浅静脉通畅试验

14-3 Perthes试验的目的是检查

A. 下肢静脉有无扩张

B. 交通支瓣膜功能是否正常

C. 下肢深静脉是否通畅

D. 大隐静脉瓣膜功能是否健全

E. 下肢深静脉瓣膜是否正常

14-4* 对下肢静脉曲张慢性溃疡病人,下列处理不正确的是

A. 积极换药

B. 下肢皮肤薄弱处应加上保护

C. 彻底治愈溃疡后方可进行手术

D. 患肢使用强力绷带

E. 休息时抬高患肢

14-5 下肢静脉曲张术后鼓励病人早期活动的意义是为了防止

A. 肺部并发症

B. 深静脉血栓形成

C. 小腿肌肉萎缩

D. 下肢创面出血

E. 压疮

14-6* 下肢静脉曲张剥脱术后,下列护理措施不正确的是

A. 绷带从患肢近端向远端包扎

B. 患肢做踝部伸屈活动

C. 抬高患肢以促进静脉回流

D. 绷带包扎需维持2周

E. 24~48小时后可下床活动

14-7 大隐静脉曲张手术后为防止深静脉血栓形成,护理要点是

A. 严格无菌操作

B. 术后抬高患肢

C. 术后早期进行患肢踝关节伸屈活动

D. 术后防止伤口出血

E. 术后绷带包扎

14-8 站立时在大腿上1/3处扎止血带,然后让病人做下肢踢腿运动20次后,下肢浅静脉充盈明显提示

A. 下肢深静脉通畅

B. 大隐静脉功能正常

C. 小隐静脉功能正常

D. 交通支瓣膜功能关闭不全

E. 下肢深静脉阻塞

14-9* 下肢静脉曲张早期的主要表现是

A. 患肢疲劳、沉重、酸胀感

B. 溃疡形成

C. 曲张静脉破裂出血

D. 皮肤色素沉着

E. 下肢水肿

14-10 深静脉血栓形成后保守治疗,下列护理措施中不正确的是

A. 按摩患肢

B. 绝对卧床休息

C. 抬高患肢

D. 禁烟

E. 保持大便通畅

14-11 下肢深静脉血栓形成导致的最严重的并发症是

A. 下肢溃疡

B. 肺动脉栓塞

C. 下肢静脉曲张

D. 下肢静脉破裂出血

E. 下肢严重水肿

14-12 下肢静脉血栓形成后首选的抗凝剂是

A. 阿司匹林

B. 肝素

C. 双香豆素类衍化物

D. 鱼精蛋白

E. 链激酶

14-13 目前急性静脉血栓的检查方法是

A. 放射性核素

B. 静脉造影

C. 电阻抗体和描记法

D. 彩超

E. 多普勒超声

14-14* 下肢深静脉血栓形成后,下列非手术护理措施中不正确的是

A. 溶栓药物常用链激酶

B. 抗凝治疗应用于较小范围的血栓

C. 病程不超过72小时病人,可采用溶栓疗法

D. 常用祛聚药物是阿司匹林、双嘧达莫(潘生丁)

E. 卧床休息,抬高患肢

14-15* 下列哪项不是血栓闭塞性脉管炎症状

A. 静息痛

B. 间歇性跛行

C. 间歇期突发性疼痛

D. 患肢皮肤发白

E. 患肢麻木、怕冷、针刺感

14-16 血栓闭塞性脉管炎缺血期的主要表现是

A. 患肢怕冷、麻木感、间歇性跛行

B. 肌肉萎缩

C. 足背动脉搏动消失

D. 静息痛

E. 患肢趾端发黑

14-17 血栓闭塞性脉管炎营养障碍期的主要表现是

A. 趾端发黑   B. 间歇性跛行

C. 游走性静脉炎   D. 静息痛

E. 足背动脉搏动减弱

14-18* 下列对血栓闭塞性脉管炎病人的护理中不正确的是

A. 防止外伤

B. 保暖,避免受寒

C. 局部热敷

D. 肢端坏疽应保持干燥

E. 病人休息时应保持头高脚低位

14-19* 下列下肢静脉曲张的术后护理措施中错误的是

A. 禁忌早期活动

B. 严禁按摩患肢

C. 使用弹力绷带

D. 抬高患肢

E. 饮食不受限制

14-20 关于单纯性下肢静脉曲张的表现,下列哪项是错误的

A. 下肢酸胀、疼痛

B. 小腿浅静脉迂曲扩张

C. 皮肤色素沉着、脱屑

D. 多呈间歇性跛行

E. 晚期常出现小腿溃疡

14-21　下列哪项不是下肢深静脉血栓形成的原因
　　A. 血流速度缓慢
　　B. 静脉壁内膜受损伤
　　C. 髂静脉受压
　　D. 血液呈高凝状态
　　E. 腹压升高

14-22　原发性下肢深静脉瓣膜关闭不全的病因不包括下列哪项
　　A. 胚胎发育缺陷
　　B. 下肢浅静脉曲张
　　C. 瓣膜结构变性
　　D. 应力性撑扯
　　E. 股部损伤

A2型单项选择题(14-23～14-42)

14-23*　病人,男性,36岁。患大隐静脉曲张。让其站立,在大腿中部扎止血带,然后下蹲5次,病人诉小腿胀痛,并可见大隐静脉充盈加重,说明
　　A. 交通支瓣膜功能不全
　　B. 大隐静脉瓣膜功能不全
　　C. 小隐静脉瓣膜功能不全
　　D. 大隐静脉侧支循环受阻
　　E. 下肢深静脉有阻塞

14-24　病人,男性,50岁。患大隐静脉曲张。站立时在其大腿中部扎止血带,嘱下蹲15次后,曲张静脉空虚萎陷,说明
　　A. 大隐静脉侧支循环良好
　　B. 大隐静脉瓣膜功能不全
　　C. 小隐静脉瓣膜功能不全
　　D. 交通支瓣膜功能不全
　　E. 下肢深静脉回流通畅

14-25*　病人,男性,43岁。右下肢静脉曲张4年。诊断为原发性下肢静脉曲张。原发性下肢静脉曲张的原因不包括
　　A. 浅静脉内压力升高
　　B. 长期站立
　　C. 静脉壁薄弱

　　D. 浅静脉瓣膜功能不全
　　E. 深静脉梗阻

14-26*　病人,女性,45岁。下肢静脉曲张术后深静脉血栓形成。该并发症最严重的后果是
　　A. 下肢溃疡
　　B. 肺动脉栓塞
　　C. 下肢静脉曲张
　　D. 下肢严重水肿
　　E. 肢体坏疽

14-27　病人,男性,46岁。体检时,嘱其站立,待下肢静脉曲张充盈后,在大腿上1/3扎止血带,伸屈膝关节活动20次,若曲张的静脉充盈明显减轻,则表示
　　A. 交通支瓣膜功能不全
　　B. 交通支瓣膜功能正常
　　C. 大隐静脉瓣膜功能不全
　　D. 下肢深静脉通畅
　　E. 下肢深静脉瓣膜功能不全

14-28*　病人,男性,42岁。血栓闭塞性脉管炎病史5年。病人长期吸烟,右下肢反复发作静脉炎,并有间歇性跛行。下列护理措施中错误的是
　　A. 止痛,禁烟
　　B. 指导病人做抬腿运动
　　C. 患肢用热水袋加温
　　D. 嘱病人保持患肢干燥
　　E. 测皮温、观察疗效

14-29*　病人,男性,48岁。做下肢静脉瓣膜功能试验,先平卧,然后抬高患肢,使曲张静脉淤血排空后,在大腿根部扎止血带,嘱其站立后松开止血带,曲张静脉由上而下迅速充盈,说明哪处瓣膜功能不全
　　A. 大隐静脉　　　B. 小隐静脉
　　C. 深静脉　　　　D. 交通支
　　E. 浅静脉

14-30*　病人,男性,36岁。2年前出现双下肢间歇性跛行,3个月前右足出现持续

疼痛导致夜不能寐,有吸烟史 20 年,考虑血栓闭塞性脉管炎。病人发生血栓闭塞性脉管炎的最重要因素是

A. 吸烟

B. 寒冷的工作环境

C. 自身免疫功能紊乱

D. 前列腺素失调

E. 遗传基因异常

14-31 病人,男性,50 岁。以下肢静脉曲张入院。检查时嘱病人平卧,抬高下肢,以排空静脉血,然后在其大腿根部扎止血带阻断大隐静脉,让病人站立,10 秒内放开止血带,如出现自上而下的静脉逆向充盈,提示

A. 交通静脉瓣膜功能不全

B. 下肢深静脉通畅

C. 小隐静脉瓣膜功能障碍

D. 大隐静脉瓣膜异常

E. 下肢浅静脉通畅

14-32* 病人,男性,60 岁。右下肢静脉曲张 20 年,行大隐静脉高位结扎加剥脱术。造成其下肢静脉曲张的原因不包括

A. 下肢静脉瓣稀少 B. 慢性咳嗽

C. 运动过多   D. 重体力劳动

E. 习惯性便秘

14-33* 病人,女性,40 岁。左下肢静脉曲张 10 年,久站后有酸胀感,近 2 年来左足靴区颜色加深、肿胀,拟进行手术治疗。术后可防止深静脉血栓形成的主要措施是

A. 弹力绷带包扎患肢

B. 严格无菌操作

C. 抬高患肢

D. 防止伤口渗血

E. 术后早期活动患肢

14-34 病人,男性,32 岁。右小腿持续性剧烈疼痛,不能行走,来院就诊。体格检查:右小腿皮肤苍白,肌萎缩,足背动

脉搏动减弱,诊断为血栓闭塞性脉管炎。病人最主要的护理诊断是

A. 有皮肤完整性受损的危险

B. 疼痛

C. 焦虑

D. 有外伤出血的危险

E. 知识缺乏

14-35 病人,男性,35 岁。吸烟 13 年,平均每天 1 包,近来左小腿运动时疼痛明显,休息则可缓解,遂来就诊。体格检查:左足皮肤苍白,皮温降低,足背动脉搏动减弱。病人的临床诊断考虑为

A. 血栓闭塞性脉管炎局部缺血期

B. 血栓闭塞性脉管炎营养障碍期

C. 血栓闭塞性脉管炎坏死期

D. 下肢静脉曲张

E. 下肢深静脉血栓形成

14-36* 病人,女性,45 岁。久站后出现右下肢酸胀,小腿内侧可见静脉迂曲隆起,诊断为下肢静脉曲张。以下对该病人进行健康教育的内容中哪项不正确

A. 可适当进行体育锻炼

B. 坚持穿弹力袜

C. 休息时放低患肢

D. 尽量避免久站

E. 避免久坐久蹲

14-37 病人,男性,60 岁。下肢静脉曲张高位结扎及剥脱术后 3 小时,在站立排尿时小腿部伤口处突然出血不止,紧急处理方法是

A. 指压止血   B. 用止血带

C. 于站立位包扎 D. 钳夹止血

E. 平卧,抬高患肢,加压包扎

14-38 病人,男性,47 岁。久站后右下肢出现酸胀感,小腿内侧可见静脉突起,诊断为下肢静脉曲张。下列对病人的健康教育中不正确的是

A. 尽量避免久站

B. 尽量避免患肢外伤

C. 休息时可抬高患肢

D. 可使用弹力袜

E. 尽量减少下肢活动

14-39　病人,男性。深静脉血栓形成急性期。护士嘱其绝对卧床休息 10～14 天,且禁止按摩患肢,目的是

　　A. 防止血栓脱落　　B. 防止出血

　　C. 促进静脉回流　　D. 缓解疼痛

　　E. 防止再次形成血栓

14-40* 病人,男性,42 岁。下肢静脉曲张手术后第 2 天。下列护理措施中错误的是

　　A. 弹力绷带包扎 2 周后拆除

　　B. 鼓励病人下地行走

　　C. 卧床时抬高患肢以利静脉回流

　　D. 绝对卧床 1 周

　　E. 指导病人卧床期间做足部伸屈和旋转运动

14-41　病人,女性,48 岁。左踝部轻度肿胀,色素沉着,久站后出现酸胀,小腿处有迂曲的静脉团,诊断为原发性大隐静脉曲张,Perthes 试验(一)。宜采取的治疗方式是

　　A. 使用弹力绷带加压包扎

　　B. 局部注射硬化剂

　　C. 曲张静脉与深静脉吻合

　　D. 大隐静脉瓣膜成形术

　　E. 大隐静脉高位结扎＋分段剥脱术

14-42　病人,女性。做下肢静脉瓣膜功能试验。先平卧,抬高患肢,待曲张静脉淤血排空后,在大腿根部扎止血带,然后让病人站立,30 秒内曲张静脉迅速充盈,说明

　　A. 交通支瓣膜功能不全

　　B. 小隐静脉瓣膜功能不全

　　C. 深静脉瓣膜功能不全

　　D. 大隐静脉瓣膜功能障碍

　　E. 血管内膜增生

A3 型单项选择题(14-43～14-46)

(14-43～14-46 共用题干)

病人,女性,36 岁。近年来感觉双下肢沉重酸胀、易疲乏,休息后症状稍减轻。就诊时可见双下肢内侧静脉呈明显隆起,蜿蜒成团。Trendelenburg 试验(＋)。

14-43* 可能的诊断是

　　A. 下肢静脉曲张

　　B. 动静脉瘘

　　C. 动脉硬化闭塞症

　　D. 血栓闭塞性脉管炎

　　E. 深静脉血栓形成

14-44　治疗的根本方法是

　　A. 穿弹力袜

　　B. 局部血管注射硬化剂

　　C. 中医中药治疗

　　D. 平时加强行走锻炼

　　E. 手术治疗

14-45　若决定手术治疗,术前必须做的检查是

　　A. Pratt 试验

　　B. Buerger 试验

　　C. Trendelenburg 试验

　　D. Perthes 试验

　　E. 腰交感神经阻滞试验

14-46　目前主要的护理诊断是

　　A. 焦虑

　　B. 自理缺陷

　　C. 活动无耐力

　　D. 潜在并发症:出血

　　E. 组织完整性受损

A4 型单项选择题(14-47～14-56)

(14-47～14-50 共用题干)

病人,男性,56 岁。深静脉血栓溶栓治疗期间突然出现胸痛、呼吸困难、血压下降等表现。

14-47　该病人可能出现了

　　A. 肺栓塞　　　　B. 心绞痛

C. 出血　　　　D. 心肌梗死

E. 脑梗死

14-48 目前病人最主要的护理诊断是

A. 不舒适:疼痛

B. 气体交换受损

C. 活动无耐力

D. 潜在并发症:出血

E. 自理缺陷

14-49 应立即采取下列哪项护理措施

A. 嘱病人半卧位

B. 嘱病人深呼吸

C. 给病人吸入高浓度氧气

D. 给病人测体温

E. 测凝血时间

14-50 可预防此并发症的措施是

A. 鼓励急性期病人下地行走

B. 卧床时增加床上运动

C. 密切观察病人神志变化

D. 急性期病人禁止按摩患肢

E. 吸氧

(14-51~14-56 共用题干)

病人,女性,48岁,理发员。双下肢酸痛、沉重5年,适当活动或休息后可减轻。体格检查:小腿内侧皮下有蚯蚓状团块,足靴区有色素沉着。

14-51 可能的诊断是

A. 小隐静脉曲张

B. 大隐静脉曲张

C. 深静脉血栓形成

D. 血栓闭塞性脉管炎

E. 动脉硬化性闭塞症

14-52 该病人出现此病的诱因主要是

A. 深静脉阻塞

B. 动脉硬化

C. 循环血量增多

D. 长期站立工作

E. 静脉瓣膜功能缺陷

14-53* 可预防此病的措施为

A. 坐时避免双膝交叉过久

B. 平时穿紧身衣裤

C. 休息时双足下垂

D. 经常坐位或站立,减少活动

E. 减少运动锻炼

14-54 采取手术治疗的前提是

A. 大隐静脉瓣膜功能试验阳性

B. 深静脉通畅试验阳性

C. 交通静脉试验阴性

D. 深静脉通畅试验阴性

E. 腰交感神经阻滞试验阴性

14-55 目前最主要的护理诊断是

A. 知识缺乏

B. 活动无耐力

C. 疼痛

D. 潜在并发症:出血

E. 有皮肤完整性受损的危险

14-56 对该病人进行手术治疗,术后主要的护理措施有

A. 弹力绷带包扎2天后拆除

B. 休息时双足下垂

C. 术后12小时内下床活动

D. 绝对卧床1周

E. 观察患肢远端皮肤的温度、颜色以及是否有肿胀

名词解释题(14-57~14-64)

14-57 深静脉通畅试验(Perthes test)

14-58 大隐静脉瓣膜功能试验(Trendelenburg test)

14-59 交通静脉瓣膜功能试验(Pratt test)

14-60 肢体抬高试验(Buerger test)

14-61 间歇性跛行

14-62 血栓闭塞性脉管炎

14-63 深静脉血栓形成

14-64 静息痛

简述问答题(14-65~14-73)

14-65 单纯性下肢静脉曲张的诱发因素有

14-66　下肢静脉曲张保守治疗的护理要点有哪些?

14-67　下肢静脉曲张手术后的护理措施有哪些? 使用弹力绷带包扎患肢的注意事项是什么?

14-68　为什么血栓闭塞性脉管炎病人要绝对戒烟?

14-69　为什么血栓闭塞性脉管炎病人患肢可以保暖,但不能加温?

14-70　简述血栓闭塞性脉管炎 3 期的主要表现。

14-71　简述 Buerger 运动的方法。

14-72　如何预防深静脉血栓的形成?

14-73　血栓闭塞性脉管炎的护理要点有哪些?

综合应用题(14-74～14-76)

14-74　病人,女性,44 岁,柜台营业员。左小腿酸胀 5 年,近 3 个月来酸胀、乏力明显加重,来院门诊。体格检查:左小腿内侧面有数条蚯蚓状突起,局部皮肤有色素沉着,左侧踝部呈轻度水肿。诊断为单纯性左下肢静脉曲张。病人

要求手术治疗而收入病房。

请解答:

(1) 术前病人还应做哪些检查? 有何意义?

(2) 术后护理要点有哪些?

14-75　病人,男性,46 岁。左下肢静脉曲张已 13 年,左小腿远端及踝部皮肤萎缩、脱屑、色素沉着,有溃疡和湿疹。此次入院后拟行大隐静脉高位结扎＋曲张静脉剥脱术,现积极进行术前准备。

请解答:

(1) 该病人主要的护理诊断及相应护理措施有哪些?

(2) 手术后如何为该病人做健康指导?

14-76　病人,男性,38 岁,农民。近 3 个月来每步行 500 米左右,即感左小腿出现疼痛,时有肌肉抽搐,休息数分钟后症状可消失,但再走一段路后症状又出现,平时有左足发凉、怕冷及麻木感。吸烟 21 年。

请解答:

(1) 该病人可能的临床诊断?

(2) 需要做哪些检查以明确诊断?

(3) 该病人目前主要的护理诊断有哪些?

答案与解析

选择题

A1 型单项选择题

14-1	C	14-2	D	14-3	C	14-4	C
14-5	B	14-6	A	14-7	C	14-8	E
14-9	A	14-10	A	14-11	B	14-12	B
14-13	D	14-14	A	14-15	C	14-16	A
14-17	D	14-18	C	14-19	A	14-20	D
14-21	E	14-22	B				

A2 型单项选择题

14-23	E	14-24	E	14-25	E	14-26	B

14-27	D	14-28	C	14-29	A	14-30	A
14-31	D	14-32	C	14-33	E	14-34	B
14-35	A	14-36	C	14-37	E	14-38	E
14-39	A	14-40	D	14-41	E	14-42	A

A3 型单项选择题

14-43	A	14-44	E	14-45	D	14-46	C

A4 型单项选择题

14-47		14-48	B	14-49	C	14-50	D
14-51	B	14-52	D	14-53	A	14-54	D
14-55	C	14-56	E				

部分选择题解析

14-1 解析:考点为下肢静脉曲张的病因。主要包括静脉壁薄弱、静脉瓣膜缺陷,以及任何增加血管血柱重力作用的行为。例如,长期站立工作、重体力劳动、妊娠、慢性咳嗽、习惯性便秘等,均可导致内压增高,使静脉瓣膜承受较大的压力,从而逐渐松弛导致关闭不全。

14-2 解析:手术治疗是下肢静脉曲张最根本有效的治疗方法。适用于症状较重且深静脉通畅,无手术禁忌者。手术方式主要为大隐静脉或小隐静脉高位结扎+曲张静脉剥脱术。

14-4 解析:考点为下肢静脉曲张病人的治疗。对合并小腿慢性溃疡者,在控制局部急性感染后应尽早手术,不必等溃疡痊愈,一般溃疡可较快愈合。若溃疡仍不愈合,则可考虑行溃疡切除,经植皮后多能治愈。

14-6 解析:考点为下肢静脉曲张剥脱术后护理。在弹力绷带包扎前应使静脉排空,最好在清晨起床前进行。包扎时从肢体远端开始,逐渐向上缠绕。宽度和松紧度要适宜,松紧度以能将一个手指伸入缠绕的圈内并能扪及足背动脉搏动、保持足部正常皮温为宜。

14-9 解析:考点为下肢静脉曲张的表现。早期仅在久站后患肢感觉沉重、乏力、酸胀和疼痛,平卧时明显减轻。后期可见曲张静脉明显隆起,蜿蜒扩张、迂曲成团如蚯蚓状。在足靴区,尤其是踝部内侧可出现皮肤营养障碍,表现为皮肤萎缩、脱屑、色素沉着、皮炎、湿疹、皮肤和皮下组织硬结及溃疡等。

14-14 解析:考点为深静脉血栓形成的非手术护理。包括以下几个方面:卧床休息,急性期病人应绝对卧床休息 10～14 天,抬高患肢 20°～30°,膝关节微屈,下垫宽大的软枕,同时嘱病人做足背伸屈运动,每天数十次,每次 3～5 分钟,以促进静脉回流;禁止热敷和按摩患肢,以免血栓脱落;溶栓疗法适用于病程不超过 72 小时者,常用药物为尿激酶,抗凝疗法可用肝素、低分子肝素和华法林,祛聚药物包括右旋糖酐-40、阿司匹林、双嘧达莫(潘生丁)和丹参等。

14-15 解析:考点为血栓闭塞性脉管炎的临床表现。局部缺血期主要表现为患肢发凉、怕冷、有麻木和针刺感,行走一段距离后出现小腿肌肉抽痛而被迫停下,休息后疼痛可缓解,再行走一段距离后又发作,称为间歇性跛行。患肢皮温低,色泽较苍白,足背和胫后动脉搏动减弱。营养障碍期主要表现为随着间歇性跛行距离缩短,患肢在静息状态下也可有持续性疼痛,夜间尤甚,称为静息痛。剧痛常迫使病人屈膝抱足而坐,或把患肢垂于床沿,以增加血供从而缓解疼痛。组织坏死期主要表现为患肢趾端发黑、干瘪、出现坏疽。

14-18 解析:考点为血栓闭塞性脉管炎的护理。包括以下几个方面:绝对戒烟;应用止痛药;保护患肢,注意保暖,避免受寒,但不能局部加温,否则增加氧耗,会加重症状;指导病人进行 Buerger 运动。

14-19 解析:考点为下肢静脉曲张的术后护理。鼓励病人术后早期活动;卧床期间指导其做足部伸屈和旋转运动;应抬高患肢 30°;术后 24 小时鼓励病人下床行走,以促进下肢静脉回流,避免深静脉血栓形成。

14-23 解析:考点为下肢静脉曲张的辅助检查。深静脉通畅试验:用止血带阻断大腿浅静脉主干,然后嘱病人连续用力踢腿或做下蹲活动 10 余次,随着小腿肌泵收缩迫使浅静脉血向深静脉回流而排空;若在活动后浅静脉曲张更为明显、张力也增高,甚至出现胀痛,则提示深静脉不通畅。试验结果阳性,提示下肢深静脉有阻塞。

14-25 解析:考点为原发性下肢静脉曲张的病因。静脉壁软弱、静脉瓣膜缺陷以及浅静脉内压力持续升高是引起浅静脉曲张的主要原因。包括先天因素和后天因素。任何增加血柱重力的因素,如长期站立、重体力劳动、妊娠、慢性咳嗽、习惯性便秘等,都可使静脉瓣膜承受过度的压力,逐渐松弛而导致关闭不全。

14-26 解析:考点为下肢静脉曲张并发症的预防和护理。当下肢深静脉血栓形成,要预防肺栓塞。肺栓塞是最严重的并发症。

14-28 解析：考点为血栓闭塞性脉管炎的护理措施。血栓闭塞性脉管炎护理包括戒烟、运动、应用止痛剂等，有皮肤溃疡和组织坏死时应卧床休息；注意肢体保暖，但不可用热水袋、热垫或热水直接给患肢加温，因为热疗可增加组织耗氧量，加重肢体缺氧。

14-29 解析：考点为下肢静脉曲张的辅助检查。大隐静脉瓣膜功能试验：病人平卧，抬高下肢排空静脉，然后在大腿根部扎止血带阻断大隐静脉，让病人站立，10秒钟内放开止血带，若出现自上而下的静脉逆向充盈，提示大隐静脉瓣膜功能不全；若未放开止血带前，止血带下方的静脉在30秒内已充盈，则表明交通静脉瓣膜关闭不全。该病人检查结果提示发生了大隐静脉瓣膜功能不全。

14-30 解析：考点为血栓闭塞性脉管炎的病因。血栓闭塞性脉管炎病因目前尚未明确，与多种因素有关。主动或被动吸烟是本病发生和发展的重要环节。

14-32 解析：考点为下肢静脉曲张病因。包括先天性静脉壁薄弱、瓣膜发育不良、长期从事负重工作、长时间站立工作等。

14-33 解析：考点为下肢静脉曲张的护理措施。术后早期活动，病人卧床期间可指导其做足部伸屈和旋转运动；应抬高患肢30°；术后24小时鼓励病人下床行走，以促进下肢静脉回流，从而避免深静脉血栓形成。

14-36 解析：考点为下肢静脉曲张病人的健康教育。包括以下几个方面：指导病人进行适量运动，避免长时间站立和保持同一姿势，坐位时两膝不要交叉过久，以免压迫腘窝，进而影响静脉回流；保护患肢的皮肤，避免搔抓和其他损伤；指导病人正确使用弹力绷带和弹力袜，出院后需继续使用1～3个月；避免肥胖，保持排便通畅，避免用过紧的腰带和穿紧身衣服；手术后可能出现皮肤感觉障碍或麻木感，告知病人此症状常在半年至1年之内可逐渐消失。

14-40 解析：考点为下肢静脉曲张手术后护

理。包括以下几个方面：抬高患肢20～30°；患肢观察：敷料是否干燥，皮下有无渗血，局部有无红、肿、压痛等感染征象；用弹力绷带加压包扎患肢，一般需维持2～3周方可拆除；手术后24～48小时后鼓励病人下床活动，防止深静脉血栓形成；溃疡处继续换药。

14-43 解析：考点为下肢静脉曲张的临床表现及相关检查。早期仅在久站后患肢感觉沉重、乏力、酸胀和疼痛，平卧则明显减轻。后期见曲张静脉明显隆起、蜿蜒扩张、迂曲成团呈蚯蚓状。常用的试验包括大隐静脉瓣膜功能试验（Trendelenburg test）、深静脉通畅试验（Perthes test）和交通静脉瓣膜功能试验（Pratt test）。

14-53 解析：考点为下肢静脉曲张的预防措施。包括：进行适量运动，避免长时间站立和保持同一姿势，坐位时避免双膝交叉过久，休息和睡眠时可抬高肢体，避免肥胖，保持排便通畅，避免用过紧的腰带和穿紧身衣服。

名词解释题

14-57 深静脉通畅试验（Perthes test）是指让病人站立，待患肢浅静脉明显充盈时，在大腿上部扎一止血带以阻断浅静脉，然后让病人做踢腿运动15～20次（或连续下蹲、起立动作）。如充盈的曲张静脉迅速消失或明显减轻，则表示深静脉通畅且交通静脉完好；如在活动后浅静脉曲张更为明显，甚至有胀痛，则表明有深静脉阻塞。

14-58 大隐静脉瓣膜功能试验（Trendelenburg test）是指病人平卧位抬高患肢，使浅静脉血回流，然后在大腿根部扎止血带以阻止大隐静脉血液，让病人站立，10秒内放开止血带。如出现自上而下静脉逆向充盈，则表示大隐静脉瓣膜功能不全。

14-59 交通静脉瓣膜功能试验（Pratt test）是指病人仰卧，抬高下肢，使充盈浅静脉空虚，在大腿根部扎止血带，然后从病人足趾向上至腘窝处缠第1根弹力绷带，再从止血带处向下缠第2根弹力绷带，嘱病人站立，一边向下解开第1根绷带,一边向下继续缠第2根绷带,如果在两根绷带之间的间隙出现曲张静脉,则提示该处有功能不全的交通静脉。

14-60 肢体抬高试验(Buerger test)是指病人平卧,下肢抬高45°,3分钟后观察足部,特别是足趾部和足掌部,如皮肤苍白或蜡黄色为阳性,感觉麻木或疼痛者为阳性。然后让病人坐起,把下肢垂于床缘以下,如足部皮肤出现潮红或斑片状发绀,则提示患肢有严重循环障碍。

14-61 间歇性跛行是指行走一段距离后出现小腿疼痛、肌肉抽搐,病人因疼痛被迫停止行走,休息后疼痛可缓解,但在行走后又可发生疼痛。

14-62 血栓闭塞性脉管炎是一种累及周围中小动、静脉的炎症性、节段性、和周期性发作的慢性闭塞性疾病。

14-63 深静脉血栓形成指血液在深静脉内不正常地凝结、阻塞管腔,导致静脉回流障碍的疾病。

14-64 血栓闭塞性脉管炎营养障碍期动脉完全闭塞,仅靠侧支循环维持肢体的血供,随着间歇性跛行距离的缩短,患肢在静息状态下也有持续性疼痛,夜间尤甚,称为静息痛。剧痛常迫使病人屈膝抱足而坐,或把患肢垂于床沿,以增加血供缓解疼痛。

简述问答题

14-65 单纯性下肢静脉曲张诱因:①先天性因素,包括静脉壁薄弱和静脉瓣膜缺陷,与遗传因素有关。②后天性因素,任何增加血管血柱重力作用的行为,如长期站立工作、重体力劳动、妊娠、慢性咳嗽、习惯性便秘等,都可使静脉瓣膜承受较重的压力,逐渐松弛而关闭不全。静脉回流的循环血量超负荷,易造成压力升高而使静脉壁扩张,导致静脉瓣膜相对关闭不全。

14-66 下肢静脉曲张保守治疗护理要点:①减少下肢静脉血液淤积。从足背到大腿缚扎绷带或穿弹力袜;维持良好姿势,坐位时双膝不要交叉过久;避免长时间站立;避免可引起腹内压和静脉压增高的因素;有下肢水肿者,卧床时抬高

患肢30°~40°。②下肢皮肤薄弱处应加以保护,以免破损而引起出血或感染;小腿慢性溃疡或湿疹病人,局部应加强换药。③术前需做好充分的皮肤准备。

14-67 下肢静脉曲张手术后护理措施:①卧床休息,抬高患肢。②使用弹力绷带包扎患肢。③注意观察手术切口或皮下有无出血或渗血。④术后24小时鼓励病人下床活动。⑤有小腿慢性溃疡者,应继续换药。弹力绷带应从下往上包扎,同时不妨碍关节活动,要保持合适的松紧度,以能扪及足背动脉搏动和保持足部正常皮肤温度为适宜,如有松脱应重新包扎。

14-68 因为烟碱可使血管收缩,使动脉发生炎性病变,戒烟可使病情得到缓解,长期吸烟将会直接影响其预后,使病情容易复发。所以病人应绝对戒烟。

14-69 肢体保暖,避免肢体暴露于寒冷环境中,以免血管收缩,保暖可以促进血管扩张。避免用热水袋、热水或热垫给肢体直接加温,是因为热疗使组织需氧量增加,可加重肢体缺氧。

14-70 血栓闭塞性脉管炎3期表现如下。第1期(局部缺血期):主要由动脉痉挛和狭窄所致,以功能性变化为主;患肢有肢端发凉、小腿酸痛、麻木、怕冷和针刺感等,轻度间歇性跛行,经短暂休息后可缓解;患肢皮肤温度稍低,色泽较苍白,足背或胫后动脉搏动减弱,可反复出现游走性浅静脉炎。第2期(营养障碍期):动脉完全闭塞,仅靠侧支循环维持肢体的血供,以器质性变化为主;前述症状加重,间歇性跛行更加明显,出现静息痛,夜间更剧烈;患肢皮温显著降低,明显苍白甚至出现紫斑;皮肤干燥、无汗、趾甲增厚变形;小腿肌肉萎缩,足背动脉或胫后动脉搏动消失。第3期(坏死期):临床症状继续加重;动脉完全闭塞,侧支循环也不足以代偿下肢血供;患肢趾端发黑、干瘪,坏疽、溃疡形成。

14-71 Buerger运动方法:①平卧位,抬高患肢45°~60°,维持2~3分钟。②病人坐在床沿或椅子上,使双足自然下垂,足跟踏在地面上,做足伸、屈和左右摆动运动;足趾向上翘起并尽量伸

开,再往下收拢,每一组动作持续 3 分钟。③病人回复平卧姿势,双腿平放,盖被保暖,休息 5 分钟。④抬高足趾、足跟运动 10 次,完成运动。

14-72 深静脉血栓的预防措施:①增加活动。长期卧床的病人,应协助其定时翻身;手术者及产后妇女应及早在床上进行活动,若病情允许,鼓励病人尽早离床活动。②避免血液淤滞。避免在膝下垫硬枕或过度屈髋,以免影响静脉回流;避免使用过紧的腰带、吊袜和紧身衣服。③预防静脉管壁受损。对长期输液者,应尽量保护其静脉,避免在同一静脉的同一部位反复穿刺;输注刺激性药物时,注意避免药液渗出血管外。④早期发现。手术或产后病人如出现站立后下肢沉重、胀痛等不适,应警惕下肢深静脉血栓形成的可能,要及时告知医生,并协助处理。

14-73 血栓闭塞性脉管炎护理要点:①心理护理。给病人以心理支持,减轻其焦虑和恐惧,使其积极配合治疗和护理。②绝对戒烟。应向病人详细讲述吸烟的危害性,告知病人要绝对戒烟。③疼痛护理。积极对症处理,早期病人可给予抗血小板凝集药和血管扩张药物,疼痛较重者可应用麻醉性镇痛药,但应避免成瘾。④保护患肢。注意保暖,但不能加温。对发生坏疽的部位可用 70% 乙醇消毒后无菌辅料包扎,感染创面可选用敏感的抗生素进行湿敷。⑤功能锻炼。指导病人进行 Buerger 运动,从而促进侧支循环的建立。⑥手术者做好相应的术前准备。

综合应用题

14-74 (1)术前病人还应做如下检查:①大隐静脉瓣膜功能试验,了解大隐静脉瓣膜功能情况;②交通支瓣膜功能试验,了解某段交通支瓣膜功能情况;③深静脉通畅试验,判别是否可做大隐静脉剥脱术或结扎术;④下肢静脉造影术,能观察到深静脉是否通畅及静脉的形态改变、瓣膜的位置和形态。

(2)术后护理要点:①用弹力绷带从下往上包扎,随时调节松紧度,一般保持 2 周后拆除;②卧床休息,抬高患肢 30°,指导病人做足背伸屈运动;③观察伤口,如有出血、感染、血栓性静脉炎等并发症发生时,应及时报告医生进行处理;④术后尽早活动,术后 24 小时鼓励病人下床活动。

14-75 (1)护理诊断。①疼痛:与下肢静脉曲张导致血液回流障碍有关;②皮肤完整性受损:与溃疡和湿疹有关;③知识缺乏:缺乏与本病相关的知识;④潜在并发症:出血、感染、下肢深静脉血栓形成等。

护理措施:①抬高患肢 20°～30°。②患肢观察:敷料是否干燥,皮下有无渗血,局部有无红、肿、压痛等感染征象。③用弹力绷带加压包扎患肢,一般需维持 2～3 周方可拆除。④手术后 24～48 小时后鼓励病人下床活动,防止深静脉血栓形成。⑤溃疡处继续换药。

(2)健康指导:①指导病人进行适量运动,应避免长时间站立和保持同一姿势,坐位时两膝不要交叉过久,以免压迫腘窝,从而影响静脉回流;②保护患肢皮肤,避免搔抓和其他损伤;③指导病人正确使用弹力绷带和弹力袜,出院后继续使用 1～3 个月;④避免肥胖,保持排便通畅,避免使用过紧的腰带和穿紧身衣服;⑤手术后可能出现皮肤感觉障碍或麻木感,告知病人此症状常可在半年至 1 年之内逐渐消失。

14-76 (1)该病人可能的疾病诊断为血栓闭塞性脉管炎。

(2)需做以下检查来明确诊断:①跛行距离和跛行时间测定;②皮温测定;③检查患肢远端动脉搏动情况;④Buerger 试验;⑤超声多普勒检查;⑥肢体血流图;⑦动脉造影;⑧CTA 或 MRA。

(3)护理诊断。①疼痛:与肢端缺血有关;②活动无耐力:与患肢远端供血不足有关;③知识缺乏:缺乏患肢锻炼方法及本病的预防知识。

(刘娟萍)

第十五章

泌尿系统疾病病人的护理

选择题(15-1～15-154)

A1 型单项选择题(15-1～15-78)

15-1* 泌尿系统最常见的损伤是
A. 肾损伤
B. 尿道球部损伤
C. 膀胱损伤
D. 尿道前列腺部损伤
E. 输尿管损伤

15-2* 肾损伤最常见的是
A. 肾包膜损伤
B. 肾实质损伤
C. 肾部分裂伤
D. 肾全层裂伤
E. 肾蒂损伤

15-3 肾全层裂伤的主要临床表现为
A. 腹痛　　　　B. 肉眼血尿
C. 镜下血尿　　D. 肾功能丧失
E. 腰部肿胀

15-4 关于闭合性肾损伤的治疗以下哪项不妥当
A. 绝对卧床休息　　B. 抗休克
C. 预防感染　　　　D. 全肾切除
E. 止血

15-5 肾损伤诊断的最主要依据是
A. 肾区外伤后即出现血尿
B. 外伤后腰部出现肿块
C. 外伤后出现腰背或腹部疼痛
D. 发热
E. 出现创伤性和失血性休克

15-6 关于肾损伤的描述以下哪项正确
A. 疼痛是肾损伤的最重要症状
B. 尿中乳酸脱氢酶含量可增高
C. 血尿与肾损伤程度一致
D. 肾损伤病人应立即手术
E. 血尿停止后,应鼓励病人早期下床活动

15-7 以下哪项检查为肾损伤的首选
A. 血常规
B. 排泄性尿路造影
C. 动脉造影
D. 尿常规
E. CT

15-8 肾损伤后的血尿特征是
A. 肉眼血尿　　　　B. 无血尿
C. 间歇性血尿　　　D. 镜下血尿
E. 全程血尿

15-9 在膀胱损伤中,下列哪种情况是不会出现的
A. 休克　　　　B. 腹痛
C. 排尿困难　　D. 尿瘘
E. 大量血尿

15-10 以下哪项不是造成膀胱损伤的原因
A. 尿潴留
B. 骨盆暴力性损伤史
C. 膀胱镜检查
D. 盆腔手术
E. 怀孕后期

15-11* 骑跨伤最易造成尿道哪个部位的损伤
A. 尿道悬垂部　　B. 前列腺部

C. 尿道内口　　　D. 尿道球部

E. 尿道尿道膜部

15-12* 引起后尿道损伤最为多见的原因是

A. 骨盆骨折

B. 锐器伤

C. 骑跨伤

D. 膀胱镜插入时损伤

E. 手术时损伤

15-13 尿道损伤后,出现下列哪种情况必须施行手术

A. 排尿困难

B. 导尿管插入困难

C. 尿道出血

D. 局部皮下淤血、肿胀明显

E. 疼痛剧烈

15-14 肾结核最主要的临床表现是

A. 肾区疼痛　　　B. 肾功能不全

C. 肾区肿块　　　D. 膀胱刺激征

E. 发热盗汗

15-15 老年男性病人出现进行性排尿困难常见于

A. 前列腺癌　　　B. 前列腺肥大

C. 尿道狭窄　　　D. 输尿管结石

E. 膀胱结石

15-16 诊断肾结石最方便、高效的检查方法是

A. B超

B. 摄腹部平片

C. 排泄性尿路造影

D. 尿常规

E. 尿路双重造影

15-17 诊断输尿管结石最方便、高效的检查方法是

A. B超

B. 腹部平片

C. 排泄性尿路造影

D. 尿常规

E. 尿路双重造影

15-18 双侧上尿路结石的处理,下列哪项是

错误的

A. 双侧输尿管结石先处理梗阻较重一侧

B. 双侧肾结石,先处理病变轻易取石处

C. 一侧肾结石、对侧输尿管结石,先处理肾结石

D. 结石合并感染,先处理严重感染一侧

E. 结石合并肾功能障碍,先处理肾功能损伤较轻一侧

15-19* 终末血尿提示病变部位在

A. 肾皮质　　　B. 肾髓质

C. 输尿管　　　D. 前尿道

E. 后尿道或膀胱颈

15-20 膀胱结石的最典型症状是

A. 尿频　　　　B. 尿急

C. 排尿突然中断　D. 放射痛

E. 排尿终末痛

15-21 尿道结石的最主要症状是

A. 尿频、尿急　　B. 尿痛

C. 排尿困难　　　D. 急性尿潴留

E. 血尿

15-22* 下列尿道结石的处理方法中哪项不妥当

A. 用止血钳经尿道外口取石

B. 用手挤出取石

C. 将结石推入膀胱,再行膀胱切开取石

D. 经尿道切开取石

E. 经尿道镜取石

15-23 肾肿瘤最常见的早期症状是

A. 疼痛

B. 尿频、尿急

C. 发热

D. 间歇性无痛性全程血尿

E. 贫血

15-24 男性泌尿系统最常见的肿瘤是

A. 肾肿瘤　　　B. 膀胱肿瘤

C. 输尿管肿瘤　　D. 睾丸肿瘤

E. 阴茎癌

15-25 膀胱肿瘤最早、最常见的症状是

A. 无痛性血尿　　B. 肾积水

C. 膀胱刺激征　　D. 疼痛

E. 排尿困难

15-26 诊断膀胱肿瘤最重要的检查方法是

A. CT

B. 尿脱落细胞

C. B超

D. 膀胱镜

E. MRI

15-27 前列腺增生最早出现的症状是

A. 排尿困难　　　B. 尿潴留

C. 尿频　　　　　D. 血尿

E. 尿痛

15-28 确定前列腺增生是否手术的最重要标志是

A. 尿频的程度

B. 疼痛的程度

C. 排尿困难的程度

D. 残余尿的多少

E. 血尿的程度

15-29 解除尿潴留最常用的方法是

A. 听滴水声　　　B. 药物治疗

C. 插导尿管　　　D. 膀胱穿刺

E. 膀胱区热敷

15-30 急性尿潴留的首要处理措施是

A. 局部按摩　　　B. 膀胱穿刺

C. 听滴水声　　　D. 留置导尿管

E. 耻骨上膀胱造瘘

15-31* 临床上最常见的尿路结石是

A. 草酸盐结石　　B. 胱氨酸结石

C. 碳酸盐结石　　D. 尿酸盐结石

E. 磷酸盐结石

15-32 尿酸盐结石病人应禁食

A. 菠菜　　　　　B. 豆类食品

C. 动物内脏　　　D. 芦笋

E. 土豆

15-33 引起男性泌尿系统感染最常见的病菌是

A. 革兰阴性杆菌　　B. 病毒

C. 革兰阳性杆菌　　D. 原虫

E. 真菌

15-34 孤立肾最重要的检查方法是

A. 尿路平片　　　　B. 肾图

C. 膀胱镜　　　　　D. B超

E. 排泄性尿路造影

15-35 前列腺增生是以下哪个组织结构发生了变化

A. 结缔　　　　　B. 间质

C. 腺体　　　　　D. 间隙

E. 筋膜

15-36 以下哪项是造成前列腺增生早期尿频的原因

A. 膀胱容积减少

B. 残余尿量增多

C. 前列腺充血

D. 气候变化

E. 疲劳

15-37 前列腺增生的病人在失代偿期会出现哪种类型的尿失禁

A. 急迫型尿失禁

B. 压力性尿失禁

C. 充溢性尿失禁

D. 功能性尿失禁

E. 心因性尿失禁

15-38 对于前列腺增生的病人,以下哪项不能通过B超检查评判

A. 前列腺的大小

B. 前列腺的内部结构

C. 膀胱残余尿

D. 梗阻程度

E. 肾积水

15-39 在实施经尿道前列腺电切术时,以下哪种溶液不适合选用

A. 0.9%氯化钠溶液

B. 5%葡萄糖溶液

C. 10％葡萄糖溶液

D. 5％甘露醇溶液

E. 5％山梨醇溶液

15-40 前列腺手术后的膀胱冲洗液常选用

A. 0.9％氯化钠溶液

B. 5％葡萄糖溶液

C. 10％葡萄糖溶液

D. 5％甘露醇溶液

E. 5％山梨醇溶液

15-41 以下关于膀胱冲洗的注意事项哪项不
恰当

A. 使用三腔气囊导尿管进行密闭
冲洗

B. 冲洗速度越快越好

C. 冲洗也可用 0.02％呋喃西林溶液

D. 冲洗袋悬挂高度应距骨盆 60～
100 cm

E. 当冲洗不畅时,可挤压尿管排液连
接处的近心端

15-42 尿路结石主要在以下哪个器官形成

A. 肾脏　　　　B. 输尿管

C. 尿道　　　　D. 前列腺

E. 胆囊

15-43 以下哪项不是泌尿系统结石引起的病
理变化

A. 梗阻　　　　B. 感染

C. 血尿　　　　D. 肾功能减退

E. 痛风

15-44* 长期低蛋白饮食的儿童容易发生

A. 肾结石　　　　B. 输尿管结石

C. 膀胱结石　　　D. 后尿道结石

E. 前尿道结石

15-45 以下哪种方法是目前治疗肾、输尿管
结石的首选方法

A. 非手术治疗

B. 体外冲击波碎石术

C. 经皮肾镜取石

D. 经尿道碎石术

E. 开放性手术

15-46 在解剖上,男性尿道以什么为界分为
前、后两段

A. 尿道前部　　　B. 阴茎部

C. 尿生殖膈　　　D. 前列腺部

E. 膜部

15-47* 下列肾结核治疗措施中错误的是

A. 手术前应服用抗结核药物

B. 应注重全身治疗

C. 药物治疗期间需定期做尿常规

D. 药物治疗无效,需行手术治疗

E. 肾切除后不再需要服用抗结核
药物

15-48* 前列腺增生病人当残余尿超过多少,
应建议手术治疗

A. 50 ml　　　　B. 60 ml

C. 80 ml　　　　D. 100 ml

E. 120 ml

15-49 尿道球部损伤造成尿外渗的流向中,
下列哪项是错误的

A. 阴茎

B. 前腹壁一侧下部

C. 阴囊

D. 膀胱周围

E. 会阴

15-50 为明确肾结核的病变范围及程度,最
好的检查方法是

A. 尿路平片

B. B超诊断

C. 排泄性尿路造影

D. 膀胱镜

E. 逆行性尿路造影

15-51 下列肾结核的哪种情况应采取手术
治疗

A. 结核性肾脓肿

B. 早期肾结核

C. 晚期、双肾结核

D. 全身情况差不能耐受手术者

E. 有泌尿、生殖系外活动性结核病灶

15-52 泌尿系统最常见的疾病是

A. 肾结核　　　　B. 膀胱肿瘤

C. 尿石症　　　　D. 尿道外伤

E. 膀胱炎

15-53* 输尿管结石绞痛发作时,最重要的措施是

A. 应用抗生素　　B. 解痉止痛

C. 大量饮水　　　D. 多做运动

E. 手术治疗

15-54* 膀胱内充满尿液,其压力增高,迫使尿液自尿道口溢出,称为

A. 压力性尿失禁

B. 急迫性尿失禁

C. 真性尿失禁

D. 充溢性尿失禁

E. 尿外渗

15-55 泌尿系统结石最容易引起的病理生理变化是

A. 肾小球肾炎

B. 急性肾衰竭

C. 代谢性酸中毒

D. 尿路梗阻和感染

E. 电解质紊乱

15-56 泌尿系梗阻的早期病理变化是

A. 尿路结石

B. 双侧肾积水

C. 肾乳头萎缩

D. 梗阻部位以上的尿路扩张

E. 肾功能损害

15-57 输尿管结石的疼痛特点是

A. 向胸部放射　　B. 向背部放射

C. 向下腹放射　　D. 向右腹放射

E. 向左腹放射

15-58 肾输尿管结石病人的血尿一般出现在

A. 餐后　　　　　B. 活动时

C. 夜尿　　　　　D. 绞痛后

E. 大量饮水后

15-59 膀胱癌的预后主要与下列哪项相关

A. 肿瘤大小　　　B. 肿瘤部位

C. 肿瘤的单发多发

D. 治疗方法

E. 癌细胞分化程度和浸润深度

15-60 尿道球部损伤常出现的症状是

A. 终末血尿　　　B. 全程血尿

C. 尿道口滴血　　D. 尿频

E. 尿痛

15-61 膀胱刺激征是指

A. 尿频、尿多、尿痛

B. 尿急、尿多、尿痛

C. 尿频、尿急、尿痛

D. 尿频、腰痛、尿急

E. 尿多、尿频、腰痛

15-62 下列哪种损伤病人必须密切注意尿量和尿色,以防发生急性肾衰竭

A. 火器伤　　　　B. 挤压伤

C. 剥脱伤　　　　D. 裂伤

E. 切割伤

15-63 伴有严重失血性休克的肾损伤病人,其首要的处理是

A. CT 检查

B. 迅速复苏,输血抗休克治疗

C. 排泄性尿路造影检查

D. 抗生素预防感染

E. 止痛、止血治疗

15-64 关于尿道损伤行扩张术后的护理,下列哪项措施不妥当

A. 选择大小合适的探子

B. 定期扩张

C. 注意无菌操作

D. 避免出血

E. 遇有阻力时可稍用力送入

15-65 下列前列腺摘除术后预防前列腺窝出血的护理措施中哪项最重要

A. 静脉滴注氨甲苯酸

B. 低温等渗盐水膀胱冲洗

C. 膀胱冲洗液内加凝血药

D. 禁忌灌肠

E. 气囊导尿管充水并固定在大腿内侧

15-66　诊断肾结核最可靠的依据是
　　A. 尿中找到抗酸杆菌
　　B. B超检查
　　C. 尿中有大量脓细胞
　　D. 附睾扪及结节
　　E. 尿培养结核分枝杆菌阳性

15-67　下列哪项检查对前列腺癌的诊断意义
　　　不大
　　A. 前列腺穿刺活检
　　B. 前列腺B超
　　C. 肛门直肠指检
　　D. 排泄性尿路造影
　　E. PSA检查

15-68*　以下哪种疾病不是引起尿频的原因
　　A. 神经源性膀胱　　B. 膀胱炎
　　C. 膀胱憩室　　　　D. 膀胱结石
　　E. 前列腺增生

15-69　血尿最多见的原因是
　　A. 泌尿系感染　　B. 结核
　　C. 肿瘤　　　　　D. 损伤
　　E. 泌尿生殖畸形

15-70*　结核常可以引起以下哪种疾病
　　A. 睾丸肿瘤　　　　B. 附睾炎
　　C. 鞘膜积液　　　　D. 鞘膜积血
　　E. 精索静脉曲张

15-71*　肾结核最常见的晚期并发症是
　　A. 膀胱直肠瘘　　　B. 膀胱阴道瘘
　　C. 附睾结核　　　　D. 自截肾
　　E. 膀胱挛缩和对侧肾积水

15-72　关于前列腺癌的诊断,下列哪项是诊
　　　断"金标准"
　　A. 经直肠B超检查
　　B. PSA(前列腺特异抗原)检测
　　C. 穿刺活检
　　D. CT检查
　　E. MRI检查

15-73　膀胱癌的恶性程度主要取决于
　　A. 肿瘤的大小和数目
　　B. 治疗方法

　　C. 浸润膀胱癌的深度及组织学等级
　　D. 血尿的程度
　　E. 病人的年龄

15-74*　以下哪种肿瘤目前认为是可以预防的
　　A. 肾癌　　　　　　B. 阴茎癌
　　C. 前列腺癌　　　　D. 膀胱癌
　　E. 尿道癌

15-75　尿脱落细胞学检查的标本采样原则是
　　A. 24小时尿
　　B. 任何时间的尿均可
　　C. 12小时尿
　　D. 晨起第1次尿
　　E. 晨起第2次尿

15-76*　病理改变在肾脏,临床表现为膀胱刺
　　　激症状,最常发生此种情况的泌尿系
　　　统疾病是
　　A. 肾结石　　　　　B. 肾肿瘤
　　C. 肾损伤　　　　　D. 肾积水
　　E. 泌尿系统结核

15-77*　关于男性尿道的说法,下列错误的是
　　A. 有排尿和排精的功能
　　B. 有3个生理狭窄
　　C. 自然悬垂时有2个弯曲
　　D. 耻骨上弯和耻骨下弯
　　E. 长16～22 cm

15-78*　下列哪种疾病最常引起尿流中断
　　A. 下尿路梗阻　　　B. 药物性因素
　　C. 神经源性膀胱　　D. 精神性因素
　　E. 以上均不是

A2型单项选择题(15-79～15-108)

15-79　病人,男性。从扶梯上跌下撞击到会
　　　阴部,即刻感到疼痛伴尿道出血,不能
　　　排尿,阴囊、阴茎、下腹壁出现青紫、肿
　　　胀,损伤部位可能是
　　A. 尿道阴茎部　　　B. 尿道膜部
　　C. 后尿道　　　　　D. 尿道球部
　　E. 尿道前列腺部

15-80　病人,男性,20岁。在旅游中后背部被

钝物撞击后出现肉眼血尿,且伴局部疼痛,损伤部位可能是

A. 肝脏 B. 肠道

C. 脾脏 D. 肾脏

E. 胆囊

15-81 病人,男性,78岁。3天前突然出现无痛性肉眼血尿,偶伴有小血块,无尿路刺激征,3个月前有类似情况,应用止血药后血尿停止。考虑为

A. 膀胱肿瘤

B. 泌尿系统结核

C. 膀胱结石

D. 血液病

E. 前列腺增生

15-82 病人,男性,65岁。近半年有咳嗽史,体重减轻5kg,1周前出现尿频,尿液呈洗米水样。考虑为

A. 膀胱肿瘤 B. 肾结核

C. 膀胱结石 D. 输尿管结核

E. 前列腺增生

15-83 病人,女性。肾绞痛6小时,用解痉止痛药不能缓解。此时应选用下列哪种方法止痛为佳

A. 针刺

B. 立即手术

C. 阿托品+哌替啶肌内注射

D. 静脉输液

E. 肾区热敷

15-84 病人,男性,30岁。近1年来出现膀胱刺激征,并逐渐加重,青霉素治疗无效,目前每天排尿达30余次,且有脓血尿。首先考虑为

A. 泌尿系统结核 B. 前列腺肥大

C. 慢性前列腺炎 D. 膀胱肿瘤

E. 膀胱结石

15-85 病人,男性。右侧腰区受伤后出现腰痛和轻度血尿。第2天,腰部肿胀进行性加重。此损伤可能是

A. 肾包膜裂伤

B. 肾实质裂伤

C. 肾包膜、肾实质裂伤

D. 肾盂、肾盏裂伤

E. 肾盂、肾实质裂伤

15-86* 病人,女性,68岁。怀疑输尿管结石,建议做尿路平片检查。检查前病人应注意下列哪方面

A. 摄片前2~3天禁用含铁的药物

B. 检查前须做碘过敏试验

C. 保持膀胱中度充盈

D. 不必严格禁水

E. 检查前须留置导尿管

15-87 病人,男性,42岁。1周前行输尿管取石术,结石成分类型为草酸盐结晶。出院后病人不宜进食以下哪种食物

A. 茄子 B. 番茄

C. 青菜 D. 红薯

E. 花生

15-88* 病人,男性。7小时前出现腰部酸痛,行热水袋热敷后疼痛略有缓解,现因疼痛范围扩展到大腿内侧,且伴有恶心、呕吐、大汗淋漓,来院急诊。考虑诊断是

A. 输尿管结石 B. 膀胱肿瘤

C. 尿道结石 D. 前列腺肿瘤

E. 前列腺肥大

15-89 病人,女性。左侧输尿管上段结石约2.0cm×0.8cm大小,伴该侧肾轻度积水,经2个月保守治疗后,摄片提示结石位置无变动。其治疗原则为

A. 保守治疗

B. 输尿管切开取石

C. 局部理疗

D. 经膀胱镜行输尿管套石

E. 体外冲击波碎石

15-90 某7岁男孩在排尿中途突然尿流中断,呼痛不已。应首先考虑

A. 尿道结石 B. 输尿管结石

C. 膀胱结石 D. 肾盂结石

E. 肾结石

15-91　病人,男性。左侧肾盂内有一约 3 cm×1 cm 结石,局部中度积水。应考虑
A. 药物治疗
B. 肾实质切开取石
C. 体外冲击波碎石
D. 肾切除术
E. 肾盂切开取石

15-92　病人初始血尿,考虑出血部位在
A. 膀胱　　　　　B. 前尿道
C. 输尿管　　　　D. 肾脏
E. 膀胱基底部

15-93　病人,男性,38 岁。近半年来左侧腰部有隐痛、钝痛,今晨突感阵发性刀割样疼痛,并向下腹及会阴部放射,疼痛难忍,伴镜下血尿。考虑诊断是
A. 急性阑尾炎　　B. 肠道梗阻
C. 急性腹膜炎　　D. 肾绞痛
E. 坐骨神经炎

15-94　病人,女性,60 岁。拟行输尿管切开取石术,术前 1 小时拍摄腹部 X 线片后应尽量采取的体位是
A. 膀胱截石位　　B. 健侧卧位
C. 俯卧位　　　　D. 仰卧位
E. 保持拍片时体位

15-95　病人,男性,45 岁。患肾结石。体外冲击波碎石后分析主要成分为草酸盐。以下哪种食物不必限制
A. 菠菜　　　　　B. 豆制品
C. 番茄　　　　　D. 芦笋
E. 肉类

15-96　病人,女性,50 岁。行膀胱镜检查后出现血尿和疼痛。以下哪项护理措施不正确
A. 镇静止痛
B. 应用止血药
C. 嘱少饮水,减少排尿
D. 加强营养支持
E. 应用抗生素

15-97　病人,男性,75 岁。慢性肾盂肾炎 5 年。今又出现腰痛、低热。以下哪些因素与此次发病密切相关
A. 性别　　　　　B. 年龄
C. 职业　　　　　D. 运动
E. 患前列腺肥大症

15-98　经尿道前列腺电切术后在尿道放置三腔气囊导尿管的目的是
A. 引流尿液
B. 压迫出血部位
C. 膀胱冲洗
D. 排尿功能训练
E. 方便用药

15-99　病人,男性,63 岁。前列腺增生多年,逐年加重,拟手术治疗收入院。今天为病人测的残余尿量 60 ml。正常的残余尿量是
A. 0 ml　　　　　B. 10 ml
C. 20 ml　　　　D. 30 ml
E. 50 ml

15-100　病人,男性。右肾多发结石,疼痛难忍,要求止痛。可选用以下哪种药物止痛
A. 哌替啶＋654-2
B. 阿尼利定(安痛定)
C. 吗啡
D. 氨甲苯酸
E. 硝酸甘油

15-101　病人,男性,49 岁。间歇性血尿半年。行膀胱镜检查后,护士嘱其多饮水的目的是
A. 补充血液量
B. 减轻尿道疼痛
C. 增加排尿,预防感染
D. 减少出血
E. 减轻尿道黏膜水肿

15-102*　病人,男性,68 岁。2 年前因右肾、右输尿管及膀胱结核,行右肾和右输尿管切除术,手术后行抗结核治疗 6 个

月,近日尿频症状明显,尿常规检查阴性,静脉尿路造影(IVU)检查左肾轻度积水。考虑是

A. 结核复发

B. 结核引起的尿道综合征

C. 膀胱结核未能控制

D. 泌尿系感染

E. 膀胱挛缩

15-103* 病人,男性,43岁。近1年来出现过2次腰部阵发性剧痛,1天前出现无尿。为明确尿闭原因,下列检查中应首选

A. 逆行性肾盂造影

B. 肾血管造影

C. 肾 CT

D. 经静脉肾盂造影

E. 尿路平片(KUB)

15-104* 病人,男性,50岁。在地震中左腰部被砸伤,伤后出现大量肉眼血尿,左侧肾区明显肿胀,有压痛,皮下可见淤血斑,P 130 次/分,BP 80/50 mmHg。初步判断是

A. 肾挫伤

B. 肾实质与肾盂肾盏破裂

C. 肾实质损伤

D. 肾全层裂伤

E. 肾蒂断裂

15-105 病人,男性,60岁。突发上腹痛,伴恶心、呕吐。尿常规:红细胞满视野,白细胞 10~20 个/HP。血常规正常。B超示左输尿管结石。目前最适当的急诊处理方法是

A. 大量饮水

B. 口服抗菌药物

C. 消炎,解痉,止痛

D. ESWL

E. 手术探查

15-106 病人,男性,35岁。车祸后30分钟出现休克。B超显示:脾脏破裂,腹腔内

大量积血,左肾包膜下血肿 2 cm×2 cm。此时应给予

A. 积极抗休克＋脾切除＋肾切除

B. 积极抗休克＋脾切除＋肾修补

C. 积极抗休克＋脾切除＋肾保守治疗

D. 积极抗休克＋肾切除

E. 积极抗休克＋肾修补

15-107 病人,男性,36岁。左肾结石,行ESWL治疗,碎石颗粒成分分析为磷酸镁铵结石。为预防结石的复发,下列处理措施中错误的是

A. 碱化尿液

B. 酸化尿液

C. 限制食物中磷酸的摄入

D. 口服氯化铵

E. 抗感染治疗

15-108 病人,女性,65岁。有3次顺产分娩史,近半年来,咳嗽、下楼梯时常出现尿失禁症状。该病人尿失禁为

A. 真性尿失禁

B. 容量性尿失禁

C. 充溢性尿失禁

D. 压力性尿失禁

E. 急迫性尿失禁

A3 型单项选择题(15-109~15-140)

(15-109~15-111 共用题干)

病人,男性,18岁。在斗殴中腰部被钝物撞击,当时仅感到腰部局部疼痛,2小时后出现全程肉眼血尿来院就诊。体格检查:面色苍白、皮肤湿冷,BP 70/30 mmHg,P 100 次/分。

15-109 最可能的诊断是

A. 肾血管断裂

B. 肾挫裂伤合并输尿管断裂

C. 肾包膜下损伤合并肾周血肿

D. 肾挫裂伤

E. 肾盂广泛裂伤

15-110* 如做肾部分切除术,手术后的卧床时

间为

　　A. 术后 2～3 天

　　B. 手术后当天就可下床活动

　　C. 术后 1 周

　　D. 术后 2 周

　　E. 术后 1 个月

15 - 111* 病人肠功能恢复后就可进食

　　A. 流质　　　　B. 半流质

　　C. 软食　　　　D. 普食

　　E. 少渣饮食

(15 - 112～15 - 113 共用题干)

　　病人,男性,82 岁。因股骨颈骨折已卧床休养近 2 个月,2 天前病人主诉会阴部剧烈疼痛后出现进行排尿困难,来院就诊。

15 - 112 考虑诊断是

　　A. 肾盂结石　　　B. 输尿管结石

　　C. 膀胱结石　　　D. 前列腺结石

　　E. 尿道结石

15 - 113 发病可能与以下哪项因素有关

　　A. 高龄　　　　B. 长期卧床

　　C. 感染　　　　D. 饮食

　　E. 异物

(15 - 114～15 - 115 共用题干)

　　病人,女性。双侧肾盂内发现较多大小如绿豆的结石。

15 - 114 首先考虑选用

　　A. 药物治疗

　　B. 肾实质切开取石

　　C. 体外碎石

　　D. 肾切除术

　　E. 肾盂切开取石

15 - 115 首先应考虑的护理措施是

　　A. 心理护理

　　B. 鼓励病人多饮水

　　C. 口服氯化铵

　　D. 口服别嘌呤醇

　　E. 针刺穴位

(15 - 116～15 - 118 共用题干)

　　病人,男性,60 岁。1 个月前出现无痛性肉眼血尿,2 天后自行消失,近几日又出现类似血尿,且有所加重,后段尿时血尿尤为明显,另外尚有膀胱刺激征。

15 - 116 最可能的诊断是

　　A. 肾癌　　　　B. 膀胱肿瘤

　　C. 肾盂癌　　　D. 睾丸肿瘤

　　E. 膀胱结石

15 - 117 最重要的辅助检查方法是

　　A. 尿脱落细胞

　　B. 肾功能

　　C. B 超

　　D. CT

　　E. 膀胱镜

15 - 118 诊断泌尿系肿瘤出现远处转移哪项检查最适宜

　　A. B 超　　　　B. CT

　　C. PET　　　　D. MRI

　　E. 静脉尿路造影

(15 - 119～15 - 121 共用题干)

　　病人,男性,70 岁。3 个月前突然出现一次大量血尿,2 天后血尿自行停止,近几日又出现类似现象,伴有左侧腰区酸痛,叩击痛(＋)。

15 - 119 最可能的诊断是

　　A. 肾癌　　　　B. 膀胱肿瘤

　　C. 阴茎癌　　　D. 睾丸肿瘤

　　E. 肾胚胎瘤

15 - 120 其病理类型主要为

　　A. 移行细胞乳头癌

　　B. 鳞癌

　　C. 腺癌

　　D. 小细胞癌

　　E. 畸胎瘤

15 - 121 造成晚期肾癌疼痛的原因主要是

　　A. 血管痉挛　　　B. 肿块增大

　　C. 排尿不畅　　　D. 骨转移

　　E. 血管堵塞

(15 - 122～15 - 125 共用题干)

　　病人,女性,83 岁。主诉无痛性间断性肉眼血尿 3 个月余。体格检查:神清,精神尚可。

尿常规隐血(＋＋),B超示膀胱后壁有 1 个 5 cm×5 cm×4 cm 肿物,考虑可能为膀胱肿瘤。

15-122 若要确诊需行以下哪项检查
A. CT B. MRI
C. KUB D. 尿道灌注
E. 膀胱镜检查并取活检

15-123 若行全膀胱切除替代术,一般选取下列哪个部位进行代替
A. 十二指肠 B. 空肠
C. 回肠 D. 结肠
E. 直肠

15-124 全膀胱切除术后易导致
A. 低钾血症 B. 高钾血症
C. 低钙血症 D. 高钙血症
E. 高磷血症

15-125 全膀胱切除术后还应密切观察下列哪项指标
A. 锌 B. 磷
C. 氯 D. 锰
E. 铜

(15-126～15-128 共用题干)

病人,男性,55 岁。左腰部被撞伤 2 小时,因左腰痛、尿色红来院就诊。体格检查:BP 110/70 mmHg,P 80 次/分;呼吸平稳,左腰部稍肿伴明显压痛,腹软无压痛。

15-126 最可能的诊断是
A. 肾损伤
B. 膀胱损伤
C. 前尿道球部损伤
D. 后尿道膜部损伤
E. 后尿道前列腺部损伤

15-127 其尿液呈现
A. 初段血尿 B. 终末血尿
C. 全程血尿 D. 乳糜尿
E. 脓尿

15-128 主要的护理措施是
A. 维持体液平衡
B. 鼓励病人多饮水
C. 绝对卧床休息
D. 解痉止痛
E. 做好术前准备

(15-129～15-131 共用题干)

病人,男性,28 岁。3 天前在拓展活动中下腹部撞击到木块,当时出现下腹部疼痛,呈阵发性,伴有腹部憋胀,感恶心,未呕吐,无发热、心慌、气短,来院就诊。给予胃肠减压、抗感染等治疗,今天病人腹痛缓解,腹胀进行性加重,尿量明显减少。体格检查:腹部膨隆,腹壁柔韧,无明显压痛及反跳痛,未触及异常包块,肝脾肋下未触及,腹水征(＋),肠鸣音正常;双下肢轻度水肿。

15-129 最可能的诊断是
A. 前尿道损伤 B. 膀胱损伤
C. 后尿道损伤 D. 肾损伤
E. 输尿管损伤

15-130* 判断膀胱破裂最简单的检查方法是
A. 耻骨上膀胱穿刺
B. 插入金属导尿管
C. 膀胱造影
D. 导尿及膀胱注水试验
E. 腹腔穿刺

15-131* 膀胱破裂引起的腹水应为
A. 渗出液 B. 漏出液
C. 血性液体 D. 脓性液体
E. 乳糜液

(15-132～15-134 共用题干)

病人,男性,36 岁。突发上腹痛,伴恶心、呕吐。急查尿常规:红细胞满视野,白细胞 10～20 个/HP,血常规正常。

15-132 最可能的诊断是
A. 输尿管结石 B. 膀胱肿瘤
C. 肾癌 D. 睾丸癌
E. 前列腺肥大

15-133 最适当的急诊处理方法是
A. 大量饮水
B. 口服抗菌药物
C. 消炎、解痉、止痛
D. ESWL

E. 手术探查

15-134 以下哪种疾病与此病相关
A. 脂肪肝 　　　B. 冠心病
C. 甲亢 　　　D. 疝气
E. 乳腺小叶增生

(15-135～15-137 共用题干)

病人,男性,70 岁。尿频、尿急、尿痛,夜尿 6～8 次/晚,发病过程中未见血尿。实验室检查:尿培养(一),红细胞、白细胞及脓细胞满视野。尿路 X 线平片未见异常。按膀胱炎治疗 3 个月症状未见改善。

15-135* 首先要考虑是以下哪种疾病
A. 肾肿瘤
B. 间质性膀胱炎
C. 慢性肾盂肾炎
D. 泌尿系统结核
E. 尿路感染

15-136 泌尿系统结核的原发病灶大部分来源于
A. 肺 　　　B. 心脏
C. 肝脏 　　　D. 骨骼
E. 脑

15-137 泌尿系统结核最初的症状是
A. 肾区疼痛 　　　B. 肾区肿块
C. 尿急 　　　D. 尿频
E. 尿痛

(15-138～15-140 共用题干)

病人,女性,26 岁。新婚后 3 天出现尿频、尿急,排尿时疼痛。

15-138 初步考虑诊断是
A. 泌尿系统结核
B. 膀胱结石
C. 输尿管结石
D. 泌尿系统感染
E. 肾肿瘤

15-139 下列哪项检查最适宜
A. 尿常规
B. 尿培养
C. 尿沉渣涂片染色

D. 膀胱镜
E. 尿脱落细胞

15-140 拟定初步治疗方案
A. 抗结核治疗
B. 口服抗生素
C. 消炎、解痉、止痛
D. ESWL
E. 手术探查

A4 型单项选择题(15-141～15-154)

(15-141～15-144 共用题干)

病人,男性。上班途中突然出现肋腹部疼痛,大腿内侧、外阴部有放射,同时伴有排尿困难、恶心、呕吐、大汗淋漓等,来院就医。

15-141 关于 KUB 检查的注意事项下列哪项不正确
A. 摄片前 1 天多食含粗纤维饮食
B. 摄片当天禁早餐
C. 摄片前尽量排空大便
D. 摄片前 3 天禁用乳酸亚铁
E. 摄片前 3 天禁用硫酸钡

15-142 考虑诊断是
A. 肾脏结石 　　　B. 输尿管结石
C. 膀胱结石 　　　D. 前列腺结石
E. 尿道结石

15-143 上尿路结石最容易停留的部位
A. 平第 1 腰椎 　　　B. 平第 2 腰椎
C. 平第 3 腰椎 　　　D. 平第 4 腰椎
E. 平第 5 腰椎

15-144 以下哪种情况必须手术治疗
A. 结石直径<0.6 cm
B. 结石表面光滑
C. 无尿路梗阻
D. 肾积水
E. 尿路扩张

(15-145～15-148 共用题干)

病人,女性,59 岁。有糖尿病病史 10 年,1 年前诊断为肾炎,服药效果不好,2 周前入院,检查后确诊为肾结核,服用左氧氟沙星和中药后血尿有所好转,但仍然有严重的尿频。

15-145 肾结核大多起源于哪个脏器

  A. 肺结核   B. 膀胱结核

  C. 消化道结核   D. 骨结核

  E. 关节结核

15-146 肾结核的主要表现在以下哪个脏器

  A. 肺   B. 膀胱

  C. 消化道   D. 骨

  E. 关节

15-147 肾结核病人的尿液呈

  A. 洗肉水样   B. 咖啡色

  C. 洗米水样   D. 酱油色

  E. 泡沫样

15-148 关于肾结核术前护理的描述以下哪一项不准确

  A. 加强营养

  B. 预防感冒

  C. 肾全切手术前需服药2周以上

  D. 肾部分切手术前需服药2周以上

  E. 留置导尿

(15-149～15-151 共用题干)

  病人,男性,65岁。因排尿困难10年,加重3个月入院。病人10年前出现排尿困难,尿线细,尿滴沥,在多家医院诊治,诊断为前列腺增生。口服药物及针灸治疗后效果不佳,再次就诊,拟行手术治疗。

15-149 前列腺增生早期出现尿频主要与以下哪项有关

  A. 尿量增多

  B. 尿道外口堵塞

  C. 膀胱缩小

  D. 输尿管积水

  E. 前列腺充血刺激

15-150 前列腺切除术后早期护理的重点应是

  A. 防止尿潴留

  B. 防止便秘

  C. 观察和防治出血

  D. 防止血栓形成

  E. 防止尿失禁

15-151 护士对前列腺摘除术病人行术后护理时,以下哪项措施不妥当

  A. 做好膀胱冲洗的护理

  B. 应用止痛药

  C. 嘱病人多饮水

  D. 术后3天便秘给予灌肠

  E. 记录出入液量

(15-152～15-154 共用题干)

  病人,男性,85岁。排尿困难3年,腰背痛3个月来院就诊。体格检查:前列腺右叶有一直径1 cm大小质地较硬的结节。血PSA>200 ng/ml,X线摄片发现第2、3腰椎有骨性病灶。

15-152* 首先考虑诊断是

  A. 良性前列腺增生

  B. 前列腺炎

  C. 前列腺癌

  D. 前列腺结节

  E. 前列腺脓肿

15-153 为明确诊断,应首先采取

  A. B超检查

  B. 全身骨扫描检查

  C. MRI检查

  D. 直肠指检

  E. 经直肠行前列腺穿刺活检

15-154* 该病人目前的治疗宜采取

  A. 牵引

  B. TURP术

  C. 去势治疗

  D. 前列腺癌根治术

  E. 中医推拿

❈ 名词解释题(15-155～15-176)

15-155 尿失禁

15-156 充溢性尿失禁

15-157 尿潴留

15-158 尿流动力学测定

15-159 残余尿测定

15-160　肾绞痛

15-161　膀胱刺激征

15-162　肾挫伤

15-163　肾部分裂伤

15-164　肾全层裂伤

15-165　尿石症

15-166　KUB

15-167　静脉尿路造影(IVU)

15-168　逆行性尿路造影(RP)

15-169　病理性肾结核

15-170　膀胱冲洗术

15-171　脓尿

15-172　尿瘘

15-173　上尿路感染

15-174　下尿路感染

15-175　TURP综合征

15-176　尿频

✤ 简述问答题(15-177～15-199)

15-177　泌尿系统损伤的共同表现有哪些?

15-178　膀胱破裂后出现排尿困难的主要原因是什么?

15-179　简述膀胱造瘘管的护理要点。

15-180　简述前列腺增生导致肾功能损害的发病机制。

15-181　经尿道前列腺电切术时不能选用电解质溶液进行冲洗的原因是什么?

15-182　简述前列腺增生术后须将三腔气囊导尿管向外牵拉的目的。

15-183　简述尿失禁的分类。

15-184　肾损伤后为什么要绝对卧床?

15-185　肾肿瘤有哪些临床特点? 常用的辅助检查方法有哪些?

15-186　膀胱肿瘤的临床表现有哪些?

15-187　前列腺增生的临床表现有哪些?

15-188　尿潴留的常见原因有哪些?

15-189　简述急性尿潴留的治疗原则。

15-190　肾结核的临床特点是什么? 其典型的临床表现有哪些?

15-191　何谓肾自截?

15-192　如何预防泌尿系统结石?

15-193　简述体外冲击波碎石的禁忌证有哪些?

15-194　简述膀胱冲洗的注意事项。

15-195　简述血尿的分类及其临床意义。

15-196　何谓前列腺特异性抗原(PSA)及其临床意义?

15-197　简述轻度肾损伤的保守治疗原则。

15-198　泌尿系统结核的原发病灶主要来自何处及其蔓延途径?

15-199　造成尿道损伤的常见原因包括哪些? 其主要临床表现有哪些?

✤ 综合分析题(15-200～15-203)

15-200　病人,男性,52岁。活动多时常出现左腰部钝痛。尿常规检查:红细胞10～20个/HP,白细胞3～5个/HP。B超:右肾盂内可见3 mm×2 mm不规则形强回声,后伴声影。

请解答:

(1)初步诊断有哪些?

(2)还应做哪些必要的检查?

(3)如何对病人进行保守治疗中促进排石的健康指导?

15-201　病人,男性,50岁,鞋厂工人。2个月前突然出现无痛性肉眼血尿,数天后自行停止,2天前又出现血尿,于尿末加重,并有轻度膀胱刺激征。

请解答:

(1)初步诊断有哪些?

(2)应与哪些疾病相鉴别?

(3)还应做哪些必要的检查?

15-202　病人,男性,71岁。尿频,进行性排尿困难10年余,加重2个月,现排尿滴沥,不能控制排尿,经常尿失禁。

请解答:

(1)其初步诊断是什么?

（2）必要检查及处理原则是什么？

15-203 病人,男性,20岁。反复血尿、脓尿2年余,长期应用抗生素疗效不佳,尿培养3次,均未见细菌生长。

请解答：

（1）初步诊断是什么？

（2）病史询问中应重点了解哪些内容？

（3）非手术治疗的护理要点包括哪些？

答案与解析

选择题

A1 型单项选择题

15-1 B	15-2 C	15-3 B	15-4 D
15-5 A	15-6 B	15-7 E	15-8 E
15-9 E	15-10 A	15-11 D	15-12 A
15-13 B	15-14 D	15-15 B	15-16 A
15-17 B	15-18 C	15-19 E	15-20 C
15-21 C	15-22 D	15-23 D	15-24 B
15-25 A	15-26 D	15-27 C	15-28 D
15-29 C	15-30 D	15-31 A	15-32 C
15-33 B	15-34 E	15-35 B	15-36 C
15-37 B	15-38 D	15-39 A	15-40 A
15-41 B	15-42 A	15-43 C	15-44 C
15-45 B	15-46 C	15-47 E	15-48 B
15-49 D	15-50 D	15-51 A	15-52 E
15-53 B	15-54 B	15-55 D	15-56 D
15-57 B	15-58 B	15-59 B	15-60 B
15-61 C	15-62 B	15-63 B	15-64 E
15-65 E	15-66 D	15-67 D	15-68 C
15-69 D	15-70 B	15-71 E	15-72 C
15-73 C	15-74 B	15-75 E	15-76 E
15-77 D	15-78 A		

A2 型单项选择题

15-79 D	15-80 D	15-81 A	15-82 B
15-83 C	15-84 A	15-85 C	15-86 A
15-87 B	15-88 A	15-89 E	15-90 C
15-91 E	15-92 B	15-93 D	15-94 E
15-95 E	15-96 C	15-97 E	15-98 B
15-99 B	15-100 A	15-101 C	15-102 E

15-103 E	15-104 D	15-105 C	15-106 C
15-107 A	15-108 D		

A3 型单项选择题

15-109 D	15-110 D	15-111 A	15-112 E
15-113 B	15-114 A	15-115 B	15-116 B
15-117 E	15-118 C	15-119 C	15-120 A
15-121 B	15-122 E	15-123 C	15-124 A
15-125 C	15-126 B	15-127 C	15-128 C
15-129 B	15-130 C	15-131 B	15-132 A
15-133 B	15-134 C	15-135 D	15-136 A
15-137 B	15-138 D	15-139 B	15-140 B

A4 型单项选择题

15-141 A	15-142 B	15-143 C	15-144 D
15-145 A	15-146 B	15-147 C	15-148 D
15-149 E	15-150 C	15-151 D	15-152 C
15-153 E	15-154 C		

部分选择题解析

15-1 解析: 尿道损伤在泌尿系统损伤中最常见,其中球部和膜部的损伤最为常见。

15-2 解析: 肾损伤按损伤机制不同可分为闭合性损伤和开放性损伤,临床上以肾挫伤、肾部分裂伤常见。

15-11 解析: 会阴部骑跨伤时,将尿道挤向耻骨联合下方,引起尿道球部损伤。

15-12 解析: 尿道损伤多见于前尿道球部和后尿道膜部,骑跨伤易致尿道球部损伤,骨盆骨折易致尿道膜部损伤。

15-19 解析: 初始血尿提示病变在膀胱颈部或

尿道;终末血尿提示病变在膀胱颈部、三角区或后尿道;全程血尿提示病变在膀胱或以上部位。

15-22 解析:尿道结石分为前尿道结石和后尿道结石,前尿道结石主要通过挤压使结石从尿道外口排出;后尿道结石主要是将结石推入膀胱后再按膀胱结石处理,禁止尿道切开取石以免导致尿道狭窄。

15-31 解析:草酸盐结石:最多见,呈棕褐色,质坚硬,表面粗糙呈桑叶状,X线下易显影。尿酸盐结石:在酸性尿液中形成,黄色或褐色,质硬,表面光滑呈颗粒状,X线下不易显影。磷酸盐结石:在碱性尿液中形成,灰白色,易碎,表面粗糙,常呈鹿角状,X线下可见分层现象。胱氨酸结石:黄色蜡样,质软,X线下不显影。

15-44 解析:儿童结石的形成和饮食营养有一定的关系,不少地区小儿在哺乳和断乳期,以及贫困地区,饮食中多缺少乳制品、蛋类和动物脂肪而易致膀胱结石。

15-47 解析:肾结核术前服用抗结核药不少于2周,术后继续抗结核治疗3～6个月,防止结核复发。

15-48 解析:残余尿测定是前列腺增生的重要诊断手段之一。由于前列腺增生导致病人排尿困难,随着梗阻加重,膀胱内尿液在每次排尿时不能完全排空,残留在膀胱内,这些残留在膀胱内的尿称为残余尿。当残余尿量达到60 ml时,说明膀胱逼尿肌已处于失代偿状态,是目前手术治疗的一项指征。

15-53 解析:输尿管结石绞痛发作时输尿管处于痉挛状态,应用解痉药,药物可解除输尿管的痉挛,缓解病人的疼痛。

15-54 解析:真性尿失禁又称完全性尿失禁,常见原因为手术、外伤、先天性疾病引起的膀胱颈和尿道括约肌受损。压力性尿失禁是当腹压突然增高如咳嗽、打喷嚏时,尿液不自主地流出。充溢性尿失禁指膀胱功能完全失去代偿,膀胱过度充盈,压力增高,而引起尿液不断溢出。急迫性尿失禁是指严重的尿频、尿急而膀

胱不受意识控制发生的尿液排空,通常发生于膀胱严重感染时。尿外渗属于尿道损伤的病例类型之一。

15-68 解析:尿频是由泌尿、生殖道炎症,膀胱结石,肿瘤,前列腺增生,精神因素等原因引起。

15-70 解析:附睾结核形成寒性脓肿,合并细菌感染时常常表现为畸形附睾炎。

15-71 解析:肾结核的临床表现:晚期膀胱发生挛缩,肾结核病变破坏严重和梗阻时可出现对侧肾积水,腰部出现可触及肿块。

15-74 解析:阴茎癌绝大多数发生于有包茎或包皮过长的病人,幼年行包皮环切术,可避免阴茎癌的发生。

15-76 解析:含有脓液和结核杆菌的酸性尿对膀胱刺激形成膀胱刺激征,而结核的病理改变却在肾脏。

15-77 解析:男性尿道的2个弯曲是耻骨前弯和耻骨下弯。

15-78 解析:急性尿潴留的病因分为机械性和动力性两种,以机械性梗阻病变(下尿路梗阻)最为常见。

15-86 解析:尿路平片的护理要点:摄片前2～3天禁用含铋、铁的药物及硫酸钡;摄片前1天食少渣饮食,晚上服用缓泻剂;摄片当天禁早餐并排空粪便。

15-88 解析:肾或输尿管结石引起的绞痛多为阵发性,疼痛范围放射到同侧下腹部、外生殖器及大腿内侧,持续时间不等,并会伴有恶心、呕吐、面色苍白等。

15-102 解析:泌尿系统结核晚期膀胱发生挛缩,容量显著缩小,尿频更加严重,甚至出现尿失禁现象。

15-103 解析:对怀疑有梗阻性病变的病人,X线检查能确定梗阻的存在、特点、解剖形态以及是否需要治疗,KUB是其中的一种。

15-104 解析:肾实质深度裂伤,可涉及肾包膜及肾盂肾盏黏膜,常引起广泛的肾周围血肿、血尿和尿外渗。肾横断或碎裂时,可导致部分肾组织缺血。这类肾损伤症状明显,后果严重,均

需手术治疗。

15-110 解析：肾修补术或肾部分切除手术后需卧床休息2周，以防手术后出血。

15-111 解析：待肠功能恢复后进流质，并逐步过渡到普食。肾区手术后易出现腹胀，因此要注意少进易胀气的食物。

15-130 解析：膀胱破裂时，导尿管虽然可以顺利插入膀胱，但仅流出少量血尿。经导尿管注入0.9％氯化钠溶液200 ml，5分钟后吸出，若液体进出量差异很大，提示膀胱破裂。此方法最简单，其他方法较复杂。

15-131 解析：渗出液由于含有纤维蛋白原和组织、细胞破坏放出的凝血活酶，易凝结，多为炎症性因素所致。漏出液多为单纯血液循环障碍引起。

15-135 解析：泌尿系统结核的典型临床表现：尿频、尿急、尿痛、脓尿和血尿。病人经抗炎治疗无效，说明并非感染引起，病程中未见血尿，多可排出肿瘤可能，故首先应考虑为泌尿系统结核。

15-152 解析：前列腺癌多数发生在老年男性，常常出现PSA升高，容易出现骨转移。

15-154 解析：前列腺癌多数为雄激素依赖型，去势治疗可控制和缓解病变的发展，因此对于年龄较大的病人多采取去势治疗。

名词解释题

15-155 尿失禁是指尿液不受主观控制而自尿道口自行流出。

15-156 由于各种原因所致的排尿障碍引起的慢性尿潴留，造成膀胱过度充盈，当膀胱压力超过尿道压力导致尿液持续或间断溢出，此类尿失禁称充溢性尿失禁。

15-157 尿潴留指膀胱内充满尿液，而不能排出的症状。

15-158 尿流动力学测定是借助流体力学及电生理学方法研究排尿功能障碍的一种技术。

15-159 残余尿能反映膀胱排尿功能障碍的程度。在诊断和治疗前列腺增生的过程中，残余尿测定是一项必不可少的步骤，其测定方法是嘱病人尽量排空膀胱后，行无菌导尿或B超检测残余尿量，正常残余尿量应少于10 ml。

15-160 肾绞痛是由于某种病因使肾盂、输尿管平滑肌痉挛或管腔的急性部分梗阻所造成的疼痛。其特点是突然发作的剧烈疼痛，疼痛从患侧腰部开始沿同侧输尿管向下腹部、腹股沟、大腿内侧、睾丸或阴唇放射，可持续几分钟或数十分钟，甚至数小时不等。发作时常伴有恶心、呕吐、大汗淋漓、面色苍白、辗转不安等症状，严重者可导致休克。多见于输尿管结石。

15-161 膀胱刺激征是指尿频、尿急、尿痛，且每次尿量较少的一种临床表现。

15-162 肾挫伤是最多见的一种肾闭合性损伤，损伤局限于部分肾实质，形成肾淤斑或包膜下血肿，肾包膜和肾盂黏膜完整。

15-163 肾部分裂伤是除肾实质损伤外，还伴有肾包膜或肾盂黏膜破裂，前者血尿明显，后者则易形成肾周围血肿和尿外渗。

15-164 肾全层裂伤是指肾实质、肾包膜、肾盂肾盏黏膜均破裂，血尿严重，可伴有大量血、尿外渗，严重者肾横断或肾碎裂伤可致部分肾组织缺血坏死。

15-165 尿石症又称尿路结石或泌尿系统结石，是泌尿外科最常见的病症，有上尿路结石和下尿路结石之分。上尿路结石包括肾结石和输尿管结石，下尿路结石包括膀胱结石和尿道结石。

15-166 KUB(kidney，ureter，bladder)：指包括双侧肾、双侧输尿管及膀胱在内的X线腹部平片。摄片范围上起第11胸椎，下达耻骨联合下方2 cm，能显示肾轮廓及95％以上的泌尿系统结石影。

15-167 静脉尿路造影(IVU)又称排泄性尿路造影，是由静脉注入经肾排泄的造影剂，如泛影葡胺等，经X线摄片以显示两侧肾功能及肾盏、肾盂、输尿管和膀胱的形态。

15-168 逆行性尿路造影(RP)是经膀胱镜将导管引进输尿管上端，将造影剂注入导管后X线摄片,可清晰显示肾盏、肾盂、输尿管形态的方法,但此方法不能显示肾功能。

15-169 病理性肾结核是指双肾皮质受结核杆菌侵犯,尿中可查出结核杆菌,但临床上不出现症状,大多能自行愈合。

15-170 膀胱冲洗术是指通过留置的尿管或配合耻骨上膀胱造口管,将药液或冲洗液间断性或连续性输注膀胱内,然后经导管排出体外,从而将膀胱内残渣、血块、脓液等冲出膀胱,防止感染或堵塞尿路的方法。

15-171 脓尿是指离心尿每高倍视野的白细胞超过 3 个以上,多见于泌尿生殖系非特异性感染、淋病及结核等。

15-172 尿瘘是指尿液经不正常的通道自行流出。

15-173 尿路感染中,肾盂肾炎、输尿管炎为上尿路感染。

15-174 尿路感染中,膀胱炎、尿道炎为下尿路感染。

15-175 TURP 综合征是经尿道前列腺电切术(TURP)最严重的并发症之一,是因 TURP 术中冲洗液经手术创面大量、快速吸收所引起的以稀释性低钠血症及血容量过多为主要特征的临床综合征,严重时危及生命。

15-176 尿频是指排尿次数增多而每次尿量减少。

简述问答题

15-177 泌尿系统损伤的共同表现包括疼痛、血尿和尿外渗。

15-178 膀胱破裂后尿液渗漏至膀胱周围或腹腔,病人虽然有尿意,但不能排尿。

15-179 膀胱造瘘管的护理要点:①固定,造瘘管接引流袋并妥善固定。②通畅,保持引流通畅,使膀胱壁张力减轻,以利于修补的裂口尽早愈合。③无菌,每天更换无菌引流袋,注意无菌操作。④保护,造瘘口周围皮肤用氧化锌软膏保护,如敷料浸湿应及时更换。⑤记录,观察尿量和颜色变化,鼓励病人多饮水,记录好引流情

况。⑥一般留置 1～2 周,拔管前须夹管,观察能否自行排尿,排尿通畅方可拔管。⑦如需长期留置应配合医生定期更换造瘘管。拔管后有少许漏尿为暂时现象。

15-180 前列腺增生可导致后尿道受压,甚至伸向膀胱而堵塞尿道内口。长期排尿困难导致残余尿增多及膀胱、输尿管反流,或导致尿潴留,进而引起肾积水、肾功能损害。

15-181 由于前列腺电切手术过程如遇到电解质溶液可能产生组织电离损伤、分散高频电流,降低热效应,影响切割效果,因此手术中所选用的冲洗液不能是电解质溶液。

15-182 三腔气囊导尿管的气囊应位于尿道内口,其目的在于刚好隔断膀胱与前列腺窝之间的液体流动,发挥前列腺包膜平滑肌自身回缩止血的优势。

15-183 尿失禁是指尿液不能控制、自动从尿道流出。有以下几种类型:

(1)真性尿失禁:又称完全性尿失禁,膀胱失去排尿能力处于空虚状态,常因尿道括约肌功能损伤所致。

(2)压力性尿失禁:多见于经产妇、尿道括约肌功能不全、腹压增高时(如咳嗽),出现尿失禁。

(3)急迫性尿失禁:常伴尿急,因不能抑制膀胱收缩,未到厕所尿即排出。

(4)充溢性尿失禁:膀胱膨胀,内压超过括约肌阻力,尿液不断流出或滴出。

15-184 肾损伤后要绝对卧床是为了防止过早活动造成再度出血。

15-185 肾肿瘤以血尿、肿块、疼痛为临床特点,其中肾癌、肾盂癌病人年龄偏大,突发性间歇性无痛性血尿显著,肿块较难触及;肾母细胞瘤多见于小儿,血尿少见,肿瘤巨大,增长迅速,易触及。诊断方法有 X 线腹部平片、排泄性尿路造影、肾功能显影、B 超、放射性核素扫描、CT 等。

15-186 膀胱肿瘤的临床表现有无痛性、间歇性肉眼血尿,终末加重,可自行停止,伴有尿频、

尿急、尿痛的膀胱刺激征,当膀胱癌增大堵塞膀胱内口时可发生排尿困难或尿潴留,晚期可出现下腹部肿块和腰骶部疼痛。

15-187 前列腺增生的临床表现按照病程一般分为刺激期、代偿期和失代偿期。刺激期:主要症状是尿频,可伴有尿急和排尿不尽感,尤以夜间为甚。代偿期:主要症状是进行性排尿困难。失代偿期:以慢性尿潴留为特征。

15-188 尿潴留的常见原因:①机械性梗阻,如前列腺增生、膀胱颈挛缩、膀胱或尿道结石、肿瘤、异物、凝血块、尿道损伤及尿道狭窄等。②功能性梗阻,如麻醉、手术后,中枢和周围神经系统损伤,各种松弛平滑肌药物的应用,低钾、高热、昏迷垂危时。

15-189 急性尿潴留的治疗原则:①病因明确者,应解除病因;②导尿是急性尿潴留时最常用的方法;③不能插入导尿管者,可行耻骨上膀胱穿刺造瘘。

15-190 肾结核的临床特点是发病缓慢,病程长,对肾损害较重,多有或有过泌尿系统外结核,就诊多因膀胱刺激征而非肾本身症状;典型表现为尿频、尿急、尿痛、血尿及脓尿。

15-191 含结核分枝杆菌的脓液随尿排出,输尿管受累后可狭窄,当输尿管完全闭塞,含菌的尿液不能进入膀胱,膀胱刺激症状反见好转,则出现所谓的肾自截现象。

15-192 预防泌尿系统结石的方法:①多饮水,成人每天尿量保持在 2 000 ml 以上;②多活动;③及时解除尿路梗阻并防治感染;④根据结石成分调节饮食;⑤甲状旁腺功能亢进者尽早防治;⑥去除尿道异物,及时取出或更换在尿路中的导管。

15-193 体外冲击波碎石的禁忌证:①有出血倾向;②心肺功能不良;③肥胖难以定位;④尿路有梗阻或感染。

15-194 膀胱冲洗的注意事项:①膀胱冲洗前必须先评估病人和环境,并向病人解释目的和基本过程,取得病人的配合。②协助病人舒适卧位,操作过程必须严格无菌操作,管道连接稳

妥,导尿管应低于耻骨联合。③滴速不宜过快,以免病人膀胱收缩、尿意强烈;滴入治疗性药物时,必须在膀胱内保留 30 分钟后再引流出膀胱。④冲洗过程应观察引流液的色、质、量,有无血块阻塞。如阻塞不畅,可挤压引流管的近心端或必要时借助膀胱冲洗器进行无菌冲洗疏通。

15-195 血尿分为镜下血尿和肉眼血尿两种,为泌尿、生殖系统疾病的常见症状。肉眼血尿又分为:①初始血尿,血尿见于排尿初期,病变多在前尿道或膀胱颈部;②终末血尿,仅排尿终末时后段尿液中有血,病变部位多在后尿道、膀胱颈或膀胱三角区;③全程血尿,血尿见于尿液全程,病变多在膀胱或其以上部位。

15-196 前列腺特异性抗原(PSA)是由前列腺泡和导管的上皮细胞产生,是一种含有 237 个氨基酸的单链糖蛋白,是目前最常用的前列腺癌生物标记。

15-197 轻度肾损伤的保守治疗原则:①紧急处理休克,维持生命,做好手术探查的准备;②绝对卧床休息 2～4 周,2～3 个月内不宜体力活动;③密切观察生命体征、腹部体征,定期复查血、尿常规;④补充血容量,维持水及电解质平衡;⑤早期应用抗生素预防感染;⑥对症治疗,如止痛、止血等。

15-198 泌尿系统结核的原发病灶多为肺结核,次为骨结核、肠结核。泌尿系统结核先从肾结核开始,然后延及输尿管、膀胱、尿道和对侧肾,随后亦向男性生殖系蔓延,生殖系统结核以附睾结核为多见。

15-199 尿道损伤常为骑跨伤或会阴部受暴力打击,或外伤造成耻骨、坐骨骨折,或病人在接受尿道腔内检查、治疗时操作不当引起医源性损伤等引起的合并伤。其主要临床表现包括疼痛、尿道出血、排尿困难或尿潴留、尿外渗、休克等。

综合应用题

15-200 (1) 初步诊断为左肾盂结石。

（2）还应做的必要检查：血、尿液测定钙、磷及尿酸水平、血甲状旁腺素（PTH）、结石成分测定，以及排泄性尿路造影。

（3）保守治疗中促进排石的健康指导：①鼓励病人多饮水，保持每天尿量在 2 000 ml 以上，促进小结石排出；②指导病人适当运动，促进输尿管蠕动和结石下移；③防治感染，酌情给予抗生素；④内服利尿、排石的中草药和溶石药物等。

15‑201 （1）初步诊断为膀胱肿瘤。

（2）应与肾肿瘤、膀胱结核、前列腺增生等鉴别。

（3）还应做的检查：尿脱落细胞学检查、膀胱镜检查、B 超检查，必要时可做 CT 检查，其中最重要的是膀胱镜检查。

15‑202 （1）初步诊断为前列腺增生。

（2）必要检查：直肠指检前列腺，B 超检查前列腺及残余尿，尿流动力学检查等。处理原则：在了解全身情况，特别是心、肝、肺、肾功能的前提下，尽早做手术治疗，即前列腺切除术。

15‑203 （1）初步诊断是肾结核。

（2）病史询问的重点是既往有无结核病史或结核病人接触史。

（3）非手术治疗的护理要点：①加强心理护理、重视全身支持、监督规范用药；②注意观察反应，定期复查尿常规、尿细菌学、红细胞沉降率、X 线尿路造影、B 超及肝、肾功能等，当出现细菌耐药或肝、肾功能损害和听神经损害等不良反应时，应及时报告医生并协助处理。

（张　颖）

第十六章

骨与关节疾病病人的护理

A1 型单项选择题(16-1~16-164)

16-1 疲劳骨折最易发生于
A. 跟骨 　　　　　B. 胫骨平台
C. 胫骨 　　　　　D. 腓骨
E. 第2跖骨

16-2 急性化脓性骨髓炎及骨肿瘤导致的骨折属于
A. 病理性骨折 　　B. 疲劳性骨折
C. 裂缝骨折 　　　D. 青枝骨折
E. 嵌插骨折

16-3 按骨折的程度可将骨折分为
A. 闭合性骨折和开放性骨折
B. 不完全骨折和完全骨折
C. 稳定性骨折和不稳定性骨折
D. 新鲜骨折和陈旧骨折
E. 青枝骨折和裂缝骨折

16-4 骨折线与骨干纵轴成一定角度的骨折是
A. 横形骨折 　　　B. 斜形骨折
C. 螺旋形骨折 　　D. 青枝骨折
E. 压缩性骨折

16-5 骨折线与骨干纵轴接近垂直的骨折是
A. 横形骨折 　　　B. 斜形骨折
C. 螺旋形骨折 　　D. 青枝骨折
E. 压缩性骨折

16-6 下列哪种骨折属于不完全骨折
A. 横形骨折 　　　B. Y形骨折
C. 螺旋形骨折 　　D. 青枝骨折

E. 骨骺损伤

16-7 下列哪项不属于完全骨折
A. 粉碎性骨折 　　B. 裂缝骨折
C. 嵌插骨折 　　　D. 压缩性骨折
E. 骨骺损伤

16-8 下列哪项属于稳定性骨折
A. 斜形骨折 　　　B. Y形骨折
C. 螺旋形骨折 　　D. T形骨折
E. 嵌插骨折

16-9 下列哪种骨折属于不稳定性骨折
A. 裂缝骨折 　　　B. 斜形骨折
C. 横形骨折 　　　D. 压缩性骨折
E. 嵌插性骨折

16-10 下列不属于开放性骨折的是
A. 骨折断端刺破皮肤及黏膜外露
B. 肋骨骨折、肺破裂、血气胸
C. 耻骨骨折并尿道断裂
D. 尾骨骨折并直肠破裂
E. 股骨颈骨折

16-11 粉碎性骨折是骨碎裂几块以上的骨折
A. 1块 　　　　　B. 2块
C. 3块 　　　　　D. 4块
E. 5块

16-12 下列哪项骨折形态多见于儿童
A. 青枝骨折 　　　B. 横形骨折
C. 斜形骨折 　　　D. 嵌插性骨折
E. 压缩性骨折

16-13 压缩性骨折最常发生于
A. 脊椎骨 　　　　B. 股骨
C. 尺骨 　　　　　D. 腓骨

E. 肱骨

16-14 下列哪项不是导致骨折段移位的因素
　　A. 暴力作用
　　B. 肌肉牵拉
　　C. 伤者的年龄
　　D. 肢体远侧段的重量
　　E. 搬运不恰当

16-15 常见的骨折移位类型不包括
　　A. 成角移位　　　　B. 分离移位
　　C. 缩短移位　　　　D. 粉碎移位
　　E. 侧方移位

16-16 骨折特有体征为
　　A. 疼痛、肿胀、功能障碍
　　B. 畸形、反常活动、骨擦音
　　C. 畸形、反常活动、功能障碍
　　D. 肿胀、淤斑、反常活动
　　E. 畸形、弹性固定、关节部位空虚

16-17 下列哪项不是骨折特有体征
　　A. 功能障碍　　　　B. 骨擦音
　　C. 反常活动　　　　D. 骨擦感
　　E. 畸形

16-18 下列骨折的全身表现中错误的是
　　A. 一般骨折后体温正常
　　B. 病人可因大量出血引起休克
　　C. 严重骨折病人血肿吸收时，体温略
　　　　有升高
　　D. 开放性骨折病人体温升高时，应不
　　　　排除感染可能
　　E. 严重骨折病人血肿吸收时，其体温
　　　　通常不超过37℃

16-19 下列不属于骨折一般症状的是
　　A. 疼痛、压痛　　　B. 骨擦音
　　C. 局部肿胀　　　　D. 功能障碍
　　E. 淤斑

16-20 下列哪项是骨折早期并发症
　　A. 缺血性骨坏死
　　B. 下肢深静脉血栓
　　C. 骨筋膜室综合征
　　D. 急性骨萎缩

E. 压疮

16-21 下列哪项是骨折晚期并发症
　　A. 创伤性关节炎
　　B. 休克
　　C. 脂肪栓塞
　　D. 骨筋膜室综合征
　　E. 神经损伤

16-22 下列哪项是骨折最常见的并发症
　　A. 感染
　　B. 下肢深静脉血栓
　　C. 脂肪栓塞综合征
　　D. 关节僵硬
　　E. 创伤性关节炎

16-23 骨折病人长期卧床不起，易发生的并
　　　　发症为
　　A. 坠积性肺炎　　　B. 肝炎
　　C. 胆囊炎　　　　　D. 心包炎
　　E. 肾炎

16-24 脂肪栓塞综合征通常发生在骨折后几
　　　　小时内
　　A. 6 小时　　　　　B. 12 小时
　　C. 24 小时　　　　　D. 48 小时
　　E. 96 小时

16-25 下列哪项不是脂肪栓塞综合征的临床
　　　　表现
　　A. 烦躁不安
　　B. 进行性呼吸困难
　　C. 疼痛进行性加重
　　D. 发绀
　　E. 昏迷

16-26 下列哪项不是骨筋膜室综合征的临床
　　　　表现
　　A. 感觉异常
　　B. 被动牵拉疼痛
　　C. 主动屈曲疼痛
　　D. 肌腹处有压痛
　　E. 局部皮肤暗红

16-27 骨筋膜室综合征好发部位是
　　A. 前臂背侧和大腿

B. 前臂掌侧和大腿

C. 大腿和小腿

D. 前臂掌侧和小腿

E. 前臂背侧和小腿

16-28 出现骨筋膜室综合征正确的护理措施是

　　A. 局部按摩　　　B. 热敷

　　C. 冷敷　　　　　D. 抬高患肢

　　E. 切开减压

16-29 前臂缺血性肌挛缩造成的特有畸形是

　　A. 锅铲样畸形

　　B. 枪刺样畸形

　　C. 垂腕畸形

　　D. 爪形手畸形

　　E. 猿手畸形

16-30 缺血性肌挛缩病因不是

　　A. 重要动脉损伤　　B. 包扎过紧

　　C. 肢体血供不足　　D. 局部炎症

　　E. 软组织损伤

16-31 最易造成前臂缺血性肌挛缩的是下列哪种骨折

　　A. 肱骨干骨折

　　B. 肱骨髁上骨折

　　C. 桡骨远端骨折

　　D. 肘关节脱位

　　E. 锁骨骨折

16-32 骨折晚期出现关节僵硬的主要原因是

　　A. 关节面骨折

　　B. 局部血供差

　　C. 合并神经损伤

　　D. 关节腔积血、积液

　　E. 缺乏有效的功能锻炼

16-33* 骨折后最易发生缺血性骨坏死的部位是

　　A. 股骨中段骨折

　　B. 胫骨中段骨折

　　C. 股骨颈骨折

　　D. 肋骨骨折

　　E. Colles 骨折

16-34 预防下肢深静脉血栓,下列哪项措施是错误的

　　A. 患肢抬高

　　B. 多饮水

　　C. 避免下肢静脉穿刺

　　D. 早期功能锻炼

　　E. 患肢制动

16-35 对骨折病人现场急救时,下列最好的次序是

　　A. 妥善固定、包扎止血、抢救生命、迅速转运

　　B. 包扎伤口、妥善固定、抢救生命、迅速转运

　　C. 平稳运送、包扎止血、妥善固定、抢救生命

　　D. 抢救生命、包扎止血、妥善固定、迅速转运

　　E. 平稳运送、包扎止血、妥善固定、初步检查

16-36 不属于骨折急救固定目的的是

　　A. 避免损伤血管和神经

　　B. 减轻疼痛

　　C. 避免损伤内脏

　　D. 便于运送

　　E. 恢复组织完整性

16-37 骨折最常用的检查项目是

　　A. X 线　　　　　B. CT

　　C. B 超　　　　　D. 血常规

　　E. MRI

16-38 关于骨折的治疗原则,下列哪项是正确的

　　A. 复位、固定及内外用药

　　B. 复位、固定及功能锻炼

　　C. 复位、固定

　　D. 复位、固定及物理治疗

　　E. 固定、功能锻炼及内外用药

16-39 下列哪项不是骨折手术复位的指征

　　A. 陈旧性骨折

　　B. 手法复位失败

C. 伴有主要神经、血管损伤

D. 关节内骨折

E. 颅骨线形骨折

16-40 具有复位和外固定双重作用的治疗措施是

A. 石膏固定 　　 B. 髓内钉

C. 小夹板固定 　 D. 外展架

E. 持续牵引

16-41 下列哪项是骨折内固定治疗措施

A. 夹板固定

B. 石膏固定

C. 牵引

D. 加压钢板固定

E. 支具固定

16-42 关于骨折病人固定方法,下列正确的陈述是

A. 皮牵引力量大

B. 骨牵引病人可早期下床活动

C. 内固定复位准确,但是有创治疗

D. 小夹板适用于四肢长骨的不稳定骨折

E. 石膏绷带的优点是不随肢体肿胀而调节

16-43 下列骨折切开复位内固定的适应证中错误的是

A. 手法复位失败

B. 手法复位未能达到解剖复位

C. 手法复位未达到功能复位

D. 多处骨折合并主要的血管损伤

E. 关节内骨折手法复位后未能达到解剖复位

16-44 骨折愈合总过程一般分为几期

A. 1 期 　　 B. 2 期

C. 3 期 　　 D. 4 期

E. 5 期

16-45 下列影响骨折愈合的局部因素中不正确的是

A. 骨折部位的血液供应

B. 骨折类型

C. 营养状况

D. 感染

E. 骨折附近软组织损伤的程度

16-46 下列关于骨折临床愈合标准表述不正确的是

A. 局部无压痛

B. 局部无反常活动

C. X 线显示骨折线已消失

D. 局部无纵向叩击痛

E. X 线显示骨折处有连续性骨痂,骨折线已模糊

16-47 骨折初期功能锻炼主要措施

A. 卧床不动

B. 以患肢肌肉舒缩活动为主

C. 参加重体力劳动

D. 重点关节为主的全面功能锻炼

E. 以上均是

16-48 指导骨折病人进行康复治疗,下列哪项不正确

A. 锻炼贯穿骨折愈合的全过程

B. 范围由小到大

C. 早期以患肢肌肉主动舒缩活动为主

D. 中期增加活动范围和运动强度

E. 早中期都应禁止关节活动

16-49* 外伤后,临床上出现腕下垂畸形,最可能的骨折部位是

A. 桡骨中下 1/3 交界处

B. 肱骨中下 1/3 交界处

C. 尺骨中下 1/3 交界处

D. 腕关节

E. 肘关节

16-50 肱骨中下 1/3 交界处骨折最常见的神经损伤是

A. 肌皮神经 　　 B. 桡神经

C. 尺神经 　　 D. 正中神经

E. 腋神经

16-51 一旦出现桡神经损伤,其典型表现是

A. 垂腕

B. 拇指不能对掌

C. 爪形手

D. 5 指不能伸屈

E. 骨间肌麻痹

16-52 肱骨髁上骨折可伤及的动脉是

    A. 腋动脉   B. 股动脉

    C. 肱动脉   D. 腘动脉

    E. 小动脉

16-53 关于肱骨髁上骨折的描述下列不正确的是

    A. 是肱骨干与肱骨髁交界处的骨折

    B. 多发生于 10 岁以下儿童

    C. 屈曲型应注意有无桡动脉搏动

    D. 伸直型应注意有无血管、神经损伤

    E. 肘后三角关系正常

16-54 下列哪项是尺桡骨干双骨折病人容易出现的严重并发症

    A. 骨折畸形愈合

    B. 缺血性坏死

    C. 骨筋膜室综合征

    D. 慢性骨髓炎

    E. 骨质疏松

16-55* 诊断桡骨远端骨折（Colles 骨折），下列哪项有临床价值

    A. 腕部肿胀

    B. 手指伸屈运动障碍

    C. 腕部有明显压痛

    D. 垂腕

    E. 枪刺样畸形

16-56 易并发休克的骨折是

    A. 肱骨髁上骨折

    B. 尺桡骨双骨折

    C. 股骨干骨折

    D. 股骨颈骨折

    E. 胫腓骨双骨折

16-57 下列哪项是股骨颈骨折病人容易出现的严重并发症

    A. 骨折畸形愈合

    B. 骨筋膜室综合征

C. 股骨头缺血性坏死

D. 慢性骨髓炎

E. 骨质疏松

16-58 股骨颈骨折按骨折线角度大小可分为内收型骨折和外展型骨折，其中内收型骨折是指 Pauwels 角

    A. >50°   B. >30°

    C. <50°   D. <30°

    E. >40°

16-59 股骨颈骨折病人行人工全髋关节置换术后，患肢应采取的体位是

    A. 外展内旋位   B. 内收内旋位

    C. 内收外旋位   D. 外展外旋位

    E. 外展中立位

16-60* 胫骨骨折后因局部血供差，易造成延迟愈合或骨不连的部位是

    A. 胫骨平台   B. 胫骨下 1/3

    C. 胫骨上 1/3   D. 踝骨

    E. 胫骨中段

16-61 足下垂说明损伤的神经是

    A. 胫神经   B. 腓总神经

    C. 腓深神经   D. 腓浅神经

    E. 腋神经

16-62 可引起腓总神经损伤的骨折是

    A. 股骨干骨折

    B. 股骨髁间骨折

    C. 髌骨骨折

    D. 腓骨小头骨折

    E. 跟骨骨折

16-63 骨盆骨折常见的并发症不包括

    A. 腹膜后血肿

    B. 脂肪栓塞

    C. 膀胱及后尿道损伤

    D. 直肠损伤

    E. 子宫损伤

16-64 下列哪项是严重骨盆骨折最容易出现的并发症

    A. 休克   B. 感染

    C. 压疮   D. 高热

E. 关节畸形

16-65 搬运脊柱骨折病人最正确的方法是
A. 一人背起病人搬运
B. 三人同时平托病人搬运
C. 一人抬头,一人抬腿搬运
D. 一人抱起病人搬运
E. 以上均可

16-66 了解脊髓损伤情况的理想检查是
A. X线　　　B. B超
C. MRI　　　D. 脊髓造影
E. 腰穿及脑脊液检查

16-67 颈椎骨折致颈髓损伤时早期可能出现
A. 脂肪栓塞　　B. 四肢肌萎缩
C. 四肢畸形　　D. 呼吸困难
E. 心动过速

16-68 脊髓损伤可造成的表现是
A. 损伤平面以下偏瘫
B. 损伤平面以下肢体感觉、运动障碍
C. 截瘫
D. 肢体感觉障碍
E. 神经损伤

16-69* 损伤后出现短暂的功能障碍,短时间内可逐渐恢复的脊髓损伤类型是
A. 脊髓震荡　　B. 脊髓受压
C. 脊髓挫伤　　D. 脊髓半切征
E. 脊髓断裂

16-70* 第1腰椎骨折可造成脊髓圆锥损伤,其临床表现不正确的是
A. 大、小便不能控制
B. 会阴部(鞍区)皮肤感觉缺失
C. 性功能障碍
D. 括约肌功能丧失
E. 双下肢感觉消失

16-71* 颈髓损伤的病人出现高热时,应如何降温
A. 物理降温
B. 多饮水,排汗降温
C. 药物降温
D. 及时应用有效的抗生素

E. 冬眠疗法

16-72 脊髓损伤平面以下同侧肢体的运动及深感觉消失,对侧肢体痛觉和温觉消失,见于以下哪种疾病
A. 脊髓震荡
B. 后脊髓综合征
C. 前脊髓综合征
D. 脊髓半切征
E. 脊髓断裂

16-73 对截瘫病人护理时,下列不正确的措施是
A. 每2小时变换体位
B. 平时限制饮水
C. 增加营养
D. 做好心理护理
E. 提高生活自理能力

16-74 下列哪项是造成马尾神经损伤的脊柱骨折部位
A. 第2腰椎　　B. 第12胸椎
C. 第10胸椎　　D. 第7颈椎
E. 第2颈椎

16-75 关节脱位是指
A. 关节囊破裂
B. 外伤后关节失去功能
C. 关节面失去正常的对合关系
D. 关节的结构破坏
E. 关节分离

16-76 关于脱位的特有体征是
A. 疼痛、畸形、活动障碍
B. 疼痛、活动障碍、关节盂空虚
C. 活动障碍、关节盂空虚、畸形
D. 弹性固定、疼痛、畸形
E. 畸形、弹性固定、关节盂空虚

16-77 骨折和脱位共有的特有体征是
A. 反常活动　　B. 畸形
C. 弹性固定　　D. 关节盂空虚
E. 骨擦音

16-78 关节脱位的分类下列哪项不正确
A. 按脱位程度

B. 按近侧骨端的移位方向

C. 按脱位发生的时间

D. 按脱位后关节腔是否与外界相通

E. 按远侧骨折端的移位方向

16-79 陈旧性关节脱位是指脱位时间超过

A. 1周　　　　　B. 2周

C. 3周　　　　　D. 4周

E. 5周

16-80 下列哪项关节脱位应争取手法复位

A. 伴有关节内骨折

B. 新鲜脱位

C. 陈旧性脱位

D. 手法复位失败的病例

E. 软组织嵌入

16-81 关节脱位应做手术复位的指征错误的是

A. 伴有关节内骨折

B. 有软组织嵌入

C. 陈旧性脱位

D. 手法复位失败

E. 髋关节脱位48小时内

16-82 关节脱位复位后,一般需外固定时间为

A. 1周　　　　　B. 2~3周

C. 4~5周　　　　D. 5~6周

E. 8周

16-83* 活动范围大,稳定性差,常易脱位的关节是

A. 肩关节　　　　B. 肘关节

C. 膝关节　　　　D. 髋关节

E. 踝关节

16-84* 最常见的肩关节脱位类型

A. 前脱位　　　　B. 后脱位

C. 盂上脱位　　　D. 盂下脱位

E. 半脱位

16-85 肩关节脱位的特有体征是

A. 肩部肿胀

B. 肩部内收障碍

C. 肩部外展不能

D. 肩部压痛

E. 方肩畸形

16-86 Dugas征阳性见于下列哪个关节脱位

A. 肘关节脱位　　B. 髋关节脱位.

C. 肩关节脱位　　D. 膝关节脱位

E. 颈椎脱位

16-87 肩关节脱位复位后,一般需外固定时间为

A. 1周　　　　　B. 2周

C. 3周　　　　　D. 4周

E. 5周

16-88 下列哪项是肘关节脱位最常见的类型

A. 前脱位　　　　B. 后脱位

C. 侧方脱位　　　D. 下脱位

E. 上脱位

16-89 肘关节脱位的标志性体征是

A. 活动受限

B. 反常活动

C. 关节肿胀

D. 肘后三角关系失常

E. 鹰嘴固定压痛

16-90 下列哪项是最常见的髋关节脱位类型

A. 前脱位　　　　B. 后脱位

C. 中心脱位　　　D. 盂下脱位

E. 盂上脱位

16-91 髋关节后脱位可出现

A. 患肢缩短、外旋畸形

B. 髋屈曲、内收畸形、患肢短缩

C. 压痛和间接压痛

D. 髋屈曲、外旋畸形

E. 髋屈曲、内收畸形、患肢延长

16-92 急性血源性骨髓炎好发部位在

A. 长骨的干骺端

B. 骨膜及骨皮质

C. 长骨的骨干

D. 骨营养孔

E. 骨骺

16-93 急性血源性骨髓炎常见于

A. 30~40岁妇女

B. 12 岁以下儿童

C. 20～30 岁青年男性

D. 60 岁以上老人

E. 中年男性

16-94 急性血源性骨髓炎最常见的致病菌是

A. 白色葡萄球菌

B. 大肠埃希菌

C. 乙型溶血性链球菌

D. 肺炎链球菌

E. 溶血性金黄色葡萄球菌

16-95 急性血源性骨髓炎发病 2 周后,最常见的 X 线片表现为

A. 无变化

B. 虫蛀样骨破坏

C. 反应性骨增生

D. 偏心性溶骨性破坏

E. 出现 Codman 三角

16-96 急性血源性骨髓炎早期的基本病理变化是

A. 骨质破坏

B. 死骨、无效腔形成

C. 反应性骨增生

D. 偏心性溶骨性破坏

E. 出现窦道

16-97 急性血源性骨髓炎晚期基本病理变化是

A. 骨质破坏

B. 死骨形成

C. 形成局限性脓肿

D. 新骨形成和骨性无效腔

E. 骨坏死并化脓

16-98* 对急性化脓性骨髓炎早期诊断有重要意义的检查是

A. X 线   B. 血常规

C. CT   D. MRI

E. 局部分层穿刺

16-99* 下列关于急性骨髓炎的描述中错误的是

A. 多见于儿童,男性多于女性

B. 主要症状有体温 39℃、局部疼痛、全身不适、食欲减退

C. 早期应用大剂量抗生素

D. 局部不可制动,防止关节强直

E. 感染病灶主要发生在长骨的干骺端

16-100 急性血源性骨髓炎应用抗生素治疗时,不妥的是

A. 早期用药

B. 联合用药

C. 根据药物敏感试验结果用药

D. 体温平稳 3 天后,停止用抗生素

E. 大量抗生素治疗不能控制时应采用局部钻孔引流

16-101 急性血源性骨髓炎早期最常用的手术方式是

A. 截肢术

B. 病骨切除术

C. 肌瓣填塞术

D. 局部钻孔引流术

E. 蝶形手术

16-102 急性血源性骨髓炎行开窗引流冲洗术后,3 天内最主要的护理是

A. 鼓励病人早期活动

B. 保持引流通畅、快速冲洗

C. 观察体温变化

D. 加强饮食护理

E. 患肢制动

16-103* 采用局部持续冲洗与引流时,出现下列哪项情况可以拔管

A. 白细胞恢复正常范围

B. 引流液连续培养 3 次为阴性

C. 疼痛消失 3 天后

D. 体温平稳 3 天后

E. X 线无异常改变

16-104 急性血源性骨髓炎病人患肢石膏托固定的最主要目的是

A. 缓解疼痛

B. 减轻肿胀

C. 防止病理性骨折

D. 减少脓液形成

E. 防止炎症扩散

16-105 急性血源性骨髓炎延误诊治的后果
是发生

A. 感染性休克

B. 慢性骨髓炎

C. 病理性骨折

D. 化脓性关节炎

E. 失用综合征

16-106 下列急性血源性骨髓炎护理中不妥
的是

A. 患肢必须给予固定

B. 物理降温,预防惊厥

C. 高蛋白质、高热量、高维生素饮食

D. 体温正常后,还应继续用抗生素

E. 体温正常后,可下床活动

16-107 下列哪项是慢性骨髓炎的常见病因

A. 长期免疫力低下

B. 急性骨髓炎迁延而来

C. 由弱毒性菌引起

D. 由多种致病菌共同作用引起

E. 局部病灶随血入骨组织

16-108 慢性血源性化脓性骨髓炎一般会出
现下列哪种症状

A. 寒战、高热,全身中毒症状

B. 贫血、消瘦、营养不良

C. 患肢红肿疼痛,形成瘢痕及窦道

D. 患肢增粗、畸形、皮肤色素沉着

E. 静止期无症状

16-109 化脓性关节炎好发于

A. 膝关节和踝关节

B. 踝关节和腕关节

C. 肩关节和肘关节

D. 任何大关节

E. 髋关节和膝关节

16-110 下列哪项是化脓性关节炎的主要致
病菌

A. 金黄色葡萄球菌

B. 白色葡萄球菌

C. 淋病双球菌

D. 大肠埃希菌

E. 肺炎双球菌

16-111* 关于化脓性关节炎的说法,下列哪项
正确

A. 多见于年老体弱人群

B. 关节常成僵直状态

C. 早期关节周围软组肿胀,关节间
隙变窄

D. 持续低热、食欲缺乏、周身乏力

E. 后期关节间隙变窄或消失

16-112 下列化脓性关节炎病人的护理措施
中哪项不正确

A. 注意观察病情变化

B. 静脉滴注抗生素速度不宜太快

C. 做好皮肤牵引的护理

D. 协助医生进行关节穿刺抽液

E. 在局部治疗同时可做持续性关节
被动活动

16-113 化脓性关节炎的治疗中,治愈感染、
保全关节功能和生命的关键是

A. 早期诊断、及时治疗

B. 细菌毒力大小

C. 细菌感染的种类

D. 抗生素敏感程度

E. 手术的彻底性

16-114 下列关于骨和关节结核的描述中不
正确的是

A. 此病大多继发于肺结核

B. 老年人较青壮年人抵抗力低,故
骨与关节结核好发于老年人

C. 病人有低热、倦怠、食欲减退、体
重减轻

D. 实验室检查红细胞沉降率多增快

E. 应用抗结核药物治疗

16-115 骨与关节结核的发病率居首位的是

A. 膝关节　　B. 肩关节

C. 髋关节　　D. 脊柱

E. 肘关节

16-116　脊柱结核最好发的部位是

A. 颈椎　　　　　　B. 胸椎

C. 腰椎　　　　　　D. 骶椎

E. 腰骶椎

16-117　下列哪项是非手术治疗脊柱结核的根本措施

A. 药物治疗

B. 预防截瘫

C. 减轻疼痛

D. 加强功能锻炼

E. 戒烟戒酒

16-118　浸放石膏卷时,下列哪项描述不正确

A. 石膏卷须平放下去

B. 挤出过多水分

C. 双手握住绷带两端

D. 可同时放几个石膏卷

E. 无气泡逸出后取出

16-119　关于石膏绷带的操作,下列哪项不正确

A. 患肢保持功能位

B. 包扎处用手掌扶托肢体

C. 由远侧向近侧迅速向前滚动

D. 每一圈应盖住上一圈的下 1/3

E. 四肢石膏绷带应暴露指(趾)端

16-120　关于石膏绷带包扎,下列哪项不正确

A. 骨突起处加厚棉垫

B. 患部保持功能位

C. 包扎动作快,用力均匀

D. 开始包扎前用物备齐

E. 有伤口部位,石膏干固后开窗

16-121　下列石膏固定后的护理要点中不正确的是

A. 石膏干固前应用手指扶托,以防大面积压痕

B. 适当抬高患肢,减轻肢体肿胀

C. 观察肢体远端循环、感觉和运动

D. 寒冷季节注意保温

E. 可进行患肢肌肉主动舒缩活动

16-122　下列石膏绷带包扎后的护理中正确的是

A. 鼓励病人经常活动被固定的关节和肢体

B. 石膏管形内有压痛点时应立即用止痛剂

C. 在石膏尚未干固前如搬动病人要双手抬

D. 如有局限性松动应在石膏管内填塞棉花

E. 安置病人时要用软枕按肢体形态衬垫

16-123　四肢骨折石膏固定后的病人应加强观察肢体

A. 皮肤颜色及温度

B. 肿胀程度

B. 感觉功能

D. 运动功能

E. 以上均是

16-124　骨折石膏固定后常见的并发症不包括

A. 压疮

B. 关节僵硬

C. 骨筋膜室综合征

D. 化脓性皮炎

E. 缺血性骨坏死

16-125　为了预防石膏固定病人的患肢发生失用性骨质疏松,正确的做法是

A. 患肢做肌肉舒缩活动

B. 对未固定的肢体做热敷

C. 石膏固定不能过紧

D. 石膏固定患肢于舒适体位

E. 以上均是

16-126　石膏固定病人诉伤肢疼痛,错误的处理是

A. 报告医生处理

B. 抬高患肢,以利静脉回流

C. 给止痛药并向石膏管型内填塞棉花

D. 石膏开窗检查

E. 密切观察肢端血运

16-127 肢体长时间石膏固定,最易导致的并发症是

A. 关节僵硬

B. 创伤性关节炎

C. 缺血性肌挛缩

D. 骨化性肌炎

E. 骨折延迟愈合

16-128 骨科牵引术的作用不包括

A. 骨折复位作用

B. 骨折固定作用

C. 防止骨质脱钙

D. 矫正畸形

E. 防止骨骼病变

16-129 若骨折过度牵引,有可能造成

A. 拉开碎骨片　　B. 产生肌萎缩

C. 引起脱钙　　　D. 增加疼痛

E. 引起痉挛

16-130 皮牵引重量一般不超过

A. 2 kg　　　　　B. 3 kg

C. 4 kg　　　　　D. 5 kg

E. 6 kg

16-131 垂直悬吊皮肤牵引适用于

A. 成人股骨干骨折

B. 儿童肱骨髁上骨折

C. 儿童股骨干骨折

D. 成人肱骨髁上骨折

E. 胫骨开放性骨折

16-132 骨盆悬吊牵引重量以将臀部抬离床面多少为准

A. 1～2 cm　　　B. 2～3 cm

C. 3～4 cm　　　D. 4～5 cm

E. 5～6 cm

16-133 下列下肢骨牵引的护理要点中不正确的是

A. 观察患肢感觉、运动和血运

B. 抬高床头

C. 每天消毒牵引针孔处

D. 观察、记录患肢长度变化

E. 检查牵引力及反牵引力的作用

16-134 枕颌带牵引病人,卧床持续牵引重量一般为

A. 1.5～2 kg　　B. 2.5～3 kg

C. 3.5～4 kg　　D. 4.5～5 kg

E. 6 kg 开始

16-135 行骨牵引后床尾应抬高的高度为

A. 5 cm　　　　　B. 10 cm

C. 20 cm　　　　D. 40 cm

E. 50 cm

16-136 一般骨折复位固定下肢骨牵引重量是体重的

A. 1/4　　　　　B. 1/5

C. 1/6　　　　　D. 1/7

E. 1/8

16-137 关于骨牵引护理,下列不正确的是

A. 床尾或床头抬高 15～30 cm

B. 病人可自由改变体位

C. 牵引针不可左右移动

D. 牵引重量不可随意增减

E. 去除牵引针孔处的分泌物

16-138* 骨巨细胞瘤的 X 线片改变是

A. 日光放射现象

B. 葱皮样骨膜反应

C. 大量棉絮样肿瘤骨

D. 膨胀性肥皂泡样改变

E. 膨胀性磨砂样改变

16-139 骨肿瘤病外科手术方案中的 M 表示

A. 肿瘤转移　　　B. 肿瘤性质

C. 肿瘤侵袭范围　D. 肿瘤大小

E. 肿瘤处理原则

16-140* 良性骨肿瘤的 X 线表现是

A. 骨质破坏

B. 边缘不清、骨膜反应

C. 葱皮样改变

D. 日光射线

E. 骨质呈虫蚀样改变

16-141 恶性骨肿瘤的 X 线表现是

A. 骨质破坏

B. 边缘不清、骨膜反应

C. 葱皮样改变

D. 日光射线

E. 以上均是

16-142* 关于骨软骨瘤的叙述,下列不正确的是

A. 又称骨软骨性外生疣

B. 多见于青少年

C. 好发于四肢长骨的干骺端附近,特别是股骨下端、胫骨上端及肱骨上端

D. 生长缓慢,但症状多明显

E. X线摄片显示有正常骨组织的疣状肿物,界限清楚

16-143 下列不属于骨巨细胞瘤特点的是

A. 由间质细胞和多核巨细胞构成

B. 好发于20~40岁

C. X线检查显示可呈膨胀性生长

D. 仅有1%可恶变

E. X线显示病灶呈偏心性溶骨性破坏

16-144 骨巨细胞瘤好发于

A. 桡骨上端　　B. 胫骨下端

C. 股骨干　　　D. 股骨上端

E. 股骨远端

16-145 下列不属于恶性骨肿瘤临床特点的是

A. 生长迅速

B. 无症状或有轻微症状

C. X线示边缘不清晰,有骨膜反应

D. 骨质破坏

E. 可经淋巴转移

16-146 骨肉瘤最易转移的脏器是

A. 肝脏　　　　B. 脾脏

C. 肾　　　　　D. 肺

E. 胰腺

16-147 最常见的恶性原发性骨肿瘤是

A. 软骨肉瘤　　B. 骨肉瘤

C. 纤维肉瘤　　D. 骨尤文肉瘤

E. 骨髓瘤

16-148* 骨肿瘤的主要治疗原则是

A. 放疗

B. 化疗

C. 免疫治疗

D. 理疗、按摩等物理疗法

E. 主要采用手术治疗,辅以化疗和放疗

16-149 最常见的良性骨肿瘤为

A. 骨软骨瘤　　B. 骨巨细胞瘤

C. 骨髓瘤　　　D. 骨瘤

E. 骨化性纤维瘤

16-150 对骨肿瘤的诊断最有价值的检查是

A. X线摄片

B. 核素骨扫描

C. MRI

D. 碱性磷酸酶测定

E. 组织病理学检查

16-151* Codman三角或日光射线现象多见于

A. 脂肪肉瘤　　B. 骨肉瘤

C. 皮质旁肉瘤　D. 骨髓瘤

E. 骨巨细胞瘤

16-152 以下关于恶性骨肿瘤的临床表现中错误的是

A. 无明显疼痛

B. 局部可有压痛

C. 红细胞沉降率增快

D. 碱性磷酸酶增高

E. 一般有骨膜反应

16-153 最常见的良恶交界性骨肿瘤为

A. 骨肉瘤　　　B. 骨瘤

C. 骨巨细胞瘤　D. 骨软骨瘤

E. 骨囊肿

16-154* 腰椎间盘突出症诊断的主要依据是

A. 临床表现　　B. X线摄片

C. 脑脊液检查　D. MRI

E. 椎管造影

16-155 腰椎间盘突出症的主要症状是

A. 腰痛

B. 腰和臀部痛

C. 腰和大腿前方痛

D. 坐骨神经痛

E. 腰痛伴坐骨神经痛

16-156 症状最严重的颈椎病类型是

A. 神经根型　　B. 脊髓型

C. 椎动脉型　　D. 交感神经型

E. 复合型

16-157* 腰椎管狭窄症病人的主要临床表现是

A. 腰肌痉挛

B. 压痛明显

C. 弯腰时疼痛加剧

D. 间歇性跛行

E. Laseque 征阳性

16-158 颈椎病发生和发展的最基本原因是

A. 颈椎骨折

B. 颈椎脱位

C. 颈椎间盘退行性变

D. 颈椎间盘突出

E. 颈椎间盘脱出

16-159 最易发生颈椎病的职业为

A. 长久站立者

B. 久坐者

C. 长久伏案工作者

D. 体力劳动者

E. 脑力劳动者

16-160 椎动脉型颈椎病的主要临床表现

A. 旋转性眩晕　　B. 头偏向患侧

C. 四肢无力　　D. 血压增高

E. 出汗异常

16-161 常见的腰椎间盘突出部位是

A. 腰1～2椎体

B. 腰2～3椎体

C. 腰3～4椎体

D. 腰4～5和腰5～骶1椎体

E. 腰3～骶1椎体

16-162 发病率最高的颈椎病类型是

A. 神经根型　　B. 脊髓型

C. 椎动脉型　　D. 交感神经型

E. 复合型

16-163 下列关于腰椎间盘突出症的体征不正确的是

A. 腰椎侧突

B. 骶棘肌痉挛

C. 直腿抬高试验(＋)

D. 感觉异常

E. 臀肌萎缩

16-164 下列不属于颈椎病分型的是

A. 神经根型　　B. 脊髓型

C. 交感神经型　　D. 椎动脉型

E. 颈动脉型

A2 型单项选择题(16-165～16-204)

16-165* 病人,男性,30岁。高空坠落臀部着地引起脊柱骨折,其病因属于

A. 直接暴力　　B. 间接暴力

C. 病理性骨折　　D. 疲劳性骨折

E. 以上均不是

16-166 病人,女性,45岁。汽车碾压大腿致左股骨骨折,其病因为

A. 直接暴力　　B. 间接暴力

C. 病理性骨折　　D. 疲劳性骨折

E. 以上均不是

16-167 病人,男性,25岁。投铅球时用力不当引起肱骨大结节撕脱性骨折,其病因为

A. 直接暴力　　B. 间接暴力

C. 病理性骨折　　D. 疲劳性骨折

E. 以上均不是

16-168 病人,男性,20岁。长途行军导致第2、3跖骨骨折,其病因为

A. 直接暴力　　B. 间接暴力

C. 病理性骨折　　D. 疲劳性骨折

E. 以上均不是

16-169 病人,女性,44岁。走路时突然摔倒,左髋部疼痛,来院门诊。X线示左股

骨粗隆间骨折,骨折部位有囊肿样改变。导致其骨折的病因是

A. 直接暴力　　　B. 间接暴力

C. 病理性骨折　　D. 疲劳性骨折

E. 以上均不是

16-170　病人,男性,35 岁。因肱骨干骨折入院。伤后局部组织肿胀明显,手法复位后行石膏固定,术后护士应注意观察肢端血运。若有血运障碍,下面哪种表现最不可能发生

A. 疼痛　　　　　B. 发绀

C. 肿胀　　　　　D. 皮温升高

E. 脉搏减弱或消失

16-171　病人,男性,18 岁。疑有肱骨嵌插骨折。下列哪项是诊断骨折的最可靠依据

A. 局部畸形

B. 局部剧烈疼痛

C. 骨擦感

D. X 线摄片

E. 功能障碍

16-172　患儿,男性,11 岁。右肱骨中段斜形骨折移位,采用手法复位及小夹板外固定。下列并发症中哪项最易发生

A. 肱动脉损伤

B. 桡神经损伤

C. 骨折不愈合

D. 肱骨远端缺血性骨坏死

E. 骨质疏松症

16-173　病人,男性,25 岁。外伤后出现肘部关节肿胀。可以帮助鉴别肱骨髁上骨折和肘关节后脱位的表现是

A. 手臂功能障碍

B. 肘部剧烈疼痛

C. 是否触摸到尺骨鹰嘴

D. 肘后三角关系失常

E. 跌倒后因手掌撑地而受伤

16-174　病人,女性,30 岁。因尺、桡骨骨折,复位后石膏固定,肢体出现持续性剧烈疼痛,进行性加剧,肢体肿胀,手指呈屈曲状,皮肤苍白发凉。此时最可能出现的并发症是

A. 脂肪栓塞

B. 缺血性骨坏死

C. 创伤性关节炎

D. 骨筋膜室综合征

E. 周围神经损伤

16-175　病人,男性,21 岁。左 Colles 骨折经手法复位石膏固定后准备回家。护士指导早期功能锻炼,下列哪项是正确的

A. 活动强度由大到小

B. 进行全面功能锻炼

C. 限制做任何活动

D. 被动活动与主动活动相结合

E. 以肌肉主动舒缩活动为主

16-176　病人,男性,58 岁。诊断为 Colles 骨折。该病人可出现的典型畸形是

A. 正面看呈枪刺样

B. 正面看呈银叉样

C. 侧面看呈鹰爪样

D. 局部肿胀

E. 缩短畸形

16-177　病人,女性,45 岁。左胫、腓骨下 1/3 开放性骨折,行清创缝合、石膏固定治疗,3 个月后局部仍有压痛,X 线显示骨折线尚存在,有少量外骨痂,骨折对位良好,下列哪项是影响骨折延迟愈合的主要因素

A. 年龄大

B. 开放性骨折

C. 骨折部位血液供应差

D. 软组织损伤

E. 石膏固定

16-178　病人,男性,40 岁。车祸致右胫骨、腓骨骨折收治入院,次日出现患肢高度肿胀、剧烈疼痛,足趾麻木、足背动脉搏动减弱等症状。该病人可能发生

A. 感染

B. 下肢深静脉血栓

C. 骨筋膜室综合征

D. 急性骨萎缩

E. 脂肪栓塞综合征

16-179 患儿,10岁。胫骨中段骨折,拆除石膏绷带后发现小腿肌肉萎缩,膝关节屈伸范围减小。应考虑

A. 骨化性肌炎

B. 缺血性肌挛缩

C. 关节僵硬

D. 关节强直

E. 神经损伤

16-180 病人,男性,60岁。意外事故中致胫骨开放性骨折伴有大出血,面色苍白、脉细速。现场急救首先采取的措施是

A. 固定骨折　　B. 输液

C. 止血　　　　D. 止痛

E. 立即转送

16-181 病人,男性,34岁。塌方事故中发生骨盆、左股骨及胫骨、腓骨多处骨折。最有可能引起的并发症是

A. 休克

B. 脂肪栓塞

C. 骨筋膜室综合征

D. 骨折部位感染

E. 缺血性肌挛缩

16-182 病人,女性,50岁。颈椎骨折合并脊髓损伤,T 40.1℃。引起该病人发热的首要原因是

A. 体温调节中枢功能失调

B. 异物热

C. 吸收热

D. 药物热

E. 感染

16-183 病人,女性,40岁。外伤性截瘫留置导尿管3周,为训练膀胱反射,应间隔多少小时开放尿管1次

A. 2～3小时　　B. 4～6小时

C. 6～7小时　　D. 7～8小时

E. 10小时

16-184 患儿,10岁。半年前因车祸致右胫骨骨折,已痊愈。今突发寒战、高热、右下肢近膝关节处剧痛、活动受限。体格检查:局部深压痛。WBC $20×10^9$/L。最有可能的诊断是

A. 骨结核

B. 膝关节缺血坏死

C. 化脓性关节炎

D. 一过性滑膜炎

E. 急性血源性骨髓炎

16-185 病人,女性,35岁。有肺结核病史8年,近1个月来腰背痛伴低热、盗汗。体格检查:胸11～12棘突压痛,叩击痛。该病人考虑诊断为

A. 强直性脊柱炎

B. 化脓性脊柱炎

C. 胸椎间盘突出症

D. 脊柱肿瘤

E. 脊柱结核

16-186 患儿,10岁。身体瘦弱,常有低热、盗汗、食欲不佳,行走时喜用双手托扶腰部,不能弯腰拾物。应考虑是

A. 脊柱肿瘤　　B. 腹股沟脓肿

C. 腰椎结核　　D. 髂窝脓肿

E. 化脓性骨髓炎

16-187 病人,女性,25岁。出现进行性背痛、下肢乏力、食欲减退。体格检查:第6胸椎轻度后突,叩痛。X线示第6、7胸椎间隙狭窄。红细胞沉降率70 mm/h。最可能的诊断是

A. 胸椎间盘突出症

B. 胸椎结核

C. 胸椎转移癌

D. 化脓性脊柱炎

E. 胸椎血管瘤

16-188 病人,女性,19岁。出现右肘关节红、

肿、热、痛1周。血 WBC $24 \times 10^9/L$。
该病人可能的诊断是

A. 右肘关节类风湿性关节炎

B. 右肱骨外上髁炎

C. 右肘关节化脓性关节炎

D. 右肘关节结核

E. 右肘关节骨性关节炎

16-189　某女性病人前臂行石膏绷带包扎1
小时,自觉手指剧痛,护士观察见手
指发凉发绀,不能自主活动。首先考
虑是

A. 室内温度过低

B. 石膏绷带包扎过紧

C. 神经损伤

D. 体位不当

E. 静脉损伤

16-190　病人,男性,55岁。右胫骨、腓骨骨
折,入院后给予石膏固定,现病人诉
右下肢疼痛剧烈。体格检查:右脚皮
肤苍白,右趾呈屈曲状活动受限,T
38.5℃,BP 120/60 mmHg。该病人
可能发生了

A. 包扎过紧致右下肢循环不畅

B. 压疮

C. 骨筋膜室综合征

D. 关节僵硬

E. 腓总神经损伤

16-191　病人,女性,35岁。外伤致胫、腓骨骨
干骨折,入院后给予复位后石膏固
定,现病人诉石膏内肢体疼痛,下列
措施中最恰当的是

A. 向疼痛处堵塞棉花

B. 给予心理护理,让病人忍耐

C. 给予止痛药

D. 疼痛处石膏开窗

E. 不做处理,继续观察

16-192　病人,男性。因脊柱骨折行躯体石膏
固定。固定后病人出现持续性恶心,
反复呕吐、腹胀及腹痛。可能为

A. 急性阑尾炎

B. 急性肠梗阻

C. 骨筋膜室综合征

D. 石膏综合征

E. 急性胃肠炎

16-193　病人,男性,35岁。股骨干骨折行持
续牵引。错误的是

A. 抬高床头 15～30 cm

B. 每天用乙醇滴牵引针孔

C. 保持有效的牵引作用

D. 定时测量肢体长度

E. 指导病人功能锻炼

16-194　病人,女性,30岁。汽车撞伤左侧大
腿,致股骨中段闭合性骨折,行骨牵
引复位固定。牵引术后,下列哪项护
理能防止牵引过度

A. 将床尾抬高 15～30 cm

B. 每天用 75％乙醇滴牵引针孔

C. 定时测定肢体长度

D. 保持有效的牵引作用

E. 鼓励功能锻炼

16-195*　病人,男性,32岁。腰痛伴左下肢放
射痛5个月,脊柱侧凸,左小腿肌肉
萎缩,足背感觉缺如。肢体抬高试验
(＋),腰椎后伸痛(－)。X线平片示
L5～S1 椎间隙稍狭窄。最可能的诊
断是

A. 腰椎管狭窄症

B. 腰椎间盘突出症

C. 慢性腰肌劳损

D. 马尾肿瘤

E. 腰椎肿瘤

16-196*　病人,男性,67岁。间歇性跛行6
年,弯腰及下蹲时疼痛减轻。腰椎过
伸试验(＋),腰椎压痛(－)、后伸痛
(＋)。X线平片显示腰椎骨质增生
明显。最可能的诊断是

A. 腰椎管狭窄症

B. 腰椎间盘突出症

C. 慢性腰肌劳损

D. 马尾肿瘤

E. 棘间韧带损伤

16－197 病人，男性，15 岁。近期出现股骨下端疼痛，局部肿胀，夜间疼痛加剧，来院检查提示可能为骨肉瘤。X 线检查可见

A. 日光射线现象

B. 葱皮样骨膜反应

C. 大量棉絮样肿瘤骨

D. 膨胀性肥皂泡样改变

E. 膨胀性磨砂样改变

16－198* 病人，20 岁。因患骨肉瘤需行截肢手术，关于骨肿瘤手术病人的护理，下列描述错误的是

A. 为防止术后伤口感染，术前一日应用肥皂水清洗后剃去手术区域的汗毛

B. 术前应评估缓解疼痛的措施是否有效

C. 骨肿瘤术后病人应放低患肢

D. 截肢术后病人应注意肢体残端有无水肿、发红、水疱、皮肤坏死、并发感染的征象等

E. 骨肿瘤术后早期肌肉锻炼

16－199* 某病人因患恶性骨肿瘤需进行化疗，化疗时的注意事项，下列错误的是

A. 化疗前 24 小时及化疗后 72 小时内避免喝咖啡及食用辛辣油腻食品

B. 在应用化疗药物前 30 分钟左右应用止吐剂

C. 输液时，先输入化疗药物，再输入等渗溶液

D. 化疗药物外渗时，立即用 50％硫酸镁溶液湿敷

E. 剂量要准确，根据体重计算每次化疗药物的用量

16－200* 某病人因右侧股骨疼痛不适来院就

诊。体格检查：患肢股骨下端肿痛，局部皮温高，静脉怒张。X 线显示股骨下端有边界不清的骨质破坏区，有三角形骨膜反应。可能的诊断是

A. 内生骨软骨瘤

B. 股骨下端骨肉瘤

C. 骨巨细胞瘤

D. 骨软骨瘤

E. 骨髓瘤

16－201 某病人患腰椎间盘突出症，近期出现鞍区麻木，大、小便功能障碍。可能的原因是突出的椎间盘压迫了

A. 脊髓   B. 脊髓圆锥

C. 马尾神经   D. 骶 1 神经根

E. 骶 2 神经根

16－202* 病人，男性，52 岁。因腰椎间盘突出症行手术治疗。术后病人进行直腿抬高练习的主要目的是

A. 防止肌萎缩

B. 防止关节僵硬

C. 提高肌力

D. 防止神经根粘连

E. 早日下床活动

16－203* 病人，男性，72 岁。因走路不稳、有踩棉花感来院就诊，诊断为脊髓型颈椎病，需进行颈椎前路手术。术后病人出现呼吸困难的原因不包括

A. 喉头水肿

B. 伤口出血

C. 引流液过多

D. 术中损伤脊髓

E. 植骨块脱落

16－204* 病人，男性，61 岁。因腰椎间盘突出症行髓核摘除术，术后 1 周应进行的锻炼是

A. 股四头肌舒缩锻炼

B. 直腿抬高锻炼

C. 腰背肌锻炼

D. 下床活动

E. 行走训练

A3 型单项选择题(16－205～16－253)

(16－205～16－207 共用题干)

病人,68 岁。跌倒后,右手掌着地出现肘部肿痛,肘关节主动活动功能丧失。体格检查:右肘关节及前臂明显肿胀、压痛,半屈位畸形,手部皮肤苍白、发凉、麻木,桡动脉搏动弱,肘后三角关系正常。

16－205　根据临床表现,此时病人最可能发生的是
　　　　A. 肘关节脱位
　　　　B. 伸直型肱骨髁上骨折
　　　　C. 肱骨干骨折
　　　　D. 屈曲型肱骨髁上骨折
　　　　E. 桡骨小头半脱位

16－206*　根据病人的情况首选的处理是
　　　　A. 石膏固定　　　B. 小夹板固定
　　　　C. 手法复位　　　D. 手术治疗
　　　　E. 皮肤牵引

16－207　术后护理措施中下列哪项是不正确的
　　　　A. 密切观察生命体征变化
　　　　B. 注意伤口敷料渗血情况
　　　　C. 患肢平放保证血供
　　　　D. 尽早开始功能锻炼
　　　　E. 观察肢端情况

(16－208～16－210 共用题干)

病人,男性。摔倒致右前臂中段肿胀、畸形、异常活动 2 小时。体格检查:前臂骨擦音存在,反常活动明显。诊断为右尺、桡骨双骨折。

16－208　若该病人为闭合骨折,行手法复位石膏外固定 24 小时后,出现患肢持续性剧烈疼痛,进行性加重。此时首先应采取的措施是
　　　　A. 抬高病人肢体以减轻疼痛
　　　　B. 予以确切有效的止痛药
　　　　C. 立即解除石膏外固定
　　　　D. 局部予以硫酸镁湿敷

E. 改用其他外固定方法

16－209　若患肢由疼痛转为无痛,出现皮肤苍白,感觉异常,肌力减退,最可能的诊断是
　　　　A. 骨筋膜室综合征
　　　　B. DIC
　　　　C. 动脉栓塞
　　　　D. 静脉栓塞
　　　　E. 血栓闭塞性脉管炎

16－210　下列哪项是并发症的有效处理方法
　　　　A. 应用扩张血管药物
　　　　B. 急诊施行截肢术
　　　　C. 立即切开减压
　　　　D. 对症处理后继续观察
　　　　E. 应用止痛药物

(16－211～16－212 共用题干)

病人,女性。左桡骨远端骨折,前臂行石膏绷带包扎 1 小时,自觉手指剧痛,护士观察见手指发凉发绀,不能自主活动。

16－211　首先考虑的是
　　　　A. 室内温度过低
　　　　B. 石膏绷带包扎过紧
　　　　C. 神经损伤
　　　　D. 体位不当
　　　　E. 静脉损伤

16－212　目前关键应采取的措施是
　　　　A. 注意保暖
　　　　B. 抬高患肢
　　　　C. 给予止痛药
　　　　D. 下肢被动活动
　　　　E. 松解石膏绷带

(16－213～16－215 共用题干)

病人,女性,80 岁。下楼梯不慎摔倒致右髋疼痛,活动受限。体格检查:右下肢短缩,外旋畸形,右髋未见明显肿胀,下肢纵向叩痛阳性。诊断为右股骨颈骨折。

16－213　该病人最容易发生的并发症是
　　　　A. 脂肪栓塞
　　　　B. 坐骨神经损伤

C. 髋内翻畸形

D. 股骨头缺血性坏死

E. 髋关节周围创伤

16-214 病人行人工关节置换术,术后常见并发症为

A. 关节脱位

B. 关节感染

C. 关节磨损

D. 深静脉血栓

E. 以上均是

16-215 为防止关节脱位,下列哪些措施是错误的

A. 坐高椅

B. 上楼时健肢先上

C. 下楼时患肢先下

D. 侧卧时健肢在上

E. 侧卧时两腿间夹枕头

(16-216~16-218 共用题干)

病人,男性,34岁。车祸伤致右大腿肿胀、疼痛、畸形,伴活动受限1天。体格检查:右大腿肿胀,中部可见明显成角畸形,骨擦感,足背动脉可扪及,踝关节活动正常。诊断为右股骨干骨折。

16-216 应首先做的辅助检查是

   A. X线　　　　B. MRI

   C. B超　　　　D. CT

   E. ECT

16-217 股骨骨折常见并发症不包括

A. 骨折不愈合或畸形愈合

B. 腓总神经损伤

C. 休克

D. 腘动静脉损伤

E. 股骨头缺血性坏死

16-218 引起骨折不愈合的原因有

A. 感染

B. 固定不稳定

C. 软组织嵌顿

D. 骨折端血运破坏

E. 以上均是

(16-219~16-220 共用题干)

病人,男性,60岁。6小时前双大腿中段被汽车撞伤。体格检查:P 120次/分,BP 70/50 mmHg;双大腿中段严重肿胀,有骨擦音及反常活动,足背动脉可扪及。X线片示双股骨中段斜形骨折。

16-219 该病人哪种危及生命的问题需要立即处理

A. 失血性休克

B. 挤压综合征

C. 坐骨神经损伤

D. 骨筋膜室综合征

E. 缺血性骨坏死

16-220 病人双下肢给予持续骨牵引,下列护理措施中哪项不正确

A. 抬高床尾15~30 cm

B. 每天针眼消毒

C. 踝关节活动

D. 牵引针偏移,立即调整

E. 发生感染,立即拔去钢针

(16-221~16-222 共用题干)

病人,男性,55岁。诊断左胫骨、腓骨骨折收入院,次日出现患肢小腿剧烈疼痛、肿胀、足趾麻木、足背动脉搏动微弱等症状。

16-221 该病人可能出现的并发症是

A. 脂肪栓塞

B. 缺血性骨坏死

C. 创伤性关节炎

D. 骨筋膜室综合征

E. 周围神经损伤

16-222 目前关键的措施是

A. 及时行切开减压术

B. 抬高患肢

C. 密切观察病情变化

D. 建立静脉通路

E. 止痛

(16-223~16-224 共用题干)

病人,男性,60岁。左胫骨、腓骨骨折,实施跟骨牵引。

16-223 下列护理措施中错误的是

    A. 抬高床尾 15～30 cm

    B. 每天用乙醇滴牵引针孔

    C. 病人可自行去掉部分重量

    D. 定时测量肢体长度

    E. 指导病人功能锻炼

16-224 现病人因翻身困难,烦躁不安,精神紧张,难以入睡,护士评估病人情况后应立即实施的措施是

    A. 为病人进行床上擦浴促进身体舒适

    B. 为病人将患肢放好促进卧位舒适

    C. 给予镇痛药物以减轻不适

    D. 心理疏导

    E. 应用镇静催眠药

(16-225～16-227 共用题干)

病人,男性,48 岁。车祸致颈部疼痛、活动受限,四肢关节活动不能。

16-225* 病人三角肌有肌肉收缩,肩关节不能外展,此时肌力为

    A. 1 级   B. 2 级

    C. 3 级   D. 4 级

    E. 5 级

16-226 如需明确伤情,首选检查

    A. 颈椎 CT

    B. 颈椎 MRI

    C. 颈部 X 线

    D. 颈椎血管造影

    E. 头颅 CT

16-227 最能确定脊髓损伤平面的检查为

    A. MRI

    B. 颈椎 X 线

    C. 肛门指检

    D. 感觉平面

    E. 肢体的运动

(16-228～16-230 共用题干)

某青年男性不慎高处坠落,当时感腰部剧痛,双下肢感觉运动障碍,二便功能障碍。

16-228* 现场搬运的正确方法

    A. 平托或滚动法

    B. 单人搂抱法

    C. 双人搂抱法

    D. 侧卧搬运法

    E. 背驮法

16-229 该病人诊断为胸腰段屈曲型压缩骨折合并脊髓损伤,为进一步明确骨折片向椎管内的移位情况,下列检查最有价值的是

    A. MRI   B. CT

    C. ECT   D. 脊髓造影

    E. X 线断层摄影

16-230 除手术外,该病人伤后早期最重要的治疗措施是

    A. 抗生素

    B. 止痛剂

    C. 甘露醇与大剂量糖皮质激素

    D. 防止压疮

    E. 留置尿管

(16-231～16-232 共用题干)

病人,男性,32 岁。因高处坠落致腰背部疼痛、活动受限,双下肢感觉、运动障碍 4 小时入院,X 线摄片示第 2 胸椎椎体骨折。

16-231 脊髓损伤早期可采用大剂量激素冲击治疗,常用的药物是

    A. 甲强龙   B. 泼尼松

    C. 地塞米松   D. 氟轻松

    E. 胺碘酮

16-232 脊髓损伤后瘫痪程度用 Frankel 评分法可分为几个等级

    A. 3 个等级   B. 4 个等级

    C. 5 个等级   D. 6 个等级

    E. 7 个等级

(16-233～16-234 共用题干)

病人,男性,42 岁。乘车时盘腿而坐,突然刹车时右膝关节受撞击致右髋关节疼痛不能活动 6 小时。体格检查:患肢缩短,右髋关节屈曲、内收、内旋畸形。考虑的诊断是髋关节后脱位。

16-233 若 X 线片未见明显的骨折征象,应选

择的治疗方法是

  A. 骨牵引 4 周

  B. 麻醉下进行闭合复位

  C. 单纯手法复位

  D. 手法复位后卧床 4 周

  E. 切开复位石膏托外固定

16-234　该病人复位固定 4 周后,扶双拐下地活动,可完全承重的时间是

  A. 1 个月　　　　B. 2 个月

  C. 3 个月　　　　D. 4 个月

  E. 5 个月

(16-235～16-237 共用题干)

患儿,9 岁。右膝部剧痛伴高热入院,1 周前患有肺炎。体格检查:右股骨下端剧痛,T 39.2℃,膝关节不肿胀。WBC 22×10^9/L。X 线片骨质未见异常。

16-235　最可能的诊断是

  A. 膝关节结核

  B. 急性风湿热

  C. 急性骨髓炎

  D. 尤文瘤

  E. 蜂窝组织炎

16-236　对该病人恰当的治疗措施是

  A. 膝关节穿刺

  B. 绝对卧床休息

  C. 立即手术

  D. 退烧后可立即停药

  E. 早期广谱、联合、大剂量应用有效抗生素

16-237　该病人最可能出现的潜在并发症是

  A. 关节畸形　　　B. 关节僵硬

  C. 瘫痪　　　　　D. 残疾

  E. 病理性骨折

(16-238～16-239 共用题干)

病人,男性,40 岁。2 年前因车祸致左胫骨、腓骨开放性骨折,行钢板内固定手术治疗,术后 1 年手术切口开始出现红肿,压痛明显。X 线片提示:内固定在位,未见明显松动。近 1 个月,局部皮肤出现红肿、破溃,隐约可见内固定钢板,间断出现流脓。

16-238　初步考虑病人可能出现

  A. 慢性骨髓炎　　B. 骨巨细胞瘤

  C. 软组织感染　　D. 病理性骨折

  E. 骨结核

16-239　化脓性骨髓炎的病理变化有

  A. 死骨　　　　　B. 无效腔

  C. 骨性包壳　　　D. 窦道

  E. 以上均是

(16-240～16-241 共用题干)

患儿,7 岁。左髋部疼痛,跛行,伴低热,盗汗,食欲缺乏 3 周。体格检查:T 37.6℃,左髋部活动受限,Thomas 征(+)。髋关节 X 线片见关节间隙略窄,边缘性骨破裂。

16-240　该患儿考虑诊断为

  A. 髋关节化脓性关节炎

  B. 儿童股骨头坏死

  C. 髋关节结核

  D. 髋关节滑膜炎

  E. 髋部骨折

16-241　下列处置不恰当的是

  A. 抗结核药物治疗

  B. 固定制动

  C. 加强髋关节功能锻炼

  D. 支持疗法

  E. 局部注药

(16-242～16-243 共用题干)

病人,女性,32 岁。右膝关节疼痛伴低热 1 年,行走困难,既往有肺结核病史。红细胞沉降率 45 mm/h。

16-242　如果该病人诊断为膝关节结核,其 X 线片表现可能是

  A. 边缘性骨侵蚀

  B. 关节间隙变窄

  C. 膝关节周围软组织肿胀

  D. 以上均是

  E. 以上均不是

16-243　下列检查对进一步明确诊断最有意义的是

A. CT

B. MRI

C. 关节镜

D. 关节穿刺涂片

E. ECT

(16-244~16-246 共用题干)

病人,男性,35 岁。右膝关节疼痛伴低热 1 年,行走困难。体格检查:右大腿肌肉萎缩,右膝关节肿胀,呈屈曲畸形。X 线片示右膝关节骨质增生,关节间隙变窄。红细胞沉降率 35 mm/h。

16-244 该病人最可能的诊断是

A. 类风湿关节炎

B. 膝关节结核

C. 风湿性关节炎

D. 痛风性关节炎

E. 松毛虫性关节炎

16-245 为进一步明确诊断,下列检查最有价值的是

A. CT

B. MRI

C. ECT

D. 滑膜活检

E. 关节穿刺涂片

16-246 该病人的膝关节早期 X 线主要表现是

A. 以骨质增生为主

B. 骨质增生与破坏并存

C. 局限性脱钙

D. 关节间隙消失

E. 以骨破坏为主

(16-247~16-249 共用题干)

病人,男性,32 岁。近日发现左膝关节疼痛,行走困难,休息后缓解。体格检查:左膝关节伸屈活动受限,胫骨上端内侧肿胀,压痛。X 线摄片可见左胫骨上端内侧有一肥皂泡样阴影,边缘膨胀,周围无骨膜反应。

16-247 最可能的诊断是

A. 骨结核　　　B. 骨髓炎

C. 骨坏死　　　D. 骨巨细胞瘤

E. 骨软骨瘤

16-248 确立诊断最有力的依据是

A. 血清碱性磷酸酶增高

B. 放射性核素骨扫描

C. CT 检查

D. 红细胞沉降率增快

E. 局部穿刺活组织检查

16-249 其最有可能的早期并发症是

A. 创伤性关节炎

B. 缺血性骨坏死

C. 感染

D. 骨折畸形愈合

E. 出血引起休克

(16-250~16-251 共用题干)

病人,男性,50 岁。因腰痛、腰部活动障碍 3 个月余,伴右侧大腿放射痛,行走时出现间歇性跛行来院就诊。

16-250 病人最可能的诊断是

A. 颈椎病

B. 腰椎间盘突出症

C. 腰椎管狭窄症

D. 腰肌劳损

E. 骨囊肿

16-251 腰椎间盘突出症病人最重要的体征是

A. 椎间隙压痛

B. 椎旁压痛

C. 棘突旁叩击痛

D. 直腿抬高及加强试验(+)

E. 腰椎侧凸畸形

(16-252~16-253 共用题干)

病人,男性,66 岁。因颈肩痛 2 个月余,向左手放射,左手拇指和食指痛觉减弱,偶尔伴麻木感及握力减弱,来院就诊。

16-252* 该病人最可能的诊断是

A. 颈椎病

B. 臂丛神经炎

C. 肩周炎

D. 颈部肌肉劳损

E. 肩袖综合征

16－253 该病人最可能的颈椎病类型是

A. 神经根型

B. 脊髓型

C. 椎动脉型

D. 交感神经型

E. 复合型

A4 型单项选择题(16－254～16－311)

(16－254～16－260 共用题干)

病人,男性,22 岁。被撞倒后右肘部着地,出现上臂剧烈疼痛而就诊。体格检查:伤侧上臂肿胀、畸形和反常活动。右上肢长度比左上肢短缩 2 cm。

16－254 请问该病人可能的诊断是

A. 肱骨干骨折　　B. 锁骨骨折

C. 桡神经损伤　　D. 肱动脉损伤

E. 尺骨鹰嘴骨折

16－255 应立即采取下列哪项检查

A. B 超　　　B. X 线

C. CT　　　D. MRI

E. 骨扫描

16－256 该处损伤易合并

A. 骨折畸形愈合

B. 骨筋膜室综合征

C. 桡神经损伤

D. 慢性骨髓炎

E. 骨质疏松

16－257 目前康复训练不包括

A. 上臂旋转运动

B. 掌指关节活动

C. 腕关节活动

D. 上臂肌主动舒缩运动

E. 指间关节活动

16－258 该病人的护理措施不包括

A. 按时翻身,预防压疮发生

B. 减轻疼痛

C. 预防感染的发生

D. 合理功能锻炼

E. 促进神经循环功能的恢复

16－259 若病人出现了进行性呼吸困难、体温升高、心率快、血压升高和意识障碍,该病人可能发生

A. 休克

B. 血管、神经损伤

C. 脊髓损伤

D. 脂肪栓塞

E. 急性骨筋膜室综合征

16－260 若病人出现垂腕,各手指掌指关节不能背伸,拇指不能伸直,前臂旋后障碍,手背桡侧皮肤感觉减弱或消失等表现。该病人可能发生了

A. 骨折畸形愈合

B. 骨筋膜室综合征

C. 桡神经损伤

D. 慢性骨髓炎

E. 骨质疏松

(16－261～16－264 共用题干)

患儿,男性,9 岁。摔伤致右肘部疼痛、肿胀和活动障碍 2 小时。体格检查:右肘关节肿胀明显,局部压痛、活动明显受限,肘部可扪及骨折断端,肘后三角关系正常。

16－261 首先考虑的检查是

A. X 线

B. 心电图

C. B 超

D. 肌电图

E. 神经传导电位

16－262 目前患儿的诊断可能为

A. 右肱骨干骨折

B. 右肱骨髁上骨折

C. 右桡骨骨折

D. 右肘关节脱位

E. 右尺骨骨折

16－263 患儿急症手术后,护理不恰当的是

A. 抬高患肢

B. 密切观察患肢的血运

C. 上臂旋转运动

D. 吊带固定

E. 肌肉主动舒缩运动

16-264　可能出现的并发症不包括

A. 前臂缺血性肌挛缩

B. 肘内翻畸形

C. 骨化性肌炎

D. 幻肢痛

E. 肘关节僵硬

（16-265～16-268 共用题干）

病人，女性，68 岁。晨练时跌倒，右手掌撑地后腕部剧烈疼痛，活动受限来院就诊。体格检查：右腕部明显肿胀畸形，活动受限，侧面观腕关节呈银叉样畸形，正面观呈枪刺样畸形。给予手法复位后用石膏绷带固定。

16-265　其最有可能的诊断是

A. 腕骨骨折

B. Colles 骨折

C. Smith 骨折

D. 孟氏骨折

E. 盖氏骨折

16-266　协助医生包扎时不正确的护理是

A. 清洁患肢皮肤，有伤口者先换药

B. 石膏绷带沿肢体缠绕后再拉紧

C. 用手掌托扶肢体石膏型

D. 石膏新包扎后 20 分钟内避免肢体活动

E. 石膏固定当天即可做患肢肌肉舒缩

16-267　若病人石膏绷带固定后，诉肢体疼痛，以下护理措施哪项不妥

A. 观察桡动脉搏动

B. 询问病人肢端感觉、运动情况

C. 观察肢端肤色和温度

D. 发现异常报告医生

E. 立即给药物镇痛

16-268　病人石膏绷带固定后护理措施不妥的

A. 肢体平放

B. 患肢常做握拳动作

C. 患肢手指可做伸屈运动

D. 疼痛难忍时勿自行服用镇痛药

E. 保持石膏清洁，防止受潮

（16-269～16-275 共用题干）

病人，男性，68 岁。摔倒后出现右髋部疼痛，不能站起行走。体格检查：右髋部压痛、肿胀，右髋关节活动障碍，右下肢大粗隆上移、右下肢呈外旋位。

16-269　请问该病人可能的诊断为

A. 股骨上端骨折

B. 骨盆骨折

C. 股骨颈骨折

D. 尾骨骨折

E. 髋臼骨折

16-270　应立即首先采取下列哪项检查

A. B 超　　　　B. X 线

C. CT　　　　D. MRI

E. 骨扫描

16-271　下列哪项处理措施是错误的

A. 穿矫正鞋　　B. 行内固定术

C. 扶拐下床活动　D. 患肢皮牵引

E. 观察患肢血运、感觉和运动情况

16-272　该病人最易发生的并发症是

A. 骨折畸形愈合

B. 骨筋膜室综合征

C. 股骨头缺血性坏死

D. 慢性骨髓炎

E. 骨质疏松

16-273　患肢应采取的体位正确的是

A. 外展内旋位　B. 内收内旋位

C. 内收外旋位　D. 外展外旋位

E. 外展中立位

16-274　术后第 1 天病人应进行的功能锻炼是

A. 股四头肌等长舒缩练习

B. 髋关节旋转活动

C. 髋关节内收、外展活动

D. 行走锻炼

E. 扶拐训练

16 - 275 病人术后右小腿至足背出现肿胀,皮肤颜色变深,应首先排除

A. 深静脉血栓

B. 感染

C. 骨筋膜间室综合征

D. 过敏

E. DIC

(16 - 276～16 - 284 共用题干)

病人,男性,22 岁。在工地从 5 米高处坠落后出现呼吸困难、四肢不能活动。体格检查:颈部压痛,四肢瘫痪,高热,有较重痰鸣音。X 线片示第 4～5 颈椎骨折合并脱位。

16 - 276 该病人正确的搬运方法是

A. 一人背起病人搬运

B. 一人抱起病人搬运

C. 二人搬运,其中一人抬头,一人抬腿

D. 三人将病人平托到木板上搬运

E. 四人搬运,三人将病人平托到木板上,一人固定头颈部

16 - 277 * 导致其呼吸困难的最主要原因为

A. 腹胀引起膈肌上移

B. 呼吸肌麻痹

C. 水肿压迫呼吸中枢

D. 痰液堵塞气道

E. 气管受压

16 - 278 入院后对该病人应首先采取的急救措施是

A. 手术复位固定

B. 使用呼吸兴奋剂

C. 吸氧

D. 气管切开

E. 经口鼻吸痰

16 - 279 关于不完全性脊髓损伤的临床类型以下叙述不正确的是

A. 前脊髓综合征

B. 后脊髓综合征

C. 脊髓中央管周围综合征

D. 脊髓半切征

E. 脊髓震荡

16 - 280 下列可造成该病人不可逆性瘫痪的脊髓病是

A. 脊髓休克   B. 脊髓震荡

C. 脊髓断裂   D. 脊柱骨折

E. 脊椎脱位

16 - 281 若病人行颅骨牵引,出现感染迹象时应及时采取的措施是

A. 针眼或牵引弓部位涂抗生素药膏

B. 观察牵引针眼部位有无皮肤感染

C. 每天用 0.9％氯化钠溶液清洁消毒针眼或牵引弓部位 2 次

D. 静脉输入大量抗生素

E. 局部再次手术治疗

16 - 282 * 减轻脊髓水肿和继发性损伤应可采取

A. 地塞米松 10～20 mg 口服,每天 3 次,维持 2 周左右

B. 20％甘露醇 250 ml 静脉滴注,每天 2 次,连续 5～7 天

C. 输液或输血,维持动脉血压在 90 mmHg 以上

D. 卧硬板床

E. 枕颌吊带卧位牵引

16 - 283 为预防该病人因气道分泌物阻塞而并发坠积性肺炎及肺不张的措施不包括

A. 翻身拍背

B. 辅助咳嗽排痰

C. 吸痰

D. 人工机械通气

E. 雾化吸入

16 - 284 * 按照 Frankel 分级,脊髓损害的分组以下叙述错误的是

A. A 级完全瘫痪

B. B 级感觉功能不完全丧失,无运动功能

C. C 级感觉功能不完全丧失,有非

功能性运动

　　D. D级感觉功能不完全丧失,有非

　　　　功能性运动

　　E. E级感觉、运动功能正常

(16－285～16－290 共用题干)

　　病人,男性,22岁。踢足球时向后跌倒,摔伤右肩部来诊。体格检查:右肩部方肩畸形,肩关节空虚,弹性固定,Dugas 征阳性。

16－285　可能的诊断是

　　A. 肘关节脱位　　B. 肩关节脱位

　　C. 肩锁关节脱位　D. 肩峰骨折

　　E. 肱骨外科颈骨折

16－286　首选的处理方法是

　　A. Hippocrates 法复位外固定

　　B. Allis 法复位外固定

　　C. 切开复位内固定

　　D. 骨牵引复位

　　E. 皮牵引复位

16－287　复位成功的标志不正确的是

　　A. 畸形消失

　　B. 骨性标志恢复解剖关系

　　C. 关节被动活动恢复正常

　　D. 肿胀消失

　　E. X线检查显示复位

16－288　复位后正确的固定方法是

　　A. 小夹板固定

　　B. 外展支架固定

　　C. 三角巾悬吊

　　D. 石膏夹板固定

　　E. 皮牵引固定

16－289　若该病人合并骨折,最多见的是

　　A. 锁骨骨折

　　B. 肩峰骨折

　　C. 关节盂骨折

　　D. 肱骨外科颈骨折

　　E. 肱骨大结节骨折

16－290*　该病人若过早去除外固定,则容易出现的后遗症为

　　A. 患肢变长　　　B. 方肩畸形

　　C. 肱骨头滑出　　D. 习惯性脱位

　　E. 粘连性肩关节炎

(16－291～16－294 共用题干)

　　患儿,10岁。跑步时被同学撞倒,身体后仰左肘部着地。体格检查:肘部疼痛、肿胀、功能障碍,尺骨鹰嘴向后突出,肘关节呈半屈位,肘后三角失去正常对合关系。

16－291　该患儿最有可能发生了

　　A. 左肘关节前脱位

　　B. 左肘关节后脱位

　　C. 左肱骨髁上骨折

　　D. 左尺骨鹰嘴骨折

　　E. 左桡骨小头脱位

16－292　首选的辅助检查是

　　A. 关节腔穿刺　　B. MRI

　　C. CT　　　　　　D. 核素扫描

　　E. X线

16－293　首选的处理方法是

　　A. 手法复位　　　B. 骨牵引复位

　　C. 皮牵引复位　　D. 切开复位

　　E. 外展外固定支架

16－294　复位后行长臂石膏托固定肘关节于

　　A. 屈曲 30°位　　B. 屈曲 60°位

　　C. 屈曲 90°位　　D. 屈曲 120°位

　　E. 伸直位

(16－295～16－300 共用题干)

　　病人,男性,30岁。运动时被撞伤右髋部,致右髋部疼痛、肿胀、活动受限。体格检查:右下肢屈曲、内收、内旋、短缩畸形,臀部可触及股骨头。

16－295　该病人最可能的诊断是

　　A. 股骨颈骨折　　B. 髋关节脱位

　　C. 髋臼骨折　　　D. 骨盆骨折

　　E. 股骨干骨折

16－296　首选的辅助检查是

　　A. X线　　　　　B. B超

　　C. CT　　　　　　D. MR1

　　E. 关节腔穿刺

16－297　首选的处理方法是

A. Hippocrates 法复位外固定

B. Allis 法复位外固定

C. 切开复位内固定

D. 骨牵引复位

E. 皮牵引复位

16-298 复位成功后正确的固定方法是

A. 小夹板固定

B. 外展支架固定

C. 三角巾悬吊

D. 石膏托固定

E. 皮肤牵引

16-299 皮肤牵引固定的时间为

A. 1～2 周　　　B. 2～3 周

C. 5～6 周　　　D. 7～8 周

E. 9～10 周

16-300 该病人右侧肢体禁止负重的期限为

A. 1 个月　　　B. 2 个月

C. 3 个月　　　D. 半年

E. 1 年

(16-301～16-304 共用题干)

病人，女性，20 岁。近半年自觉乏力，食欲减退，体重明显减轻，背部及肋部疼痛 1 个月伴低热，T 37.5～38℃。体格检查：第 7 胸椎后凸，双下肢张力增高。WBC 6×10^9/L，红细胞沉降率 30 mm/h。X 线片示第 7～8 胸椎椎间隙变窄，椎体相邻缘有破坏，无明显骨质硬化，椎体旁有梭形阴影。

16-301 该病人最有可能的诊断是

A. 强直性脊柱炎

B. 化脓性脊柱炎

C. 脊髓前角灰质炎

D. 胸椎结核

E. 胸椎肿瘤

16-302 下列哪项护理措施是正确的

A. 卧软板床制动，减轻疼痛

B. 注意休息，加强营养

C. 避免体温升高，及时应用药物降温

D. 防止药物叠加效应，抗结核药物

应避免联合应用

E. 为避免引起呼吸困难，禁止使用石膏背心

16-303 经非手术治疗 2～4 周，不见好转，下一步最宜采取的治疗是

A. 加大用药剂量

B. 调整给药方法

C. 加用中药、针灸治疗

D. 间断用药

E. 积极行手术治疗

16-304 护理上需要注意的是

A. 高热量、高蛋白、高维生素、易消化饮食

B. 防止失用性萎缩，缩短卧床时间

C. 积极参加体育锻炼，增强体力

D. 卧硬板床，即使骨隆突处也不可加软垫

E. 术后抗结核药继续使用最少 2 周

(16-305～16-308 共用题干)

患儿，男性，12 岁。无明显诱因出现右髋部疼痛不适，活动受限半年，加重 1 周，有午后低热、盗汗、乏力等症状。体格检查：右髋部压痛，无肿胀，右髋关节强直，屈伸不利。右髋关节 X 线片示右髋关节骨质未见明显破坏，关节间隙稍窄。既往患原发性肺结核。

16-305 根据上述题干，主要考虑

A. 右髋关节化脓性关节炎

B. 强直性脊柱炎髋部病变

C. 一过性髋关节滑膜炎

D. 右髋关节结核

E. 右髋关节骨性关节炎

16-306 其发病特点是

A. 单关节疼痛发病

B. 发病急，病程发展快

C. 多关节性疼痛

D. 可自愈

E. 好发于老年人

16-307 以下不属于判断髋关节结核常用的体格检查方法的是

A. 髋关节过伸试验

B. 4 字试验

C. Thomas 试验

D. 拾物试验

E. 髋关节屈曲挛缩试验

16－308　髋关节结核早期最多见的是

A. 单纯性滑膜结核

B. 混合型结核

C. 单纯性骨结核

D. 全关节结核

E. 全身中毒症状

(16－309～16－311 共用题干)

病人，男性，21 岁。右侧大腿下端内侧疼痛，开始呈间歇性隐痛，逐渐转为持续性剧痛，夜间疼痛加重而影响睡眠，局部肿胀，迅速发展成肿块，表面皮肤温度高，静脉怒张，可出现震颤和血管杂音。X 线示股骨干骺端骨质呈浸润性破坏，边界不清，排列不整齐、结构紊乱，可见 Codman 三角及日光射线现象，周围有软组织肿块阴影。

16－309　该病人最可能的临床诊断是

A. 骨巨细胞瘤　　B. 骨肉瘤

C. 骨软骨瘤　　　D. 尤文氏瘤

E. 骨母细胞瘤

16－310　最佳治疗手段是

A. 手术　　　　B. 化疗

C. 放疗　　　　D. 免疫疗法

E. 理疗

16－311　术后最合适的辅助治疗方法是

A. 休息，加强营养

B. 广谱抗生素治疗

C. 化疗

D. 抗结核治疗

E. 物理治疗

名词解释题(16－312～16－350)

16－312　骨折

16－313　闭合性骨折

16－314　开放性骨折

16－315　不完全骨折

16－316　完全骨折

16－317　稳定性骨折

16－318　不稳定性骨折

16－319　病理性骨折

16－320　疲劳性骨折

16－321　青枝骨折

16－322　粉碎性骨折

16－323　反常活动

16－324　骨折延迟愈合

16－325　脂肪栓塞综合征

16－326　静脉血栓栓塞症

16－327　骨筋膜室综合征

16－328　关节僵硬

16－329　牵引术

16－330　石膏综合征

16－331　肱骨髁上骨折

16－332　桡骨远端骨折

16－333　孟氏骨折

16－334　盖氏骨折

16－335　脊髓损伤

16－336　脊髓震荡

16－337　脊髓休克期

16－338　截瘫

16－339　关节脱位

16－340　习惯性脱位

16－341　弹性固定

16－342　化脓性骨髓炎

16－343　Dugas 征

16－344　骨肿瘤

16－345　颈椎病

16－346　腰椎间盘突出症

16－347　腰椎侧凸

16－348　腰腿痛

16－349　直腿抬高试验阳性

16－350　腰椎管狭窄症

❋ 简述问答题(16 - 351～16 - 374)

16 - 351　简述骨折的分类方法。

16 - 352　简述骨折特有体征和治疗原则。

16 - 353　简述骨折常见并发症。

16 - 354　简述骨折的愈合过程及临床愈合标准。

16 - 355　简述骨科病人功能锻炼的原则和方法。

16 - 356　简述牵引术的分类。

16 - 357　简述石膏固定的分类。

16 - 358　简述肩关节脱位的临床表现。

16 - 359　简述脱位病人的健康教育。

16 - 360　简述化脓性骨髓炎的感染途径。

16 - 361　简述急性血源性化脓性骨髓炎的处理原则。

16 - 362　简述急性血源性化脓性骨髓炎的常见护理问题及护理目标。

16 - 363　简述化脓性关节炎的临床表现。

16 - 364　简述骨与关节结核疾病的抗结核药物治疗要点。

16 - 365　简述骨肿瘤病人的临床表现。

16 - 366　简述骨肿瘤病人的健康教育。

16 - 367　腰椎间盘突出症常见的致病原因有哪些?

16 - 368　简述腰椎管狭窄症的临床表现。

16 - 369　简述颈椎病手术治疗病人的护理要点。

16 - 370　简述颈椎病的健康教育要点。

16 - 371　简述腰椎间盘突出症的临床表现。

16 - 372　简述腰椎间盘突出症病人的健康教育。

16 - 373　简述腰椎间盘突出症保守治疗病人的护理措施。

16 - 374　简述腰椎间盘突出症手术治疗病人的护理措施。

❋ 综合应用题(16 - 375～16 - 386)

16 - 375　病人,男性,28 岁。不慎从高处跌落

送院就诊。体格检查:神志清,右腿部畸形、疼痛。X 线片显示右股骨干骨折。入院后给予右胫骨牵引。

请解答:

(1) 为保持有效牵引,牵引过程中有哪些注意事项?

(2) 牵引常见的并发症有哪些? 如何预防?

16 - 376　病人,男性,30 岁。10 小时前骑摩托车不慎摔倒,当即感到左小腿疼痛剧烈,移动肢体时疼痛加重。体格检查:右小腿肿胀明显,肢体畸形,压痛明显,活动受限。X 线检查显示左胫、腓骨中段骨折。入院后予闭合复位右小腿管型石膏固定。目前患肢肿胀严重。

请解答:

(1) 石膏干固前如何护理?

(2) 石膏固定后的常见并发症有哪些?

(3) 石膏拆除前后有哪些注意事项?

16 - 377　病人,女性,65 岁。走路时摔倒,右手掌撑地后腕部剧烈疼痛,不敢活动,遂来院就诊。体格检查:右腕部明显肿胀和畸形。X 线检查示右桡骨远端向背侧和桡侧移位。被诊断为右桡骨远端伸直型骨折,给予复位后石膏固定中。

请解答:

(1) 该病人腕关节会出现什么典型畸形?

(2) 如何指导病人进行功能锻炼?

16 - 378　病人,女性,73 岁。2 天前跌倒摔伤,站起后仍可忍痛行走,今晨出现右髋部疼痛加重,不能行走,右足外旋,来院就诊。X 线摄片显示右股骨颈骨折。入院后给予右下肢人工股骨头置换术。

请解答:

(1) 人工关节置换术后可能出现的并发症有哪些?

(2) 如何预防髋关节脱位?

16 - 379　病人,男性,40 岁。2 小时前在工作中不慎从高处坠落,背部剧烈疼痛,不敢活动,被送往医院就诊。经检查诊断为胸 10 单纯压

缩性骨折,给予非手术治疗、卧床休息。

请解答:

(1) 该病人目前存在哪些主要护理问题?

(2) 该病人卧床期间应采取哪种体位?

(3) 如何指导病人功能锻炼?

16-380　病人,男性,30 岁。打球时右肩关节受伤,关节处疼痛、肿胀、活动受限,来院就诊。诊断为右肩关节脱位。

请解答:

(1) 护士应做好哪些方面的病情观察?

(2) 如何缓解病人疼痛?

(3) 如何指导病人进行功能锻炼?

16-381　患儿,8 岁。上体育课时摔伤髋部。体格检查:左髋关节疼痛,活动受限,处于屈曲位,站立时骨盆前倾、臀部后耸,行走时呈鸭行步态。X 线检查示左髋关节脱位。予麻醉下行闭合复位治疗,术后左侧髋关节人字形石膏固定。

请解答:

(1) 该患儿石膏固定期间如何护理?

(2) 如何指导患儿进行正确功能锻炼?

16-382　患儿,10 岁。因车祸外伤致左股骨干闭合性骨折,石膏固定 1 个月,高热、寒战 1 天收入院。患儿 1 天前突然出现高热、寒战、头痛,咽痛,伴左大腿下端持续性剧烈疼痛,不能活动,自行服用退热药物。体格检查:T 41℃,左大腿肿胀、压痛。查血 WBC 21×10⁹/L, N 0.85;血清 C 反应蛋白 105 mg/L;红细胞沉降率 66 mm/h。入院后予开窗减压引流术。

请解答:

(1) 该患儿最可能的诊断是什么?

(2) 该患儿目前有哪些主要的护理问题?

(3) 患儿行开窗减压引流术后如何保持有效引流?

16-383　病人,男性,50 岁。因腰背部疼痛 2 个月,加重 1 个月入院。病人 2 个月前搬抬重物后出现腰部疼痛,休息后可缓解,1 个月前疼痛较前加重,休息后稍缓解,发病以来有午后低热,夜间盗汗,易劳累,食欲减退。体格检查:腰

椎第 3、4 椎体棘突处有压痛和叩击痛,拾物试验(+)。血清 C 反应蛋白偏高,结核抗体弱阳性。腰椎 X 线示第 3～4 腰椎椎体破坏、塌陷,局部后凸畸形;CT 示第 3～4 腰椎椎体大部破坏、椎间死骨、椎旁脓肿,椎体塌陷。诊断为腰椎结核。

请解答:

(1) 如何缓解病人疼痛?

(2) 如何改善病人营养状况?

(3) 如何做好抗结核药物治疗的护理?

16-384　病人,女性,20 岁。1 个月前出现右侧小腿上部疼痛,夜间加重,同时伴有消瘦、乏力,近日症状明显加重。经 X 线摄片初步诊断为右胫骨上段骨肉瘤。

请解答:

(1) 该病人目前的主要护理诊断是什么(至少写出 3 个以上)?

(2) 该病人的护理目标是什么?

(3) 如何给予健康指导?

16-385　病人,男性,28 岁。出现放射性腰痛 3 个月,疼痛从下腰部向臀部、大腿后方、小腿外侧足背及足外侧放射,并伴麻木感,咳嗽、排便或打喷嚏时疼痛加剧。体格检查:小腿肌力减弱,直腿抬高试验及加强试验阳性。

请解答:

(1) 该病人最可能的诊断是什么?

(2) 应采取哪些处理措施?

(3) 若病人行手术治疗,应如何护理?

16-386　病人,男性,48 岁,司机。于半年前出现头痛、眩晕,在突然变换体位或头部转动时偶有加重现象,视物有时模糊,今天上午工作中忽然猝倒而来院就诊。经 MRI 检查初步诊断为椎动脉型颈椎病。

请解答:

(1) 颈椎病如何分型?

(2) 椎动脉型颈椎病的主要临床表现有哪些?

(3) 该病人非手术治疗的护理要点是什么?

答案与解析

选择题

A1 型单项选择题

16-1	E	16-2	A	16-3	B	16-4	B
16-5	A	16-6	D	16-7	B	16-8	E
16-9	B	16-10	E	16-11	C	16-12	A
16-13	A	16-14	C	16-15	D	16-16	B
16-17	A	16-18	E	16-19	B	16-20	C
16-21	A	16-22	D	16-23	A	16-24	D
16-25	C	16-26	E	16-27	D	16-28	E
16-29	D	16-30	D	16-31	B	16-32	E
16-33	C	16-34	E	16-35	D	16-36	E
16-37	A	16-38	B	16-39	E	16-40	E
16-41	D	16-42	D	16-43	B	16-44	C
16-45	A	16-46	C	16-47	B	16-48	E
16-49	B	16-50	B	16-51	A	16-52	C
16-53	A	16-54	C	16-55	E	16-56	C
16-57	C	16-58	A	16-59	E	16-60	B
16-61	B	16-62	D	16-63	E	16-64	A
16-65	B	16-66	C	16-67	D	16-68	B
16-69	A	16-70	E	16-71	A	16-72	D
16-73	B	16-74	A	16-75	C	16-76	E
16-77	A	16-78	E	16-79	B	16-80	B
16-81	E	16-82	B	16-83	A	16-84	A
16-85	E	16-86	C	16-87	C	16-88	B
16-89	D	16-90	B	16-91	B	16-92	A
16-93	B	16-94	E	16-95	B	16-96	A
16-97	B	16-98	E	16-99	D	16-100	D
16-101	A	16-102	B	16-103	B	16-104	C
16-105	B	16-106	E	16-107	B	16-108	B
16-109	E	16-110	A	16-111	E	16-112	E
16-113	A	16-114	B	16-115	D	16-116	C
16-117	A	16-118	D	16-119	C	16-120	E
16-121	A	16-122	E	16-123	E	16-124	E
16-125	A	16-126	C	16-127	A	16-128	C
16-129	A	16-130	D	16-131	C	16-132	B
16-133	B	16-134	B	16-135	C	16-136	D
16-137	B	16-138	D	16-139	A	16-140	A
16-141	E	16-142	D	16-143	D	16-144	E
16-145	A	16-146	B	16-147	A	16-148	E
16-149	A	16-150	E	16-151	B	16-152	A
16-153	C	16-154	D	16-155	A	16-156	B
16-157	D	16-158	C	16-159	C	16-160	A
16-161	D	16-162	A	16-163	E	16-164	E

A2 型单项选择题

16-165	B	16-166	A	16-167	B	16-168	D
16-169	C	16-170	D	16-171	D	16-172	B
16-173	D	16-174	D	16-175	E	16-176	A
16-177	C	16-178	C	16-179	C	16-180	C
16-181	A	16-182	A	16-183	B	16-184	E
16-185	E	16-186	C	16-187	B	16-188	C
16-189	B	16-190	C	16-191	D	16-192	D
16-193	A	16-194	C	16-195	B	16-196	A
16-197	A	16-198	A	16-199	C	16-200	B
16-201	C	16-202	D	16-203	C	16-204	C

A3 型单项选择题

16-205	B	16-206	D	16-207	C	16-208	C
16-209	A	16-210	C	16-211	B	16-212	E
16-213	D	16-214	E	16-215	D	16-216	A
16-217	E	16-218	E	16-219	A	16-220	E
16-221	D	16-222	A	16-223	C	16-224	D
16-225	A	16-226	C	16-227	A	16-228	A
16-229	B	16-230	C	16-231	A	16-232	C
16-233	B	16-234	C	16-235	C	16-236	E
16-237	E	16-238	A	16-239	E	16-240	C
16-241	C	16-242	A	16-243	C	16-244	B
16-245	D	16-246	E	16-247	D	16-248	E
16-249	C	16-250	B	16-251	D	16-252	A
16-253	A						

A4 型单项选择题

16－254　A	16－255　B	16－256　C	16－257　A
16－258　A	16－259　D	16－260　C	16－261　A
16－262　B	16－263　C	16－264　D	16－265　B
16－266　B	16－267　E	16－268　A	16－269　C
16－270　B	16－271　C	16－272　C	16－273　E
16－274　A	16－275　A	16－276　E	16－277　B
16－278　D	16－279　E	16－280　C	16－281　B
16－282　B	16－283　D	16－284　D	16－285　B
16－286　A	16－287　D	16－288　C	16－289　E
16－290　D	16－291　B	16－292　E	16－293　A
16－294　C	16－295　A	16－296　V	16－297　B
16－298　E	16－299　B	16－300　C	16－301　D
16－302　B	16－303　E	16－304　A	16－305　D
16－306　A	16－307　D	16－308　A	16－309　B
16－310　A	16－311　C		

部分选择题解析

16－33 解析: 股骨颈骨折后由于股骨头的血液供应大部分中断,易发生股骨头缺血性坏死。

16－49 解析: 在肱骨中下 1/3 段后外侧有桡神经沟,此处骨折容易发生桡神经损伤,出现垂腕畸形。

16－55 解析: 桡骨远端骨折一般分为伸直型骨折(Colles 骨折)和屈曲型(Smith 骨折)。伸直型骨折在受伤后表现为局部疼痛、肿胀,可出现典型畸形姿势,即侧面观呈银叉畸形,正面观呈枪刺样畸形。

16－60 解析: 胫骨的营养血管从胫骨干上、中 1/3 交界处进入骨内,在中、下 1/3 的骨折使营养动脉损伤,供应下 1/3 段胫骨的血液循环显著减少;同时下 1/3 段胫骨几乎无肌肉附着,由胫骨远端获得的血液循环很少,因此下 1/3 段骨折愈合较慢,容易发生延迟愈合或骨不连。

16－69 解析: 脊髓震荡是脊髓损伤平面以下发生弛缓性瘫痪,感觉、运动、反射及括约肌功能全部或大部分丧失。一般在数小时到数天后感觉和运动功能开始恢复,不留任何神经系统后遗症。

16－70 解析: 成人脊髓终止于第 1 腰椎椎体的下缘,第 1 腰椎骨折可损伤脊髓圆锥,表现为会阴部(鞍区)皮肤感觉缺失,括约肌功能丧失及性功能障碍,而双下肢的感觉及运动功能正常。

16－71 解析: 脊髓损伤后,自主神经系统功能紊乱,受伤平面以下毛细血管网舒张而无法收缩,皮肤不能出汗。因此应选择物理降温。

16－83 解析: 肩关节由肩胛骨的关节盂和肱骨头构成,属球窝关节,关节盂小而浅,肱骨头大呈球形,其面积为关节盂的 4 倍,关节囊薄而松弛,所以肩关节是人体运动范围最大又最灵活的关节,也是最容易脱位的关节。

16－84 解析: 肩关节周围有很多肌肉通过,这些肌肉维护了肩关节的稳定性,但肩关节的前下方肌肉较少,关节囊最松弛,是关节稳定性最差的薄弱点,所以肩关节脱位以前脱位多见。

16－98 解析: 急性化脓性骨髓炎病人发病早期可有白细胞增多,血细菌培养可能阳性。早期局部脓肿分层穿刺,若抽出脓性浑浊液可确诊,有早期诊断意义。X 线检查无早期诊断价值,2 周后可见骨破坏表现和骨膜反应。CT 和放射性核素骨显像有助于诊断。

16－99 解析: 急性骨髓炎病人患肢局部制动,用皮牵引或石膏固定于功能位,以利于炎症消散和减轻疼痛,防止感染扩散,同时也可防止关节挛缩畸形和病理性骨折。

16－103 解析: 引流管拔管指征:引流管留置 3 周,体温下降,引流液连续 3 次培养阴性,引流液清亮无脓液时先将冲洗管拔除,3 天后再考虑拔除引流管。

16－111 解析: 化脓性关节炎多见于儿童,尤以营养不良小儿居多。成年人创伤后感染多见。患肢关节多处于半屈曲位以缓解疼痛。X 线检查早期可见关节周围软组织肿胀,关节间隙增宽,后期关节间隙变窄或消失,关节面毛糙,可见骨质破坏或增生。

16－138 解析: 骨巨细胞瘤是介于良恶性之间的溶骨性肿瘤,好发于股骨远端和胫骨近端,其 X 线片表现为密度减低的溶骨性改变,偏心性膨胀性生长,也可呈多房性透光区,似肥皂泡状,与正常骨分界清楚;骨皮质因肿瘤膨胀而变薄,无骨膜增生反应;很少穿破皮质进入关节。

16-140 解析:良性骨肿瘤的 X 线表现为呈膨胀性骨病损,密度均匀,边界清楚。恶性骨肿瘤 X 线征象表现为病灶不规则,密度不均,边界不清,骨质破坏呈虫蚀样。

16-142 解析:骨软骨瘤是最常见的良性骨肿瘤,好发于长骨的干骺端,绝大多数无自觉症状,生长缓慢,因此临床症状不明显。

16-148 解析:骨肿瘤的治疗应以外科分期为指导,选择适当的治疗方案,尽量做到既切除肿瘤又可保全肢体。良性肿瘤以手术切除为主;恶性肿瘤以手术治疗为主,化疗、放疗和生物治疗为辅的综合治疗方法。

16-151 解析:骨肉瘤 X 线显示病变多起于长骨干骺端,肿瘤生长顶起骨外膜,骨膜下产生新骨,表现为三角状骨膜反应阴影,称 Codman 三角;若恶性肿瘤生长迅速,超出骨皮质范围,同时血管随之长入,肿瘤骨与反应骨沿血管方向放射状沉积,表现为日光射线形态。

16-154 解析:影像学检查是诊断腰椎间盘突出症的重要手段,MRI 显示椎管形态,全面反映出各椎体、椎间盘有无病变及神经根和脊髓受压情况,对腰椎间盘突出症有较大诊断价值。

16-157 解析:腰椎管狭窄症病人的主要临床表现是腰腿痛及间歇性跛行,可在外伤后出现症状或症状加重。

16-165 解析:高空坠落后脊柱未直接受力,外力是通过传导、杠杆或旋转引起脊柱骨折,所以病因属于间接暴力。

16-195 解析:90%的腰椎间盘突出症病人有腰痛表现,也是最早出现的症状,一侧下肢坐骨神经区域内放射痛是腰椎间盘突出症的主要症状,多为刺痛,典型表现为从下腰部向臀部、大腿后方、小腿外侧直至足部的放射痛,伴麻木感。本题中病人症状符合腰椎间盘突出症的典型表现。腰椎间盘突出症病人体征有腰椎侧凸、腰部活动障碍,直腿抬高试验(+)及加强试

验(+),本题病人符合上述体征,因此最可能的诊断是腰椎间盘突出症,X 线平片检查可进一步明确诊断。

16-196 解析:腰椎管狭窄症病人最典型临床表现为腰腿痛和间歇性跛行。弯腰试验及腰椎过伸试验均为阳性,本题目病人符合腰椎管狭窄症的典型表现。

16-198 解析:骨肿瘤术后病人应抬高患肢,预防肢体肿胀。同时保持肢体功能位,预防关节畸形。

16-199 解析:在给肿瘤病人进行化疗时,应先输入等渗溶液确保输液通畅,再输入化疗药物,以防化疗药物渗漏对局部组织造成损伤。

16-200 解析:骨肉瘤病人主要临床表现为疼痛和局部肿胀,早期症状为局部隐痛,起初为间断性疼痛,逐渐发展为持续性剧烈疼痛,夜间加重。骨端近关节处可见肿块,伴有压痛,局部皮温高,静脉怒张。肿块增大可累及邻近关节,出现关节活动受限,可伴有病理性骨折。

16-202 解析:腰椎间盘突出症病人术后第 1 天开始进行股四头肌舒缩和直腿抬高锻炼,每分钟 2 次,抬放时间相等,每次 15~30 分钟,每天 2~3 次,以能耐受为限,逐渐增加抬腿幅度,以防止神经根粘连。

16-203 解析:呼吸困难是颈椎前路手术术后病人最危急的并发症,多发生于术后 1~3 天内,常见原因有切口内出血压迫气管、喉头水肿压迫气管、术中损伤脊髓、植骨块脱落或者松动等,一旦病人出现呼吸困难,应立即通知医生做好气管切开及再次手术的准备。

16-204 解析:腰椎间盘突出症病人术后根据术式及医嘱,需进行腰背肌锻炼,以增加腰背肌肌力、预防肌肉萎缩、增强脊柱稳定性。一般术后 7 天开始,用五点支撑法,1~2 周后采用三点支撑法。但腰椎有破坏性改变、感染性疾病、年老体弱、心肺功能障碍的病人不宜进行腰背肌锻炼。

16-206 解析:病人患肢手部皮肤苍白、发凉、麻木、桡动脉搏动弱,存在神经血管损伤,首选

手术治疗。

16-225 解析:临床通常将肌力分为 6 级。0 级:无肌肉收缩,无关节活动;1 级:有轻度肌肉收缩,无关节活动;2 级:有肌肉收缩,关节有活动,但不能对抗引力;3 级:可对抗引力,但不能对抗阻力;4 级:对抗中度阻力,有完全关节运动幅度,但肌力较弱;5 级:肌力正常。

16-228 解析:对疑有脊柱骨折者应尽量避免移动,若确实需要搬运,可采用平托法或滚动法移至硬担架。严禁 1 人抬头,1 人抬脚,或用搂抱的方法搬运,以免因增加脊柱弯曲而使碎骨片挤入椎管,从而造成或加重脊髓损伤。

16-252 解析:神经根型颈椎病病人症状为常先有颈痛及颈部僵硬,继而向肩部及上肢放射,咳嗽、打喷嚏及活动时疼痛加剧;上肢有沉重感;皮肤可有麻木、过敏等感觉异常;上肢肌力和手的握力减退。体征为颈部肌痉挛,颈肩部有压痛,颈部和肩关节活动有不同程度受限;上肢牵拉试验阳性;压头试验阳性。

脊髓型颈椎病症状为手部发麻、活动不灵活,特别是精细活动失调,握力减退,下肢无力、发麻,步态不稳,有踩棉花的感觉,躯干有紧束感等。体征为随病情加重可发生自下而上的上运动神经元瘫痪。

椎动脉型颈椎病症状为眩晕、头痛、视物障碍、耳鸣、耳聋、恶心、呕吐、猝倒等一过性脑或脊髓缺血的表现;头部活动时可诱发或加重;体位改变,血供恢复后症状缓解。

交感神经型颈椎病症状为交感神经兴奋症状,如头痛或偏头痛、头晕、恶心、呕吐、视物模糊、心跳加速、心律不齐、血压升高、耳鸣、听力下降等;交感神经抑制症状,如头晕、眼花、流泪、鼻塞、心动过缓、血压下降,以及胃肠胀气等。

因此本题病人最可能的诊断是颈椎病,根据临床表现推断病人患病类型可能是神经根型。

16-277 解析:颈椎骨折合并脱位可造成脊髓损伤,膈肌、肋间肌麻痹,应及时做气管切开,改

善呼吸及保持呼吸道通畅。

16-282 解析:减轻脊髓水肿和继发性损伤可采取:①激素治疗,地塞米松 10～20 mg 静脉滴注,连续应用 5～7 天后,改为口服,3 次/天,每次 0.75 mg,维持 2 周左右。②脱水,20%甘露醇 250 ml 静脉滴注,2 次/天,连续 5～7 天。③甲泼尼龙冲击疗法,只适用于受伤 8 小时以内者。④高压氧治疗。

16-284 解析:见表 16-1。

表 16-1 Frankel 功能分级

级别	功　　　能
A	完全瘫痪
B	感觉功能不完全丧失,无运动功能
C	感觉功能不完全丧失,有非功能性运动
D	感觉功能不完全丧失,有功能性运动
E	感觉、运动功能正常

16-290 解析:肩关节脱位后,固定时间太短,功能锻炼太早,最后形成了喙肱韧带和关节囊的松弛愈合,轻微外力即可导致肩关节再脱位,即习惯性脱位。

名词解释题

16-312 骨折是指骨的完整性和连续性中断。

16-313 闭合性骨折是指骨折处皮肤或黏膜完整,骨折端不与外界相通。

16-314 开放性骨折是指骨折处皮肤、筋膜或骨膜破裂,骨折端直接或间接与外界相通。

16-315 不完全骨折是指骨的完整性和连续性部分中断。

16-316 完全骨折是指骨的完整性和连续性全部中断。

16-317 稳定性骨折是指在外力作用下,骨折端不易移位或复位后不易再发生移位的骨折。

16-318 不稳定性骨折是指在外力作用下,骨折端易移位或复位后易再移位的骨折。

16-319 病理性骨折是指骨髓炎、骨肿瘤等疾病导致骨质破坏,在轻微外力作用下即发生的

骨折。

16-320 疲劳性骨折是指长期、反复、轻微的直接或间接外力可致肢体某一特定部位骨折。

16-321 青枝骨折多见于儿童,主要表现为骨皮质和骨膜部分断裂,可有成角畸形,因与青嫩树枝被折断时相似而得名。

16-322 粉碎性骨折是指骨质碎裂成 3 块以上的骨折。

16-323 反常活动是指在正常情况下肢体非关节的部位出现类似于关节部位的活动。

16-324 骨折延迟愈合是指骨折经过治疗,超过一般愈合所需时间,骨折断端仍未出现连接。

16-325 脂肪栓塞综合征成人多见,多发生于粗大的骨干骨折,如股骨干骨折。由于骨折部位的骨髓组织被破坏,血肿张力过大,使脂肪滴经破裂的静脉窦进入血液循环,引起肺、脑、肾等部位的栓塞。

16-326 静脉血栓栓塞症(VTE)是指血液在静脉内不正常的凝结,使血管完全或不完全阻塞,属静脉回流障碍性疾病。VTE 包括两种类型:深静脉血栓和肺动脉血栓栓塞症。

16-327 骨筋膜室综合征是指骨折部位骨筋膜室内的压力增高,导致肌肉和神经因急性缺血而产生的一系列早期综合征。

16-328 关节僵硬是骨折最常见并发症,由于患肢长时间固定导致静脉和淋巴回流不畅,关节周围组织发生粘连,并伴有关节囊和周围肌肉挛缩,导致关节活动障碍。

16-329 牵引术是骨科常用的治疗方法,是利用牵引力和反牵引力作用于骨折部,达到复位或维持复位固定的治疗方法。

16-330 石膏综合征是指部分躯干石膏固定者出现反复呕吐、腹痛,甚至呼吸窘迫、面色苍白、发绀、血压下降等表现。

16-331 肱骨髁上骨折是指肱骨干与肱骨髁交界处发生的骨折。

16-332 桡骨远端骨折是指距桡骨远端关节面 3 cm 以内的骨折。

16-333 孟氏骨折是指尺骨上 1/3 骨干骨折合并桡骨小头脱位。

16-334 盖氏骨折是指桡骨干下 1/3 骨折合并尺骨小头脱位。

16-335 脊髓损伤是脊柱骨折最严重并发症,由于椎体的移位或骨碎片突出于椎管内,使脊髓或马尾神经产生不同程度的损伤,多发生于颈椎下段和胸腰段。

16-336 脊髓震荡是最轻微的脊髓损伤,脊髓受到强烈震荡后发生超限抑制,脊髓功能处于生理停滞状态,在组织形态学上并无病理变化,只是暂时性功能抑制。

16-337 脊髓休克期是指脊髓损伤平面以下迟缓性瘫痪,感觉、运动、反射及括约肌功能完全丧失,包括肛门周围的感觉和肛门括约肌的收缩运动丧失。

16-338 截瘫是指胸腰段脊髓损伤使下肢的感觉与运动功能发生障碍。

16-339 关节脱位是指由于直接或间接暴力作用于关节,或关节有病理性改变,使骨与骨之间相对关节面失去正常的对合关系。

16-340 习惯性脱位是指创伤脱位后,关节囊及韧带松弛或在骨附着处被撕脱,使关节结构不稳定,轻微外力即可反复发生再脱位。

16-341 弹性固定是指关节脱位后,由于关节囊周围未撕裂的韧带和肌肉的牵拉,使患肢固定在异常的位置,被动活动时感到弹性阻力。

16-342 化脓性骨髓炎是指化脓性细菌引起的骨膜、骨皮质和骨髓组织的炎症。

16-343 Dugas 征又称搭肩试验。正常人将手搭在对侧肩上,肘部能贴近胸壁。肩关节脱位时,病人肘部内收受限,若手搭在对侧肩上,则肘关节不能与胸壁贴紧;若肘部贴紧胸壁,则手不能搭到对侧肩,此为 Dugas 征阳性。

16-344 凡发生在骨内或起源于各种骨组织成分的肿瘤,不论原发性、继发性还是转移性肿瘤统称骨肿瘤。

16-345 颈椎病是指颈椎间盘及继发性椎间关节退行性变所致脊髓、神经、血管损害而表现的相应症状和体征。

16-346 腰椎间盘突出症是指因腰椎间盘变性、纤维环破裂，髓核突出刺激或压迫神经根、马尾神经所表现的一组综合征。

16-347 腰椎侧凸是指腰椎为减轻神经根受压所引起疼痛发生的姿势代偿性畸形。

16-348 腰腿痛是临床上常见的一组症状，指下腰、腰骶、骶髂、臀部等处的疼痛，可伴有一侧或双侧下肢放射痛和马尾神经症状。

16-349 直腿抬高试验阳性是指病人平卧，膝关节伸直，被动直腿抬高下肢，至60°以内即出现放射痛，常见于腰椎间盘突出症病人，也可见于单纯性坐骨神经痛病人。

16-350 腰椎管狭窄症是指腰椎管因某种因素产生骨性或纤维性结构异常，导致一处或多处管腔狭窄，致马尾神经或神经根受压引起的一种综合征。

简述问答题

16-351 骨折的分类方法：①根据骨折的程度和形态分类，分为不完全骨折和完全骨折。②根据骨折处皮肤、筋膜或骨膜的完整性分类，分为开放性骨折和闭合性骨折。③根据骨折端的稳定程度分类，分为稳定性骨折和不稳定性骨折。

16-352 骨折特有体征是畸形、反常活动和骨擦音或骨擦感。骨折的治疗原则是复位、固定和功能锻炼。

16-353 骨折的早期并发症：休克、脂肪栓塞综合征、重要内脏器官损伤、重要周围组织损伤、骨筋膜室综合征。骨折的晚期并发症：坠积性肺炎、压疮、下肢深静脉血栓、感染、骨化性肌炎、创伤性关节炎、关节僵硬、急性骨萎缩、缺血性骨坏死、缺血性肌挛缩。

16-354 通常将骨折后的愈合过程分为3期：血肿炎症机化期、原始骨痂形成期、骨痂改造塑形期。临床愈合标准：①局部无压痛及纵向叩击痛；②局部无反常活动；③X线检查显示骨折处有连续性骨痂通过，骨折线已模糊。

16-355 功能锻炼应遵循循序渐进、动静结合、主动与被动运动相结合的原则。通常将骨科病人的功能锻炼分3个阶段：①初期，术后1～2周，功能锻炼应以肌肉等长舒缩运动为主；而身体其他部位应加强各关节的主动活动。②中期，术后2周以后，即手术切口愈合、拆线到解除牵引或外固定支具之间的时间。应根据病情需要，在医护人员指导和健肢帮助下，配合简单的器械或支架辅助锻炼，逐渐增加病变肢体的运动范围和运动强度。③后期，此时病变部位已基本愈合，外固定支具已拆除，是功能锻炼的关键时期，特别是中期训练不足者，要尽早消除肢体部分肿胀和关节僵硬的现象，加强关节活动范围和肌力的锻炼，并配合理疗、按摩、针灸等物理治疗和外用药物熏洗，促进恢复。此外，还应保持关节功能位。

16-356 牵引方法包括皮牵引、骨牵引和兜带牵引3种。①皮牵引：又称间接牵引，是用贴敷于患肢皮肤上的胶布（胶布牵引）或包于患肢皮肤上的牵引带（海绵带牵引），利用其与皮肤的摩擦力，通过滑轮装置及肌肉在骨骼上的附着点，将牵引力传递到骨骼。②骨牵引：又称直接牵引，是将不锈钢针穿入骨骼的坚硬部位，通过牵引钢针直接牵引骨骼。③兜带牵引：是利用布带或海绵兜带兜住身体突出部位施加牵引力。

16-357 石膏固定按形状可分为石膏托、石膏夹板、石膏管型、石膏围领等。按照固定部位可分为躯干石膏、四肢石膏及特殊类型石膏等。

16-358 肩关节脱位的临床表现：①症状，肩关节疼痛，周围软组织肿胀，活动受限，常用健侧手扶持患肢前臂，头倾向患肩。②体征，肩关节脱位后，关节盂空虚，肩峰明显突出，肩部失去正常饱满圆钝的外形，呈方肩畸形；在腋窝、喙突下或锁骨下可触及肱骨头；Dugas征阳性。

16-359 脱位病人的健康教育：①说明复位后固定的目的、方法、重要意义及注意事项，使其充分了解固定的重要性、必要性及复位后的固定时限。②讲述功能锻炼的重要性和必要性，并指导其进行康复锻炼，使病人能自觉按计划实施。③固定期间进行关节周围肌肉收缩活动及邻近关节主动或被动运动；固定拆除后，逐步进行肢体的全范围关节功能锻炼，防止关节粘连和肌肉萎缩。④习惯性脱位者，须保持有效固定并严格遵医嘱坚持功能锻炼，避免各种导致再脱位的因素。

16-360 化脓性骨髓炎的感染途径：①血源性感染，身体其他部位化脓性病灶，经血液循环散播至骨组织；②创伤后感染，骨组织创伤或骨折手术后出现骨感染；③邻近感染灶，邻近软组织感染直接蔓延至骨骼。

16-361 急性血源性化脓性骨髓炎的处理原则：早期诊断、早期治疗。非手术治疗方法：①全身支持治疗，补液，维持水、电解质和酸碱平衡；高热期间予以降温；营养支持；必要时少量多次输新鲜血、血浆、球蛋白。②抗感染治疗，早期足量联合应用抗生素。③局部制动，患肢用皮牵引或石膏托固定于功能位，以利于炎症消散和减轻疼痛，防止关节挛缩畸形和病理性骨折。手术治疗宜早，手术方式分为局部钻孔引流术或开窗减压引流术。

16-362 急性血源性化脓性骨髓炎常见护理问题。①体温过高：与化脓性感染有关。②疼痛：与化脓性感染和手术有关。③组织完整性受损：与化脓性感染和骨质破坏有关。护理目标：体温维持在正常范围；疼痛减轻或消失；感染得到控制，创面愈合。

16-363 化脓性关节炎的症状：起病急骤，寒战、高热，体温可达39℃以上，甚至出现谵妄与昏迷，小儿可现惊厥，全身中毒症状严重，病变关节处疼痛剧烈。化脓性关节炎的体征：①浅表关节病变，局部红、肿、热、痛明显，关节多处于半屈曲位以缓解疼痛；关节积液在膝部最为明显，可见髌上囊隆起，浮髌实验可为阳性。②深部关节病变，如髋关节，因有厚实的肌肉，局部红、肿、热、痛多不明显，但关节内旋受限，常处于屈曲、外展、外旋位。

16-364 骨与关节结核疾病的抗结核药物治疗要点：遵循早期、联合、适量、规律和全程应用的原则，以增强药效，降低细菌的耐药性。按规定疗程用药是确保疗效的前提。对于骨关节结核，疗程不得少于12个月，必要时可延长至18～24个月。

16-365 骨肿瘤病人的症状：疼痛为持续性剧痛、夜间痛，可有压痛；晚期可出现贫血、消瘦、食欲缺乏、体重下降、低热等全身症状。体征：局部肿块、肿胀和血管怒张；功能障碍和压迫症状；病理性骨折。

16-366 骨肿瘤病人的健康教育：①保持身心健康，指导病人保持稳定情绪，消除消极的心理反应，积极、乐观地面对生活，树立战胜疾病的信心。②提高生存质量，向病人宣教保证营养物质摄入和增强抵抗力的重要性，消除病人对疼痛的恐惧。③功能锻炼，根据病人情况制定康复锻炼计划，指导病人进行各种力所能及的功能锻炼，最大限度地促进和提高病人的生活自理能力。④使用助行器，指导病人正确使用各种助行器，尽快适应新的行走方式。⑤复诊。按照出院医嘱定期回院复查。

16-367 腰椎间盘突出症常见的致病原因有椎间盘退行性变、损伤、遗传因素、妊娠4种。

16-368 腰椎管狭窄症的临床表现。①症状：单侧或双侧腰腿疼痛，站立、行走过久时疼痛加重，休息后减轻；间歇性跛行，即行走后，下肢出现疼痛、麻木、无力，以至于不能继续行走，休息后可继续前行，如此周而复始；马尾神经受压症状，如鞍区麻木、大小便失禁和阳痿。②体征：脊柱过伸试验阳性；下肢感觉、运动、反射改变。

16-369 颈椎病手术治疗的护理要点：①密切观察伤口渗血情况及引流是否通畅，观察局部有无肿胀，如渗血量较大及时通知医生，采取止血措施。②术后取平卧位，确保颈部制动，必要时围领固定；指导病人咳嗽、打喷嚏时要用手保护颈部；更换体位时要保持躯干的一致性，防止颈部扭曲。③密切观察病人的呼吸、面色等，注意有无张口呼吸、应答迟缓、发绀等呼吸困难并发症的发生，一旦发现迅速通知医生，做好气管切开的准备；注意保暖，预防呼吸道感染，必要时使用超声雾化吸入;指导病人进行有效咳嗽和排痰,鼓励病人进行深呼吸训练。④讲解翻身的重要性和方法,耐心指导并协助病人按时翻身;保持床单位的清洁与干燥,避免压疮的发生。⑤指导病人进行正确的功能锻炼。术后第2天,可开始下肢的主动锻炼;3天后,可进行上肢锻炼;锻炼要循序渐进。

16-370 颈椎病的健康教育要点:①在日常的生活和工作中,积极预防各种诱因的发生。②保持正确的姿势,长期伏案工作应坚持颈部多方向活动。③注意枕头高低位置。平卧时,枕头不可过高;侧卧时,枕头与肩同高。④增强体质,加强颈部肌力锻炼,避免寒冷刺激。⑤手术病人出院后定期复诊,出现异常及时就诊。

16-371 腰椎间盘突出症的临床表现如下。①症状:腰痛是最早出现的症状;坐骨神经痛,从下腰部向臀部、大腿后方、小腿外侧直至足背或足外侧的放射痛,伴有麻木感、咳嗽、排便或打喷嚏时因腹压增高,疼痛加剧;马尾神经受压综合征,出现鞍区感觉异常,大、小便和性功能障碍。②体征:腰椎侧凸;腰部活动受限;压痛及骶棘肌痉挛;直腿抬高试验及加强试验阳性;神经系统改变,如感觉异常、下肢肌力下降及反射异常。

16-372 腰椎间盘突出症病人的健康教育要点:①指导病人采取正确坐、卧、立、行和劳动姿势,以减少急、慢性损伤的机会。②平时加强体育锻炼,尤其腰背肌力量锻炼,增强脊柱的稳定性。③养成睡硬板床的习惯,弯腰取物采用屈髋、屈膝下蹲方式,减少椎间盘后方的压力。④术后病人佩戴腰围,同时加强腰背肌训练,增加脊柱的内在稳定性;回家休养的病人仍要坚持直腿抬高练习以预防神经根粘连。⑤出院病人要定期复诊,发现异常及时就诊。

16-373 腰椎间盘突出症保守治疗病人的护理措施:①初期绝对卧硬板床休息3~4周;必要时给予止痛剂减轻疼痛,以缓解肌肉痉挛。②避免腰部负重,下床活动时佩戴腰围;避免弯腰动作。③维持牵引的功效,按牵引常规进行腰部牵引。

护理。④做好心理指导,多与病人沟通,解除病人紧张情绪。⑤协助病人进行康复训练,满足病人的生活需要。

16-374 腰椎间盘突出症手术治疗病人的护理措施:①手术前要训练病人在床上使用大、小便器。②术后密切观察伤口渗血情况及引流是否通畅,如渗血、渗液量较大或疼痛加剧,下肢感觉、运动障碍加重及时通知医生,并协助处理。③避免压疮的发生。④功能锻炼。术后第1天即可进行直腿抬高练习;手术后1周开始腰背肌训练;注意膝、踝关节的活动及股四头肌锻炼,以预防肌肉萎缩和关节僵硬。⑤腹部按摩以减少腹胀、便秘、尿潴留的发生。

综合应用题

16-375 (1) 保持有效牵引应注意:①保持反牵引力,抬高床尾15~30 cm,若身体移动,抵住床头或床尾,及时调整。②牵引重锤保持悬空。牵引期间,牵引方向与被牵引肢体长轴应成直线,不可随意放松牵引绳,牵引重量不可随意增减或移除。③避免过度牵引。每天测量被牵引的肢体长度,并与健侧进行对比;也可通过X线检查了解骨折对位情况,及时调整牵引重量。

(2) 骨牵引常见并发症及预防:①血管和神经损伤。密切观察创口敷料的渗血情况、患肢末梢血运、病人生命体征及肢体运动情况,根据情况及时调整。②牵引针、弓脱落,定时检查、及时拧紧。③牵引针眼感染。骨牵引针两端套上软木塞或拧盖小瓶;针眼处每天75%乙醇消毒;及时擦去针眼分泌物或痂皮;牵引针若向一侧偏移,消毒后调整。④关节僵硬。在膝外侧垫棉垫,防止压迫腓总神经;可用垂足板将踝关节置于功能位,定时做踝关节活动,预防足下垂。

16-376 (1) 石膏干固前护理。①加快干固。②搬运:搬运及翻身时,用手掌平托石膏固定的肢体,切忌抓捏,以免留下指凹点,注意维持肢体的位置,避免石膏折断。③体位:潮湿的石膏容易变形,故须维持石膏固定的位置直至石膏完全干固,用软枕妥善垫好石膏;抬高患肢,以防肢体肿胀及出血;防足下垂及足外旋。④保暖:寒冷季节注意保温;未干固的石膏需覆盖毛毯时应用支被架托起。

(2) 石膏固定后常见的并发症:骨筋膜室综合征、压疮、化脓性皮炎、石膏综合征、废用综合征、出血及其他(如坠积性肺炎、便秘、泌尿道感染等)。

(3) 拆除石膏前注意事项:向病人解释,使用石膏锯时可有振动、压迫及热感,但无痛感,不会切到皮肤。石膏拆除后注意事项:病人可能有肢体减负的感觉;应避免搔抓,可用温水清洗后,涂一些润肤霜以保护皮肤;每天行局部按摩;由于长时间固定不动,开始活动时肢体可能产生关节僵硬感或肢体肿胀,应指导病人加强患肢功能锻炼。

16-377 (1) 该病人为腕关节典型畸形:从侧面看腕关节呈银叉样畸形,从正面看呈枪刺样畸形。

(2) 功能锻炼指导:复位固定后尽早开始手指伸屈和用力握拳活动,并进行前臂肌肉舒缩运动。4～6周后可去除外固定,逐渐开始腕关节活动。

16-378 (1) 人工关节置换术后并发症:关节脱位、关节感染、关节磨损、假体松动、深静脉血栓形成以及神经、血管损伤等。

(2) 预防髋关节脱位的方法:①避免屈髋大于90°(如上身向前弯腰超过90°,或患侧膝关节抬高超过髋关节),避免下肢内收超过身体中线;②避免下蹲、坐矮凳、坐沙发、跪姿、过度弯腰拾物、盘腿、交叉腿站立、跷二郎腿或坐位时向侧方弯腰等动作;③侧卧时应健肢在下,患肢在上,两腿间夹枕头;④平时应坐高凳,排便使用坐便器,上楼时健肢先上,下楼时患肢先下。

16-379 (1) 目前护理问题。①焦虑/恐惧:与疼痛及担心预后有关。②疼痛:与胸椎压缩性骨折有关。③躯体活动障碍:与疼痛、胸椎压缩性骨折有关。④潜在并发症:脊髓损伤、皮肤完

整性受损、便秘等。⑤知识缺乏:缺乏康复锻炼的相关知识。

(2) 卧床期间体位:卧硬板床,骨折部位垫厚枕,使脊柱处于过伸位。

(3) 功能锻炼指导:卧床3天后开始腰背部肌肉锻炼,开始时臀部左右移动,然后作背伸动作,使臀部离开床面,随着腰背肌力量的增加,臀部离开床面的高度也逐渐增高;定时进行全身各个关节的全范围被动或主动活动,每天数次,以促进血液循环,预防关节僵硬和肌萎缩;2个月后骨折基本愈合,第3个月可以下地少量活动,但仍以卧床休息为主;3个月后逐渐增加下地活动时间。

16-380 (1) 关节脱位的病情观察:定时观察患肢远端血运、皮肤颜色、温度、感觉和活动情况等;发现患肢苍白、发冷、肿胀、疼痛加剧、麻木等,及时通知医生并配合处理。

(2) 缓解疼痛的方法:①手法复位,复位后腋窝处垫棉垫,用三角巾悬吊上肢,保持肘关节屈曲90°。②局部冷敷;③进行护理操作或移动病人时,托住患肢,动作轻柔;④应用心理暗示、转移注意力或松弛疗法等非药物镇痛方法缓解疼痛,必要时遵医嘱应用镇痛剂。

(3) 功能锻炼:固定期间须主动活动腕部与手指;疼痛肿胀缓解后,用健侧手缓慢推动患肢行外展与内收活动,活动范围以不引起患侧肩部疼痛为限;解除固定后,开始进行肩关节的活动锻炼,锻炼须循序渐进,主动进行肩关节各方向的活动,使其活动范围得到最大限度恢复,切忌操之过急。

16-381 (1) 石膏固定期间护理:保持石膏的清洁、干燥,大、小便后应及时清洁臀部及会阴,并注意勿污染及弄湿石膏;石膏污染后用布蘸少量洗涤剂擦拭,清洁后立即擦干;石膏断裂、变形和严重污染应及时更换;保持皮肤完整性,避免因石膏压迫而损伤皮肤;协助患儿经常更换体位,保持床单位整洁,预防压疮形成。

(2) 功能锻炼指导:卧床期间作股四头肌收缩动作,2～3周后开始活动关节,4周后扶双

拐下地活动,3个月后可完全承重。

16-382 (1) 诊断:左股骨急性血源性化脓性骨髓炎。

(2) 主要护理问题。①体温过高:与化脓性感染有关。②疼痛:与化脓性感染有关。③组织完整性受损:与化脓性感染和骨质破坏有关。

(3) 保持引流通畅应注意:①妥善固定。拧紧连接接头防止松动;翻身或转运病人时妥善安置管道,以防脱出。②保持通畅,保持引流管与一次性负压引流袋(瓶)连接紧密,并维持负压状态;切开引流术后病人一般会放置2条引流管,置于高处为冲洗管,其接的输液瓶高于伤口60~70 cm,以1 500~2 000 ml抗生素溶液做24小时持续冲洗,置于低位为引流管,接负压引流袋(瓶)、引流袋(瓶)低于伤口50 cm;观察引流液的量、颜色和性状,保持出入量的平衡;根据冲洗后引流液的颜色和清亮程度调节灌洗速度,若出现滴入不畅或引流液突然减少,应检查是否有血凝块堵塞或管道受压扭曲,并及时处理,以保证引流通畅。

16-383 (1) 缓解病人疼痛的方法:①环境和体位。保持病房整洁、安静、舒适,空气流通;指导病人采取合适体位,减少局部压迫以缓解疼痛。②局部制动。卧床休息,减少局部活动,行轴式翻身,防止病理骨折的发生。③合理用药,合理抗结核治疗,控制病变发展;必要时给予药物止痛。④心理护理,注意了解病人心理状态,解除病人的顾虑。

(2) 改善病人营养状况的方法:①鼓励病人摄取高热量、高蛋白、高维生素、易消化饮食,每天热量达到2 000~3 000 kcal,蛋白质1.5~2 g/(kg·d),保证牛奶、鸡蛋、鱼、瘦肉、豆制品、蔬菜和水果等的均衡摄入。②营养支持,若病人食欲差,经口摄入难以满足营养需要,可遵医嘱提供肠内或肠外营养支持。③输血,如有贫血或严重低蛋白血症,可遵医嘱给予少量多次输新鲜血或白蛋白,保持血红蛋白100 g/L以上;对凝血功能较差者,术前给予维生素K

等药物以改善凝血功能。

(3) 抗结核药物治疗的护理:①观察抗结核药物的效果。用药后是否体温下降、食欲改善、体重增加、局部疼痛减轻以及红细胞沉降率正常或接近正常,如有上述改变,说明药物治疗有效。②观察有无药物不良反应。异烟肼的毒副作用是末梢神经炎、肝脏损害和精神症状;利福平的不良反应是胃肠道反应和肝脏损害;链霉素主要损害第Ⅷ对脑神经、肾脏和引起过敏反应;乙胺丁醇不良反应为球后视神经炎和末梢神经障碍。用药过程中若出现眩晕、口周麻木、肢端疼痛、耳鸣、听力异常、恶心、功能受损等改变,及时通知医生调整药物。

16-384 (1) 该病人现存的护理诊断如下。①预感性悲哀:与不能正确对待疾病、担心疾病预后有关;②疼痛:与骨肉瘤疾病有关;③活动无耐力:与营养失调、恶病质有关;④躯体移动障碍:与疼痛、关节功能受限有关;⑤潜在并发症:病理性骨折。

(2) 护理目标:①病人焦虑、悲哀心理消除,能正确对待疾病,主动配合治疗;②病人的疼痛有所缓解;③病人的营养状况基本正常;④病人的日常生活需要基本得到满足;⑤病人无病理性骨折的发生。

(3) 健康指导:①讲解骨肿瘤的有关知识、帮助病人树立战胜疾病的信心,稳定情绪,促进身心健康;②讲解保证营养和增强抵抗力的重要性;③讲解合理应用镇静止痛药物,提高病人生活质量的方法;④出院后定期复查,并告知病人如出现异常情况应及时复诊。

16-385 (1) 该病人最可能的诊断是腰椎间盘突出症。

(2) 处理措施:①非手术治疗。初期绝对卧硬板床休息;卧床3周后戴腰围开始下床活动,逐渐进行腰背肌锻炼;骨盆牵引;药物治疗,(如皮质激素硬膜外注射);物理治疗,如理疗。②手术治疗。经皮髓核切吸术和髓核摘除术。

(3) 护理措施:①手术前训练病人在床上使用便器。②术后注意观察伤口处渗血情况及引流是否通畅,如渗血、渗液量大,疼痛加剧,下肢感觉、运动障碍,立即通知医生,协助处理。③预防压疮的发生。保持床铺清洁平整、干燥、无碎屑;协助病人轴式翻身、按摩等。④功能锻炼。术后第1天即可进行直腿抬高练习;术后1周开始腰背肌锻炼和行走训练;卧床期间坚持定时四肢关节的活动,防止肌肉萎缩和关节僵硬;腹部按摩以减少腹胀、便秘、尿潴留等。

16-386 (1) 根据受压部位和临床表现颈椎病分为:①神经根型颈椎病;②脊髓型颈椎病;③椎动脉型颈椎病;④交感神经型颈椎病。

(2) 椎动脉型颈椎病的主要临床表现:眩晕为本型的主要症状,伴有头痛、视觉障碍、耳聋、恶心、呕吐等症状,头颈部活动和姿势改变可诱发或者加重眩晕。头部突然旋转或屈伸时可发生猝倒,倒地后再站起即可继续正常活动。还可有感觉、运动障碍及精神症状以及发作性头部胀痛。

(3) 非手术治疗的护理要点:①枕头高度适宜。平卧位时,枕头不可过高,颈部略曲为宜;侧卧位时,枕头与肩同高,保持颈椎与胸椎位于同一轴线。②维持有效牵引。行枕颌带牵引时,重量要适宜,不可随意增减。③保持局部制动,调整好颈托和围领的松紧度,保持清洁、干燥。④理疗,可采用热疗、超声疗法等改善颈肩部血液循环,松弛肌肉,消炎止痛。⑤推拿按摩。

(尤春芳　夏凡林　施　静)

图书在版编目(CIP)数据

新编外科护理学考题解析/蔡晶晶,周一峰,张颖主编.—上海:复旦大学出版社,2019.9
(2022.8 重印)
(护理专业教辅系列丛书)
ISBN 978-7-309-14388-1

Ⅰ.①新⋯　Ⅱ.①蔡⋯②周⋯③张⋯　Ⅲ.①外科学-护理学-高等职业教育-题解
Ⅳ.①R473.6-44

中国版本图书馆 CIP 数据核字(2019)第 212770 号

新编外科护理学考题解析
蔡晶晶　周一峰　张　颖　主编
责任编辑/肖　芬

复旦大学出版社有限公司出版发行
上海市国权路 579 号　邮编:200433
网址:fupnet@ fudanpress. com　http://www. fudanpress. com
门市零售:86-21-65102580　　团体订购:86-21-65104505
出版部电话:86-21-65642845
常熟市华顺印刷有限公司

开本 787×1092　1/16　印张 26.25　字数 628 千
2019 年 9 月第 1 版
2022 年 8 月第 1 版第 3 次印刷

ISBN 978-7-309-14388-1/R·1747
定价:85.00 元